慧眼识病
mGCC相关病变临床病例思考

主　编　孙心铨
副主编　王志军　刘晓玲

科学出版社
北京

内 容 简 介

全书包括四篇：

第一篇是针对 3D-OCT 的基础知识、TOPCON 3D-OCT 的特点及 mGCC 相关疾病中有关表现的解释、分析中的注意事项及基本要求等作概况性介绍。

第二篇是较详细系统介绍了 mGCC 相关疾病：青光眼、视路疾病和视网膜脉络膜疾病的 mGCC 改变，分析不同疾病的 mGCC 的临床表现，并讨论了上行性和下行性（跨）神经元萎缩的临床特点。

第三篇是指出 ETDRS Grid 图表的不合理性、必须修改的重要性和迫切性。因为目前各商家生产的 OCT 机均在广泛的应用。指出 ETDRS Grid 的设计不符合视网膜血液供应，不符合视网膜神经纤维层分布、走形的解剖生理结构。在存在视网膜神经纤维萎缩的情况下，ETDRS Grid 的数值显示对临床分析病例是有严重的失真，失真率达 50%。主要原因就是 ETDRS Grid 缺乏通过黄斑中心的中垂线和水平线，因为在水平线上下和中垂线左右 45 度的范围内存在中和效应，故导致数值显示的失真达 50%。

第四篇是指出"亚正常眼"的概念，因为这类病例临床十分多见，无论是正常眼、病变眼、一眼正常另一眼是病变眼。亚正常眼实质是指与 mGCC 肿胀、萎缩相关的眼底病变、青光眼或视路疾病的潜伏期或发病初期表现。亚正常眼的提出是希望同道们临床关注和探讨。

图书在版编目（CIP）数据

mGCC 相关病变临床病例思考/孙心铨主编.—北京：科学出版社，2017.3

（慧眼识病）

ISBN 978-7-03-052303-7

Ⅰ.①m… Ⅱ.①孙… Ⅲ.①黄斑病变-研究 Ⅳ.①R774.5

中国版本图书馆 CIP 数据核字（2017）第 054299 号

责任编辑：王　颖／责任校对：郭瑞芝
责任印制：赵　博／封面设计：范　唯

版权所有，违者必究。未经本社许可，数字图书馆不得使用

科学出版社 出版
北京东黄城根北街 16 号
邮政编码：100717
http://www.sciencep.com
北京利丰雅高长城印刷有限公司 印刷
科学出版社发行　各地新华书店经销
*

2017 年 3 月第 一 版　开本：890×1240 1/16
2017 年 3 月第一次印刷　印张：35 1/4
字数：1 117 000

定价：398.00 元
（如有印装质量问题，我社负责调换）

序 一

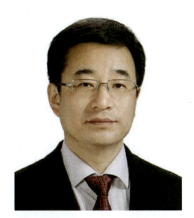

很欣慰地看到这本凝聚了孙心铨教授及其主创团队3年心血的书籍的问世。此书汇聚了孙心铨教授对OCT领域的独到见解，是其多年临床探索及经验的深度总结，是我国眼底病领域的又一权威之作。

孙心铨教授是我院享国务院特殊津贴的资深眼底病专家，毕业于北京医学院（现北京大学医学部），毕业后就职于北京协和医院，自中日友好医院建院之初调入我院眼科并担任眼科主任。从医50余年以来，致力于眼底病、眼科激光及疑难眼病的临床诊疗与研究，治学严谨求实，对专业的探索孜孜不倦，是我国眼科学界享有盛名的老专家。

孙心铨教授结合自身丰富的临床经验，利用现代OCT检查手段，摸索总结出了OCT对眼科疾病诊断的内在规律和价值，汇聚于该书。该书总结了从常见眼底病，到青光眼、神经眼科相关眼病，再到各类疑难眼底病的OCT表现，临床资料丰富详实，图片清晰美观，易于读者理解和掌握。除此之外，该书还对OCT的神经节细胞模块，En face OCT模块进行了深入的探讨和总结，是对OCT领域研究的创新和尝试。对黄斑区神经节细胞复合体（mGCC）的研究是临床应用OCT的深入和拓展，对眼底病、青光眼和视路疾病的诊断、鉴别诊断均有较大的贡献。

该书汇聚了孙心铨教授多年的临床实践、思考和总结，对于从事眼底病的眼科医生是一本很好的专业参考书，对于眼科医生深入了解OCT检查及其在临床应用也有着非常好的指导意义，不失为广大眼科医生的案头良策，枕边宝典。

欣喜于该书的问世，感谢主编及主创团队，特此为序。

中国工程院院士
中日友好医院院长

序 二

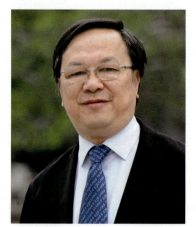

该书是由中日友好医院的孙心铨教授主编、王志军教授和温州医科大学附属眼视光医院的刘晓玲教授协同编写的新著。

我是在学术会议上听孙心铨老教授讲演,知道他正在专攻OCT与神经节细胞疾病。我知道孙教授这本专著的写作过程,是我院刘晓玲教授告诉我的。近年来,刘晓玲教授一直与孙教授有深度的学术交流,她参与书中的病例分析和提炼,并提供了一些典型的病例。孙教授的兴趣和大部分的时间都用在了OCT的神经节细胞分析和研究上,并得到了王志军教授的鼎力支持。上班时,孙教授对OCT扫描过程要求严格,对每一个的病例都要求资料完整,获取完整的OCT图像数据及定期随访数据。下班后,他拷回所有影像的资料,用大量的时间,在自己家的电脑(配置了OCT的分析软件)上仔细处理每一幅图,并与其病史、视力及眼底改变一一比对分析,积累了1000多个病例。根据临床病例观察的OCT影像特征,严密结合临床的表现、眼底特点,归纳总结,去伪存真。提出了一些假设,并在分析中对不同病程的疾病观察和分析中得到证实。首先提出了不同眼底常见疾病的黄斑神经节细胞mGCC的图形特点,形成了目前的研究著作。在这3年多的临床实践中,孙教授发现临床病例的mGCC厚度图形及形态变化分析,对疾病的诊断、鉴别诊断十分有帮助,值得大家一起去深入观察、研究,推动其临床应用,从该书的内容、创新、特色及写作过程,使我对孙教授有了更深一步的了解,充满了敬佩和敬仰。

该书图文并茂,以图说病,共收集115例病例。除了涵盖OCT的基本知识和术语外,该书的重点是病例,全部病例都是多图的组合分析:以三张神经节细胞厚度地形图作为基础图像进行分析,三张厚度图像之间既相互联系、制约,也互相印证,缺一不可的。该书围绕mGCC的检测分析,进行临床病例的诊断、鉴别诊断,重点分析了神经节细胞相关的青光眼、视路疾病(视神经到枕叶视皮层疾病)和视网膜脉络膜疾病。mGCC的研究标志着OCT临床应用的深入和拓展,对眼底病、青光眼和视路疾病的诊断、鉴别诊断有较大的贡献。

说孙教授热爱OCT一点也不为过。他乐在OCT中,不知疲倦地、持续几年地投入大量的时间和精力,研读分析OCT与青光眼、OCT与视路疾病、OCT与视网膜脉络膜疾病,每当有一点点进步,他都喜悦的、毫无保留的与大家分享。

作为孙教授的后学,能为他的著作作序,深感荣幸!期盼此书能给眼科工作者带来喜悦和帮助。

温州医科大学医学院院长、教授

前 言

视网膜是神经系统的一个特殊部分,是经过复杂的解剖结构、生理学、生物化学等变化、专为视觉功能服务的、特殊的神经系统。而视网膜神经节细胞复合体(GCC)正是连接视网膜通向大脑的枢纽通道。故视路的疾病一定会出现黄斑神经节细胞复合体(mGCC)的改变。但是,就有关与神经节细胞相关的视路方面的疾病,目前3D-OCT却研究极少,可以说存在很大的缺陷和不足。从这一方面来衡量,目前3D-OCT的临床应用在深度和广度上都十分不够,而且mGCC相关疾病在临床十分多见,缺失这些疾病的研究实在是太遗憾了。

本书主要根据临床实际病例应用3D-OCT检测黄斑区神经节细胞复合体(mGCC)厚度图形形态而编写,根据图形形态特征性改变分析、判断、鉴别一些与mGCC损伤相关性疾病,这些疾病包括青光眼(青光眼的主要并发症就是视神经病变,其实青光眼应是常见的视神经疾病的一个十分重要的原因)、视路疾病和一些视网膜脉络膜疾病。这类疾病临床病例十分多见,故mGCC的3D-OCT检测应用是十分广泛,而且临床诊断、鉴别诊断价值极高,应该可以讲mGCC的临床研究,代表着3D-OCT在临床应用的深度和广度,是3D-OCT应用的深入和拓展。本书是步入这个研究的起始,书中的内容、形式、观点可能存在很多不足甚至错误,因为这是应用mGCC的图形形态特点第一次根据临床病例观察到的一些现象、表现,粗略的总结。没有参考也无指点,这仅仅是刚刚入门,这是到目前为止还没有更多的人去做的工作,希望能起到抛砖引玉的作用,希望能起到弥补目前3D-OCT临床应用不足的作用,希望更多的同道们去深入观察、研究的临床工作,这也是我写本书的初衷之一。

在这3年多的临床实践中,感到许多临床病例检测mGCC厚度图形形态变化,对疾病的诊断鉴别诊断十分有利。但目前临床很少有人采用这种好的检查方法。此次编写这些病例报告,目的是希望推广mGCC的检查方法。3年多以来真正临床病例观察有关参考文献不多,各种不同场合数十次讲座,参与讨论或提问的人较少,写了文章或甚至个例报道也难以发表,这也是我写书的初衷之二。直至近年来,国际有为数不多的相关临床病例报道,但没有较详细的分析。机会的到来,借用这微薄的力量,虽然推广这种技术的力度是不大的,但至少可说明本书不是凭空想象出来的,是有一定根据的。希望本书中的病例报告能起到一些推动或指导作用,更望同道指正、修改、补充。

2012年以来我开始运用TOPCON 2000和1000 MARK II 3D-OCT检查病例,当时其他厂商的3D-OCT尚未见到有关检查mGCC设置。2015年后几乎所有的3D-OCT都有检查mGCC的设置,只是因各厂商的设置内容、分析项目有差异或不全面。我对mGCC是从不认识、无头绪到目前有些头绪、基本认识的过程。目前有关的设备已很多,这些有用的检查值得推广,望同道们应用。

本书共分四篇115例病例，第一篇OCT的基本知识和一些问题的解释。目前3D-OCT的分辨率达不到显微镜水平，但是3D-OCT的某些表现，却是反映了细胞的显微镜甚至超显微结构水平，如外界膜、IS/OS（或椭圆体带）、视细胞的内节带和外节带、色素上皮的内带和外带等，都得应用视细胞和色素上皮细胞的超微结构来解释。同时还讲了一些有关阅读分析OCT及mGCC的注意事项及个人看法。第二篇是本书的重点，均是围绕mGCC相关病变的检测，较系统的进行临床病例的诊断、鉴别诊断，重点分析相关的青光眼、视路疾病（视神经到枕叶视皮层疾病）和视网膜脉络膜疾病。全部病例是图片组合分析，是以三张厚度地形图作为基础图片展开分析，三张厚度图像相互有联系、制约和互相印证，原则上缺一不可。第三篇是关于ETDRS Grid图表的不合理性和修改必要性问题，强调了目前的ETDRS Grid分格区不符合视网膜血液供应和视网膜神经纤维走形的解剖生理特点，严格讲这种分区法是错误的，因为在有视网膜神经节细胞复合体损伤缺损的情况下，所有ETDRS Grid显示的检查结果至少有50%的严重的失真率，严重的失真必然导致分析问题的困难甚至错误，因此必须修改、矫正。第四篇是关于"亚正常眼"的提出和临床价值问题的讨论，这也是一个没有人提出和注意的问题。同样需要同道们关注和证实。

由于本书资料均来源于临床实际病例，是以病例分析为主，然后以不同类别的疾病，分析总结mGCC厚度图形形态改变的特点，总结出不同部位损伤的疾病，有不同的mGCC厚度图形形态改变，归纳出视网膜脉络膜疾病、视路疾病和青光眼间mGCC厚度图形形态改变特点的异同。总结的经验或看法、设想或推理中一定存在欠缺甚至错误，但我想还是会有一些抛砖引玉的作用。我的目的是希望同道们应用、改进这种检查技术，提高临床诊断水平。

孙心铨
2016年5月30日

目 录

序一
序二
前言

第一篇　3D-OCT 解读正常视网膜结构及有关基础知识方面

第 1 章　概述 ··· 1
 1.1　视网膜是神经系统的一个特殊部分 ··· 1
 1.2　重视黄斑区神经节细胞复合体（mGCC）分析 ·· 1
 1.3　临床病例基本 OCT 图像配搭 ·· 1
 1.4　三个重视 ··· 1

第 2 章　视网膜解剖层次 3D-OCT 解读 ··· 2
 2.1　视网膜脉络膜组织 OCT 反射性的高或低病变 ··· 8
 2.2　重视三维立体图像及其分层图像及视频 ·· 8
 2.3　为什么要采集三张厚度地形图像作为基础图像？这三张图像相互关系？ ·················· 18
 2.4　多焦 ERG 对于 mGCC 损伤性疾病的诊断价值 ·· 32
 2.5　mGCC 图形改变与视野关系的 OCT 观察 ··· 32

第二篇　mGCC 检测和临床病例

第 3 章　神经节细胞的特殊性 ·· 38
 3.1　神经节细胞的主要类型 ··· 38
 3.2　神经节细胞在视网膜的分布 ··· 38
 3.3　视网膜神经纤维和视路神经纤维的特殊性 ··· 38
 3.4　神经节细胞复合体结构和功能（孙川综述）·· 53

第 4 章　mGCC 与青光眼 ··· 57
 4.1　概述 ·· 57
 4.2　临床青光眼病例介绍 ·· 58
 4.3　青光眼的小结 ··· 90
 4.4　青光眼的诊断 ··· 90

第 5 章　mGCC 与视路疾病 ··· 92
 5.1　mGCC 与视盘 - 视神经段疾病 ·· 92
 5.2　视交叉部病变 ··· 211
 5.3　视束部病变 ·· 229
 5.4　视放射 - 枕叶视皮层疾病 ·· 232

第 6 章　mGCC 与视网膜脉络膜疾病 ··· 249
 6.1　mGCC 与视网膜内层疾病 ·· 249
 6.2　mGCC 与视网膜外层疾病 ·· 272
 6.3　其他视网膜脉络膜疾病：CSC、CNV、PCV、葡萄膜炎、激光治疗疤痕 ················ 297
 6.4　脉络膜缺血性疾病：脉络膜动脉阻塞、急进型高血压 ·· 312
 6.5　上行性（或跨）神经元萎缩和下行性（或跨）神经元萎缩区别在哪里？为什么？ ······ 324

第 7 章　几个特殊病例 mGCC 分析 ·· 437
第 8 章　到底是缺血性视神经病变（AION 或 PION）？还是正常眼压青光眼？ ············· 460

第三篇　黄斑区视网膜厚度分区地形图（ETDRS Grid）设计的不合理性和修改的必要性

第 9 章　ETDRS Grid 的缺陷、不合理性和解决关键 ··· 507
　9.1　设计不合理性 ·· 507
　9.2　缺陷 ··· 507
　9.3　解决关键 ··· 507
　9.4　结论 ··· 517

第四篇　mGCC 检查中"亚正常眼"的概念和临床意义

第 10 章　临床应用 3D-OCT 检测 mGCC 常见的情况 ·· 518
　10.1　双侧 mGCC 和 pRNFL 肿胀，双侧眼底伴发视网膜脉络膜病变 ·································· 518
　10.2　双侧 mGCC 和 pRNFL 肿胀，只有一眼伴发视网膜病变，另一眼属亚正常眼 ············ 531
　10.3　双侧 mGCC 和 pRNFL 肿胀，双眼眼底镜下正常所见（双侧属亚正常眼） ················ 543
　10.4　亚正常眼的演变设想 ·· 548
结束语 ·· 555
常用缩写 ··· 556

第一篇 3D-OCT 解读正常视网膜结构及有关基础知识方面

第1章 概 述

1.1 视网膜是神经系统的一个特殊部分

视网膜是专为视觉功能服务的、在解剖结构、生理学、生物化学等各方面具有很多改变的特殊神经系统部分。神经节细胞复合体-视神经是连接视网膜和大脑的枢纽通道。本书就是研究 mGCC 的厚度图形形态变化特征，来判断、确定不同部位视路病变。

3D-OCT 分辨率达不到显微镜水平，但其反映的视网膜解剖层次有些具有超显微结构水平：一些视网膜解剖层次的改变应从超微结构的变化来理解和分析。

当前 3D-OCT 在临床虽然已有广泛的应用，但对 OCT 的应用和理解还是缺乏广度和深度，还缺乏全面的理解和分析，分析 OCT 的表现，不能只着重考虑在视网膜脉络膜病变局部的诊断。因为 OCT 所表现的视网膜脉络膜病变都应考虑其原发性或继发性，后者属于眼球以外的病变引起，可以是周身疾病，如慢性弥漫性血管内凝固（DIC）导致双侧后极部局限性浆液性视网膜脱离，也可以是与眼球有关的神经系统疾病、累及视路的疾病，直至枕叶视皮层病变。如不考虑这些继发性黄斑病变，就可能漏诊或误诊。本书就是研究 mGCC 厚度图形形态改变，对视路不同部位病变及青光眼作诊断和鉴别诊断。mGCC 检测技术实用、方便，应该是 3D-OCT 临床应用的主要核心。或者可以认为研究 mGCC 就是 3D-OCT 临床应用的深入和拓展。

1.2 重视黄斑区神经节细胞复合体（mGCC）分析

黄斑区占有 50% 的神经节细胞，与神经节细胞相关的疾病，起码 50% 在黄斑区有反映。头颅的疾病一旦影响视路，mGCC 也必定有改变。故 mGCC 的检测同时再与视野结合，对与 mGCC 相关疾病（青光眼、视路疾病和眼底病尤其是黄斑病）的诊断和鉴别诊断十分有利。

1.3 临床病例基本 OCT 图像配搭

1.3.1 三张厚度地形图联合

①黄斑区视网膜厚度地形图（MRT）及其病损概率图；②黄斑区神经节细胞复合体厚度地形图（mGCC）及其病损概率图；③视盘周围神经纤维厚度地形图（pRNFL）及其病损概率图。

1.3.2 重视 2D-OCT 和三维立体图像

三维立体图像较 2D-OCT 更重要。

1.4 三个重视

玻璃体视网膜界面（三维立体图像更好）、重视 mGCC、重视视细胞复合体。

第 2 章 视网膜解剖层次 3D-OCT 解读

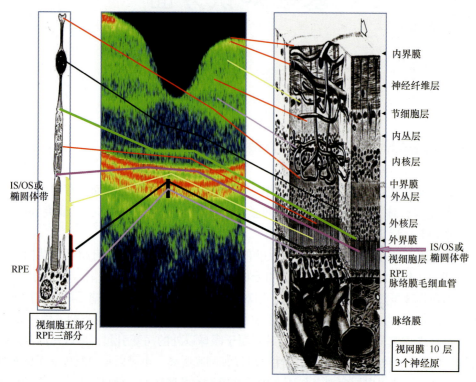

图 1-2-1　正常视网膜解剖层次和 3D-OCT 图像显示

凡是细胞核层 OCT 是低反射性，凡是内、外丛层和神经纤维层、内、外界膜、IS/OS-CC（或椭圆体带）、视细胞外节（富含视色素的高度有序排列的盘膜重叠堆积形成）、色素上皮层及脉络膜毛细血管层均是高反射性。

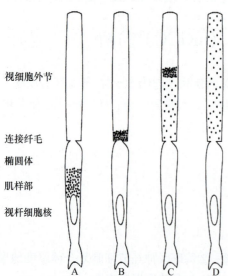

图 1-2-2　视细胞外节膜盘形成、代谢和更新

蛋白质合成起始于内节肌样部 (myoid region) 高尔基体 (Golgi apparatus)（A），经由连接绒毛（connecting cilium CC）输送到外节基底形成新的膜盘（B），新的膜盘不断形成，顶着成熟的膜盘向外节的顶端移动（C），最后外节顶端的膜盘成组脱落（D），成组脱落的膜盘被色素上皮套袖样绒毛突包围吞噬，进入色素上皮内形成不同阶段的吞噬体而被消化。

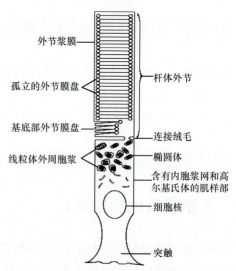

图 1-2-3　蛙红杆体细胞模式图

注意椭圆体内含有大量的线粒体，线粒体周围充满细胞浆。

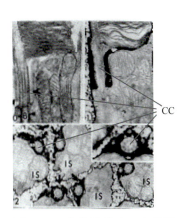

图1-2-4 连接绒毛（CC）外围的基质（黑色）

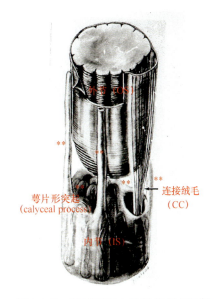

图1-2-5 视杆细胞内节和外节交界部示意图

图1-2-4和图1-2-5可见视细胞内、外节连接部分——IS/OS-CC组成；视细胞内节顶端和外节基底交界面带；视细胞内、外节的连接绒毛（CC）；视细胞内节顶端伸出的萼片形绒毛突（**）及内节顶端富含大量线粒体的椭圆体（ellipsoid）。

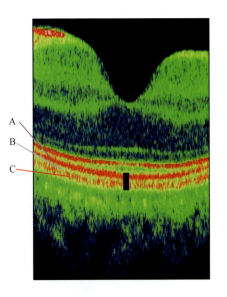

图1-2-6 PRE三条反射带的组成

A. RPE内侧极高反射带（复合带）：视细胞外节远端末端、RPE细胞绒毛突、黑色素颗粒、闭锁小带；B.RPE中央细窄相对较低高反射带：RPE细胞核带；C.RPE外侧极高反射带（复合带）：RPE细胞基底细胞膜皱褶和BM。

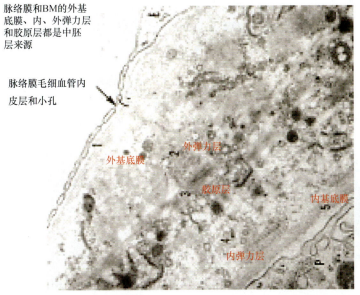

图1-2-7 Bruch膜的胚胎来源和超微结构

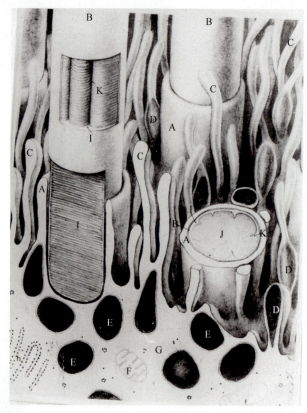

图 1-2-8 视细胞外节顶端与色素上皮顶部绒毛突相互嵌合模式图

A.色素上皮顶端套袖样绒毛突，包围着视细胞外节末端（I）；B.长长的视细胞外节，顶端插入色素上皮顶端的绒毛突中；C.色素上皮顶端大量细长的柳条样绒毛突，充满在视细胞外节之间；D、E.色素上皮细胞顶侧胞浆内的黑色素颗粒 D 和吞噬体 E；I、J.杆体细胞外节末端 I 被色素上皮套袖样绒毛突包围，杆体细胞外界膜盘 J 呈分叶状。

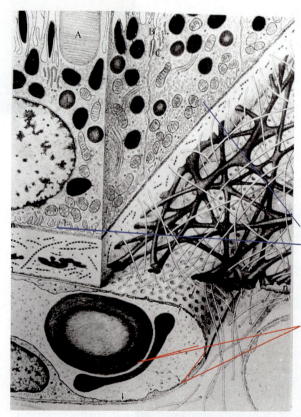

色素上皮细胞基底膜即玻璃膜的内侧基底膜，具有大量的皱褶，其与玻璃膜共同形成色素上皮的外侧高反射带

脉络膜毛细血管：管内红血球，管壁内皮细胞有小孔

图 1-2-9 视网膜色素上皮、玻璃膜和脉络膜毛细血管三维立体模式图像

A.插在色素上皮顶端绒毛突中的视细胞外节末端；B.闭锁小带，具有屏障功能；C.桥粒连接。

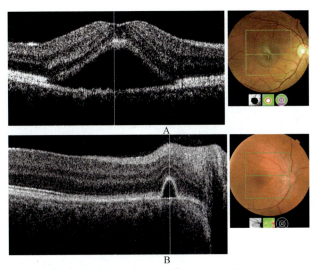

图 1-2-10　RPE 层内外侧复合高反射带的论证

A. 浆液性视网膜脱离：出现整个完整的视细胞外节的高反射带，有时有不均匀局限更高反射。RPE 高反射带减弱；B. 浆液性色素上皮脱离或萎缩显示 BM，与外侧高反射带延续 RPE 带变窄。

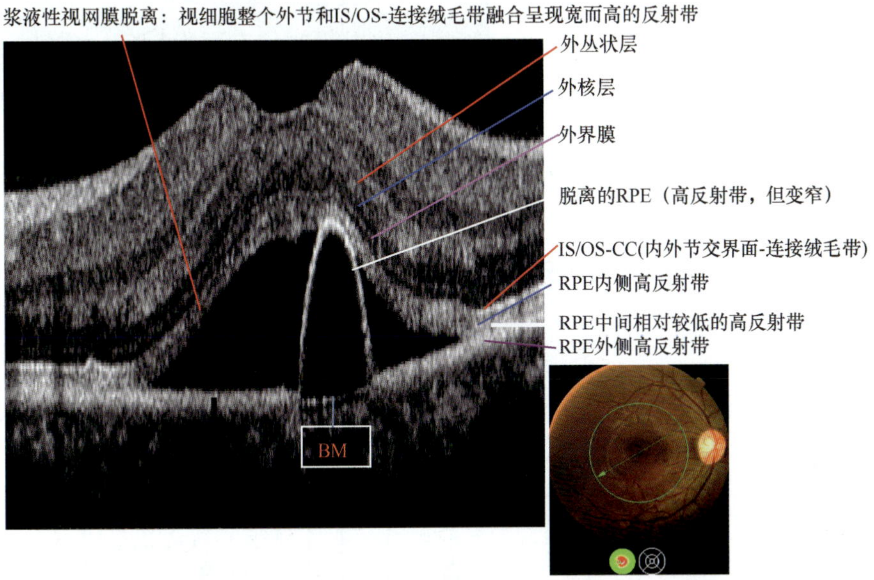

图 1-2-11　浆液性视网膜脱离和色素上皮脱离对 IS/OS-CC 带和色素上皮反射带的影响分析

局限性浆液性视网膜脱离后，脱离区色素上皮的高反射带变窄，显示内侧高反射带与脱离的视网膜相连续（说明视细胞外节末端是色素上皮内侧高反射带的主要组成部分之一）。

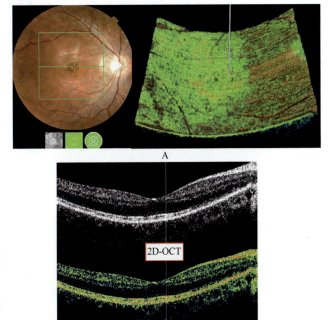

图 1-2-12　急性区域性隐匿性外层视网膜病变（AZOOR）

视细胞病变对 IS/OS-CC 和色素上皮反射带的影响分析：A. 黄斑区三维立体分层图像（外层）显示：鼻侧暴露色素上皮层，说明视细胞外节缺失严重导致 IS/OS-CC 高反射带及色素上皮内侧高反射带的消失；B. 2D-OCT 图像显示：IS/OS-CC 带有间断，鼻侧几乎大部分消失，色素上皮内侧高反射带不连续鼻侧几乎消失，外侧高反射带完整、连续。注意黑白图片较伪彩色图片图像更清晰。

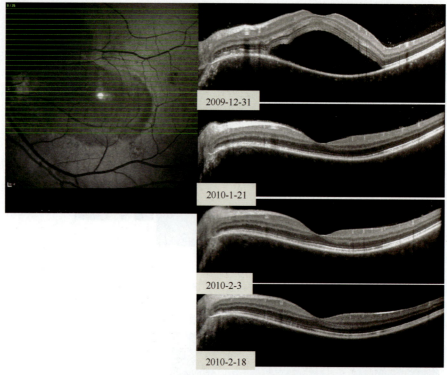

图 1-2-13 原田病

由发病到晚霞眼底出现（色素上皮脱色素——病程短），外界膜和 IS/OS-CC 带，清晰可见，连续规则完整。色素上皮内侧高反射带的改变——反射变低，而外侧高反射带仍存在且均匀连续，说明色素上皮细胞的黑色素（位于色素上皮细胞的顶端）参与了内侧的高反射带的形成。

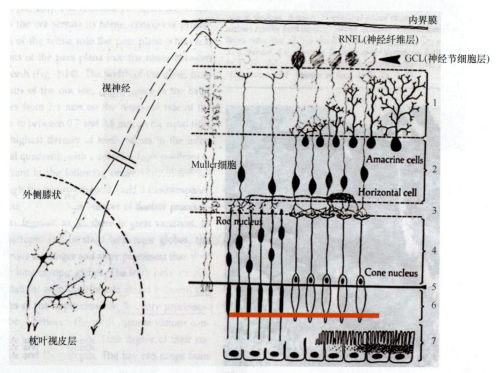

图 1-2-14

1.IPL（内丛状层）；2.INL（内颗粒层）；3.OPL（外丛状层）；4.ONL（外颗粒层）；5.OLM（外界膜）；6.视细胞层 IS/OS 或椭圆体带；7.RPE（色素上皮层）。

外界膜（OLM）的形成和作用：

形成：视细胞内节起始端细胞膜与 Muller 细胞细胞突交织形成，是带孔的桥粒样连接，每一个孔都是一个视细胞通过。

作用：固定分离视细胞不接触，确保视细胞内外节排列定向、规则、有序，视细胞功能敏锐。

病理情况下 OLM 的存在与否，是观察视细胞（IS/OS）能否恢复的标志之一。OLM 消失不恢复，说明视细胞内节损伤重，视细胞已不能存活，当然此时 IS/OS 就不能恢复。

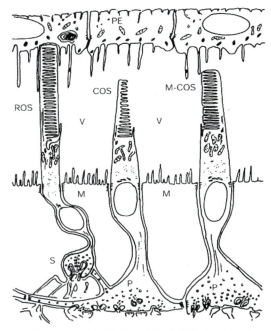

图 1-2-15　视锥细胞、视杆细胞解剖示意图

关注 Muller 细胞特点和功能：视网膜内水分、电解质和神经递质的调节；对视网膜神经纤维不起保护作用。PE：色素上皮；ROS：视杆细胞外节；COS：视锥细胞外节；M-COS：哺乳动物视锥细胞外节；V：间隙；M：Muller 细胞；S：小球；P：茎。

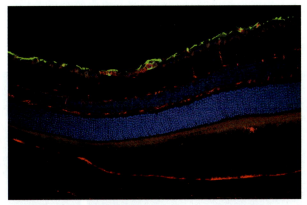

图 1-2-16　视网膜免疫荧光组化图（GFAP 染色）

荧光绿色代表星形胶质细胞，集中位于视网膜神经纤维层。

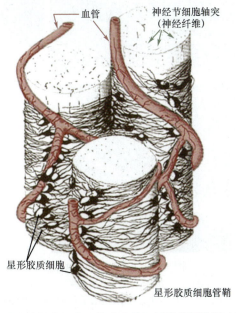

图 1-2-17　星形胶质细胞和小血管形成神经纤维外围的鞘（胶质血管鞘）

星形胶质细胞的作用：对无髓鞘的视网膜神经纤维的保护作用（胶质血管鞘），这种结构可能就是导致神经纤维萎缩晚于神经节细胞胞体萎缩的原因之一，星形胶质细胞还参与 k^+ 的调节。

2.1 视网膜脉络膜组织 OCT 反射性的高或低病变

高反射性：炎症渗出、细胞内水肿、纤维化瘢痕、硬性渗出、棉絮斑、出血、CNV、色素沉着、视网膜前膜形成和玻璃体牵引、有鞘神经纤维、肿瘤表面等

低反射性：细胞外积液（组织水肿）、组织内腔隙形成、色素上皮脱色素、屈光介质各种混浊和视网膜出血、硬渗、色素团块和视网膜血管等高反射物质的阻挡阴影等。

2.2 重视三维立体图像及其分层图像及视频

2.2.1 3D-OCT 中立体图像在视频中可清楚见到各方位的尤其是病变内部及后部病变

2.2.2 重视相当于 IS/OS 层的三维分层立体图像

对于观察 IS/OS 缺损性疾病三维分层图像显示尤其清晰。由于视细胞外节带的消失，导致色素上皮的内侧高反射带的消失或减弱，因为视细胞外节顶端是色素上皮内侧高反射带的主要部分，少了外节末端，色素上皮内侧高反射带一定要变弱。对于巨大色素上皮脱离（PED），一定会在三维立体相中显示出来，甚至可在 PED 的内表面见到新生血管膜。

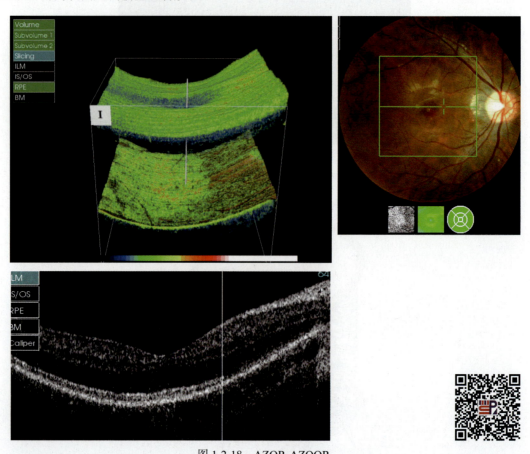

图 1-2-18　AZOR-AZOOR

FFA 正常但有视盘晚期染色。视野：生理盲点扩大。mfERG：左眼正常，右眼没有黄斑中心峰值。 2D-OCT 显示黄斑鼻侧视细胞 IS/OS 间断不连续，大部分消失（视细胞外节顶端消失区透露 RPE 的色泽）。3D-OCT 立体分层像显示大范围鼻侧视细胞外节消失，一目了然。RPE 带厚度减少，内侧高反射带信号很低，似乎不明显存在，（内侧高反射带近乎消失是由于外节消失的结果）但 RPE 外侧仍是高反射带且连续完整。

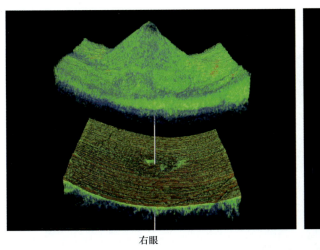
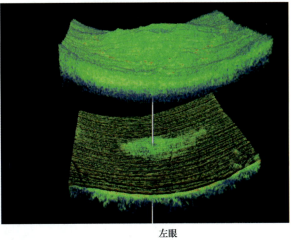

右眼　　　　　　　　　　　　左眼

图 1-2-19　RP 晚期病例伴发 CME

三维分层图像显示黄斑区仅剩小区域视细胞层，尤其右眼极少。与临床管视的视野相吻合。

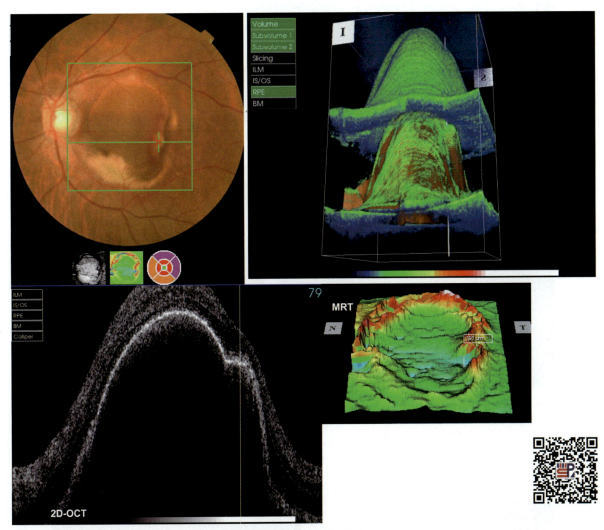

图 1-2-20　PCV 伴巨大 PED

PCV 伴巨大 PED，少量出血（新鲜和陈旧），可见 PED 内部色素上皮后缘附着少量血液层。

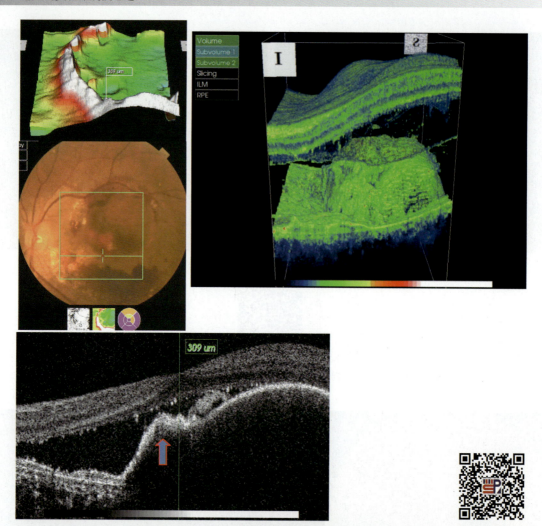

图 1-2-21　息肉样 CNV（治疗前）

治疗前（2013-4-11）：可见到巨大 PED 后表面缘有暗黑的纤维新生血管膜形成，相当于 2D-OCT 图像箭头示处。

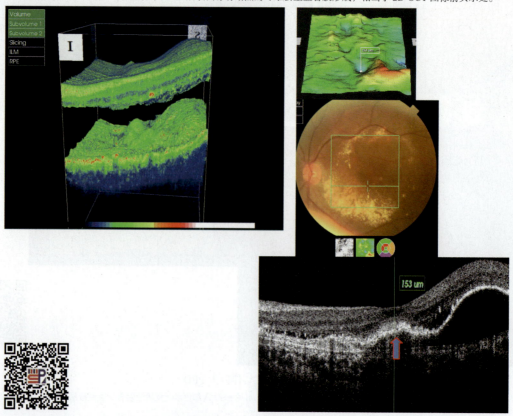

图 1-2-22　息肉样 CNV（治疗后）

2013-10-11：3 次 lucentis 和 1 次 PDT 治疗后，可见到巨大 PED 后表面缘有色暗的纤维新生血管膜层，相当于 2D-OCT 图像箭头示意。

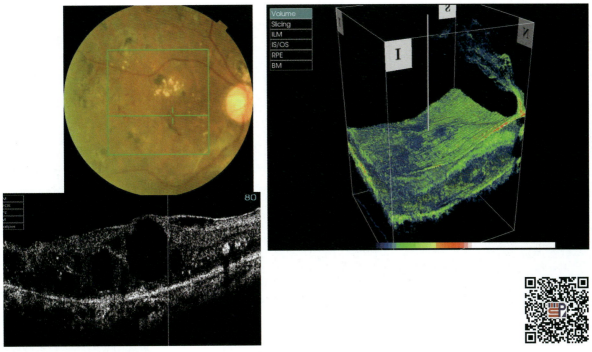

图 1-2-23　PDR：PRP 术后

2D-OCT：黄斑水肿，网膜内囊腔形成（低反射）。视网膜增厚，网膜深层硬性渗出呈高反射及其后阴影。网膜前膜-玻璃体牵引——这种条状牵引只有在 3 维立体像才可完整显示。视网膜各解剖层次不清、RPE 层不规则（增殖、萎缩、阴影）。玻璃体视网膜界面性病变采用三维立体图像观察更清晰更全面，不会漏诊。三维立体图像观察在玻璃体视网膜外科病例尤为重要。

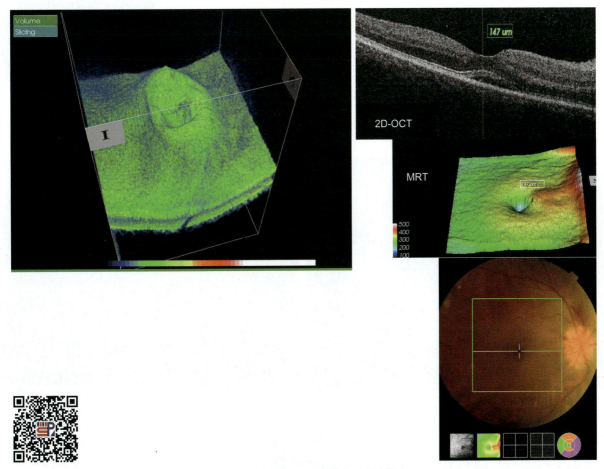

图 1-2-24　右眼 AION 急性期（治疗前）

2014-5-12：视盘肿胀呈火山口样，伴少量出血，四周围绕轻度环形网膜皱褶，黄斑轻度浆液性网膜脱离，结构层次完整。MRT：黄斑环形完整，色泽黄红，鼻侧网膜水肿增厚。注意：肿胀的视盘后面的盘周组织也是肿胀，视盘的轮廓犹如缩进肿胀组织内。

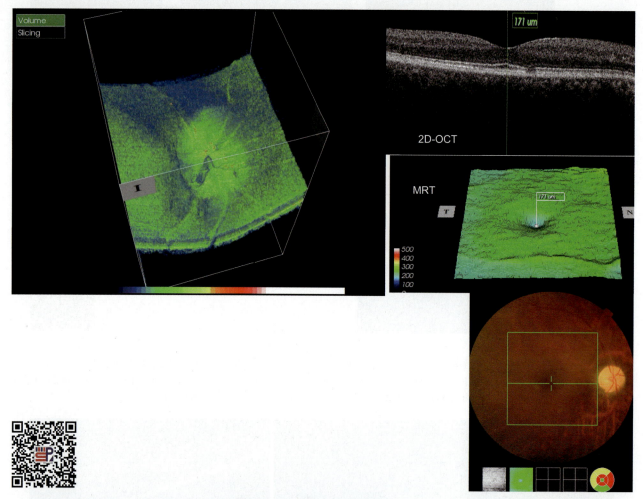

图 1-2-25　右眼 AION（治疗后）

2014-8-1：前述病例右眼 AION 治疗后 3 个月，已病情稳定。视盘色泽发白、萎缩，呈凹陷状，似乎动脉偏细。MRT：黄斑环形消失；2D-OCT：视网膜神经纤维层萎缩变薄，余层次正常。注意：视盘后面已清楚可见突出的视盘，盘周组织已不存在肿胀。这是与急性期完全不同的表现。

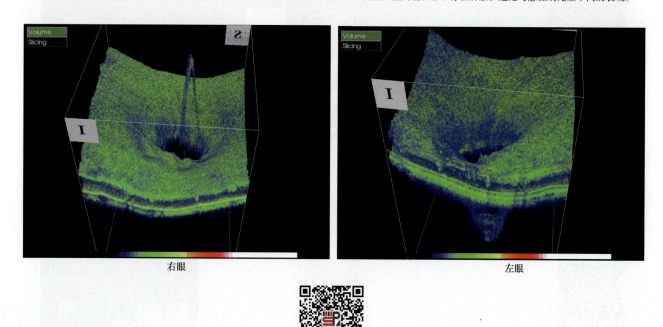

右眼　　　　　　　　　　　　　　　左眼

图 1-2-26　青光眼

一例较晚期青光眼病例视盘陷凹极大而深，注意视盘陷凹与视盘大小接近，基底与表面距离很大。青光眼性陷凹的特点是扩大的同时筛板后移位，导致陷凹大而深。

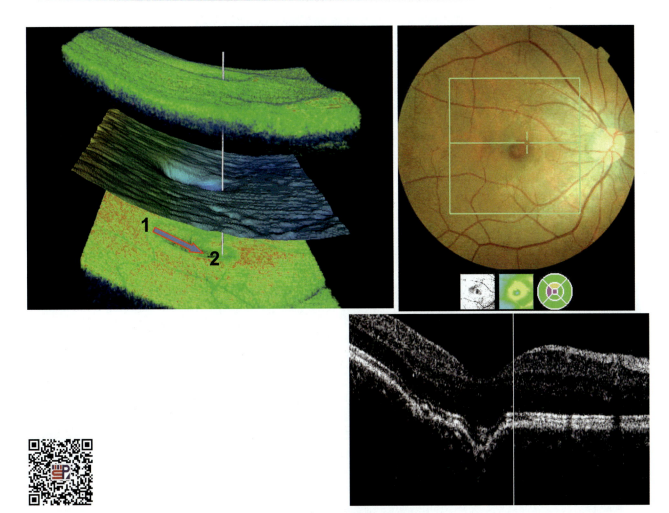

图 1-2-27 脉络膜陷凹形成

本病例是脉络膜陷凹形成（excavation）：眼底镜下看不到或不易看到异常，只有在 3D-OCT 检查发现，临床病例并非十分罕见。这是先天异常，发生原因不十分清楚，可能与胚胎裂愈合不全有关，主要是脉络膜异常，视网膜基本正常。用三维分层视频可以清楚看到各方位的改变。这类病临床可以见到合并发生 CSC、CNV，有的病例伴发小凹内小囊腔形成。

2.2.3 一例 3D-OCT 及 ICGA 分析脉络膜内腔隙形成

患者高度近视，其中一眼脉络膜内腔隙形成（intrachoroidal cavity），作者个人常命名为脉络膜劈裂，因为本病与常伴发视网膜劈裂的视盘先天小凹（pit）有十分多的相似处。

本病特点是：多数病例可找到具有与玻璃体腔相通的裂洞（大部分病例位于视盘旁的脉络膜视网膜萎缩斑内），有的病例可以同时存在视网膜劈裂，大而广泛的黄斑下脉络膜劈裂会影响视力，本病主要见于高度近视眼，尤其多见在视盘附近，脉络膜劈裂的范围较小，可以双眼或单眼发生。ICGA 造影可见脉络膜血管与宽大的腔隙没有关系，En face OCT 也证实纯在是一个与脉络膜血管无关的腔隙，通过 3D 视频可以见到完整的脉络膜腔隙轮廓外貌。

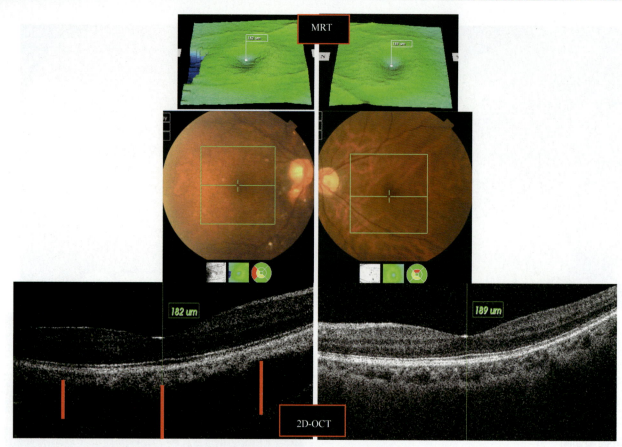

图 1-2-28　右眼脉络膜内腔隙形成 1

患者，女，55 岁。双眼高度近视屈光度约 -15.00s。主诉右眼视力不如左眼好，似有暗影挡在眼前。右眼视盘下方有一个视盘大小的脉络膜萎缩区，其中白色点是一个裂洞。右眼大范围脉络膜劈裂腔隙（三条红线），类似这样的大范围腔隙病例较少见。左眼完全正常。

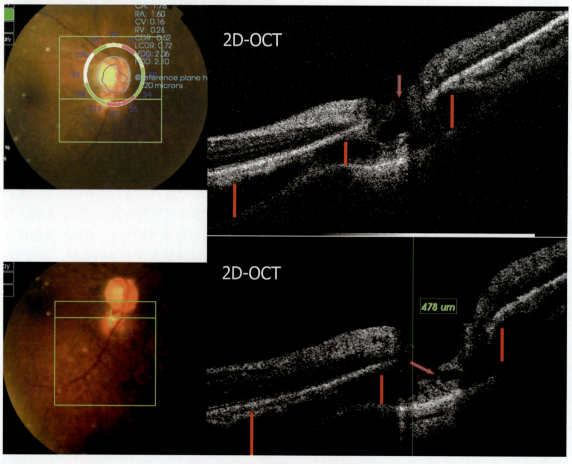

图 1-2-29　右眼脉络膜内腔隙形成 2

注意右眼视盘下方脉络膜萎缩区中的裂洞与脉络膜下腔隙相通（箭头示），红线代表腔隙。

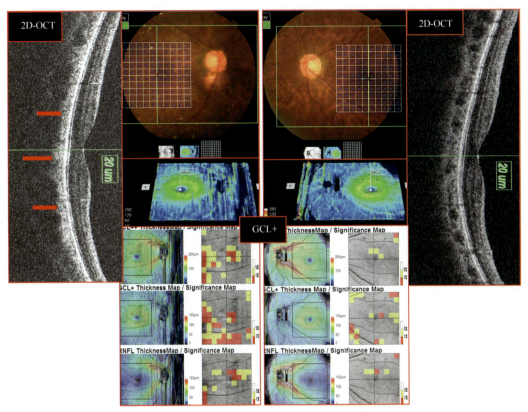

图 1-2-30　右眼脉络膜内腔隙形成 3

mGCC：GCL+ 提示双眼黄斑环形基本完整，右眼似色泽淡些，病损概率图显示右眼有轻度损伤。2D-OCT：右眼脉络膜内腔隙宽大、广泛（三条红线显示），左眼正常。

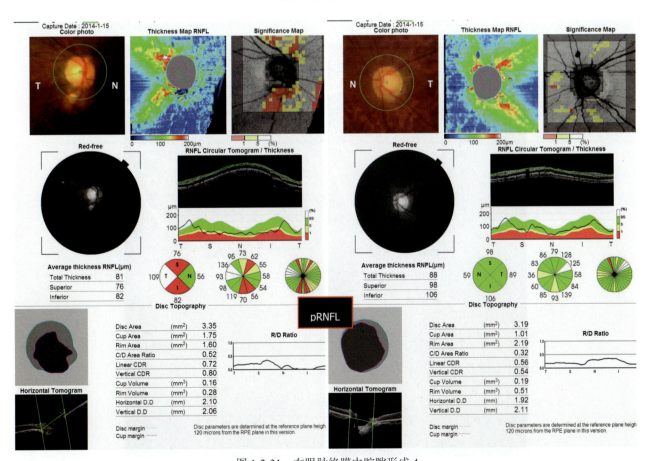

图 1-2-31　右眼脉络膜内腔隙形成 4

pRNFL：双眼基本正常，右眼下方显示神经纤维改变与视盘下方的脉络膜萎缩斑有关。

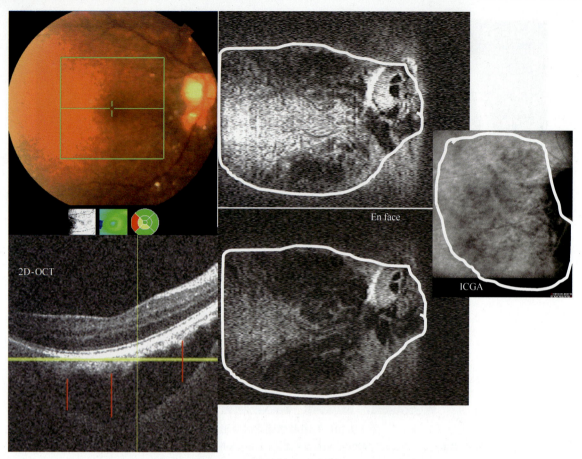

图 1-2-32　右眼脉络膜内腔隙形成 5

右眼 En face：黄斑区及乳头下方脉络膜内大范围脉络膜劈裂腔（白色圈范围），与脉络膜血管无关。

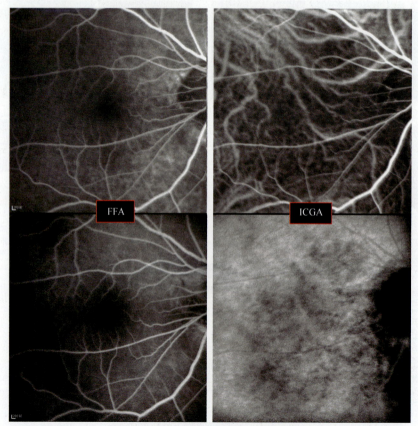

图 1-2-33　右眼脉络膜内腔隙形成 6

黄斑区 FFA 和 ICGA：ICGA 显示黄斑区脉络膜背景荧光发暗，同时又似有些荧光池（晚期）。不是脉脉络膜血管。FFA 没有显示异常。

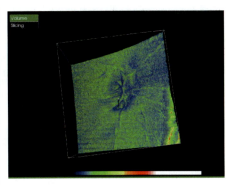

视盘3D-OCT视频3

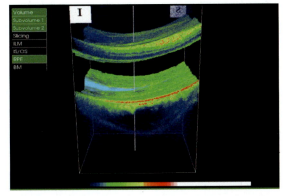

MRT: 3D-OCT分层视频2：注意脉络膜宽大裂隙腔

2D-OCT视频1：注意宽大广泛脉络膜腔隙

图 1-2-34　视频

注意不同方位脉络膜内的裂隙，裂隙极其广泛而且宽度很大。视盘下方犹如视盘大小的脉络膜萎缩斑内有一个裂洞（标志线）

2.2.4　阅读 OCT 的思路

2.2.4.1　阅片顺序及重点

1）色素上皮层（RPE）改变：观察 RPE 的厚度、连续性。RPE 层的内侧、外侧高反射带是否存在及其完整性或连续性。注意 RPE 脱离（PED）的形态学改变及 PED 的内容物反射性改变，尤其是 RPE 后表面缘的清晰度改变，最好作 PED 的视频了解各方位病变。

2）RPE 后部的改变：注意高反射性和低反射性病变、强调不同的脉络膜肿物、新生血管或出血的反射性改变，注意脉络膜内空穴或腔隙性改变。

3）RPE 前部的改变：重点是三方面

（1）玻璃体视网膜界面改变：更应强调三维立体视频观察，有利于玻璃体视网膜外科手术的参考，尤其是视网膜前膜形成手术前的观察。

（2）黄斑区神经节细胞复合体（mGCC）改变：要强调 mRNFL、GCL+（GCL-IPL）和 GCL++（mRNFL-GCL-IPL）三层的变化，有利分析疾病发展阶段及损伤的先后关系。

（3）视细胞复合体改变：实际就是视网膜外 5 层的改变，重点注意外界膜、IS/OS、RPE 内侧高反射带。

2.2.4.2　临床病例 OCT 检查中对图像的基础要求

原则上必须具备双眼各三个厚度地形图像，这三个图像是分析 OCT 的基础图像，常常是不可缺少任何一个，有利于疾病的诊断鉴别诊断。双侧性图像的对称性有利于比较。

1）黄斑区视网膜厚度地形图（MRT）及图形特征（注意：目前的 ETDRS Grid 分析厚度有严重失真率，见第 3 篇）。

2）黄斑区神经节细胞复合体厚度地形图（mGCC）及图形特征：一定要求具备 mRNFL、GCL+ 和 GCL++ 三者各自的分析，有利于了解疾病发展过程。

3）视盘周围神经纤维厚度地形图（pRNFL）及图形特征：注意不能单纯作盘周神经纤维层厚度曲线，

一定要求作视盘区的神经纤维层厚度图，要确保具有视盘颞侧的鼻侧黄斑纤维层厚度。

2.2.4.3 某些特殊功能的应用

如脉络膜厚度、En face 等应根据具体情况应用。特殊情况需要清晰度分析层次结构，可以应用单条线扫描。

2.3 为什么要采集三张厚度地形图像作为基础图像？这三张图像相互关系？

采集黄斑区视网膜厚度地形图（MRT）、黄斑区神经节细胞复合体厚度地形图（mGCC）和视盘周围神经纤维厚度地形图（pRNFL）作为基础图像。这三个图像表面看是孤立的，实际是互相联系、制约和互为印证。这三个厚度地形图像是环环相扣的关系。如 MRT 变薄，可以是视细胞复合体萎缩或 mGCC 萎缩导致，或者两者均存在。2D-OCT 有的病例可以判断病变在视网膜外层（视细胞复合体萎缩）或视网膜内层（mGCC 萎缩）但有时不能肯定，要求进一步检测。检测 mGCC 就是进一步证实 MRT 的真实情况。根据 mGCC 的改变可以进一步证实判断病变在视路还是在视网膜，有时根据 mRNFL 的情况还可估计 pRNFL 的改变。根据 pRNFL 还可大致了解疾病的发展阶段，或进一步证实 mGCC 改变，结果相互呼应。

又如果 mGCC 正常或肿胀，那么 pRNFL 一般不会有异常，一旦出现大范围的异常，必须审查摄像的质量，或重复检查。但如出现了颞侧中心部位异常，即中心乳斑束，尤其是黄斑鼻侧的纤维萎缩，这种异常是有意义的，这其实还是说明这是黄斑鼻侧纤维的萎缩，因为只有黄斑区的鼻侧纤维是位于视盘颞侧的最中央部位进入视神经。因为肿胀的 mGCC 可以把少量萎缩的鼻侧 mGCC 中和掩盖。这种现象只能在 pRNFL 的厚度地形图及其病损概率图中显示出来（见第 2 篇视交叉部病变）。由此可见 pRNFL 的厚度地形图在检查中不可缺少的重要作用。

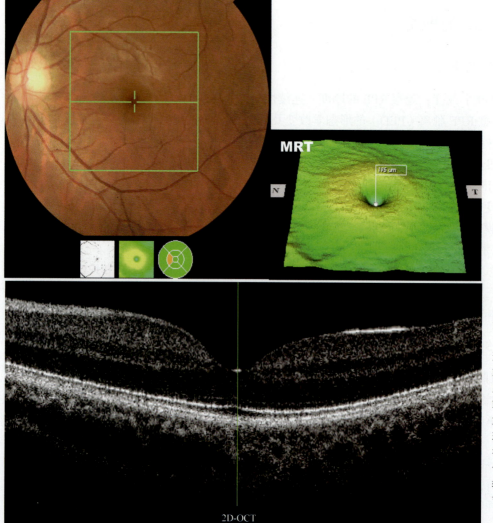

图 1-2-35 黄斑区视网膜厚度地形图（MRT）：尤其要注重图形形态及对称性改变。要注意 MRT 和 2D-OCT 图像的相互对照比较，一定程度上更应重视 MRT，因为 MRT 较 2D-OCT 更加直观、一目了然。MRT：黄斑中心凹外围密集环形隆起的神经节细胞带，环形带呈较均匀的淡黄色，基本对称，鼻侧较颞侧稍厚些色深些。2D-OCT 节细胞带及其他视网膜脉络膜各层次分析。

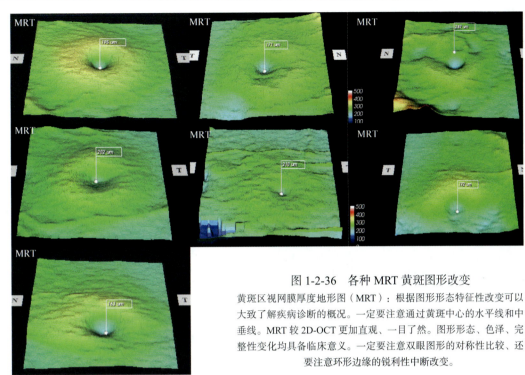

图 1-2-36 各种 MRT 黄斑图形改变

黄斑区视网膜厚度地形图（MRT）：根据图形形态特征性改变可以大致了解疾病诊断的概况。一定要注意通过黄斑中心的水平线和中垂线。MRT 较 2D-OCT 更加直观、一目了然。图形形态、色泽、完整性变化均具备临床意义。一定要注意双眼图形的对称性比较、还要注意环形边缘的锐利性中断改变。

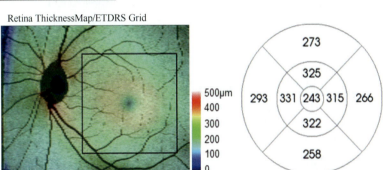

图 1-2-37 黄斑区视网膜厚度图（MRT）及其病损概率分析图

左图是黄斑区视网膜厚度图，扫描方框大小范围 6×6mm²，彩色条带从 0~500μm 代表厚度数字，蓝黑色最薄，白色最厚。右图是 ETDRS Grid，本图实际是视网膜病损概率分析图，但是由于其设计不合理，缺乏通过黄斑中心的水平线和中垂线，不符合视网膜血液供应分布和不符合视网膜神经纤维分布走形，对于视路疾病的黄斑区视网膜厚度分析结果有严重失真现象（见第 3 篇分析）。故本书中未采用 ETDRS Grid。

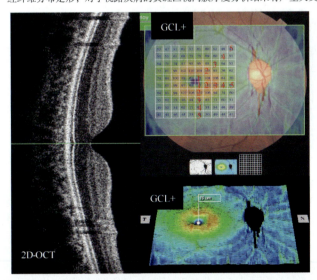

图 1-2-38 正常黄斑区节细胞复合体层厚度地形图（mGCC）

正常黄斑区节细胞复合体层厚度地形图（mGCC）：双侧基本对称、同一眼上下、左右基本对称。分别分析 mRNFL、GCL+、GCL++ 更有利于了解疾病的发生、发展病程。根据病损水平和中垂线的划分，对视神经疾病、视交叉部病变和交叉部后视路病变具有一定的定位诊断意义。① 2D-OCT 的节细胞带；②黄斑区环形节细胞带（GCL+）；③ 6mm×6mm = 36mm² 大方格内：100 个小方格区及其厚度数值；④节细胞复合体病损概率分析图：GCL+\GCL++\mRNFL。

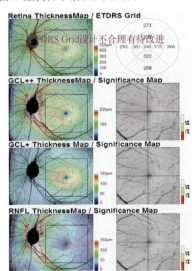

图 1-2-39 mGCC 临床有意义病损概率图

GCL+ 代表：mIPL-mGCL 两层的厚度；GCL++ 代表：mIPL-mGCL-mRNFL 三层的厚度（实际就代表 mGCC。三层相加是代数和的关系）；mRNFL：主要在中晚期病例发生，临床变异较大，分析时要注意。注意：mGCC 损伤概率分析一定要具备 mRNFL、GCL+、GCL++ 这三层的各自分析能力。

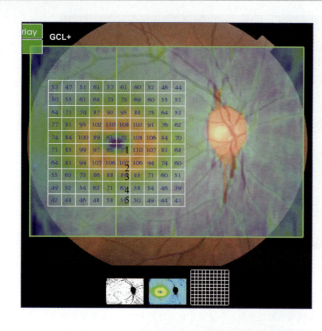

图 1-2-40　mIPL+mGCL 即 GCL+ 分析图示

黄斑区节细胞复合体层 [黄斑区视网膜内丛状层（mIPL）- 神经节细胞层（mGCL）- 视网膜神经纤维层（mRNFL）三者统称节细胞复合体层 mGCC（Ganglion cell complex）]。
1. 由黄斑中心向外各方向等距离分 5 格（区）每个格区面积是 $0.6mm \times 0.6mm = 0.36mm^2$，整个大方格面积是 $6mm \times 6mm = 36mm^2$；
2. 整个大方格是 100 个小格（区），每一个小格区有其相应的节细胞复合体层的厚度（图中已示意）；3. 密集的节细胞环形隆起主要在 2、3 小格区内（见上附图），节细胞损伤可在四个象限（上颞侧、上鼻侧、下颞侧、下鼻侧、颞侧、鼻侧或水平上方或下方、或环形）的任何部位的小格区内。

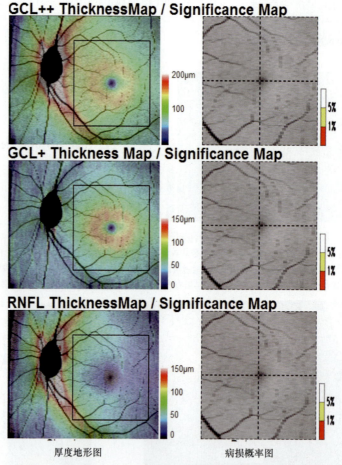

厚度地形图　　　　　　　病损概率图

图 1-2-41　mGCC 各解剖层次厚度及临床有意义病损概率图

不同 OCT 生产厂家对 mGCC 的分析设计是不同的，有的只能分析 GCL+，有的只能分析 GCL++，这种设计上的不同，造成分析病情早、晚期不同。最好的设计就是 mRNFL、GCL+、GCL++，这三者具有各自独立的分析能力，这样可以分析整个病程的早、中、晚期不同阶段，不会发生漏诊或误诊。阅读三个概率分析图的说明：①左侧厚度地形图（pRNFL-mRNFL、GCL+、GCL++）：其右下边缘外的彩色条带（下方→上方，色泽由黑、蓝→红、白）是分别代表神经纤维和神经节细胞层的厚度。②右侧三个分别代表 mRNFL、GCL+、GCL++ 临床有意义的病损概率图：每个图的右下边缘外有三个条带：红（1%）、黄（5%）和白三色，图表中出现红色表示只有 1% 的可能是正常的，黄色表示 5% 可能是正常，白色表示完全正常。③ RNFL 代表视网膜神经纤维厚度，GCL+ 代表神经节细胞层和内丛层的厚度，GCL++ 代表神经纤维层、神经节细胞层和内丛层三层的和。要注意这三层的相加是代数和相加。临床病例因为 GCL+ 最先发生萎缩变薄（尤其是极早期变薄时），而 RNFL 可以处在正常或肿胀变厚期，故 RNFL 和 GCL+ 相加时，GCL++ 可能出现正常厚度，或病损变轻了。④阅读概率分析图一定要注意通过黄斑中心的水平线和中垂线，这对定位视路病损位置极其重要。

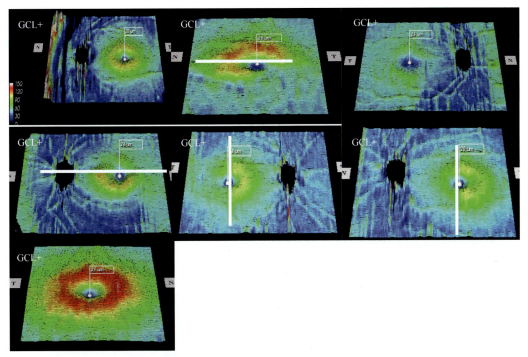

图 1-2-42　各种 GCL+ 厚度图形变化

GCL+ 厚度地形图各种不同的表现：根据图形形态特征性改变可以大致了解疾病诊断的概况。注意通过黄斑中心的水平线和中垂线。不同形态变化的 GCL+ 图形形态完整性、色泽、划界线，一定有相应的病损概率图显示。还要注意双眼图像形态的对称性比较。

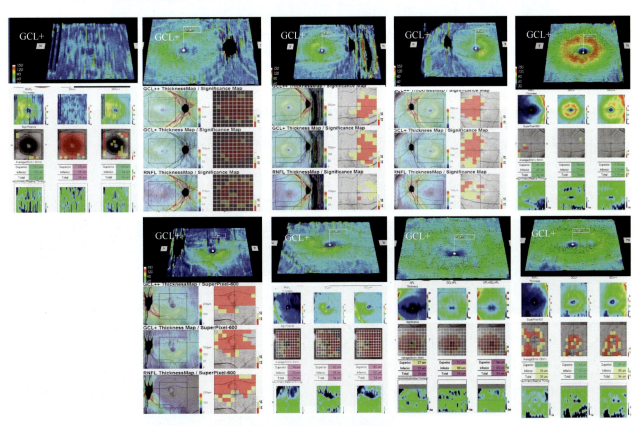

图 1-2-43　各种 mGCC 病损综合分析

不同 GCL+ 的图形形态、色泽、划界线，有相应的病损概率图显示 mRNFL、GCL+、GCL++ 病损的形态、色泽、划界线及相互间的关系（主要是 mRNFL 的肿胀与萎缩对 GCL++ 的影响）。还要注意双侧性图形改变。

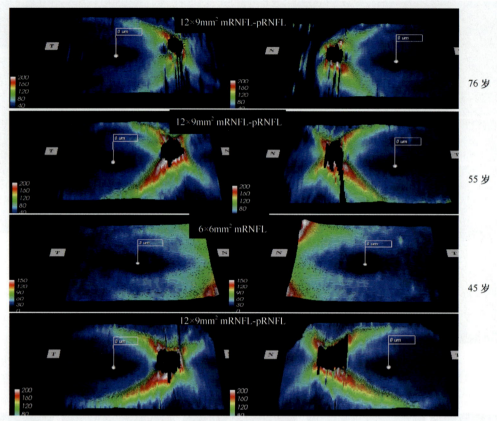

图 1-2-44　正常人（不同扫描方式或范围的）RNFL 厚度图形

正常人两种扫描方式（范围大小不同、分格区大小不同）的黄斑区视网膜神经纤维厚度图像（mRNFL-pRNFL 或 mRNFL）：图形形态可以因人而不同，但同一人双侧基本对称。同一眼上下也应基本对称。实际病例中有时变化较大，难以比较，只有双侧有明显不同时或同一眼上下有明显不同时意义较大。（正常人 mRNFL 变异较大，但对称性一般不变）

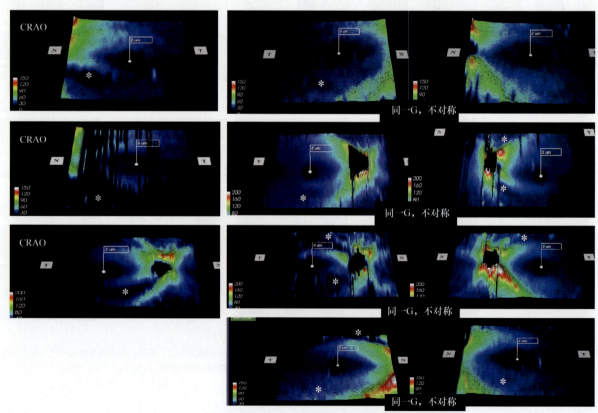

图 1-2-45　不同部位神经束缺损（＊号）

一定要注意双眼的对称性，或同一眼上下的基本对称性。

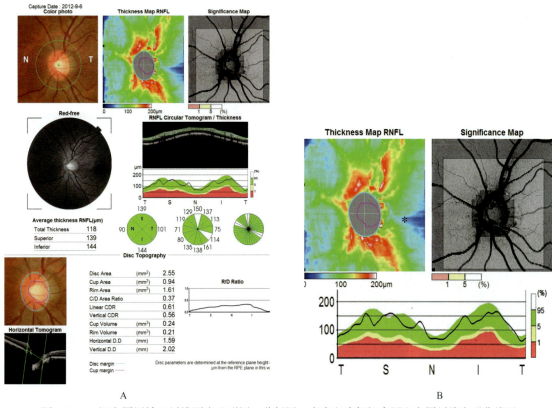

图 1-2-46　视盘周围神经纤维厚度地形图、分析图、有意义病损概率图和盘周纤维走形曲线图

A. 视盘周围神经纤维厚度地形图及其分析图（pRNFL）：pRNFL 的分析对疾病的进展、病程估价具有临床意义；B. 重视视盘周围神经纤维厚度地形图和有意义病损概率图、盘周纤维走形曲线图、还要注意 * 号处厚度改变（此处是鼻侧 mGCC——交叉纤维，最易发生变薄而又易被隐藏忽略的地方）。注意事项同黄斑区 mGCC 病损概率图一样重要。

图 1-2-47　不同视神经疾病

青光眼、AION（前部缺血性视神经病变）、球后视神经炎、LHON（Leber 遗传性视神经病变）、烟中毒和酒精中毒视盘周围神经纤维厚度像（pRNFL）：注意视盘颞侧纤维及黄斑鼻侧神经纤维萎缩的部位、形态、范围、程度。pRNFL 检测的重要性：一定要包括视盘颞侧外的黄斑鼻侧纤维的范围（不能用单纯环形曲线检测）。注意青光眼和 AION 萎缩部位的相似性。

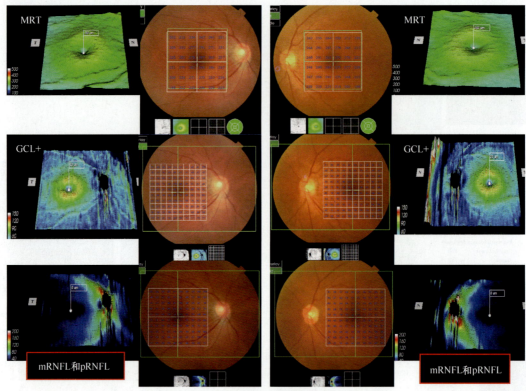

图 1-2-48　正常眼黄斑区视网膜厚度

同一正常人黄斑区视网膜厚度（MRT）、GCL+、mRNFL 和 pRNFL 厚度分别基本对称性（双眼对称部位及同一眼的上下对称部位，除了色泽的改变外还有分格区标明的数值参考）。一旦出现不对称性，即是一眼或双眼存在问题的所在。

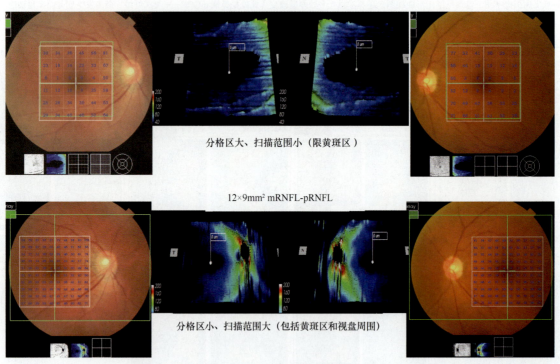

图 1-2-49　正常眼的 mRNFL

同一正常人的 mRNFL：可以有不同扫描方式或扫描范围大小不同、分格区的大小不同。似乎扫描范围大、分格区较小的方式更实用（下图较上图更好些）。同一扫描方式及分格区大小相同的对称性。注意双眼对称性比较、同一眼上下对称性比较。

En face OCT 在 mGCC 相关病变临床病例的应用和注意事项：

1）En face OCT 是代表一个层面，不表示厚度。故要反映某层次的厚度必须采用厚度地形图。

2）十分轻度的损伤尤其是神经纤维层，可能由于损伤信号少，不足以反映出来。其实所有的检查都是存在这样的问题，不能完全反映十分早期的病变。早期病变病例厚度地形图显示较 En face 更为敏感些。

3）不同部位的视网膜神经纤维层厚薄程度差异很大，故一定注意不同部位、不同深度的神经纤维层

En face 表现。12×9mm² 的扫描：黄斑区神经纤维薄，视盘周围神经纤维层厚，尤其要注意深度不同，enface 代表的意义不同。

4）扫描范围的大小不同（6×6mm² 或 12×9mm²），就有局部病变放大率的差异，还有观察范围大小的不同，更有存在扫描某解剖层次深浅的不同，阅片时一定要注意。大范围扫描较小范围扫描图像放大率低些，但大范围扫描观察范围大，有利于观察整个病况（整体观强）。小范围扫描观察局部病变更清楚些，但是整体观不如宽屏扫描好。两者要根据情况灵活应用。

5）由于本人对 En face OCT 尚未了解透彻，故在本书中很多病例没有应用分析，只待以后补充。

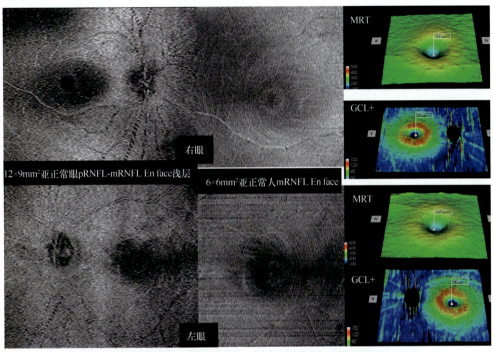

图 1-2-50　亚正常眼的 En face 与 MRT、GCL+ 图像

亚正常眼 mRNFL En face OCT 可以很清楚看到神经纤维的走形、排列，在 6×6mm² 扫描图像更清晰。在 12×9mm² 扫描图像范围宽广，整体观更强；但是要注意黄斑区和视盘神经纤维有不同的厚度，故浅层 enface 可代表真正的黄斑区及视盘浅层的神经纤维，而向中、深层扫描时，只代表视盘周围的神经纤维层改变。

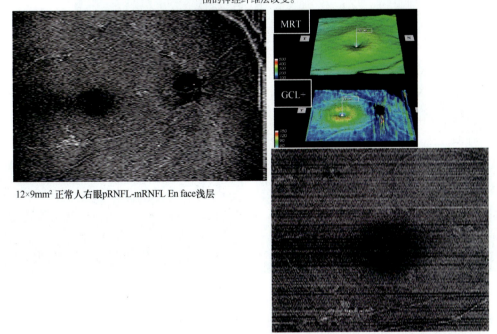

图 1-2-51　正常眼 En face 与 MRT、GCL+ 图像

正常人右眼 mRNFL-pRNFL En face 浅层（12×9mm²）和 6×6mm² 右眼 mRNFL En face，这两个图像均是神经纤维的浅层，可以看到神经纤维的走形结构及水平缝，6×6mm² 扫描图像更清晰些。临床实际病例的应用中，神经纤维层的 En face 应与 mRNFL 或 / 和 pRNFL 厚度地形图联合应用。似乎 En face 对早期轻度损伤病例的敏感度不如 RNFL 厚度地形图像显示清晰敏感。因为 RNFL 厚度地形图是代表整个层次的厚度，而 En face 只是代表某一层次的一个面。而且一旦要不同时间段前后 En face 比较只能相对确定在同一层次。

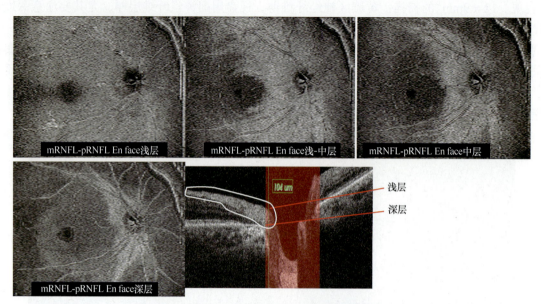

图 1-2-52　视盘周围神经纤维层厚度图形

越靠近视盘边缘越厚,远离视盘缘越远就越薄,形成横行的三角楔形(白色圈内)三角楔形基底厚度约 50～110μm。正常 12×9mm² 扫描 mRNFL-pRNFL En face 图像解读时注意事项:上述四个 mRNFL-pRNFL En face 图像由浅层 - 浅中层 - 中层 - 深层:①浅层:只有浅层是真正代表整个图像(视盘周围和黄斑区)的浅层。②浅 - 中层:在黄斑区颞侧已不在神经纤维层了,而是在神经节细胞层了,图像反映的高反射 En face 信号是视盘远处即黄斑区外围的神经纤维层。中层:已到达视盘的外围神经纤维层(接近三角楔形尖端边缘区)。注意此时黄斑区已在更深的网膜层次。③深层:形似蝴蝶形,是视盘边缘的神经纤维层,此处最厚。是来自于视网膜周边部的纤维,尤其要注意颞上下的两束纤维层。视盘颞侧缘中央部位水平缝上下应是黄斑区的纤维,诊断黄斑部病变尤为重要。

以下分析病例 1,这个病例既有 AION,同时左眼具有视细胞复合体的萎缩,说明这三张地形图的协调、制约和互相印证的关系:

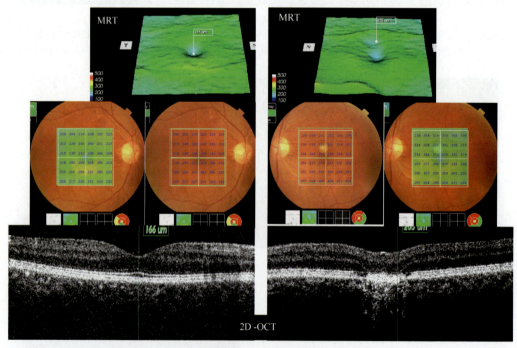

图 1-2-53　病例 1-1

患者,男性,60 岁。这是一例双眼 AION,左眼还有 PED(已激光治疗,病变消退)病例。双侧 MRT 上方环形隆起似乎消失,尤其左眼中心凹上方有一条竖的凹槽,此处网膜发蓝更薄,相对应彩色相中的灰白疤痕区(激光疤痕)。双侧 2D-OCT 图像中神经节细胞层似乎变薄,但难以肯定。左眼灰白疤痕区视网膜外层消失,外丛层与色素上皮层黏连,相应区脉络膜层反射增强。双侧视盘颞上象限色苍白。从 MRT 得知黄斑区上方视网膜变薄,要进一步确定是节细胞复合体还是视细胞复合体或两者?

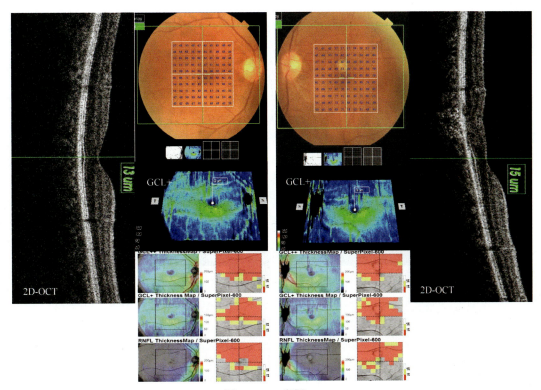

图 1-2-54　病例 1-2

双侧 mGCC：双侧 GCL+ 上半侧环形消失，概率图显示水平划界的上方均变薄萎缩，下方基本正常。左眼黄斑中心上方伴发视细胞复合体萎缩（2D-OCT），故网膜更薄。到此可诊断：双 AION（神经节细胞复合体萎缩），左伴发 PED 激光疤痕（局限性视细胞复合体的萎缩）。双侧 2D-OCT：双眼上方只是神经节细胞层萎缩变薄，双眼网膜深层正常，下方网膜正常。双眼上方 mGCC 的萎缩是否影响视神经的萎缩，就要求作双侧视盘周围神经纤维厚度的分析。

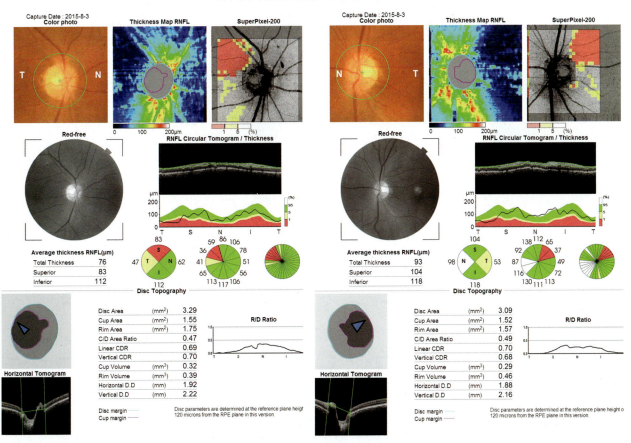

图 1-2-55　病例 1-3

双侧 pRNFL：均是颞上方神经束缺损（厚度地形图、病损概率图、盘周纤维曲线图三者一致），符合 MRT 和 mGCC 所见。双视盘颞上方陷凹扩大（箭头示），与视盘萎缩一致，相应神经束萎缩导致。

图 1-2-56 病例 1-4

双眼 AION 病例，缺血部位基本相似，都在视盘颞上方，视网膜神经纤维萎缩部位也基本相似。

两种扫描方式均显示神经纤维萎缩在上半部位。两种扫描方式（mRNFL-pRNFL 及 mRNFL）由于扫描范围及扫描部位的不同，会有分格区数值上的差异。故应注意同一眼或双眼的对称性改变。即使本病例双眼均有病变，且病变部位又基本相似，双眼的对称性仍会存在某些差异，尤其要注意病变区色泽改变（黑、蓝的差别应小心分辩）。

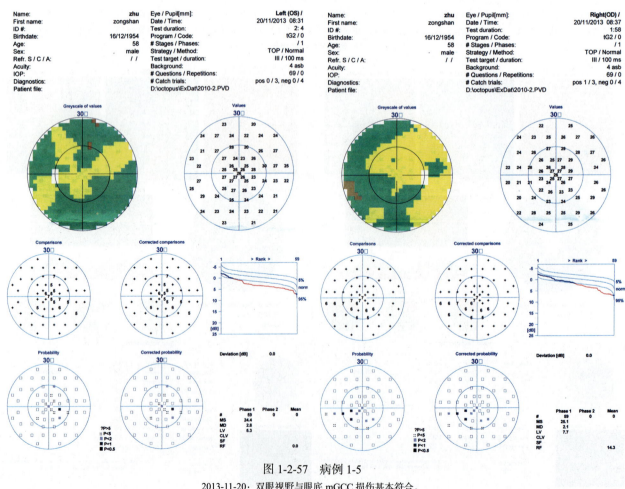

图 1-2-57 病例 1-5

2013-11-20：双眼视野与眼底 mGCC 损伤基本符合。

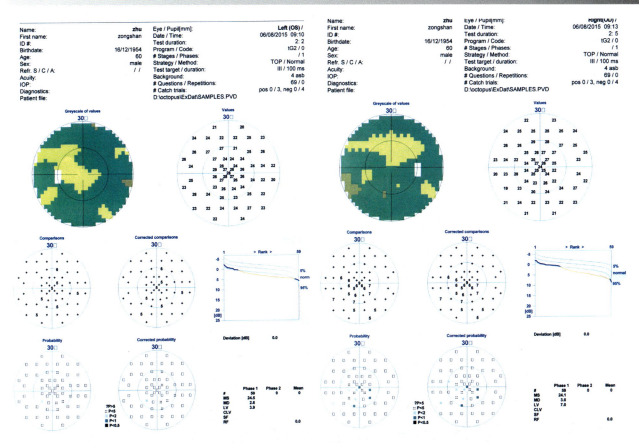

图 1-2-58 病例 1-6

2015-8-6：视野改变符合 mGCC 改变。

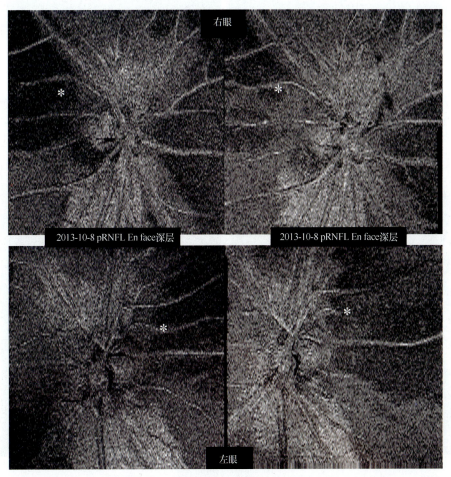

图 1-2-59 病例 1-7

间隔近 2 年，视盘周围深层神经纤维层 En face 图像不变，说明病情稳定。双眼均是视盘颞上象限神经纤维缺损（*号）。与 mGCC 检查一致，与视野检查基本一致。

病例 1 的临床特点

1）双侧性 AION。

2）AION 和黄斑病变（PCV？激光治疗后痊愈）同时存在，网膜变薄必须鉴别清楚，此时必须三张图像同时鉴别。这就体现了这些图像之间的协同、制约和相印证。

3）本病例反映出标准视野计的敏感度与 mGCC 萎缩的严重程度之间存在差异。也就是讲必须 mGCC 萎缩到一定严重程度，标准视野计才能较真实的反映出来。

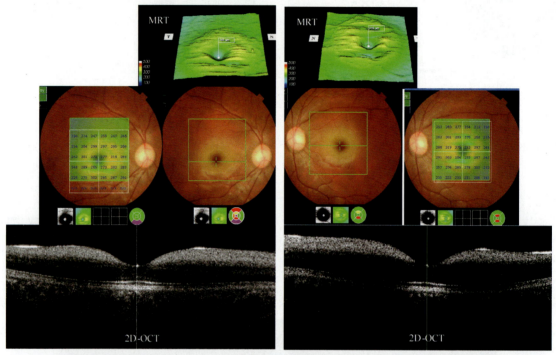

图 1-2-60　病例 2-1

患者，女性，31 岁。代谢异常性疾病，共济失调，行走不稳，神经系统疾病。双黄斑樱桃红点样改变，MRT 提示隆起的环形依然存在。视网膜厚度正常。2D-OCT：mGCC 相应处反射增高，而且有阴影，视细胞带基本正常。目前的表现要求进一步检测 mGCC 各层次变化。

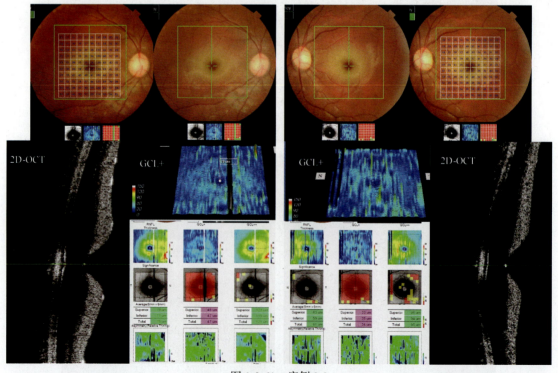

图 1-2-61　病例 2-2

mGCC 显示：GCL+ 已全部萎缩变薄，但是病损概率图显示 mRNFL 和 GCL++ 正常，说明只有 mRNFL 是明显肿胀增厚的情况下，才能导致 mRNFL 加 GCL+ 等于正常厚度（GCL++ 正常）。这就表明了 mRNFL 加 GCL+ 等于 GCL++ 是代数和相加。（本病例应进一步了解 pRNFL，遗憾未作。）

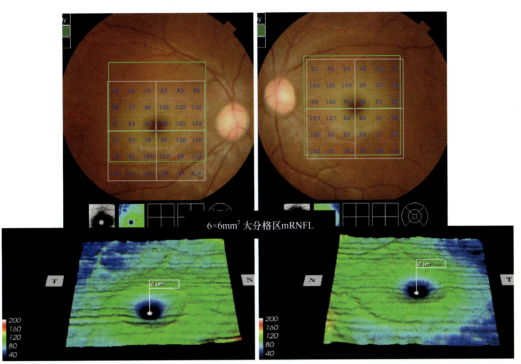

图 1-2-62　病例 2-3

严重的 mRNFL 肿胀：正中心 1 格区在一般正常人 mRNFL 的厚度 0～20μm，而本病例 70～80μm，是正常人的 3～4 倍，说明 mRNFL 有明显的肿胀。与前述的正常人 mRNFL 厚度相明显不同。

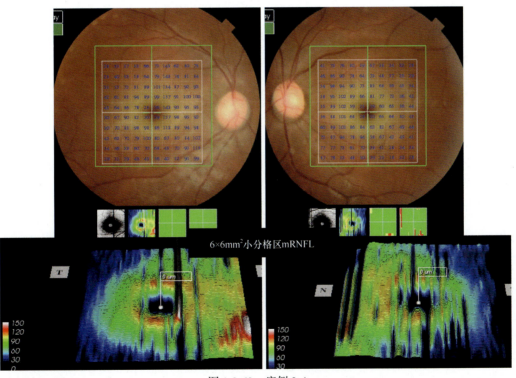

图 1-2-63　病例 2-4

严重的 mRNFL 肿胀：正中心 1 格区在一般正常人 mRNFL 的厚度 0～20μm，而本病例 20～30μm，是正常人的 3～4 倍，说明 mRNFL 有明显的肿胀。与前述的正常人 mRNFL 厚度相明显不同。

病例 2 的鉴别诊断

黑蒙性家族痴呆（Idiotia familaris amaurotica）又名 Tay-Sachs 病（GM2 神经节苷脂贮积症，Ⅰ型）：家族性婴儿病，双眼侵犯黄斑，全身肌肉进行性衰弱，智力愚笨，双眼进行性失明，2 年内死亡。家族可数儿同患。眼底极似视网膜中央动脉阻塞，樱桃红点，早期病变视盘正常，晚期萎缩，视网膜血管正常。此病是神经节细胞类脂质变性。

本病例诊断：属黏脂贮积症，是一组常染色体隐性遗传的溶酶体贮积症，与粘多糖贮积症有很多相似的临床特征。黏脂贮积症Ⅰ型（MLⅠ型）：涎酸贮积症，神经氨酸酶缺乏 - 黄斑樱桃红点 - 肌阵挛综合征。

是染色体 6p21.3 上编码神经氨酸酶的基因突变，导致溶酶体内糖肽和低聚糖的逐步贮积引起的。ML Ⅰ 型可以出生即有症状，也可 1 岁以内逐渐出现。全身明显肿胀，五官丑陋，骨骼畸形伴肌阵挛、黄斑樱桃红点等，大部分 1 岁内死亡。

另一种少见形式涎酸贮积症 Ⅰ 型：10～20 岁发病，进展缓慢，肌阵挛、樱桃红点是首发症状，逐渐出现惊厥、共济失调、精神障碍。组织病理特征：黄斑神经节细胞肿大，伴随大量嗜酸性颗粒状胞浆物质和偏心细胞核。本病例应是涎酸贮积症 Ⅰ 型。是黏脂贮积症 Ⅰ 型的变异。

此病例 OCT 没有做视盘周围神经纤维厚度分析，故不能得到盘周纤维肿胀增厚的证据。实际此病例目前阶段应该是盘周纤维肿胀增厚，因为黄斑区视网膜神经纤维厚度是肿胀增厚，所以盘周纤维肯定不会有萎缩现象。可以预测过一定时期，一定会发生视神经萎缩而失明。

急性视神经疾病神经节细胞损伤过程演变：

（1）神经节细胞轴突损伤肿胀，继发神经节细胞胞体肿胀：临床表现 mGCC 环行肿胀、视网膜神经纤维（mRNFL）肿胀和视盘周围神经纤维层（pRNFL）肿胀或正常高限范围。书中常称亚正常眼或发病初期亚正常眼。

（2）发病中期进展、分离现象期：发病 3 周左右出现 GCL+ 的萎缩变薄，但此时 mRNFL 和 pRNFL 仍是肿胀期，GCL+ 的萎缩和神经纤维的肿胀两者不一致称谓分离现象，这种现象可持续 6～8 周。这是由于神经节细胞胞体先萎缩的结果。

（3）疾病后期盘周神经纤维萎缩期：主要是急性视神经疾病发病后 6～8 周，视盘周围神经纤维层由肿胀出现萎缩，也就是说出现神经节细胞胞体萎缩后 3～4 周以上，pRNFL 就会发生萎缩。3 个月左右整个疾病病程趋稳定。

说明：急性发病病例有明确的发病日期，可以了解上述病程的演变过程。对于慢性不知不觉发病病例无法了解发病日期，但可以根据上述发病三个阶段的表现，大致了解该疾病所处的病程阶段。

2.4 多焦 ERG 对于 mGCC 损伤性疾病的诊断价值

1）视路疾病、青光眼均仅损伤神经节细胞层，均有可能发生 mGCC 的萎缩。

2）mGCC 损伤相关病变的 mfERG 特点：黄斑峰值不等程度下降，视细胞电图形态基本正常。当视路疾病或青光眼尚未损伤 mGCC（只损伤在黄斑区以外），此时 mfERG 是正常所见。

3）mfERG 振幅降低与 mGCC 损伤的关系尚不能确定。

2.5 mGCC 图形改变与视野关系的 OCT 观察

1）单纯视网膜脉络膜病变导致视野改变：视野改变与眼底病变相吻合。

视网膜脉络膜病变导致 mGCC 萎缩者：mGCC 萎缩与眼底病变相吻合，视野改变与两者吻合。

2）视神经病变导致 mGCC 萎缩者：mGCC 萎缩呈水平性划界的、或呈中心圆形或类圆形或圆环形或不规则形的萎缩，视野改变与 mGCC 萎缩形态相吻合。mGCC 损伤到一定程度才能显示视野改变（急性发作病例例外）。

3）视交叉部病变导致的 mGCC 萎缩者：垂直中线划界的双鼻侧 mGCC 萎缩，对应双视野颞侧偏盲。

（1）病变位于交叉部体部：首先是中线划界的双鼻侧 mGCC 萎缩，在此基础上可以一眼或双眼同时或先后向颞侧 mGCC 损伤、萎缩，最后可发生单眼或双眼严重盲。这种情况临床最多见。视野改变最早是程度不等的双颞侧偏盲开始，视野缺损的进展符合 mGCC 萎缩损伤的进展。

（2）病变位于交叉部前交界处：首先是一眼（先发病眼即病变起始部位眼）具有中线划界或不具有明确中线划界的 mGCC 萎缩；另一眼（后发病眼）可以正常 mGCC，伴随病情进展，后发病眼出现鼻侧 mGCC 萎缩，中垂线划界（意味着交叉纤维损伤）。视野改变与上述病情进展一致，由先发病眼的单眼视野缺损，可以是几乎全盲（具有中垂线界或只是中心暗点样缺损或全盲），到后发病眼的具有中垂线界的、缺损程度不等的颞侧盲。

（3）病变位于交叉部后交界处：早期出现中线划界的同侧（向）性 mGCC 萎缩，伴随病程进展，其中颞侧 mGCC 萎缩眼的鼻侧 mGCC 也发生萎缩（即此时该眼发生鼻、颞 mGCC 均萎缩，表明病变起始就在该处）。视野改变表现为同侧性偏盲，鼻侧盲的眼是起始部位眼，伴随病程进展，鼻侧盲的眼发生颞侧盲。

4）视束、视放射和枕叶视皮层病变导致的 mGCC 萎缩：中线划界的同侧性 mGCC 萎缩，视野呈同侧性偏盲。①视束病变；②视放射部病变：前部（起始部）、中部、后部；③枕叶视皮层病变（距状裂前、中、后部）。三个不同部位有视力、视野改变的差异，见后述。

5）理解视野改变与 mGCC 图形改变关系：一定要理解、掌握神经纤维在视路不同部位的排列走形。视野改变与 mGCC 损伤程度及疾病发作的急、慢性有关。

6）视野检查范围的要求：原则上前视路疾病即前段视神经疾病可以只查30度视野或/和10度视野。但是青光眼、视交叉及交叉部后视路疾病必须检查90度视野，视皮质疾病只有90度视野才能鉴别距状裂前、中、后视野的改变。青光眼早期病例经常是在中周部发生改变。此外还应了解目前的标准视野计敏感度不很满意，经常是轻度的 mGCC 萎缩，视野查不出异常。

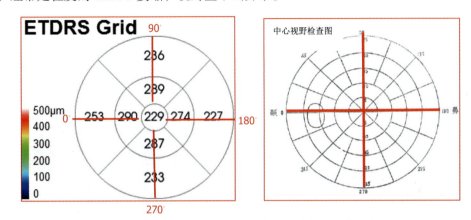

图 1-2-64　ETDRS grid 应与中心视野检查图划分一致

1）临床所见的 3D-OCT 黄斑区神经节细胞复合体萎缩性改变

青光眼、视盘和视神经段疾病：以水平缝划界或整个黄斑区类圆、环形萎缩。

视交叉和视束-视放射-视皮层病变：以中垂线划界。

所以，水平线和中垂线极其重要，不可缺少。这正是 ETDRS Grid 必须修正的理由（图 1-2-64）。

2）解剖学黄斑区视网膜神经纤维走形及视盘视神经纤维不同部位的分布、视交叉和视束-视放射-视皮层神经纤维的分布应具有水平和垂直分割线，视网膜血管分布以水平缝上下分布。

3）研究 mGCC 相关疾病必须与视野密切结合，mGCC 图形特征改变与视野结合分析，相互印证。

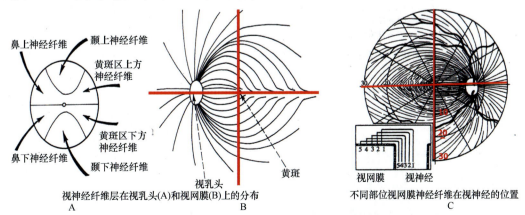

图 1-2-65　视网膜血液供应、不同部位视网膜神经纤维在视神经内的分布

视网膜血液供应上方和下方以水平线分割；视网膜神经纤维分布走形以水平线划界；视网膜神经纤维在视神经内分布：见图 A、B、C，同时视网膜远周的神经纤维位于视神经的最周边部，黄斑区的神经纤维在视神经的中央部。神经纤维在视盘的排列与视盘生理陷凹的改变密切相关。一旦神经纤维萎缩，就会影响相应区视盘色泽、陷凹的改变。

原则上讲：鼻侧和颞侧视网膜神经纤维分别进入视盘的鼻侧和颞侧，但是黄斑部神经纤维也有鼻侧和颞侧，而这些纤维均是在视盘的颞侧进入视神经的中心，而且黄斑的鼻侧纤维是在视盘颞侧的最中央进入。

强调这一点十分重要,因为黄斑鼻侧纤维是属于交叉纤维,其一旦发生病变即使是轻度,经常出现在视盘周围神经纤维厚度地形图的分析中。

mGCC厚度图形特征性改变中注意(表1-1):

表1-1 通过黄斑中心的中垂线和水平线的临床定位意义

临床疾病定位	mGCC厚度地形图损伤特点	越线现象
视神经疾病(含青光眼)	水平线划界或黄斑区类圆、环形或不规则形mGCC萎缩	可以跨越水平线
视交叉部疾病	中垂线划界双鼻侧mGCC部分或完全萎缩	可以跨越中垂线
视束、视放射及枕叶病变	中垂线划界右侧或左侧同侧性mGCC部分或完全萎缩	不存在跨越中垂线现象

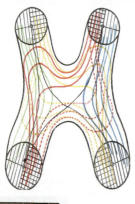

图1-2-66 视交叉内神经纤维排列视交叉内神经纤维排列

视交叉的三层:上、中、下;交叉纤维的分布(及交叉部位):上层少(在后膝部位交叉)、中层等量、下层多(在前膝部位交叉)、黄斑交叉纤维在视交叉体部的中央靠后。

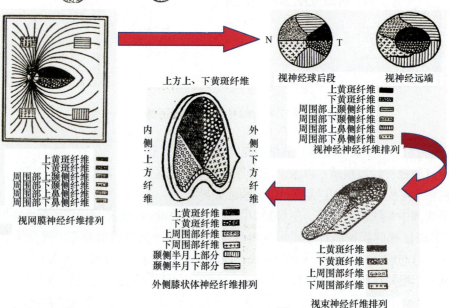

图1-2-67 视路主要部位神经纤维走形、排列

注意黄斑区鼻侧和颞侧纤维的走形和排列的特殊性:都在视盘的颞侧进入视神经,而鼻侧乳束是在视盘颞侧的最中央部位进入视神经。

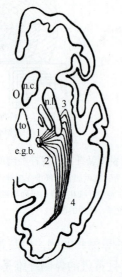

图1-2-68 视放射的径路

e.g.b.外侧膝状体;t.o.视丘;n.c.尾状核;n.l.豆状核;1.离外膝状体后之视辐射;2.直接去枕叶的视辐射;3.近颞叶的视辐射;4.枕叶。

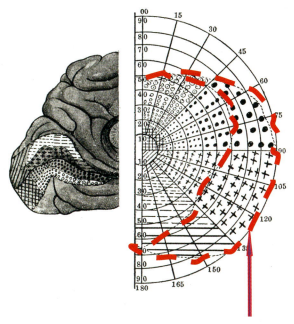

图 1-2-69　枕叶的视网膜投影

注意颞侧远周边的月牙区 (60°～90°的月牙形区)，枕叶距状裂前、中部病变，一定要在周边视野的检查中发现。

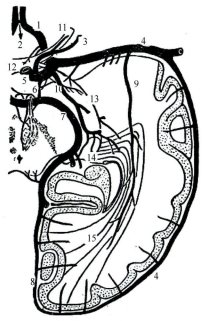

图 1-2-70　枕叶视皮层的血液供应

1. 大脑前动脉；2. 前交通支；3. 眼动脉；4. 大脑中动脉；
5. 内颈动脉；6. 后交通支；7. 大脑后动脉；8. 距状支；
9. 大脑中动脉的深视支；10. 前脉络动脉；11. 视神经；
12. 视交叉；13. 视束；14. 外膝状体；15. 视放射区
黄斑区视皮层双重血液供应——大脑后动脉距状裂支和大脑中动脉的深视支。

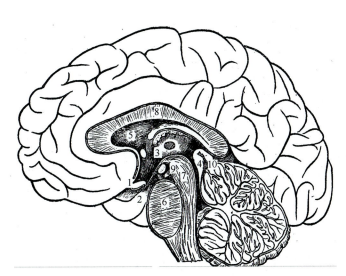

图 1-2-71　视交叉与第 3 脑室的关系

1. 视交叉；2. 视丘下漏斗；3. 第三脑室；4. 四叠体；5. 透明隔；6. 脑桥；7. 大脑脚；8. 胼胝体；9. 第 3 脑神经；10. 松果体。

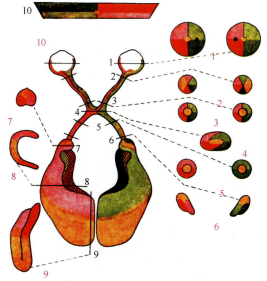

图 1-2-72　视纤维在视道各段所占的位置

黄色：黄斑纤维；绿色：两眼视网膜右侧来的纤维；浅绿：是上半来的纤维；深绿：是下半来的纤维；
红色：两眼左侧来的纤维；浅红：是上半来的纤维；深红：是下半来的纤维。1. 视网膜；2、3. 视神经前、后段；5、6. 视束前、后段；7. 外侧膝状体部；8. 视放射部；9. 枕叶距状裂；10. 各部分视纤维投射在视野屏上的相当部位。

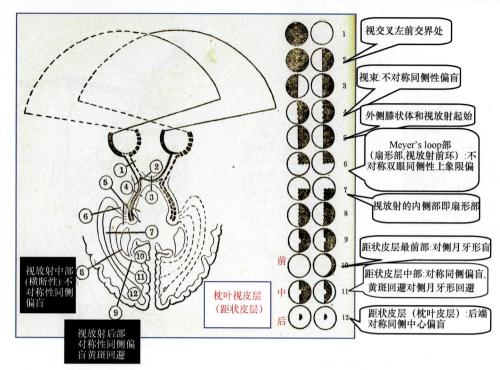

图 1-2-73　视路不同部位损伤视野改变

视交叉后的视野改变

1. 视束病变的视野改变

1）视束视野改变特点

（1）早期不可重的象限性的同侧性偏盲，晚期可完全性同侧性偏盲。瞳孔呈偏盲反应（瞳孔纤维在视束中段后离开），末期（2~3个月后或更长）视神经萎缩。

（2）伴发其他症状：视束前段病变常伴视交叉病变，视束中段病变常侵犯大脑脚即同侧偏盲+对侧身体的感觉、运动障碍，可能还有同侧颅神经的病变。

（3）靠近外侧膝状体的视束附近有基底核，最靠近苍白球和海马回，故视野改变的同时还有精神障碍和帕金森病等。

2）视束区常见疾病：　最多是视束神经胶质瘤，垂体肿瘤和颅咽管瘤，颞叶中部肿瘤、额叶下方肿瘤、丘脑及四叠体的肿瘤；炎症、动脉瘤、外伤亦可。

3）视束单独视野改变较少，一般与视交叉部和视放射前部改变同时存在。

2. 脑内段视路病变的视野改变（外侧膝状体、视放射、枕叶皮层）

1）脑内段视路视野特点：同侧偏盲可重（除颞侧周边月牙区），肿瘤和脓肿起病、发展较慢，视野发展亦慢；血循环受阻视野缺损急而重甚至失明；感染或外伤，还有明显的临床症状和体征。

2）双眼同侧性偏盲+锥体束受损

内囊部病变（出血、颞叶肿瘤）：损伤视放射前部和锥体束，发生同侧性偏盲、病灶对侧的感觉、运动的障碍（三偏征）。

脚间隙前部侵犯视束和大脑脚：三偏征+第三颅神经受损+同侧瞳孔散大。

3）视放射区：前部（起始段和前段梅氏环）损伤常不可重，后部常可重。

起始端段：同侧偏盲常不可重，黄斑劈裂。

前段[梅氏环部：内（上）、外（下）侧]：常是同侧性1/4偏盲，其水平界限平直。

中段：视纤维又集中，故此时发生可重的同侧性偏盲。

后段：可重同侧偏盲伴黄斑回避。

更接近枕叶部：同侧性 1/4 偏盲，其界限常不规则。

距状裂皮质：特征性视野——月牙形改变，或偏盲性中心暗点。

4）黄斑回避。

5）一眼颞侧月牙形缺损或回避：视放射最内侧的纤维或距状裂的最前端受损或回避。

6）同侧性偏盲型暗点（象限性或偏盲型）：枕叶尖端损伤，极小、可重、绝对性暗点。

7）视神经萎缩：要改变过去教科书认为枕叶视皮层疾病不会导致视神经萎缩的错误观念，因为存在下行性跨神经元萎缩，一定会发生视神经萎缩。

第二篇　mGCC 检测和临床病例

研究 mGCC 是 3D-OCT 临床应用的深入和拓展。

黄斑区占有视网膜神经节细胞的 50%，与神经节细胞相关的疾病很多。青光眼、视路疾病和某些视网膜脉络膜疾病等，这些疾病均可导致 mGCC 的改变。这一篇是本书的重点。

第 3 章　神经节细胞的特殊性

神经节细胞类型多、分布特殊、细胞大而长（跨越范围广）、走形特殊、功能复杂。

人眼视网膜神经节细胞是视网膜第三神经元，大约有 150 万个。从生理和形态两方面观察神经节细胞具有多样性，约分成 15～20 种细胞类型，每一类神经节细胞代表一个独立的视觉通道。每一类神经节细胞的树突是分布在内丛状层中的深浅不同的层面，接受双极细胞和或无长突细胞的信号输入。

视网膜神经节细胞 50% 以上集中在黄斑部。因此黄斑区神经节细胞复合体（mGCC）相关性疾病临床十分多见，研究 mGCC 是代表着 3D-OCT 临床应用（无论从广度或深度上看）的深入和拓展。

3.1　神经节细胞的主要类型

P 型神经节细胞：占 90%，P 型对高频刺激和色彩敏感，对对比度变化差。

M 型神经节细胞：占 5%，M 型主要监测运动、对比度，对颜色不敏感。

内在或固有光敏性视网膜神经节细胞（intrinsically photosensitive retinal ganglion cell，ipRGC）：又称视黑素感光型神经节细胞。哺乳动物眼内存在的另一种光感受器，它的视色素是视黑质，参与昼夜节律调节、瞳孔对光反射调节、是否参与视觉形成功能有待明确。

3.2　神经节细胞在视网膜的分布

神经节细胞在视网膜大部分区域仅为单层，而在黄斑区尤为密集，至少有 8～10 层形成黄斑中心外围的环形密集区。神经节细胞是视网膜中信号输出的神经元，每个神经节细胞轴突最后穿出视盘筛板，汇聚成视神经（节细胞轴突组成视神经的主要成分）。故神经节细胞复合体-视神经是视网膜通向大脑的枢纽通道。反之，通道上的病变一定会在 mGCC 有所表现。

视网膜中心区即黄斑区（10 度区内）视锥细胞、侏儒双极细胞和侏儒神经节细胞是 1∶1∶1 对应，传送最高视敏度的视觉影像。该区域正是 3D-OCT 所见的黄斑区外围环形隆起的节细胞密集区，OCT 所示厚度的变化（变薄或消失）就反映该区域神经节细胞数量的改变。

3.3　视网膜神经纤维和视路神经纤维的特殊性

分布、走形、交叉纤维（交叉纤维占总纤维的 53%）和不交叉纤维、无髓鞘纤维（视网膜段内）和有髓鞘纤维（视神经段内）。

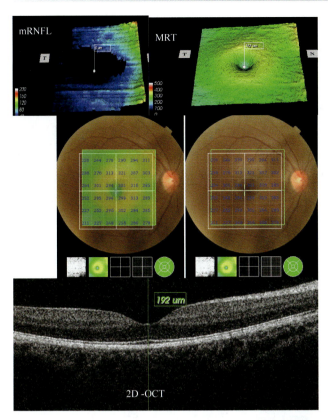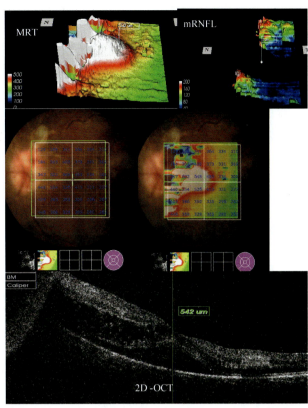

图 2-3-1　病例 3-1

2015-9-7：患者，女性，15 岁。主诉左眼失明 2 天。视力：右眼 0.4；左眼黑蒙。诊断：视乳头视网膜炎。没有周身不适。左眼瞳孔散大，直接对光反应消失，间接对光反应存在。FFA 过敏，未作。MRT：右眼环形色泽黄红、完整，环形外围网膜色泽均匀。左眼严重水肿增厚。mRNFL：双眼不对称，右眼正常；左眼水肿增厚。2D-OCT：右眼正常视网膜层次及厚度；左眼黄斑区浆液性视网膜脱离，乳斑束视网膜水肿。住院治疗：甲强龙 500mg/d，静脉点滴，3 天。4 天后复查（2015-9-14）：左眼前手动但无光感，仍无直接对光反射。强的松 70mg/d。一周后复查（2015-9-21）：左眼视力 0.07，瞳孔较大，有迟钝的直接对光反应，继续激素治疗。

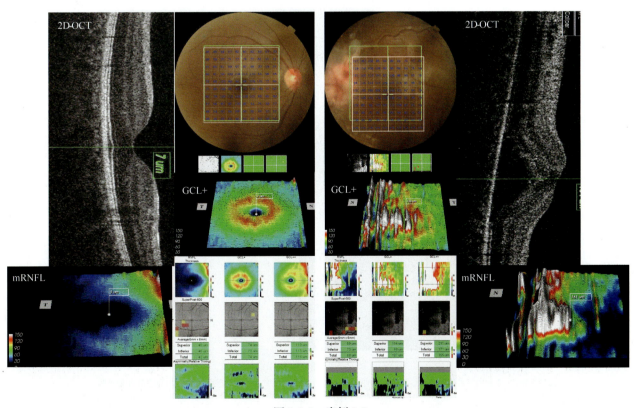

图 2-3-2　病例 3-2

2015-9-7：mGCC：右眼 GCL+ 环形深红、完整（亚正常眼）；左眼黄斑区水肿严重（发病初期亚正常眼）。双眼病损概率图未显示损伤。mRNFL 双眼不对称，右眼正常；左眼严重水肿。2D-OCT：除左眼黄斑局限浆液网膜脱离外，余视网膜结构层次正常

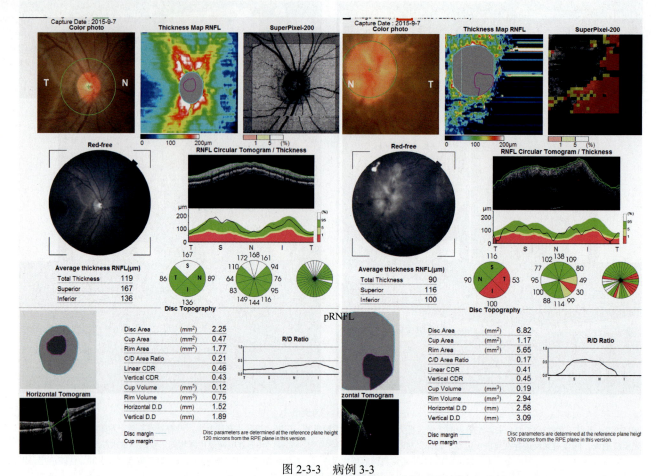

图 2-3-3　病例 3-3

2015-9-7：pRNFL：右眼 pRNFL 在正常高限范围，左眼图像质量不满意，未显示严重水肿。

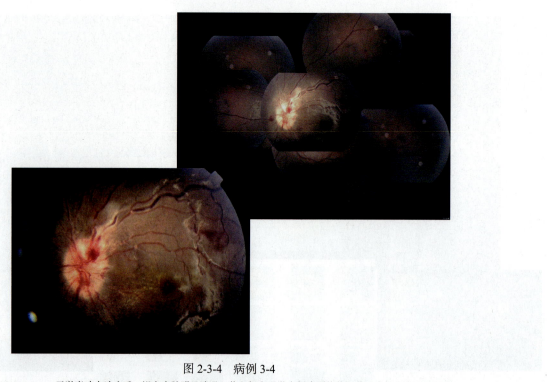

图 2-3-4　病例 3-4

2015-9-11：3 天激素冲击治疗后，视盘水肿明显消退，黄斑部出现微小硬渗颗粒状沉着，出血也有少量吸收。

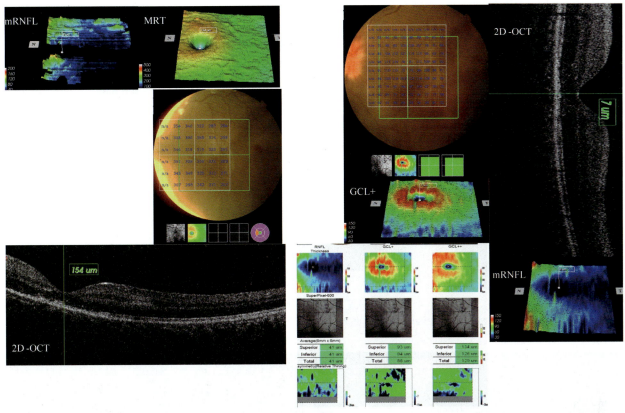

图 2-3-5　病例 3-5

2015-9-14：经过 3 天甲强龙静脉冲击治疗后：左眼视网膜水肿基本消退，左眼黄斑浆液脱离消失。MRT：左眼黄斑出现完整深红色泽的环形，肿胀增厚。GCL+ 环形呈深红色（肿胀），病损概率图不显示损伤。两种不同扫描显示 mRNFL 仍是较肿胀。2D-OCT：神经节细胞层厚度基本正常，正中心凹厚度变薄。此时病人视力出现眼前手动，但无光感，瞳孔仍散大，没有直接对光反射，间接对光反应存在。

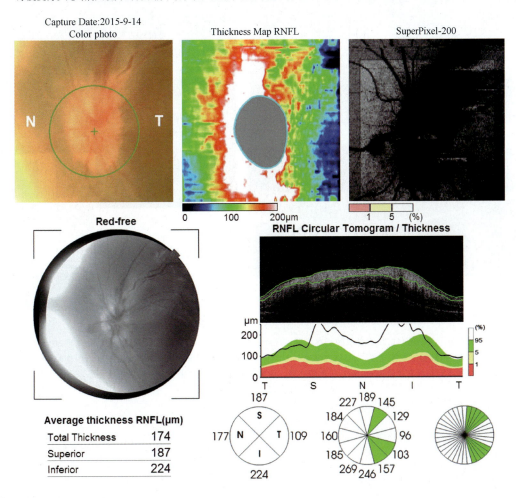

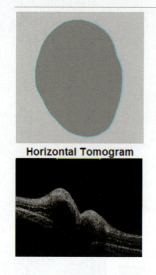 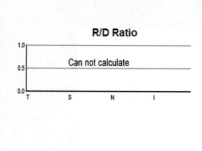

图 2-3-6 病例 3-6

2015-9-14：pRNFL：可能由于患者不能注视，照相质量不够好，肿胀曲线不满意。

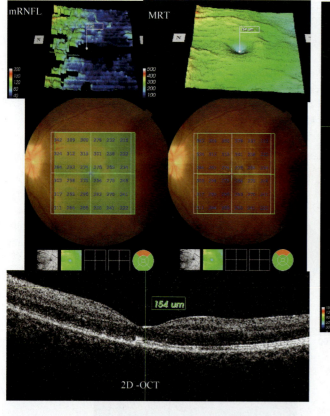 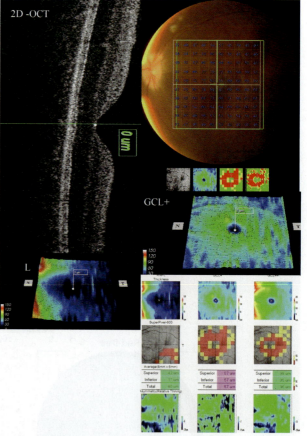

图 2-3-7 病例 3-7

2015-9-28：发病后 23 天，左眼视力 0.2. 视盘水肿基本消退，色泽变淡些。MRT：左眼黄斑环形近乎消失，与 2015-9-14 的肿胀比较显然不同。2D-OCT：左眼神经节细胞层萎缩变薄。mGCC：左眼 GCL+ 环形消失；病损概率图显示：GCL+ 环形损伤较 GCL++ 重些，黄斑区仅颞下 RNFL 有损伤。两种不同扫描方式显示 mRNFL 仍然较肿胀。说明 mRNFL 仍以肿胀为主，病损概率图显示仅颞下有萎缩损伤，黄斑正中心损伤轻，仍基本正常。

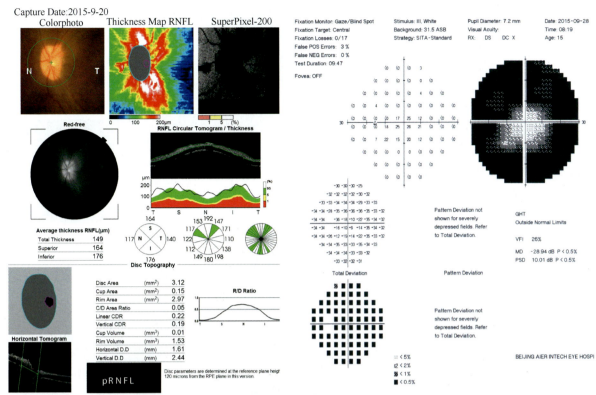

图 2-3-8 病例 3-8

2015-9-28：左眼视力 0.2，可以查视野，视野严重向心缩小，似乎中心较好，还有可能再恢复一些视力。pRNFL：纤维明显肿胀期，超出正常高限范围。视盘色泽浅淡些。目前病变尚未稳定，视盘水肿未完全消退。（此时期 GCL+ 早已存在萎缩，mRNFL 仅是可疑或极轻度萎缩）说明 pRNFL 的萎缩在最后阶段发生。

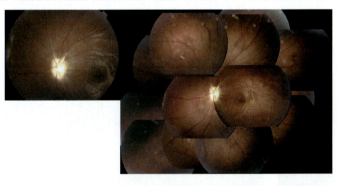

图 2-3-9 病例 3-9

2015-10-26：眼底彩色相，患者于 2015-9-5 发病，至今 50 天，视神经萎缩显著（pRNFL 已有明显萎缩）。

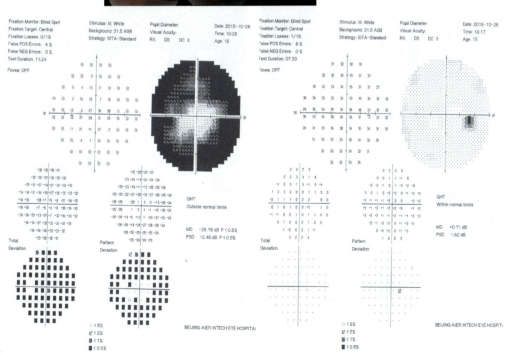

图 2-3-10 病例 3-10

2015-10-26：视力：右眼 0.4；左眼 0.25（矫正：右眼 1.0；左眼 0.8）。左眼视野与 2015-9-28 基本相似。

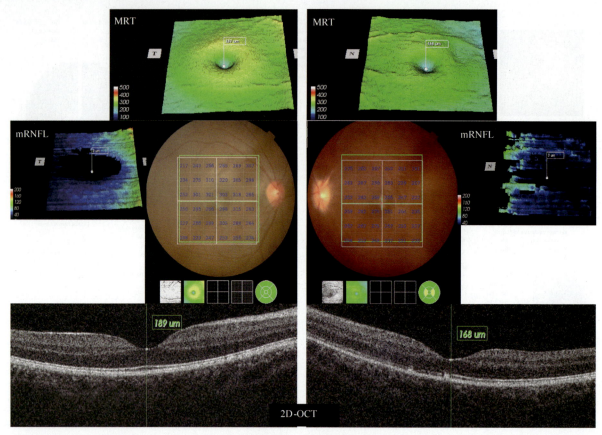

图 2-3-11 病例 3-11

2015-10-26：MRT：右眼黄斑环形完整色泽较红；左眼环形极浅淡，但没有消失，黄斑区颞上角视网膜变薄了。mRNFL：双侧不对称，显然左眼 mRNFL 有萎缩。2D-OCT：右眼视网膜结构完整，层次正常；左眼神经节细胞层变薄。

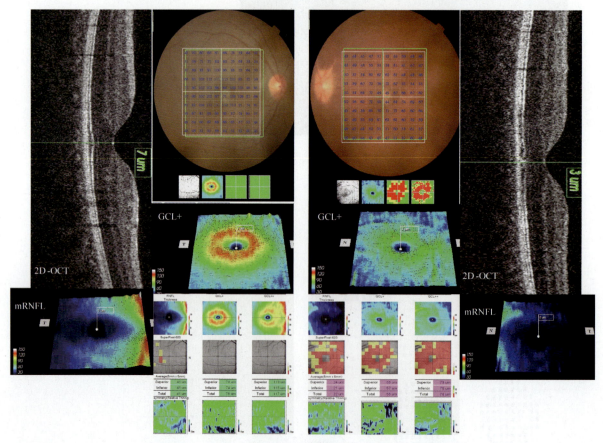

图 2-3-12 病例 3-12

2015-10-26：mGCC：右眼 GCL+ 肿胀（亚正常眼）；左眼 mRNFL、GCL+、GCL++ 均损伤，但正中心有相对较正常区。注意 mRNFL 双眼不对称，左眼广泛萎缩变薄。与 2015-9-28 比较，mRNFL 的萎缩加重了。说明 mRNFL 的萎缩发生晚于 GCL+ 的萎缩。2D-OCT：右正常视网膜厚度，左眼神经节细胞层萎缩变薄。

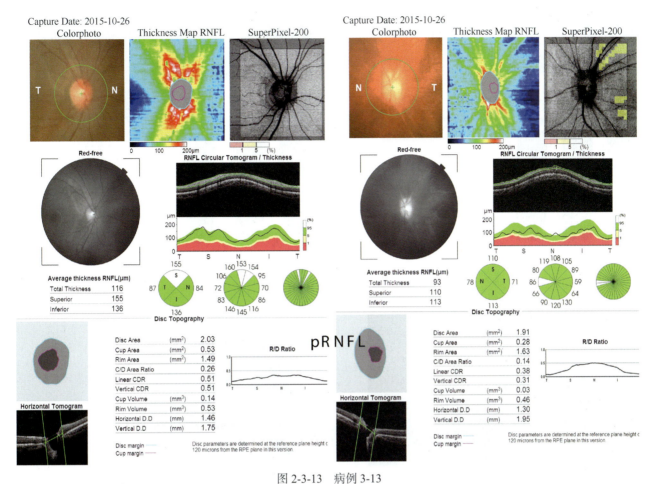

图 2-3-13 病例 3-13

2015-10-26：pRNFL：左眼明显萎缩变薄尤其视盘颞上下萎缩重，右眼属亚正常眼。

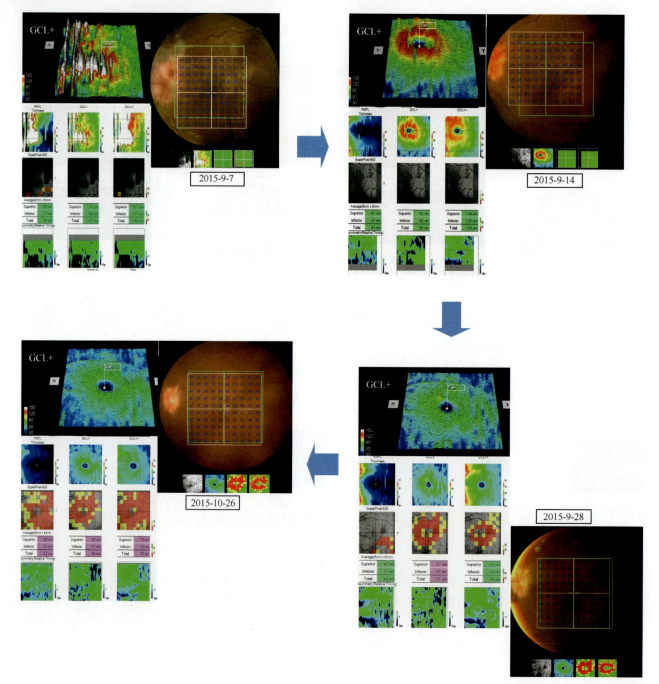

图 2-3-14　病例 3-14

不同病程阶段 mGCC 改变比较：① 2015-9-7：发病 2 天，无光感，视网膜显著水肿。mGCC 肿胀致黄斑环形消失。mRNFL 严重水肿。② 2015-9-14：发病后 9 天，激素治疗后水肿明显减退。mGCC 环形呈樱桃红、显著肿胀增厚。mRNFL 较肿胀。病损概率图显示正常。③ 2015-9-28：发病后 23 天，视盘水肿明显消退。mGCC 环形消失，除 mRNFL 没有明显损伤外，GCL+ 和 GCL++ 均有较明显损伤，此期 mRNFL 没有明显损伤，但也没有明显肿胀。④ 2015-10-26：发病后 56 天，视盘水肿基本消退。mGCC 进一步萎缩变薄，与 2015 年 9 月 28 日相比较 mRNFL、GCL+、GCL++ 均明显萎缩加重。

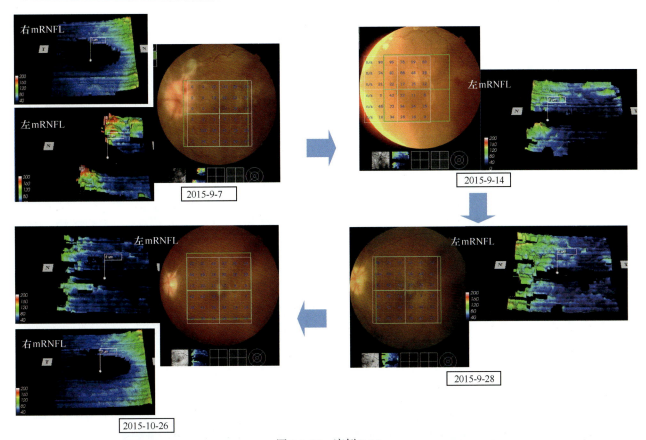

图 2-3-15　病例 3-15

6×6mm² 扫描（大分格区）mRNFL 厚度地形图不同时间段比较：①2015-9-7：左眼发病 2 天，无光感。左 mRNFL 严重水肿。双眼显著不对称，右眼正常。②2015-9-14：发病后 9 天，激素治疗后视网膜水肿明显减退，mRNFL 仍较肿胀。③2015-9-28：发病后 23 天，视盘水肿明显消退。此期 mRNFL 与 2015 年 9 月 14 日基本相似。④2015-10-26：发病后 56 天，视盘水肿基本消退。mRNFL 与 2015 年 9 月 28 日相比较明显萎缩加重，双眼不对称。

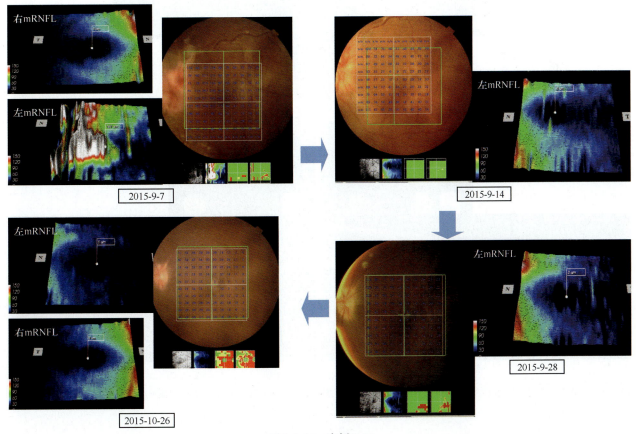

图 2-3-16　病例 3-16

6×6mm² 扫描（小分格区）mRNFL 厚度地形图：不同时间段比较，似乎小分格区图形差异更直观、更有可比性。①2015-9-7：左眼发病 2 天，无光感。左 mRNFL 严重水肿。双眼显著不对称，右眼正常。②2015-9-14：发病后 9 天，激素治疗视网膜水肿明显减退，mRNFL 仍较肿胀。③2015-9-28：发病后 23 天，视盘水肿明显消退。此期 mRNFL 与 2016 年 9 月 14 日比较似乎下方开始萎缩。④2015-10-26：发病后 56 天，视盘水肿基本消退。mRNFL 与 2015 年 9 月 28 日相比较明显萎缩加重，双眼不对称，右眼正常。

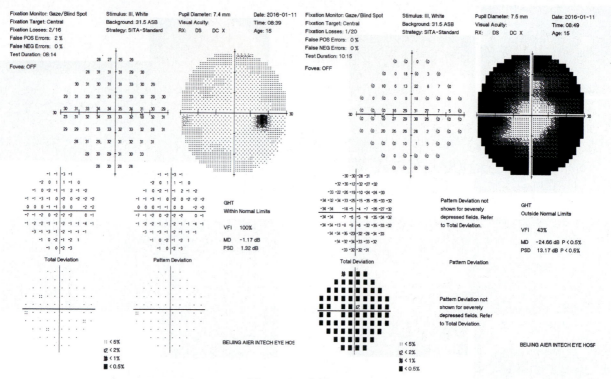

图 2-3-17 病例 3-17

2016-1-11：视野（发病后 4 个月）与 2015-10-26 和 2015-9-28 基本相似。视力：右眼 0.4；左眼 0.25（矫正视力：右眼 1.0；左眼 0.8）。

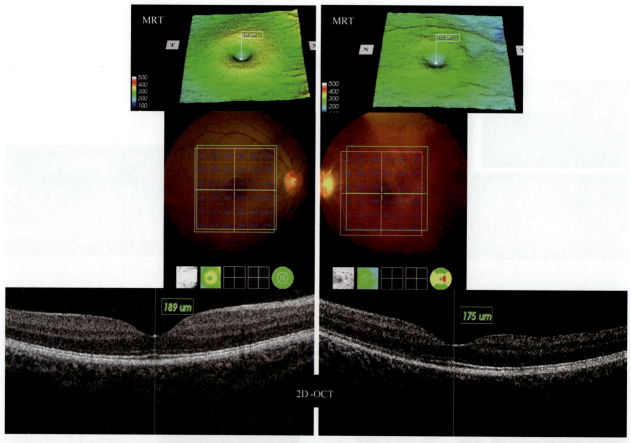

图 2-3-18 病例 3-18

2016-1-11：MRT：左眼黄斑环形消失，左颞上象限视网膜 2015-10-26 更薄些。右眼环形正常偏红。2D-OCT：左眼神经节细胞层萎缩变薄；右眼正常。

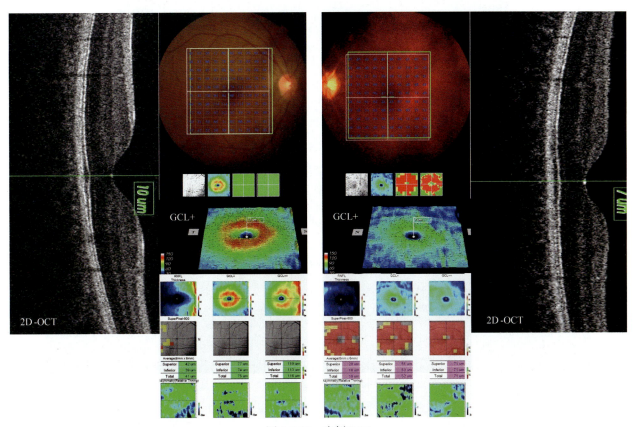

图 2-3-19 病例 3-19

2016-1-11：mGCC：GCL+ 右眼是亚正常眼，左眼 GCL+ 环形消失，黄斑颞上萎缩更重些。病损概率图左眼 mRNFL、GCL+、GCL++ 均较严重萎缩，但正中心较轻些，故视力有较好保存。2D-OCT：左眼神经节细胞层萎缩。

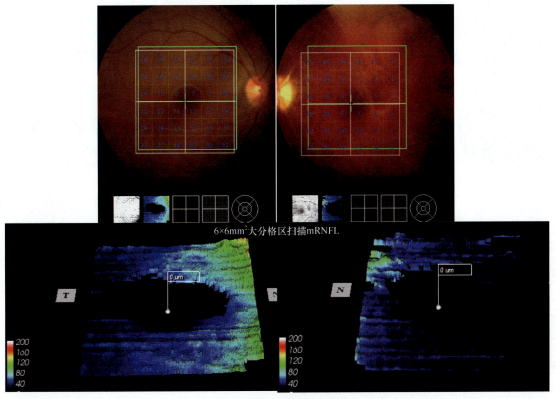

图 2-3-20 病例 3-20

2016-1-11：双眼 mRNFL 不对称，左眼广泛萎缩。

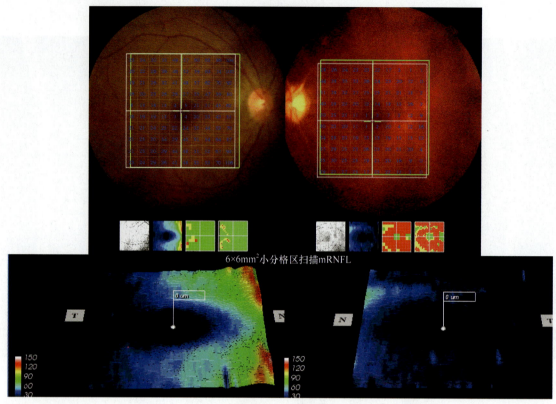

图 2-3-21　病例 3-21

2016-1-11：双眼 mRNFL 不对称，左眼广泛萎缩。

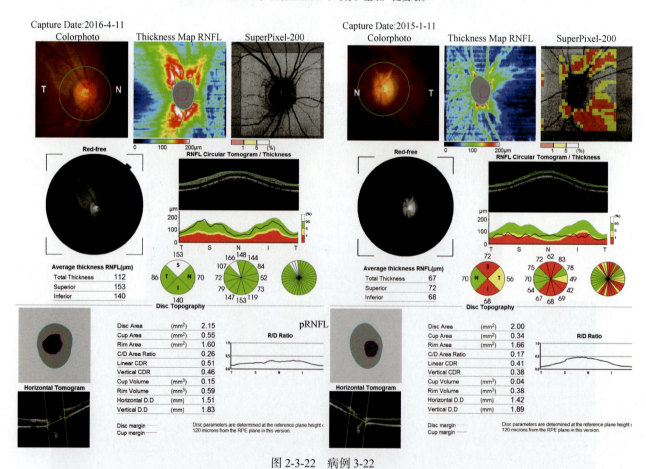

图 2-3-22　病例 3-22

2016-1-11：pRNFL：右眼属亚正常眼肿胀的盘周纤维，左眼盘周纤维绝大多数萎缩，与 2015-10-26 比较更明显萎缩，但视野基本相似，说明左眼病情基本稳定了。

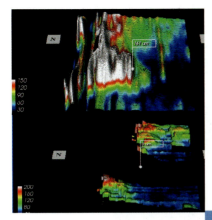
2015-9-7 左眼mRNFL

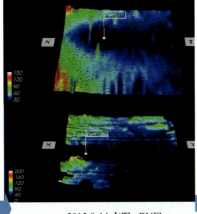
2015-9-14 左眼mRNFL

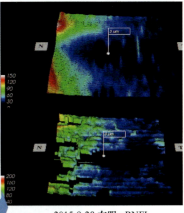
2015-9-28 左眼mRNFL

图 2-3-23 病例 3-23
左眼整个病程 4 个月左眼黄斑区神经纤维萎缩过程（上图：小分格区扫描；下图较大分格区扫描）：上图 mRNFL 萎缩由肿胀到萎缩，由轻度萎缩到较重度萎缩到稳定。远较下图显示更直观些。

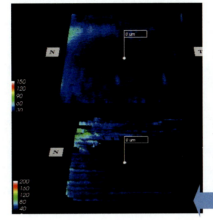
2016-1-11 左眼mRNFL

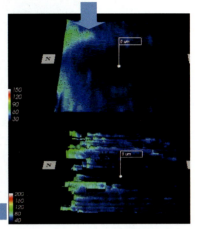
2015-10-26 左眼mRNFL

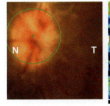
2015-9-7 左眼pRNFL

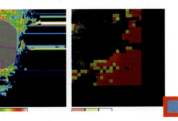

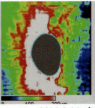
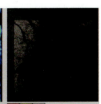
2015-9-14 左眼pRNFL

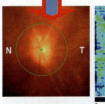
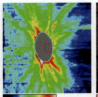
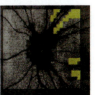
2015-9-28 左眼pRNFL

2015-10-26 左眼pRNFL 病程58天

图 2-3-24 病例 3-24
左眼不同时间段 pRNFL 的变化：由超出正常水平的肿胀到正常范围的高限（亚正常眼）到 2 个月开始出现萎缩，4 个月萎缩基本稳定。

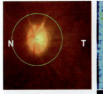
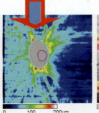
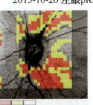
2016-1-11 左眼pRNFL病程4个月

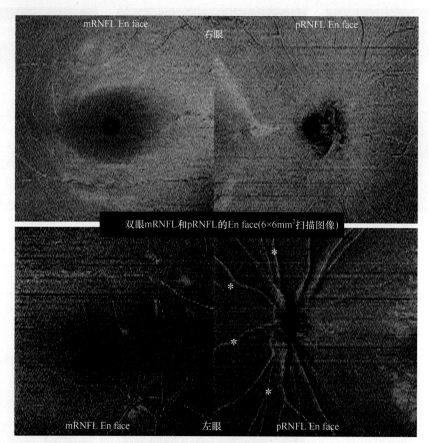

图 2-3-25 病例 3-25

2016-1-11：双眼 mRNFL 和 pRNFL En face 比较（病程 4 个月）。右眼：属亚正常眼，mRNFL 和 pRNFL En face 图像正常。左眼：mRNFL En face 图像中见到反射信号明显弥散变淡；pRNFL En face 图像在鼻侧、上方和下方反射信号极低（*号），视盘颞侧反射信号也偏低。这种表现与临床视野较重的向心缩小改变一致。

病例 3 的临床表现特点

1）病情发展较快。亚正常眼的基础上发病。

2）治疗上有失误：3 天激素冲击治疗后，出院时患者未充分理解，只是每天 5mg 强的松，有 4 天未及时用上足量的激素。

3）形觉和光感觉的分离现象——神经节细胞类型决定

病例 3 视力恢复的表现过程：伴随着治疗，先出现眼前手动但无光感，瞳孔无直接对光反射，间接对光反射存在；当视力恢复到 0.07 时，患者有明确的迟钝的瞳孔直接对光反射出现。整个过程说明 P 型和 M 型神经节细胞恢复过程稍早于视黑素感光型神经节细胞，体现了伴随着治疗，不同功能类型的神经节细胞恢复功能的过程。当视力恢复到 0.2 时，视野严重向心缩小，mGCC 已发生明显萎缩，但正中心区神经节细胞保留较多，故视力恢复较好。

4）病程 50 天后：矫正视力 1.0；0.8。视野相对较稳定，说明病变基本稳定。但左眼视盘周围神经纤维的萎缩仅刚刚开始，也许 2～3 周内还有进展。只要激素治疗不间断，估计视力能保持。病程 4 个月后，病变基本稳定。

5）视网膜神经纤维层厚度地形图（mRNFL）两种不同扫描方式比较，似乎小分格区更有可比较性、更直观。不同阶段 mRNFL 厚度的比较更明显说明 mGCC 萎缩先发生，mRNFL 萎缩后发生。

6）疾病演变过程

疾病初期亚正常眼：维持 23 天（2015-9-5 到 2015-9-28）。

疾病中期进展、分离现象期：23 天后出现明显的 mGCC 萎缩，此时 mRNFL 开始有发生萎缩的趋势，而 pRNFL 仍然是较明显的肿胀。

疾病后期萎缩期：2015-10-26 发病后 50 天，pRNFL 出现萎缩，此时视力、视野基本稳定，2～4 个月盘周纤维萎缩稳定。

3.4 神经节细胞复合体结构和功能（孙川综述）

3.4.1 视网膜神经节细胞复合体的 OCT 所见

频域 OCT 可以在极短时间内得到清晰的可与组织学切片媲美的视网膜图像，同时，通过计算机数据分析，可以获得视网膜各层次的厚度和容积信息，使得在活体上观察疾病状态下视网膜的组织学改变并定量分析成为可能。

频域 OCT 观察视网膜神经节细胞复合体位于视网膜的最内层，由内之外包括一高反射条带即为视网膜神经纤维层，其外侧的暗区为视网膜神经节细胞层（图 2-3-26）。视网膜神经纤维层主要包括最内侧的内界膜及其下方的视网膜神经节细胞（retinal ganglion cell，RGC）轴突，神经节细胞层的细胞组成较为复杂，除了 RGC 胞体外，还包括胶质细胞如 Müller 细胞，星形细胞和小胶质细胞。

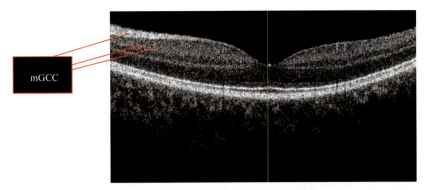

图 2-3-26　黄斑区视网膜频域 OCT 图像

3.4.2 视网膜神经节细胞是联系视网膜和视皮质的纽带

视网膜神经节细胞通过双极细胞接受来自光感受器的传入信号。其轴突构成神经纤维层，并于眼球后极汇集为视神经乳头，继而离开眼球构成视神经。目前，依据形态学，分子生物学及功能特征，可将 RGC 分为 20 余种类型，每种 RGC 均参与形成特定的视网膜环路，并投射至大脑中的特定区域，包括参与视像形成的外侧膝状体核，丘脑视部，以及协调快速眼运动的上丘核。一些神经节细胞的突触只与一个微型双极细胞联系，并只对应一个视锥细胞，称之为 P 细胞（小细胞），投射到外侧膝状体核的小细胞层。P 细胞分布于黄斑中心凹，其小的感受野可以提供很高的视敏度。有些神经节细胞的突触与除了微型双极细胞外的双极细胞形成大范围的突触域，称 M 细胞（大细胞），位于视网膜中央部，投射到外侧膝状体的大细胞层，可以感知快速运动。另有一组稀有的神经节细胞与顶盖前核区的神经元发生突触联系，控制瞳孔对光反射。近年来发现更为稀少的神经节细胞能表达感光色素视黑素，参与昼夜节律的调节[1]。

在位于下丘脑下方的视交叉处，鼻侧视网膜的神经纤维交叉至对侧视束，这部分约占 53%，而颞侧视网膜的神经纤维走行于同侧视束，约占 47%[2]。绝大部分的视束纤维止于外侧膝状体核（lateral geniculate nucleus，LGN），右侧 LGN 接收来自右眼颞侧和左眼鼻侧的纤维，即感知左侧半视野，左侧 LGN 则正相反，接收来自左眼颞侧和右眼鼻侧的纤维，即感知右侧半视野。外侧膝状体由 6 层细胞层组成，来自对侧眼的神经纤维（即来自视网膜鼻侧半的交叉纤维）终止于 1、4 和 6 层，而来自同侧眼的未交叉纤维则终止于 2、3、5 层。膝状体细胞轴突形成视辐射，首先向前、向下形成一扇形结构（Meyer 袢），先进入内囊，继而进入侧脑室下角周围的颞叶，沿侧脑室外侧面向后走行至视皮质。初级（17 区）视皮质位于枕叶，距状沟上面区域称为楔回，视网膜上方纤维投射于此，黄斑纤维约占视皮质的 1/3，分布于 17 区后部，由于黄斑纤维投射范围大，小范围的视皮质病变不会引起整个中心视野缺失，即黄斑回避。由于视路走行范围广，与颅内血管走行关系密切，多种占位及血管病变可以影响视路不同部位，从而导致不同形式的视野改变（图 2-3-27），亦可观察到相应的 RGC 复合体改变[3]。

顺行性跨神经元变性指突触前神经元丢失导致突触后神经元的变性，反之，逆行性跨神经元变性

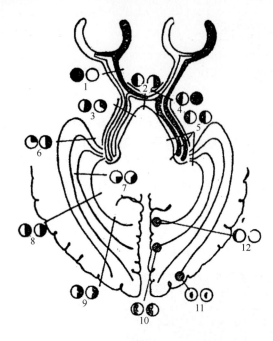

图 2-3-27 视路损害部位与相应视野缺损
1. 视神经：患侧眼全盲，对侧眼正常；2. 视交叉正中：双眼颞侧偏盲；3. 视束：不对称性同侧偏盲；4. 视神经视交叉交接处：同侧眼全盲，对侧眼颞侧偏盲；5. 视束后段，对称性同侧偏盲；6. 视放射前环：不对称性双眼同侧性上象限偏盲；7. 视放射内侧：不对称性双眼同侧性下象限偏盲；8. 视放射横断性：对称性同侧偏盲；9. 视放射后段：对称性同侧偏盲及黄斑回避；10. 距状裂中部：对称性同侧偏盲，黄斑回避及对侧新月形回避；11. 枕极部：对称性同侧中心性偏盲；12. 距状裂前部：对侧眼新月形缺损。

（transneuronal retrograde degeneration，TRD）指由于突触后神经元缺失导致突触前神经元的变性。有报道由于肿瘤或先天畸形而行枕叶切除术后的患者，其视网膜组织切片上可见神经节细胞萎缩，最近采用光相干断层扫描技术，有作者报道在枕叶占位及视路缺血性梗死的患者中可以观察到视网膜神经纤维层萎缩[4]。

3.4.3 视网膜胶质细胞组织学定位和功能

视网膜胶质细胞包括 Müller 细胞，星形细胞和小胶质细胞，除可以对视网膜提供结构支撑作用，还具有代谢调节、吞噬神经元碎片、释放递质及营养因子、维持电解质平衡的作用。小胶质细胞还扮演着视网膜内巨噬细胞的角色。

Müller 细胞占视网膜胶质细胞的 90%，细胞核位于内核层，胞体垂直跨越从内界膜至外核层外端的整个视网膜，且与视网膜神经元关系密切。Müller 细胞构成视网膜的框架，其突起包裹视网膜神经元及其胞体[5]，可能促进突触的形成，并通过提供营养物质或神经递质前体而维持神经元的功能[6]。此外 Müller 细胞的胞体还包绕视网膜毛细血管，可以调节血液与视网膜间的物质交换，故 Müller 细胞是血-视网膜屏障的重要组成部分[7]。Müller 细胞可以调节视网膜内水-电解质平衡，可以通过受体介导的机制防止低渗透性细胞肿胀[8]，Müller 细胞功能失常，可能导致视网膜水肿。在感染或炎症等刺激下，Müller 细胞和星形细胞的胞体和突起肥大，功能异常，导致视网膜增厚，即胶质增生（gliosis）。轻中度的胶质增生，一旦刺激因素去除，可能恢复。重度胶质增生，胶质细胞肥大，失去功能，并形成胶质瘢痕[9]，抑制轴突再生及神经元的存活，长此以往将导致血-视网膜屏障功能破坏，血浆成分渗出于血管旁间隙[10]。Müller 细胞可以通过释放细胞因子调节血管生成。在缺氧等刺激下，Müller 细胞可释放血管内皮细胞生长因子（VEGF），在低浓度的 VEGF 具有神经营养作用[11]，而高浓度的 VEGF 则可引起血管渗漏，甚至新生血管形成，同时可引起 Müller 细胞增殖，从而导致视网膜神经元变性[12]。此外，Müller 细胞还可以释放抑制血管新生的细胞因子，如色素上皮衍生因子（PEDF），组织生长因子（TGF-β）等，从而调节血管生成的平衡[13]。

星形细胞仅分布于视网膜的最内层（图 2-3-28，图 1-2-17），与视网膜血管的分布相伴行[14]。在锯齿缘附近，视网膜神经纤维层极菲薄，此处无星形细胞存在，周边部视网膜仅存在少量稀疏分布的星形细胞，随着向后极部神经纤维层厚度逐渐增加，星形细胞数量也逐渐增加。但黄斑中心凹及中心凹周围区无星形细胞分布。星形细胞的突起包绕血管和 RGC 轴突（图 1-2-17），因此其数量和分布与神经纤维的密度相关[15]。星形胶质细胞的功能包括神经营养，对轴突的机械支持作用，维持血-视网膜屏障的完整性，并且是血管内皮细胞生长因子（VEGF）的主要来源[16]。

小胶质细胞被认为是视网膜内的巨噬细胞，具有重要的免疫功能[17]。小胶质细胞的形态在静息状态下，呈分叉状外观，具有小的胞体及相对较大的胞核。免疫活化状态下，其则出现伪足，呈现阿米巴样外观[18]。健康状态下，小胶质细胞主要分布于神经纤维层，神经节细胞层，内丛状层，内核层及外丛状层。正常视网膜的神经节细胞层内，小胶质细胞具有小的卵圆形胞体和多个分叉，呈一毯层状均匀分布[19]。小胶质细胞可以释放多种细胞因子及趋化因子，如肿瘤坏死因子 α（TNF-α），白细胞介素（IL）等。

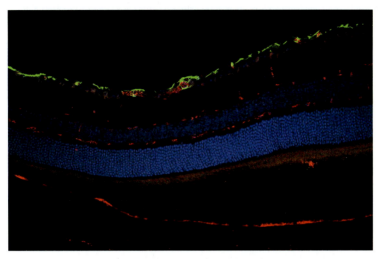

图 2-3-28 视网膜免疫荧光组化图（GFAP 染色）

荧光绿色代表星形胶质细胞，集中位于视网膜神经纤维层。

3.4.4 视网膜胶质细胞与疾病

1. 青光眼

青光眼可观察到神经节细胞凋亡，轴突萎缩[20]。神经炎症是重要发病机制之一。活化的小胶质细胞可以通过分泌炎症细胞因子（TNF-α 等），导致 RGC 凋亡。大鼠一过性的眼压升高，即可观察到视神经处的星形细胞肥大，以及 STAT3 磷酸化增加，后者作为转录因子调节多种星形细胞活化相关基因的表达[21]。烧灼上巩膜静脉诱导的大鼠青光眼模型中，可观察到 RGC，无长突细胞，双极细胞的凋亡，以及星形细胞的活化。星形胶质细胞活化的高峰在眼压升高后一周，此后减轻[22]。星形细胞可能直接感知，或通过小胶质细胞及 Müller 细胞间接感知眼压升高，并通过释放神经营养因子帮助 RGC 抵御眼压升高的破坏性作用。另外，活化的星形细胞可能修复血-视网膜屏障的损伤[22]。不利的一面是，星形细胞也可释放毒性细胞因子而加重 RGC 的损伤。

2. 糖尿病视网膜病变

炎症反应是糖尿病视网膜病变的重要机制之一。在糖尿病视网膜病变的早期即可观察到小胶质细胞的活化，在神经节细胞层及神经纤维层中其密度增加，而在内丛状层中降低[23]。活化的小胶质细胞可过表达 TNF-α 及 IL-1βmRNA，可以激活炎症反应，前者还可能诱导神经节细胞的凋亡。高糖环境可以激活星形细胞表达炎症细胞因子，激活 NF-κB 并增加氧化应激水平，从而导致神经节细胞死亡[24]。糖尿病视网膜病变早期，Müller 细胞的活化可能对高糖环境中的神经元具有神经保护作用，该作用的机制可能依赖于细胞外信号调节激酶 1/2（ERK1/2）的磷酸化[25]。在体外培养的 Müller 细胞中，高糖刺激可能增加其 VEGF 的表达，一种 ERK1/2 抑制剂—U0126 可以通过抑制 ERK1/2 磷酸化过程，从而降低 VEGF 的表达[26]。

参 考 文 献

[1] AAO. Basic and clinical science course：Neuro-ophthalmology. 2011-2012，5：31-32.

[2] Forrester JV，Dick A，McMenamin PG，Roberts F. The Eye Basic science in practice 3rd.2008.

[3] Erskine L，Herrera E. Connecting the retina to the brain. ASN Neuro. 2014，12，6（6）.

[4] Park HY，Park YG，Cho AH，Park CK. Transneuronal retrograde degeneration of the retinal ganglion cells in patients with cerebral infarction. Ophthalmology. 2013，120（6）：1292-1299.

[5] Hernández M，Pearce-Kelling SE，Rodriguez FD，et al. Altered expression of retinal molecular markers in the canine RPE65 model of Leber congenital amaurosis. Invest Ophthalmol Vis Sci. 2010，51（12）：6793-6802.

[6] Pfrieger FW，Barres BA. New views on synapse-glia interactions. Curr Opin Neurobiol. 1996，6（5）：615-621.

[7] Holländer H1，Makarov F，Dreher Z，et al. Structure of the macroglia of the retina：sharing and division of labour between astrocytes and Müller cells. J Comp Neurol. 1991，313（4）：587-603.

[8] Uckermann O, Wolf A, Kutzera F, et al. Glutamate release by neurons evokes a purinergic inhibitory mechanism of osmotic glial cell swelling in the rat retina: activation by neuropeptide Y. J Neurosci Res. 2006, 83（4）: 538-550.

[9] Sofroniew MV. Molecular dissection of reactive astrogliosis and glial scar formation. Trends Neurosci. 2009, 32（12）: 638-647.

[10] Bringmann A, Iandiev I, Pannicke T, et al. Cellular signaling and factors involved in Müller cell gliosis: neuroprotective and detrimental effects. Prog Retin Eye Res. 2009, 28（6）: 423-451.

[11] Zheng XR, Zhang SS, Yin F, et al. Neuroprotection of VEGF-expression neural stem cells in neonatal cerebral palsy rats. Behav Brain Res. 2012, 230（1）: 108-115.

[12] Tolentino MJ, McLeod DS, Taomoto M, et al. Pathologic features of vascular endothelial growth factor-induced retinopathy in the nonhuman primate. Am J Ophthalmol. 2002, 133（3）: 373-385.

[13] Eichler W, Yafai Y, Wiedemann P, et al. Angiogenesis-related factors derived from retinal glial（Müller）cells in hypoxia. Neuroreport. 2004, 15（10）: 1633-7.

[14] Stone J, Dreher Z. Relationship between astrocytes, ganglion cells and vasculature of the retina. J Comp Neurol. 1987, 255（1）: 35-49.

[15] Rungger-Brändle E, Messerli JM, Niemeyer G, et al. Confocal microscopy and computer-assisted image reconstruction of astrocytes in the mammalian retina. Eur J Neurosci. 1993, 5（8）: 1093-1106.

[16] Ozaki H, Seo MS, Ozaki K, et al. Blockade of vascular endothelial cell growth factor receptor signaling is sufficient to completely prevent retinal neovascularization. Am J Pathol. 2005, 156（2）: 697-707.

[17] Carson MJ, Doose JM, Melchior B, et al. CNS immune privilege: hiding in plain sight. Immunol Rev. 2006, 213: 48-65.

[18] Davis EJ, Foster TD, Thomas WE. Cellular forms and functions of brain microglia. Brain Res Bull. 1994, 34（1）: 73-78.

[19] Garcia-Valenzuela E, Sharma SC, Piña AL. Multilayered retinal microglial response to optic nerve transection in rats. Mol Vis. 2005, 11: 225-231.

[20] Garcia-Valenzuela E, Shareef S, Walsh J, et al. Programmed cell death of retinal ganglion cells during experimental glaucoma. Exp Eye Res. 1995, 61（1）: 33-44.

[21] Zhang S, Li W, Wang W, et al. Expression and activation of STAT3 in the astrocytes of optic nerve in a rat model of transient intraocular hypertension. PLoS One. 2013, 8（1）: e55683.

[22] Hernández M, Pearce-Kelling SE, Rodriguez FD, et al. Altered expression of retinal molecular markers in the canine RPE65 model of Leber congenital amaurosis. Invest Ophthalmol Vis Sci. 2010, 51（12）: 6793-6802.

[23] Chen X, Zhou H, Gong Y, et al. Early spatiotemporal characterization of microglial activation in the retinas of rats with streptozotocin-induced diabetes. Graefes Arch Clin Exp Ophthalmol. 2015, 253（4）: 519-525.

[24] Krady JK, Basu A, Allen CM, et al. Minocycline reduces proinflammatory cytokine expression, microglial activation, and caspase-3 activation in a rodent model of diabetic retinopathy. Diabetes. 2005, 54（5）: 1559-1565.

[25] Matteucci A, Gaddini L, Villa M, et al. Neuroprotection by rat Müller glia against high glucose-induced neurodegeneration through a mechanism involving ERK1/2 activation. Exp Eye Res. 2014, 125: 20-29.

[26] Ye X, Xu G, Chang Q, et al. ERK1/2 signaling pathways involved in VEGF release in diabetic rat retina. Invest Ophthalmol Vis Sci. 2010, 51（10）: 5226-5233.

第 4 章　mGCC 与青光眼

无论原发性青光眼或继发性青光眼，无论是开角型、闭角型、高眼压性 正常眼压性青光眼，只要眼压未得到控制、或经常发作眼压升高，经过一定的病程，最后都可能导致 mGCC 的萎缩变薄（青光眼性黄斑病变）和青光眼性视盘-视神经病变（视盘陷凹的扩大、筛板后移位和视神经萎缩）。青光眼的并发症是视神经的损伤，故青光眼应是视神经疾病中最常见的原因之一。

1）早期青光眼病例：视野前期青光眼

基本只有 mGCC 轻度损伤或基本正常甚至完全正常，因为青光眼最早期的病变部位在中周部范围的视网膜神经纤维层，视盘周围神经纤维是正常或正常高限范围，早期病例黄斑部是正常的，日常采用的标准视野计检查由于敏感度较差，故中心和周边视野常是正常。无论如何青光眼的视野检查应重视周边视野。

早期青光眼病例，一旦发生急性眼压升高，眼压较高情况下的视野改变与 mGCC 改变不相吻合，此类病例只要眼压短时间内很快恢复正常，视野也随之恢复正常或基本正常。

2）中晚期青光眼病例：视野期青光眼

mGCC、视网膜神经纤维层（mRNFL）和视盘周围神经纤维层（pRNFL）均可有不等程度损伤，周边视野甚至中心视野也有不等程度损伤。在此期内，mGCC 改变与视野（尤其是周边视野）改变相吻合。

4.1　概述

4.1.1　临床现象和推理

1）颅内压增高视乳头水肿（颅内压高、眼内压正常）或低眼压综合征视乳头水肿（眼压过低、颅内压正常）：这两种疾病临床常见，常伴发视乳头水肿，为什么？这是由于生理性眼内压和视神经内压两者生理性压力差失去平衡，导致神经纤维轴浆流动障碍，其中顺向轴浆流动受阻远远较逆向轴浆流动受阻更严重，故发生视盘水肿。这两者对神经节细胞胞体的影响相对较轻，及时去除病因，对视力预后影响也较轻。

2）高眼压青光眼（眼压过高、颅内压正常）或正常眼压青光眼（眼压正常、颅内压过低）：这两者同样是由于生理性眼内压和视神经内压两者生理性压力差失去平衡，导致神经纤维轴浆流动障碍，其中逆向轴浆流动受阻远远较顺向轴浆流动受阻更严重，这种情况是不存在视盘水肿，但按照推理筛板后视神经应有肿胀。但这种肿胀临床看不见，也许视盘周围神经纤维层肿胀（3D-OCT 检查 pRNFL）是筛板后肿胀的结果。青光眼筛板后视神经肿胀的程度是与眼压高低水平、急、慢性发作及持续时间、病程等有关。相对讲青光眼预后较上述视乳头水肿的情况差，因为逆行轴浆流动障碍易早期损伤神经节细胞胞体的营养而发生神经节细胞凋亡。

4.1.2　青光眼是视神经疾病的常见原因之一

青光眼性神经节细胞损伤规律是与视神经疾病损伤规律基本一致，但其真正的致病原因是筛板前后眼内压和视神经内压（颅内压）生理性压力差的平衡失调导致。因神经纤维轴浆流动是十分敏感地、依赖和取决于眼内压和颅内压的生理压力差的平衡。故一旦眼内压和颅内压间生理压力差失平衡，顺向和逆向轴浆流受阻（逆向受阻更重），轴突肿胀，继而节细胞胞体肿胀，久而久之因下行轴浆流动阻滞，胞体失去营养而首先变性凋亡、萎缩，最后相应无功能肿胀的轴突萎缩，视盘周围神经纤维萎缩变薄。

早期诊断青光眼指标：mGCC 水平划界性萎缩或类圆形、类环形、或弥漫性萎缩。此期临床常用的标准视野计检查可以视野正常或异常，注意一定要同时检查中心和周边视野。因为青光眼最早损伤的视网膜神经纤维层是在颞上下中周部，此时 mGCC 是正常或肿胀，此时期的检查应重点在 pRNFL 的检查，尤其是要作深层 pRNFL enface 检查，注意视盘颞上下神经纤维层的缺损情况。

pRNFL 的萎缩变薄：是青光眼诊断的晚期指标。此期标准视野检查一定异常。一旦存在 pRNFL 异常，mGCC 可以萎缩变薄也可以 mGCC 正常或肿胀。视盘周围神经纤维萎缩和相应部位视盘陷凹的扩大是晚期视神经病变的表现。

视盘周围神经纤维肿胀尤其筛板后轴突肿胀及继发 mGCC 的肿胀：这是所有视神经疾病和青光眼的先兆早期表现。

4.1.3 视盘陷凹的扩大是神经节细胞轴突萎缩的结果

一定与萎缩神经束在视盘的排列位置相对应。因此视盘陷凹的扩大不是青光眼独具的特点，是所有视路疾病都存在这种变化，但因有发生部位的差异即损伤的神经束不同、视盘不同部位萎缩，导致陷凹形态改变不同——乳斑束萎缩主要是陷凹的加深，扩大不明显，但是 30 度以外的纤维，在视盘的排列由视盘中心向外移，越接近周边视网膜的纤维就排列在视盘的边缘和深在。青光眼是中周部纤维先发生损伤，故较早期发生视盘上或下边缘的神经纤维萎缩，出现相应处陷凹的扩大。

4.2 临床青光眼病例介绍

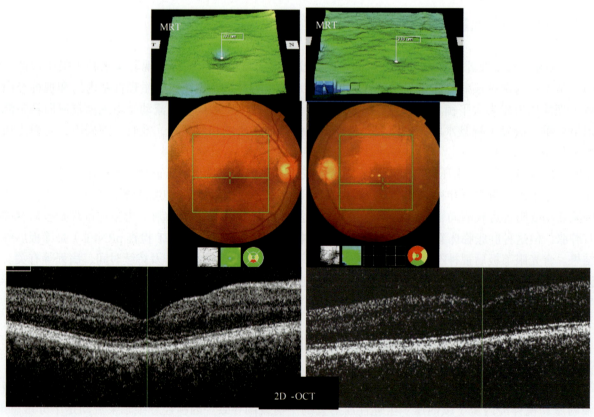

图 2-4-1　病例 4-1

2012-10-15：患者，男性，73 岁。双慢性高褶虹膜闭角型青光眼。右眼早 - 中期，视力 0.6；左眼绝对期。MRT：右眼可见淡淡的黄斑中心区环形隆起，左眼已消失。左眼视盘陷凹扩大色淡，右眼陷凹稍大色淡些。2D-OCT：右眼神经节细胞层厚度似乎薄些，左眼神经节细胞层已萎缩变薄。

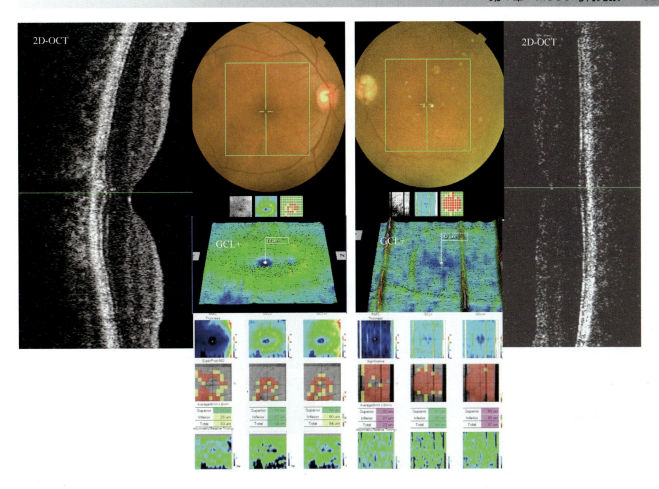

图 2-4-2 病例 4-2（双眼 mGCC 早晚期不同的改变）

右眼：早 - 中期。mGCC 仅 2、3 格区变薄呈环形萎缩，mRNFL、GCL+、GCL++ 均有轻度损伤，似乎 mRNFL 损伤较重些，视细胞层正常。左眼：绝对期。mGCC 层消失，病损概率图显示 RNFL、GCL+、GCL++，均萎缩变薄，mRNFL 损伤重。视细胞层正常。

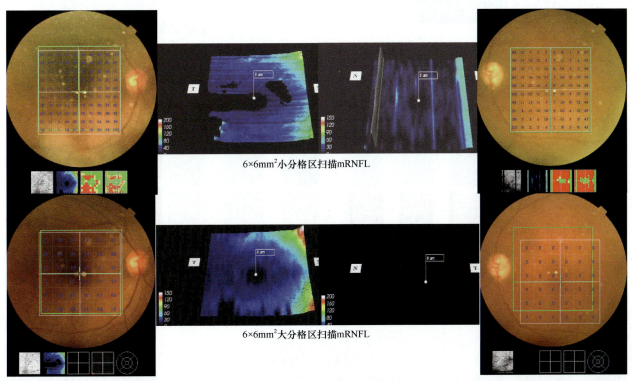

图 2-4-3 病例 4-3

右眼是早期青光眼：上图小格分区和下图大格分区，扫描范围相同，图形形态相似，基本正常。左眼是绝对期青光眼：上图小格分区和下图大格分区，上图摄片质量不理想，难以分析，下图说明 mRNFL 几乎全部萎缩消失。双眼对比图形不对称，明显左眼重（绝对期青光眼）。

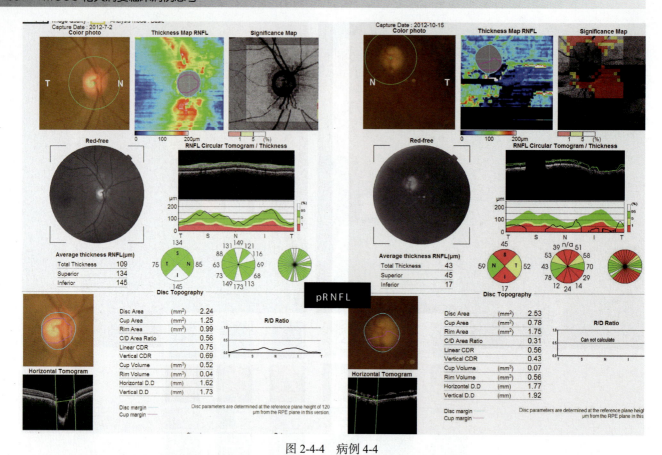

图 2-4-4 病例 4-4

右眼 pRNFL 肿胀，正常厚度高限范围；左眼绝对期 pRNFL 严重受损萎缩（摄片不满意），双眼视盘陷凹扩大，左眼重。

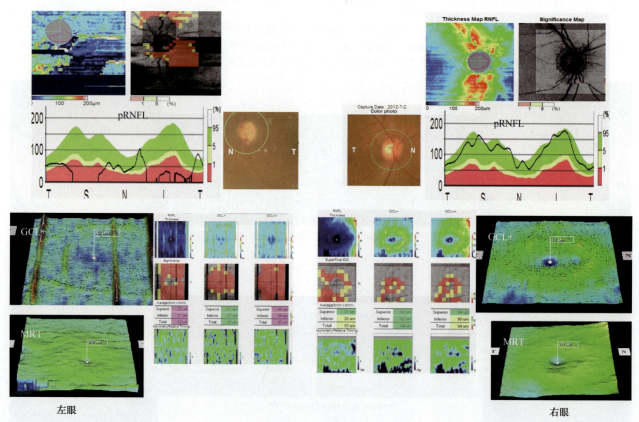

图 2-4-5 病例 4-5

2012-10-15：右眼绝对期青光眼，mRNFL 与 pRNFL 的萎缩是一致相符。左眼早 - 中期青光眼，mGCC 中期进展、分离现象期。GCL+：环形不完整，黄斑 2、3 格区萎缩变薄，正中心保留正常。病损概率图显示：mRNFL、GCL+、GCL++ 均有轻度损伤，但 pRNFL 仍然是亚正常眼肿胀期。说明 GCL+、mRNFL、pRNFL 各自的萎缩是存在先后发生关系的。青光眼病例 GCL+ 和 mRNFL 萎缩的先后间隔时间可能很短，或几乎同时进行，但 pRNFL 的萎缩一定是最后发生。

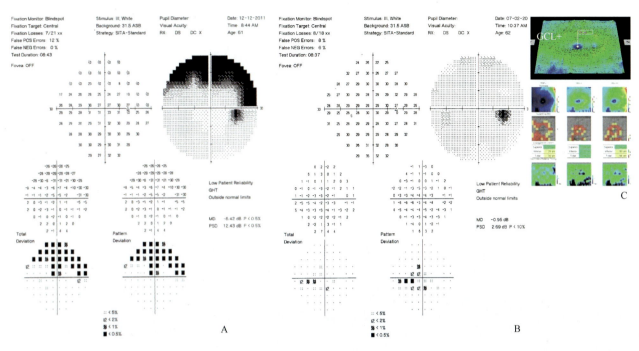

图 2-4-6 病例 4-6（右眼视野与眼压、mGCC 改变）

A. 右眼（2011-12-12）：神经束性视野缺损。可能这次视野检查时眼压较高有关。B. 右眼（2012-7-2）：视野较 2011-12-12 有明显改善，但并非正常，敏感度显然减低。与 mGCC 改变相符合。C.2012-7-2：右眼 mGCC 厚度已变薄尤其中心 2、3 格区已有环形萎缩，与视野改变符合。

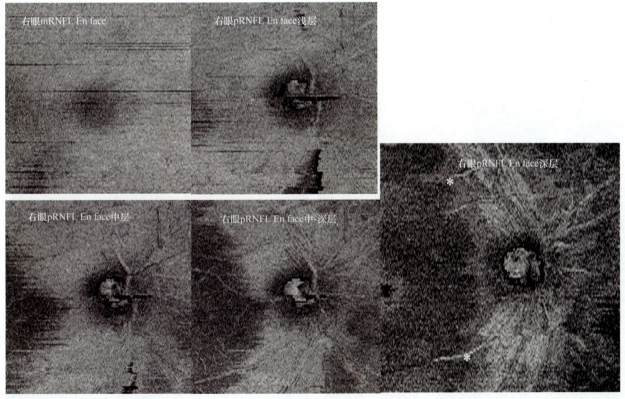

图 2-4-7 病例 4-7

2012-10-15：右眼是极早期的 mGCC 改变，En face OCT 图像似乎不能反映极早期轻微的神经纤维层的改变。但又似乎颞上、下束都有些缺损（*号）。本病例缺乏 $12 \times 9mm^2$ 宽屏扫描，整体观较差、分析受影响。（本病例左眼是绝对期青光眼，但由于摄像不理想，En face 不能说明问题）

图 2-4-8 病例 5-1

2012-8-31：患者原发开角型青光眼；右眼晚期（近绝对期），左眼早-中期。MRT 提示：右眼黄斑中心隆起环形近乎消失，右眼视盘陷凹扩大。左眼黄斑中心环形颞下方消失，余方位环形色泽较深，呈肿胀。注意环形消失的边缘十分锐利，水平线划界。2D-OCT 提示：右眼神经节细胞层萎缩变薄；左眼颞侧薄，鼻侧正常。

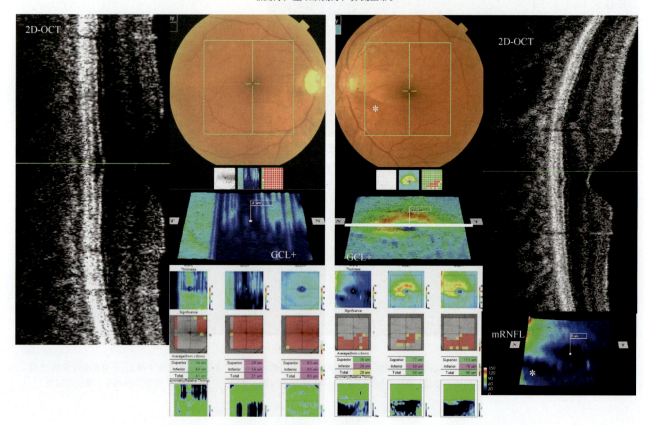

图 2-4-9 病例 5-2

mGCC：右眼 GCL+ 几乎消失，病损概率图显示：严重萎缩，右眼屈光介质导致摄像不理想，影响 mRNFL 显示不可靠；左眼 GCL+ 颞下方环形消失，余各方位属肿胀、色泽深红，病损概率图显示：mRNFL、GCL+、GCL++ 一致下方萎缩，颞下重些，水平线划界。注意左 mRNFL 视盘颞下神经束缺损（* 彩色眼底相及 mRNFL 相）。本病例 mRNFL 萎缩重，因本病例是先发生黄斑外的 RNFL 萎缩（扫描范围外），逐渐向 mGCC 发展。这是符合青光眼的发展规律的。2D-OCT：右眼神经节细胞层萎缩变薄；左眼中心下方神经节细胞层萎缩变薄。

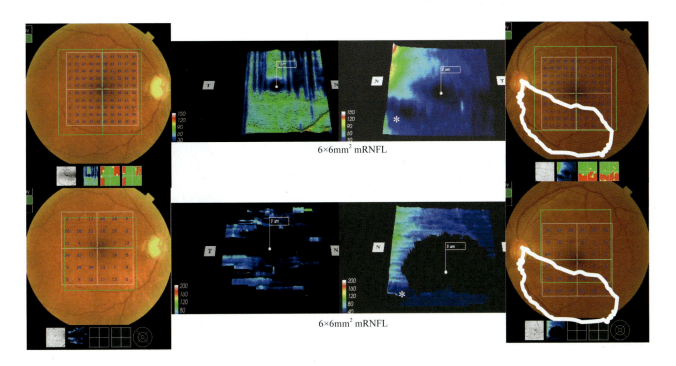

图 2-4-10 病例 5-3

右眼是近绝对期青光眼：上图小分区和下图大分区，扫描范围相同，尽管图片质量不理想，但仍可说明 mRNFL 萎缩严重。左眼是早中期青光眼：上图小格分区可见明显的神经纤维层缺损（*号和白色圈范围），正中心 1 格分区附近基本正常形态。下图大格分区，如上图神经纤维层缺损区存在（*号和白色圈范围），正中心 1 格区数值与上图基本相仿。mRNFL 的分析中一定要有双眼对称性比较，本病例双眼不对称，双眼都存在病理现象。

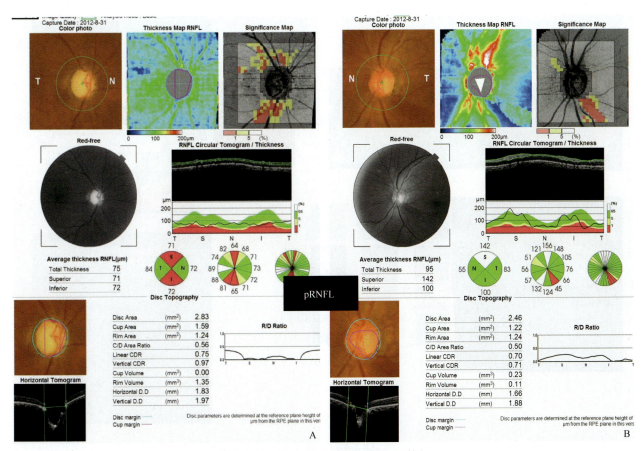

图 2-4-11 病例 5-4（双眼 pRNFL 比较）

A. 右眼 pRNFL 大部分萎缩、陷凹扩大；B. 左眼上方 pRNFL 肿胀增厚（与 GCL+ 肿胀相对应），颞下神经束缺损，相对应区陷凹扩大（箭头示）。

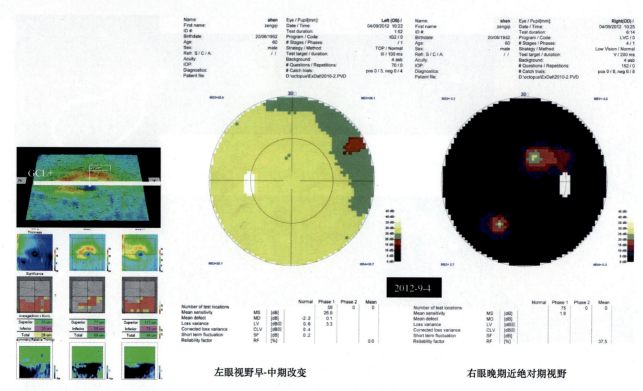

左眼视野早-中期改变　　　　　　　　　　　　　右眼晚期近绝对期视野

图 2-4-12　病例 5-5

左眼视野与 mGCC 改变，2012-10-15 左眼 mGCC 颞下方萎缩，左眼 mGCC 厚图地形图与左眼视野相符。mGCC 出现一定程度萎缩，视野才能显示出来改变，表明标准视野计的敏感度较差。

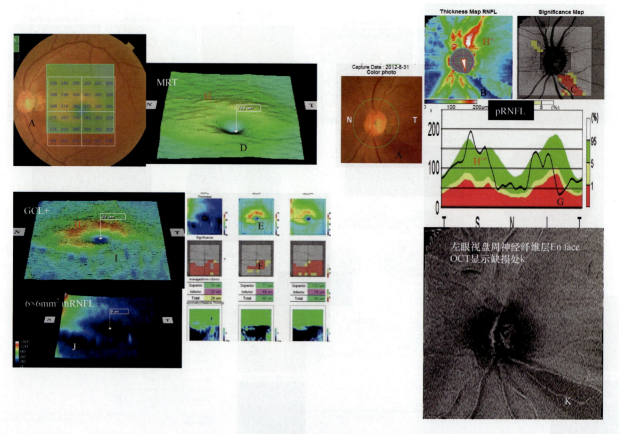

图 2-4-13　病例 5-6

左眼中期青光眼，mGCC 肿胀-萎缩混杂、pRNFL 肿胀-萎缩混杂，黄斑区颞下方 GCL+ 萎缩水平缝划界、神经束缺损对应部位陷凹扩大（箭头示）（A、B、C、D、E、F、G、I、J、K）。GCL+（上方）和视盘颞上纤维肿胀（H、H'、H"、H'''）。

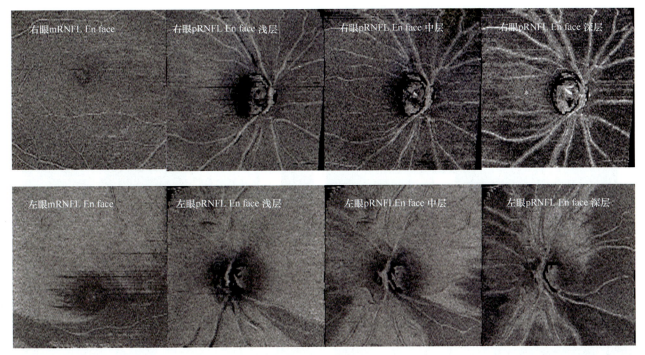

图 2-4-14　病例 5-7

2012-8-31：双眼（窄屏 6×6mm²）黄斑和视盘区神经纤维 En face 图像比较：双眼比较 En face OCT 图像信号强弱明显不对称：右眼近绝对期青光眼神经纤维弥漫大量丢失，En face 信号普遍极弱，注意右 pRNFL En face 深层只有视盘颞侧缘极少量残存神经纤维信号（*号）。左眼属中期青光眼上方神经纤维层正常，下方神经纤维丢失严重，已影响黄斑区下方，楔形神经束缺损尖端浅表层几乎已接近视盘缘，中层和深层已到达视盘缘。左眼不同部位或不同深度层次 En face 比较：病变损伤顺序是深层向浅层发展，周边向中心发展，符合青光眼神经纤维损伤顺序。本病例双眼 mGCC 改变、视野改变均与 En face 图像改变一致。

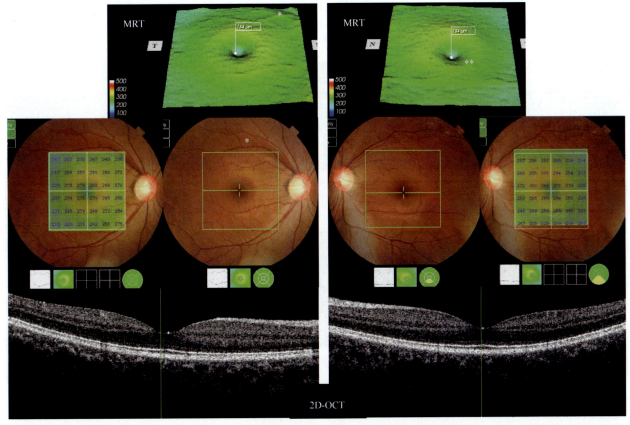

图 2-4-15　病例 6-1

2012-8-10：患者，男性，26 岁。原发开角型青光眼，亚正常眼。MRT：*号处提示右眼视盘颞上血管弓部位神经束缺损（在黄斑区外），右眼视盘陷凹较左眼大。**号处提示左颞下环行厚度较薄（极早期分离现象）伴锐边，黄斑区外病变向黄斑区进展导致。2D-OCT：左眼颞侧较薄，余双网膜层次正常。

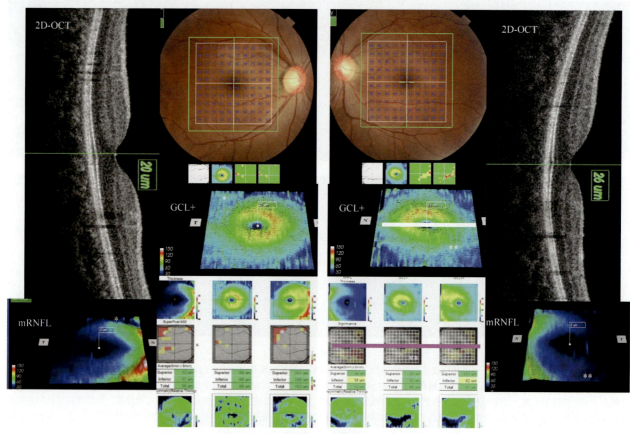

图 2-4-16 病例 6-2

mGCC（亚正常眼）：GCL+ 大部分轻度肿胀，右眼神经束萎缩带在上方血管弓，左眼在黄斑颞下方，均是黄斑区外视网膜损伤重。注意 mRNFL、GCL+、GCL++ 萎缩部位不同（左右眼不同部位*号显示）、水平划界。右眼神经束萎缩带位于视野 30 度以外，左眼已进入 30 度以内。大部分青光眼早期改变就是在 30 度～60 度范围内改变。

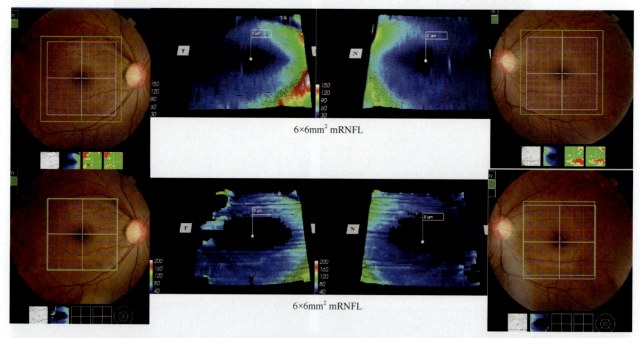

图 2-4-17 病例 6-3

右眼是早中期青光眼：上图小格分区和下图大格分区，均存在视盘颞上神经束缺损（*号），上下图形形态大致相同。左眼是早期青光眼：上图小格分区和下图大格分区，上下图形形态大致相似。双眼 mRNFL 图形形态不对称，右眼重些。左眼黄斑下方远处似乎 mRNFL 有些萎缩。

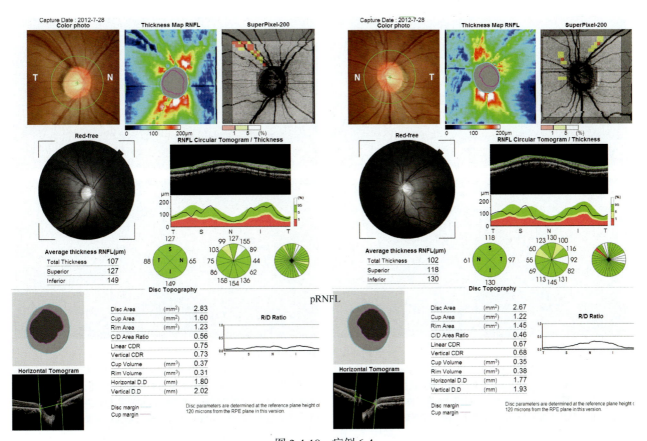

图 2-4-18 病例 6-4

双眼 pRNFL 大部分肿胀增厚，右眼神经束缺损处，概率图明确显示。左眼基本正常。

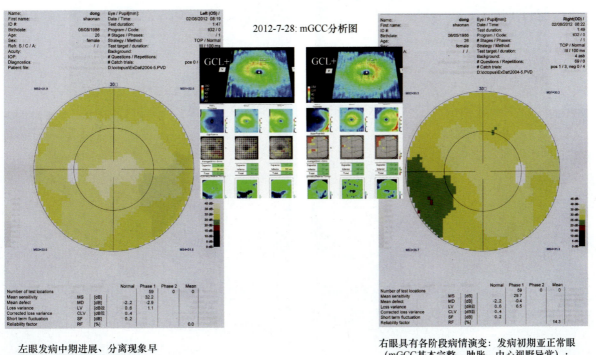

左眼发病中期进展、分离现象早期(mGCC颞下缺损，其余部位肿胀，中心视野正常或视野机不敏感或可能与周边视野未查有关？目前本病例盘周神经纤维肿胀)

右眼具有各阶段病情演变：发病初期亚正常眼（mGCC基本完整、肿胀、中心视野异常）；
中期进展、分离现象期（黄斑区以外，颞上周围mGCC萎缩）；
晚期盘周神经纤维萎缩期（可见明显神经束缺损）

图 2-4-19 病例 6-5（2012-8-2 双眼视野与 mGCC 改变比较）

图 2-4-20 病例 6-6

2012-8-10：双眼（窄屏）黄斑和视盘区神经纤维 En face 图像比较：右眼 mRNFL En face：黄斑区颞上象限信号丢失（*号），低反射区，余纤维走形及信号反射正常。左眼 mRNFL En face：也是黄斑区颞上象限信号丢失（*号），低反射区，余纤维走形和信号反射正常。双眼 pRNFL En face：由浅层-中-深层均存在颞上血管弓部位的楔形神经纤维缺损，右眼重，左眼十分轻，右眼尖端已到达视盘缘，左眼浅层还极不明显（但已可疑），中、深层也未到达视盘缘（*号）。左眼深层颞上下纤维不对称，上方肯定异常，下方似乎还正常。右眼 En face 图像与 mGCC 检查及视野改变一致。左眼有些与视野、mGCC 不一致，本病例左眼更应强调检查周边视野。

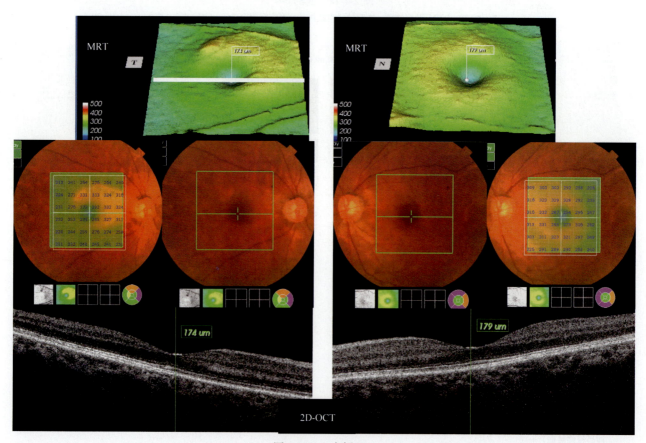

图 2-4-21 病例 7-1

2014-9-30：患者，女性，60岁。原发开角型青光眼。MRT：右眼为亚正常眼，分离现象期——mGCC 出现萎缩，水平划界；左眼为亚正常眼，mGCC 肿胀期。2D-OCT：右颞侧神经节细胞层萎缩，余双眼正常。

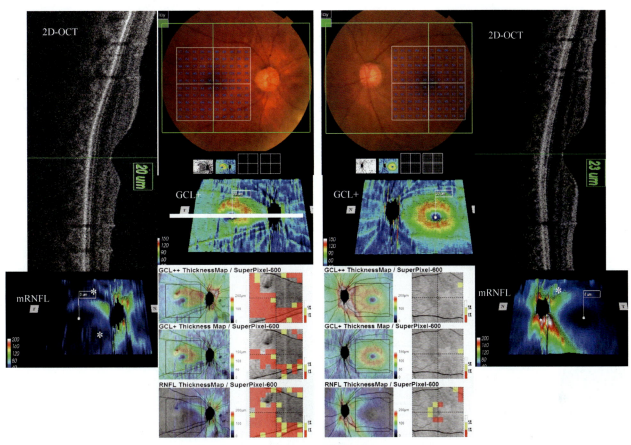

图 2-4-22 病例 7-2

右眼 GCL+ 环形颞下方萎缩缺损，余各方位肿胀增厚，概率图显示水平划界的下方损伤为主，颞上部分缺损。注意 mRNFL 视盘颞上下均有神经束缺损，颞下方重（*号）。左眼 GCL+ 环形明显肿胀增厚期，概率图显示正常。但是 mRNFL 显示视盘上方有疑似神经束缺损可能（*号）。

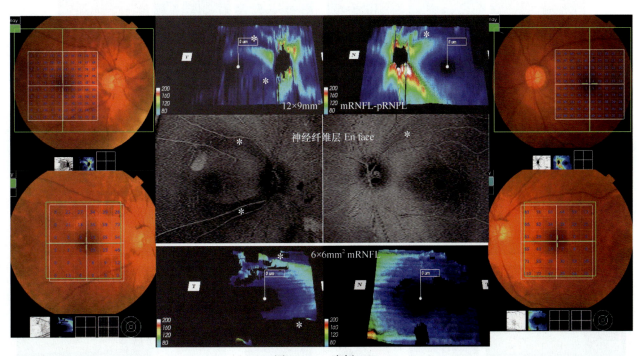

图 2-4-23 病例 7-3

右眼是早中期青光眼：上图小格分区和下图大格分区，均存在视盘颞上、下神经束缺损（*号），上图由于扫描范围大，所见病变较下图清晰，但没有下图放大率大。显然大范围、小分格区扫描地形图可比性、直观性更好些。左眼是早期青光眼：上图小格分区和下图大格分区图形形态大致相似，基本在正常范围。但是上图可见视盘颞上方神经纤维有缺损（*号处显示视盘上下方不对称）。mRNFL 和 mRNFL-pRNFL 双眼比较不对称，明显右眼病变重于左眼。双眼神经纤维层 En face OCT：右眼上下弧形缺损在颞侧外似有些相对遇。左眼上方*号处也有缺损。

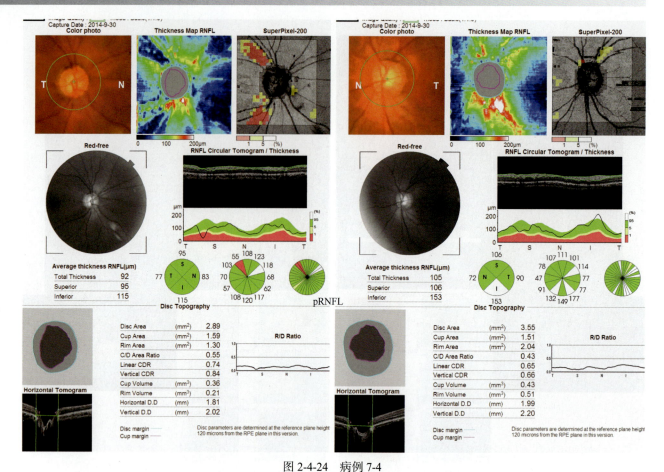

图 2-4-24 病例 7-4

右眼 pRNFL 上下血管弓区出现神经束萎缩变薄，左眼 pRNFL 基本正常偏厚，但视盘颞上方薄些与前述的 mRNFL-pRNFL 表现一致。

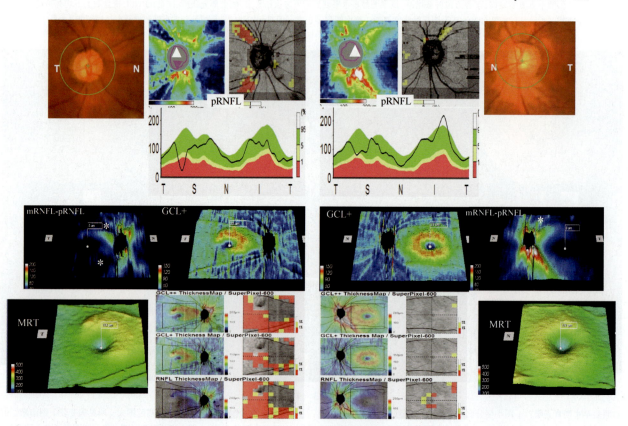

右眼疾病进展、分离现象期-晚期萎缩期，注意陷凹扩大与神经束缺损对应，mGCC 萎缩水平划界

左眼潜伏期亚正常眼或发病初期亚正常眼？上方陷凹稍扩大，可能与神经束缺损有关

图 2-4-25 病例 7-5（双眼 MRT、mGCC、pRNFL 改变综合比较）

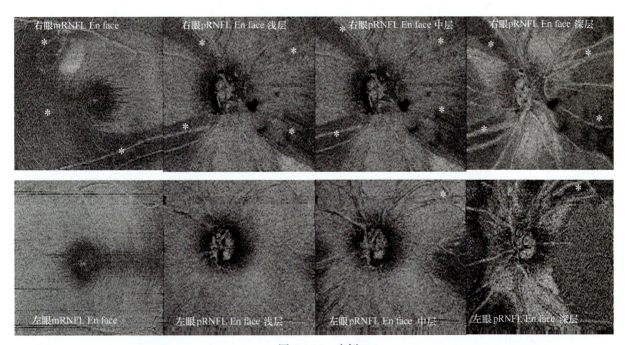

图 2-4-26　病例 7-6

2014-9-30：双眼（窄屏）黄斑和视盘区神经纤维 En face 图像比较：双眼 En face 图像不对称：右眼严重（＊号），左眼是极早期改变（＊号）。但左眼深层 pRNFL En face 颞上方明显丢失，与下方显然不对称。左眼改变符合青光眼早期颞上中周部视网膜神经纤维损伤。目前左眼 mGCC 是完整肿胀期，右眼 mGCC 是肿胀 - 萎缩混杂。左眼 pRNFL En face 深层改变对诊断起到十分关键作用。

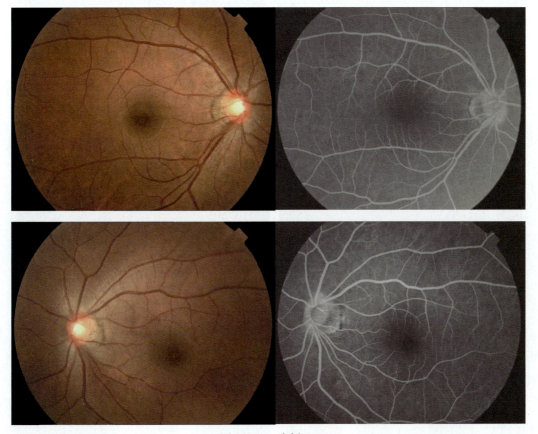

图 2-4-27　病例 8-1

2014-4-9：患者，女性，32 岁。正常眼压青光眼？双眼视力 1.0，FFA 视盘晚期染色。彩色眼底相左眼视盘颞下神经束缺损带。

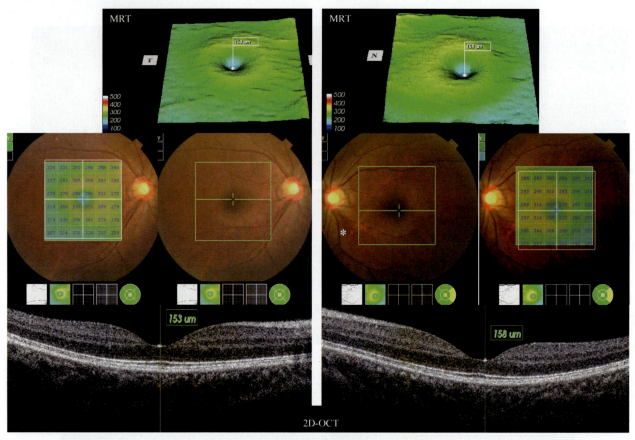

图 2-4-28　病例 8-2

亚正常眼：MRT 示双眼 mGCC 环轻度肿胀，但不完整。左眼视盘下有神经束萎缩带（＊号）。注意双眼黄斑环形下边缘锐利，右眼更明显些，提示有神经束萎缩的存在。2D-OCT：左眼颞侧神经节细胞层变薄些。

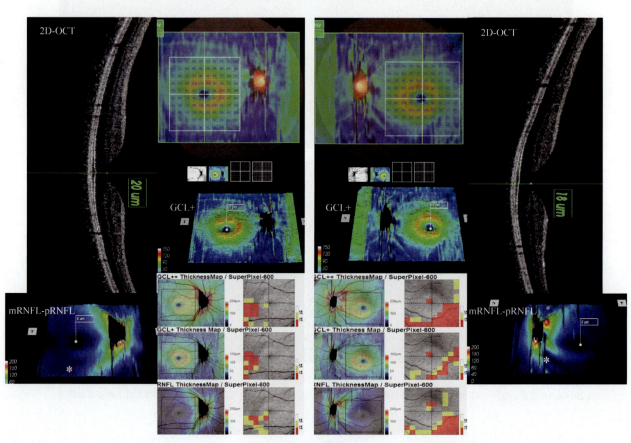

图 2-4-29　病例 8-3

双眼 GCL+ 环形肿胀，但双眼 GCL+ 环下缘有萎缩的锐边缘，双颞侧环形似乎薄些，这种改变反映与病损概率图一致符合。mRNFL-pRNFL：双视盘上下相当于颞上下血管弓部位有神经束萎缩带，左眼更明显（＊号），30 度以外中周视网膜神经纤维损伤。

第4章 mGCC与青光眼 · 73 ·

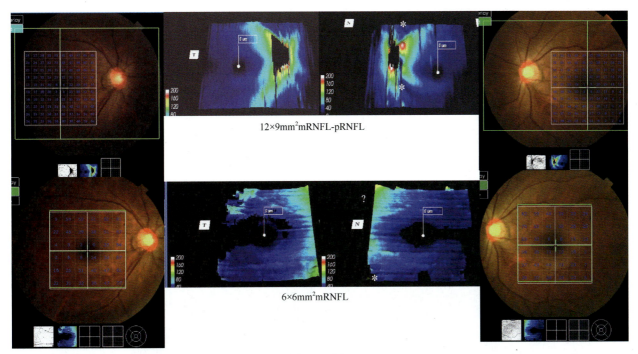

图 2-4-30 病例 8-4

右眼是早期青光眼：上图小格分区和下图大格分区，图形形态大致相似。左眼是早期青光眼：上图小格分区和下图大格分区均存在视盘上下的神经束缺损（*号），但上图范围大显示清晰，下图范围小，图形放大，摄像范围不够，有遗漏（？号处）。双眼图形形态不对称，一定要细心分辨病变处。

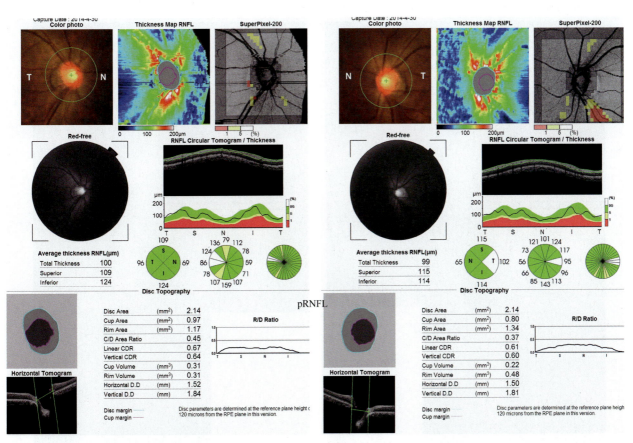

图 2-4-31 病例 8-5

pRNFL：双眼盘周纤维肿胀及左眼神经束萎缩带（尚未与视盘缘相连接）。

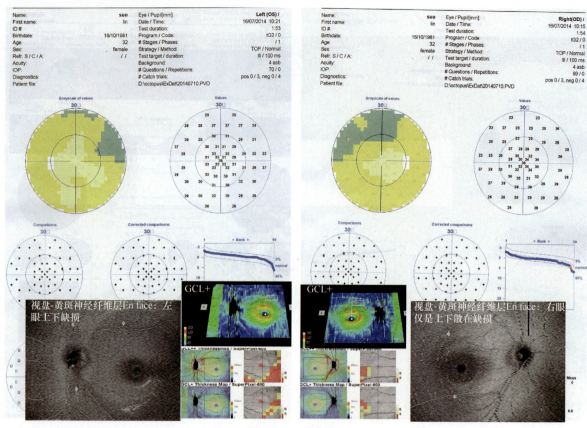

图 2-4-32　病例 8-6

发病早期亚正常眼：双侧早期视野改变与 mGCC 改变一致。双眼视盘 - 黄斑神经纤维层 En face，与 GCL+ 蓝色的节细胞层萎缩一致，左眼更明显。

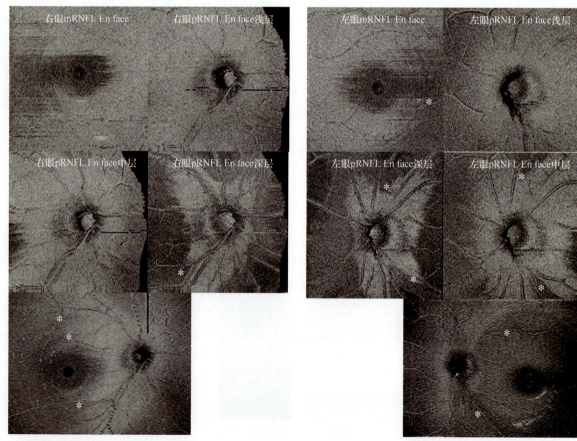

图 2-4-33　病例 8-7

双眼黄斑和视盘区神经纤维 En face 图像比较：右眼：mRNFL、pRNFL（浅层和中层正常），深层视盘颞下纤维有丢失，信号有缺失。但在 mRNFL-pRNFL 宽屏扫描可见黄斑上下有神经束样丢失，信号缺失（*号）。左眼：所有浅层到深层均有明显神经纤维缺失，信号低下（*号）。

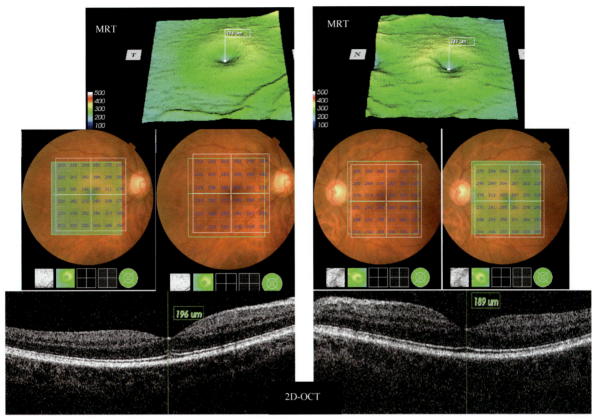

图 2-4-34　病例 9-1

2015-6-1：患者，女性，60 岁。正常眼压青光眼。MRT：双侧黄斑区颞下方环形色淡变窄伴锐边，下方视网膜较上方似乎稍有些色浅。2D-OCT：双侧大致正常。

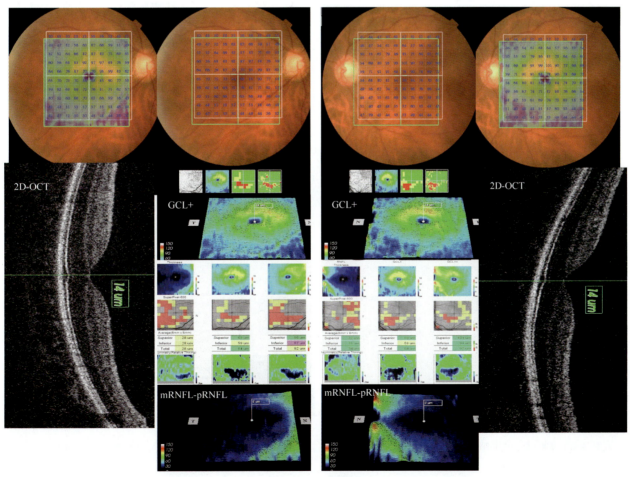

图 2-4-35　病例 9-2

双侧 GCL+ 均是颞下方受损为主，概率图损伤水平缝划界，下方损伤重些，mRNFL 损伤范围右眼明显较左眼重。GCL+ 损伤也是右侧重些。双侧下方 30 度以外视网膜神经纤维损伤重。

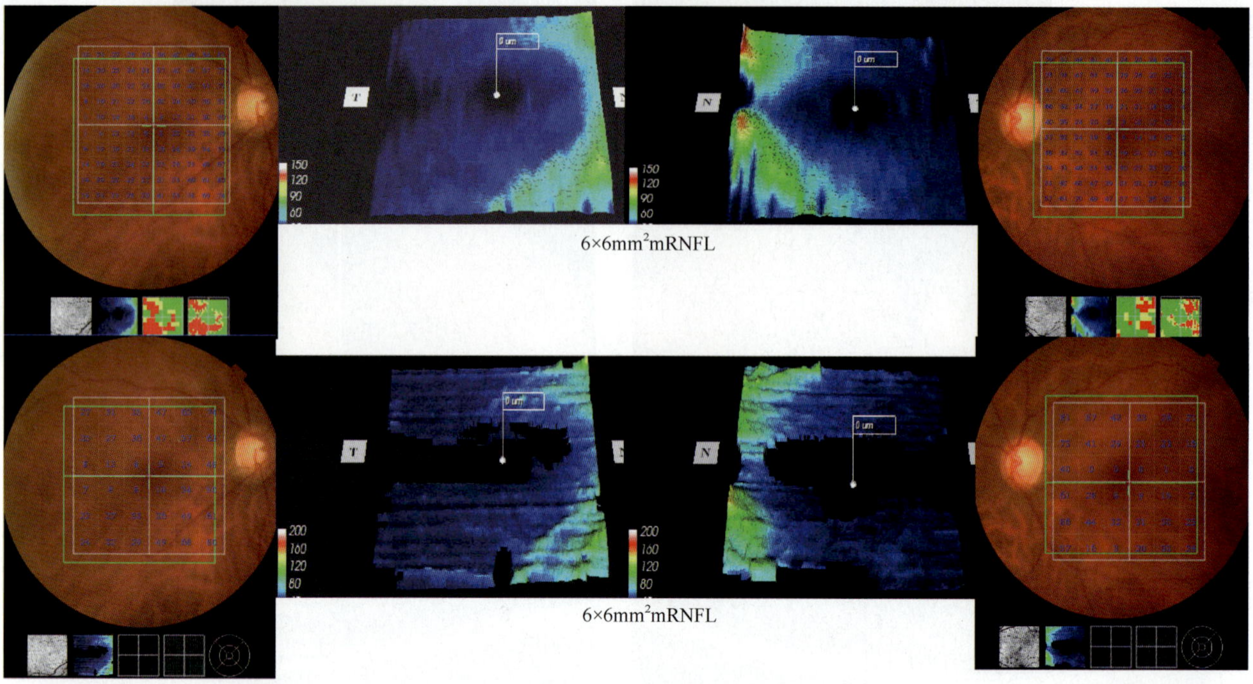

图 2-4-36　病例 9-3

双眼 mENFL 图形形态明显不对称,尤其上图明显,右眼重于左眼。右眼是早期青光眼:上图小格分区和下图大格分区,形态大致相似,但乳斑束变薄明显较左眼变宽,说明存在神经纤维的萎缩。左眼是早期青光眼:上图小格分区和下图大格分区,形态大致相似,上图可见乳斑束纤维明显好于右眼。

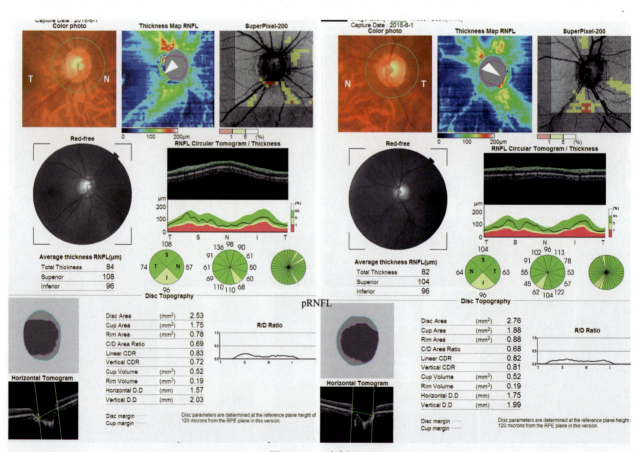

图 2-4-37　病例 9-4

双侧 pRNFL 厚度下降,概率图均有轻度可疑损伤,符合 GCL+ 的损伤。双侧陷凹扩大(箭头示)主要在颞侧偏下些部位,与 mRNFL 一致。

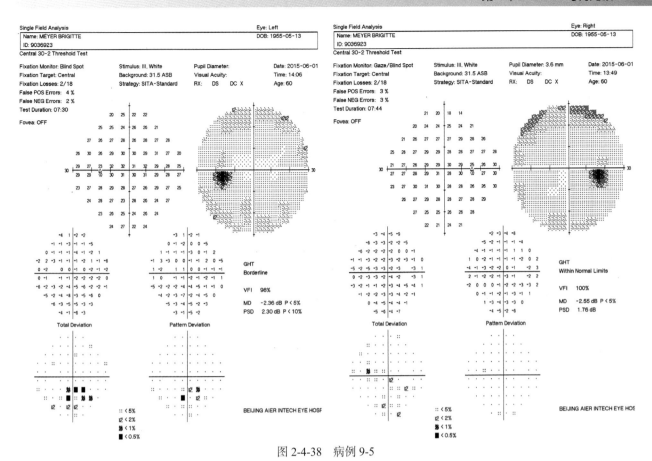

图 2-4-38 病例 9-5

双侧中心视野基本在正常范围，但视敏度已下降。说明早期的 mGCC 损伤，常规标准视野计是不够敏感。本病例更应检查周边视野，因其主要损伤在中周部。

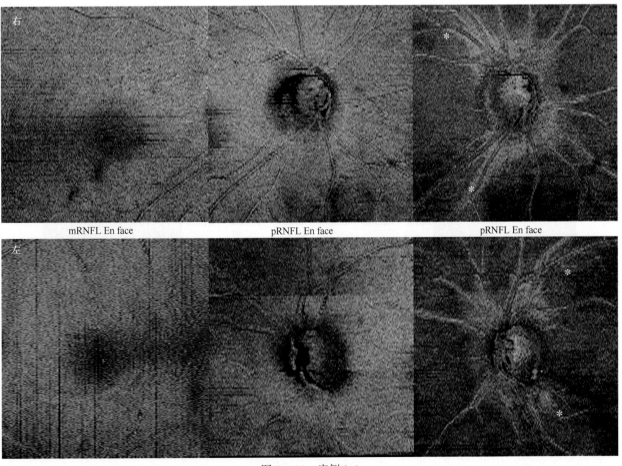

图 2-4-39 病例 9-6

2015-1-28：双眼 mRNFL 和 pRNFL 浅层 En face 均是正常所见。但是双眼 pRNFL 深层 En face 均有明显的颞上下神经纤维缺失，信号丢失（*号）。

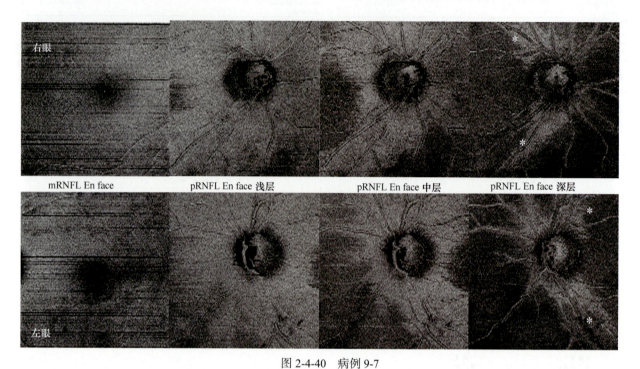

图 2-4-40 病例 9-7

2015-6-1：同 2015-1-28 所见。本病例说明较早期青光眼神经纤维损伤的起始部位主要在视网膜颞上下周边部，视盘周围神经纤维层的深处就是周边部神经纤维的落脚处，故深部 pRNFL En face 可以较早期发现。

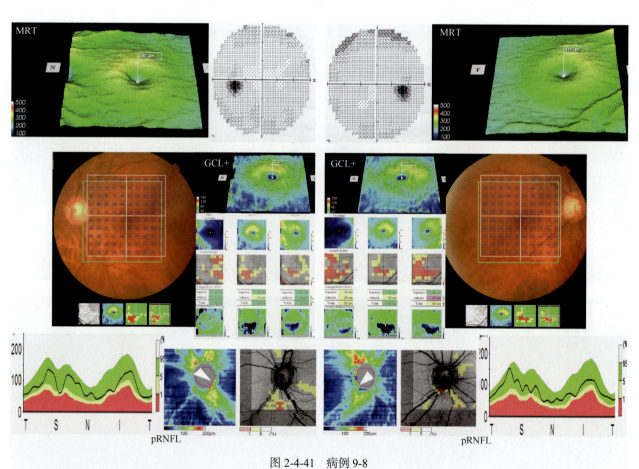

图 2-4-41 病例 9-8

视野和盘周神经纤维均在轻度损伤，mGCC 肯定异常，说明 mGCC 萎缩变薄出现早于视野改变，盘周神经纤维萎缩出现会更晚些。

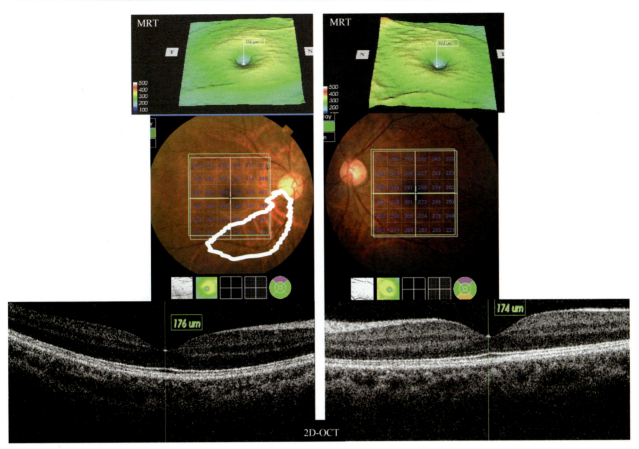

图 2-4-42　病例 10-1

2015-4-16：患者，男性，33 岁。正常眼压青光眼。MRT：双眼黄斑环形下方变窄，下缘是锐边缘，尤其右眼，余环形色泽深红，较匀。右下方视膜较薄（白色圈范围色泽和数字）（与右眼上方和左眼比较）。2D-OCT：右眼颞侧神经纤维层较薄，鼻侧正常。左眼正常。

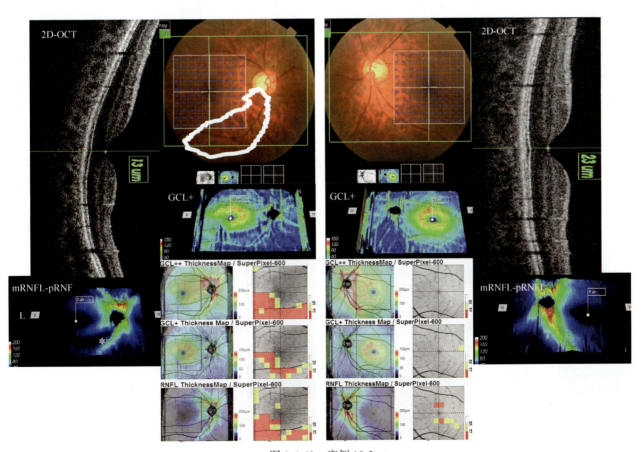

图 2-4-43　病例 10-2

mGCC：GCL+：右眼颞下方环形缺损，视盘颞下神经束缺损＊号和白色圈（mRNFL）。右眼病损概率图示黄斑下方及颞下损伤。左眼 GCL+ 环形正常，mRNFL 正常，概率图示正常。

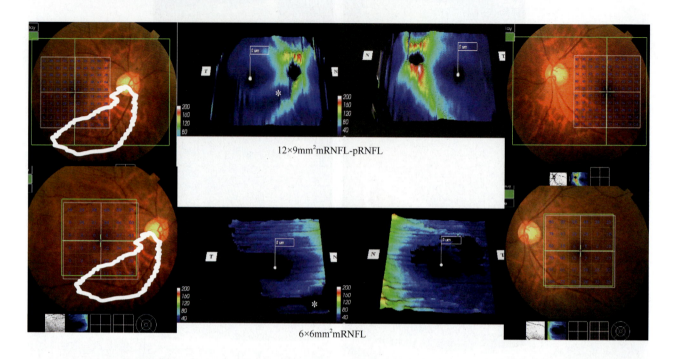

图 2-4-44　病例 10-3

双眼 RNFL 图形形态不对称，右眼重，存在神经束缺损。30 度外的视网膜损伤在大范围扫描（mRNFL-pRNFL）更清楚（上图）。右眼是早中期青光眼：上图小格分区和下图大格分区，均有神经束缺损带（*号和白色圈）但上图清晰。左眼是早期青光眼：上图小格分区和下图大格分区，形态大致相似，基本正常。

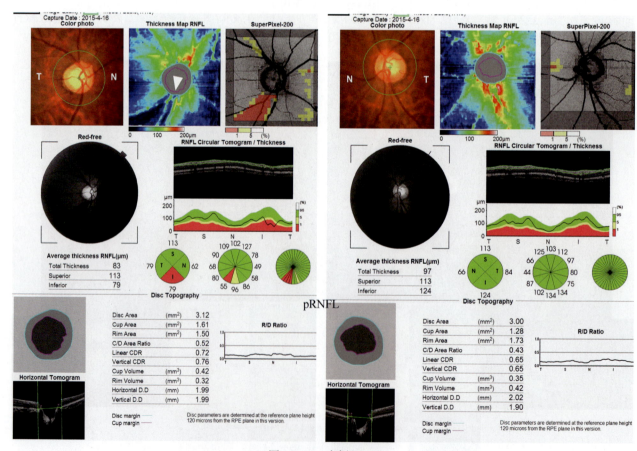

图 2-4-45　病例 10-4

pRNFL：右眼视盘颞下神经束缺损，对应视盘陷凹扩大（箭头示），左眼盘周纤维正常。

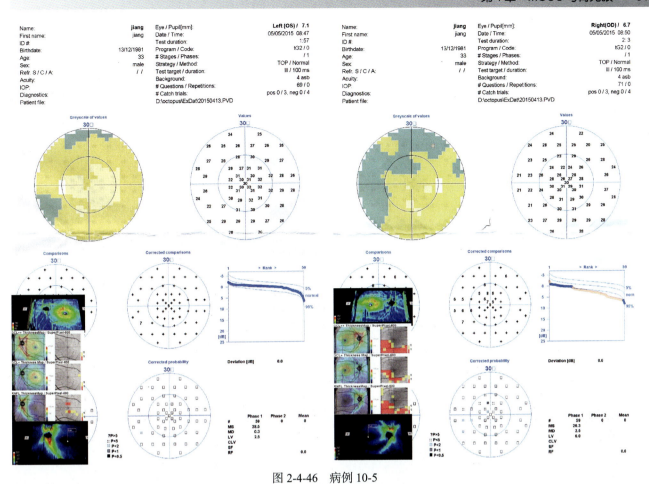

图 2-4-46　病例 10-5

2015-5-5：双侧中心视野改变与 mGCC 改变符合。

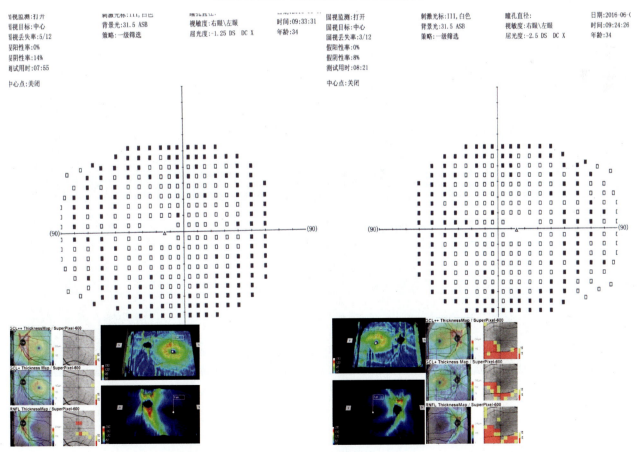

图 2-4-47　病例 10-6

2016-6-1：双眼周边视野：双眼鼻侧视野均有异常，右眼似乎有阶梯形成。右眼符合上下周边神经纤维均有损伤及部分颞下黄斑纤维损伤改变。左眼主要损伤在上下周边神经纤维，黄斑区神经节细胞层正常。左眼只有查周边视野才能发现视野异常。

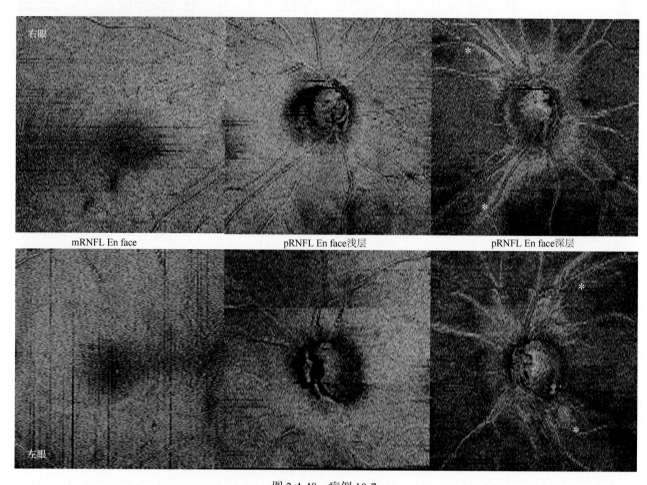

图 2-4-48　病例 10-7

2015-1-28：双眼 mRNFL 和 pRNFL 浅层 En face 均是正常所见，但是双眼 pRNFL 深层 En face 均有明显的颞上下神经纤维缺失，信号丢失（*号）。

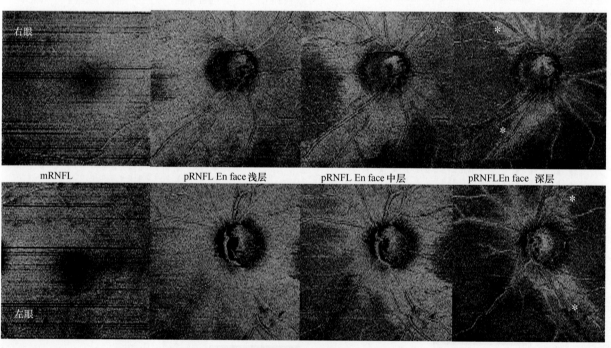

图 2-4-49　病例 10-8

2015-6-1：同 2015-1-28 所见。

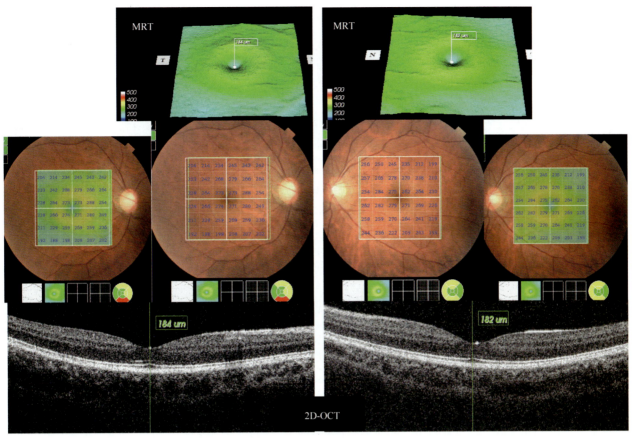

图 2-4-50　病例 11-1

2015-8-28：患者，男性，33 岁。原发开角型青光眼，视盘陷凹扩大，色泽变淡。MRT：双眼黄斑环形色泽尚可，但双眼环形下缘呈锐边缘，下方视网膜色泽变淡，变薄。2D-OCT：双眼神经节细胞层基本正常。

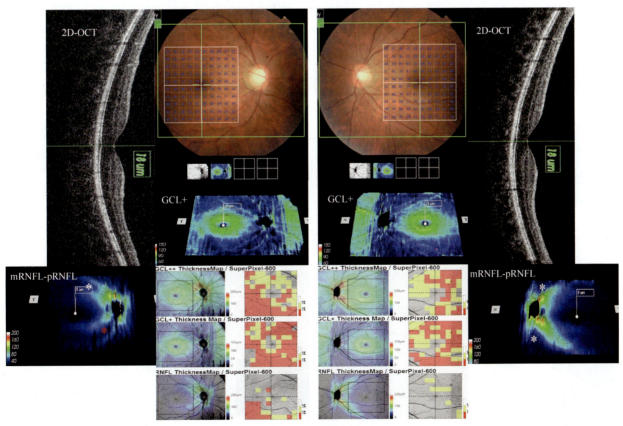

图 2-4-51　病例 11-2

2015-8-28：mGCC：双侧 GCL+ 环不完整，色泽浅淡。病损概率图显示：mRNFL 只有右眼黄斑颞下方有损伤，相应处有神经束缺损（红色 * 号）；左眼 mRNFL 正常。双侧 GCL+、GCL++ 损伤均在黄斑中心以外，右眼重些。双眼视盘外围 3 处可疑神经束损伤（白色 * 号）。2D-OCT：双侧神经节细胞层对称，可能薄些。本病例双眼均是上下 30 度以外损伤重，黄斑区开始受损。

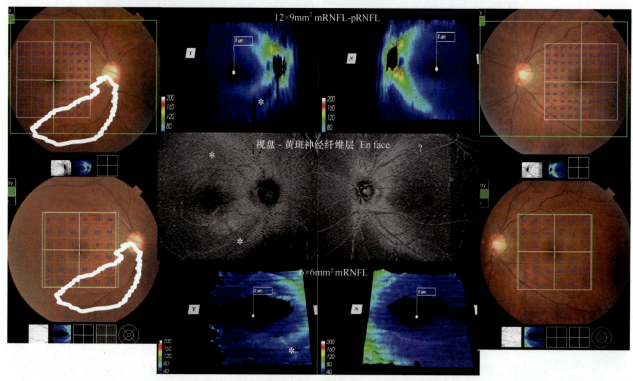

图 2-4-52 病例 11-3

双眼 RNFL 图形形态不对称，尤其上图更明显些。右眼是早中期青光眼：上图小格分区和下图大格分区，均有神经束缺损带（*号和白色圈）但上图清晰。左眼是早中期青光眼：上图小格分区和下图大格分区，形态大致相似，单纯图形形态难以分辨病理部位。双眼神经纤维层 En face：与 mRNFL-pRNFL 是符合的。左眼鼻颞上束纤维 En face 似有损伤（？号）。

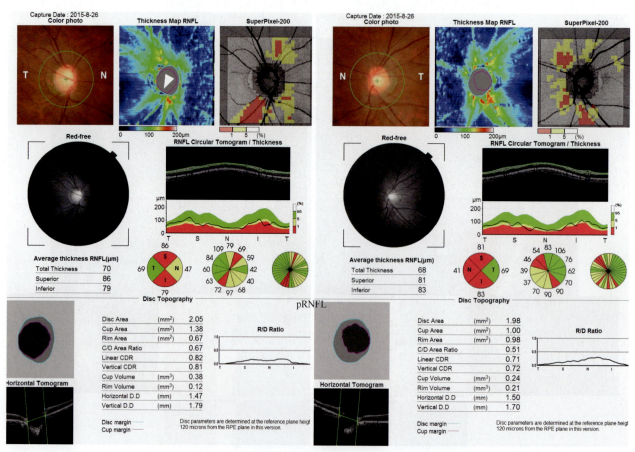

图 2-4-53 病例 11-4

pRNFL：双侧盘周纤维有明显萎缩也有陷凹扩大，右侧明显（箭头示神经束缺损处）。双眼 pRNFL 改变与双侧 En face 改变一致（见图 2-4-52）。

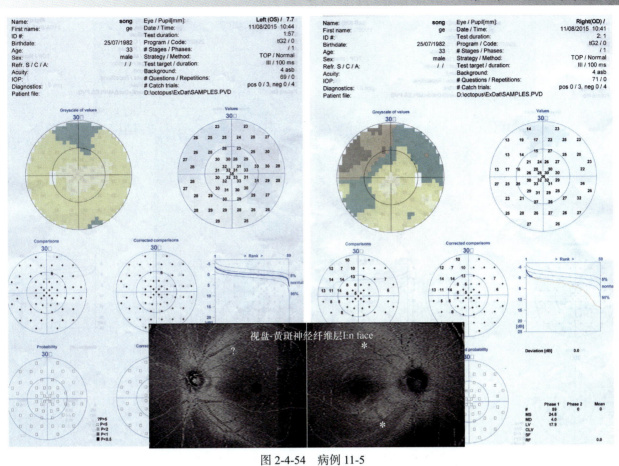

图 2-4-54 病例 11-5

中心视野：右眼符合检查所见，但左眼不敏感，视野正常。右眼 En face 神经纤维损伤与视野基本一致。

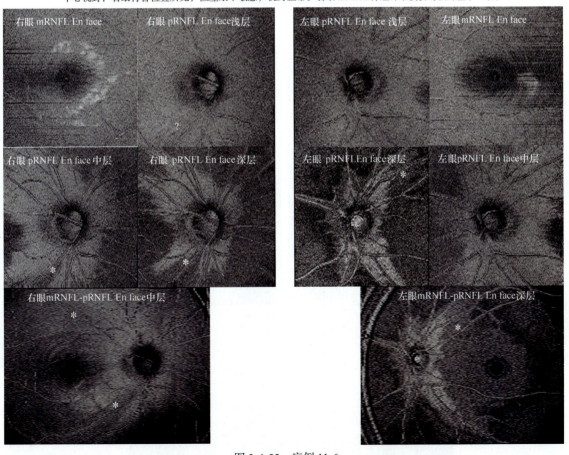

图 2-4-55 病例 11-6

右眼：mRNFL En face 正常。浅层 pRNFL En face 隐约有信号减弱（？号），中层和深层逐渐信号减弱增强（＊号）。在右眼 mRNFL-pRNFL En face 中，黄斑上方也有信号减弱（＊号）。左眼：似乎所有 En face 图像基本正常。看来本病例还应定期随诊。因 mGCC 环形下缘有较明显的锐边缘。实际深层 En face 可见视盘颞上神经束缺损（＊号）。

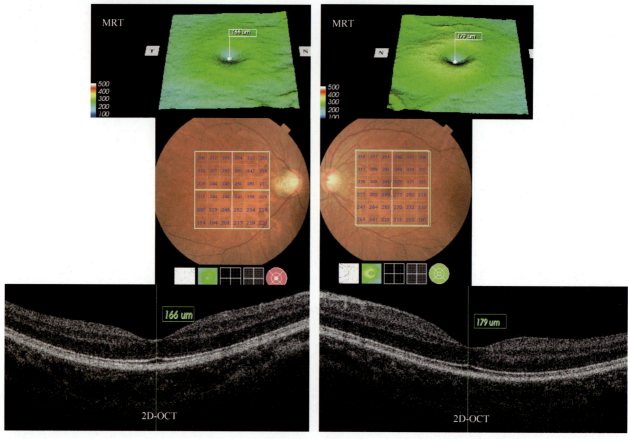

图 2-4-56　病例 12-1

2016-3-29：患者，男性，36 岁。正常眼压青光眼。MRT：右眼黄斑区环形基本消失；左眼环形存在色泽正常，但颞上下变窄，带有锐边缘。
2D-OCT：右眼神经纤维层变窄，左眼基本正常厚度。

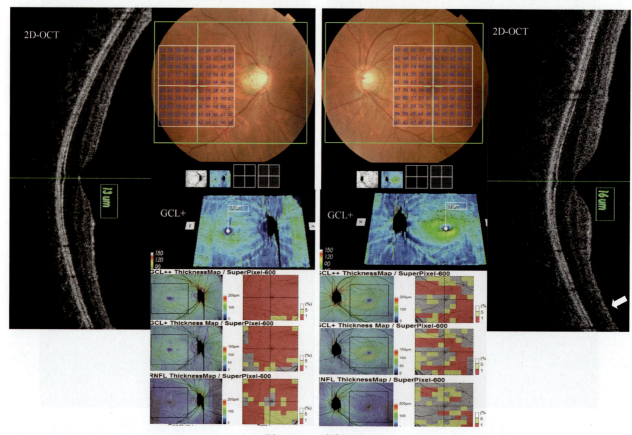

图 2-4-57　病例 12-2

2016-3-29：GCL+：右眼环形消失；左眼环形不完整，颞上方位几乎消失。病损概率图 mRNFL、GCL+、GCL++ 三者均有损伤，右眼明显重于左眼，左眼 mRNFL 损伤较轻。2D-OCT：右眼神经纤维层变薄，左眼黄斑区正常厚度，下方远离黄斑区变薄些（箭头示）。

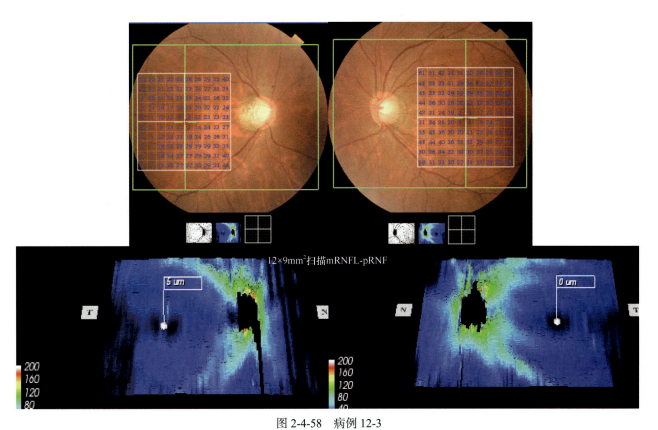

图 2-4-58　病例 12-3

2016-3-29：双眼神经纤维层均有萎缩变薄，右眼重些，双眼不对称；单眼上下比较对称，但上下血管弓间神经纤维萎缩范围变大了。

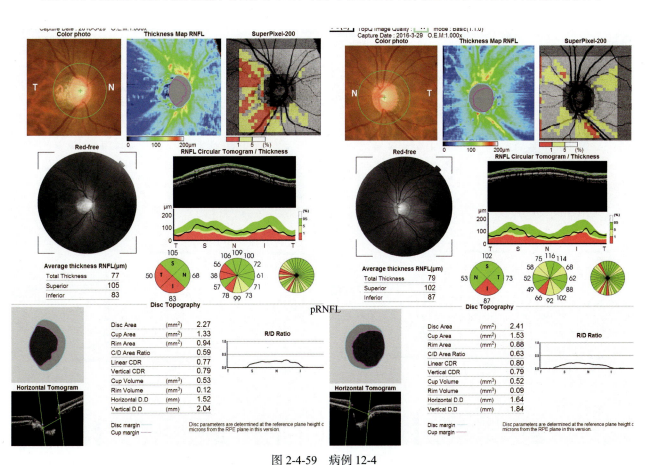

图 2-4-59　病例 12-4

2016-3-29：双眼显然 pRNFL 有较明显纤维萎缩变薄，尤其是视盘颞上下神经束萎缩，右眼重些。

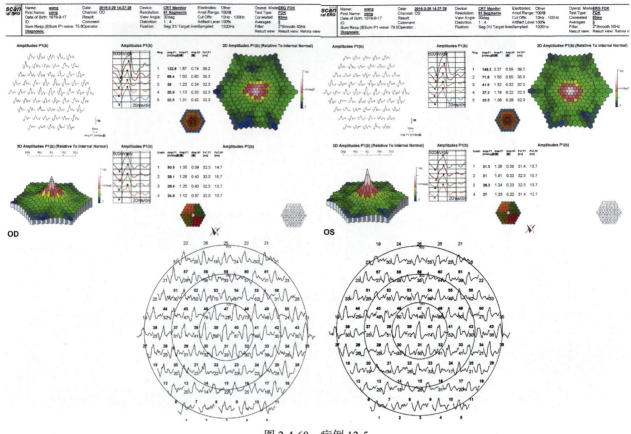

图 2-4-60 病例 12-5

2016-3-29：双眼 mfERG 各图形基本正常范围。

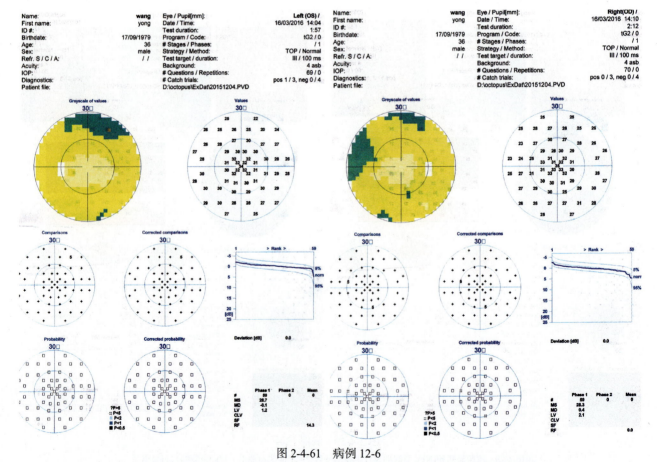

图 2-4-61 病例 12-6

2016-3-16：视野：30 度中心视野基本正常，双眼鼻上象限敏感度下降了。说明 mGCC 损伤程度还不足以导致视野有明显改变，其实右眼 mGCC 已损伤相当严重了。

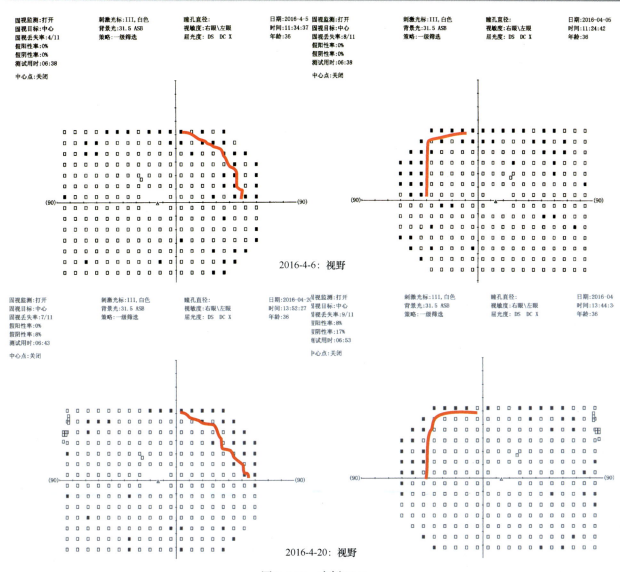

图 2-4-62 病例 12-7

两次 90 度视野双眼均是鼻上象限下陷，右眼有鼻侧阶梯形成。

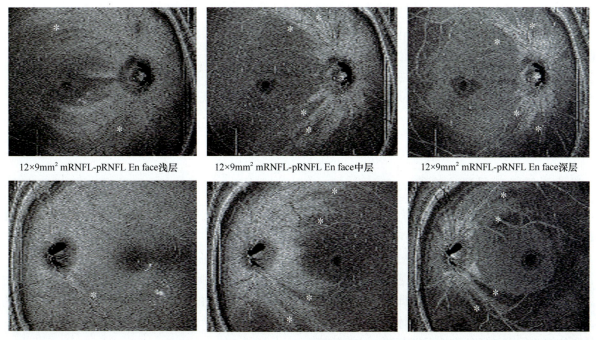

图 2-4-63 病例 12-8

2016-4-20：双眼浅层-深层神经纤维层 En face 观察：双眼不对称，右眼较左眼重些，双眼均是下方较上方重些，见上图 * 号显示。本病例图示说明神经纤维的损伤由深层向浅层发展，早期病例均应从深层观察。深层纤维是视网膜周边部纤维。本病还说明：凡青光眼病例尤其偏早期的病例黄斑中心 mGCC 是正常或轻度损伤者，不应单查中心视野，应重点查周边视野。

病例 12 的临床表现特点

1）本病例是正常眼压性青光眼：最高眼压 22.5mmHg，最低眼压 16.5mmHg，多次日 5 次眼压几乎均在这范围内波动。

2）本病例右眼 mGCC 已损伤相当严重，左眼较右眼轻得多，但是视野改变却是相仿，说明视野的敏感性程度相差较大；反过来说视野尤其是周边视野，在损伤较轻的时候，就存在一定的敏感性，故青光眼病例应早期查周边视野，而不应该只查中心视野导致漏诊或误诊。

3）临床应重视神经纤维层的 En face 检查，特别是视盘周围神经层的深层，这是较早期病例的诊断性检查方法之一。

4.3 青光眼的小结

1）青光眼神经节细胞损伤过程演变设想：肿胀——萎缩

轴突肿胀（盘周神经纤维肿胀）→胞体肿胀（mGCC 肿胀）→mGCC 萎缩，盘周纤维肿胀→盘周纤维萎缩

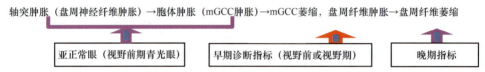

2）青光眼病程的特点：慢性、长期、潜伏性（常不知不觉）。很难找到极早期（视野前期青光眼）诊断指标，潜伏期亚正常眼和发病初期亚正常眼难以分开（因没有明确的发病日期）发病期的早、中、后 3 个阶段常混杂一起，即使盘周纤维萎缩期疾病仍在进展，一旦出现急性眼压升高，视野伴随改变，只要高压不持久，随眼压下降视野亦可恢复。

3）视盘陷凹的扩大是视网膜神经纤维束损伤的结果

（1）陷凹形态的改变（青光眼的 ISN'T 或 SIN'T）和视野的改变（鼻上或鼻下周边下陷）与受损神经节细胞的部位（颞上或颞下周边神经节细胞损伤）有关（与不同部位神经纤维进入视盘的中心或周边部有关）。

（2）GCC 肿胀后期（急性、发病初期亚正常眼）就可有视野的异常（有可逆性），一旦 GCC 萎缩，视野不可恢复。

（3）所有视神经疾病都有陷凹扩大的可能，并非青光眼独具特点。但不同视神经病变，萎缩的神经纤维部位不同，陷凹扩大的部位、深度、形态不同。

（4）神经节细胞胞体的萎缩早于 mRNFL 萎缩，最后是 pRNFL 的萎缩。En face 神经纤维层检查要强调视盘周围神经纤维层深处改变，有利于更早期发现。

4）要改变观念，重视青光眼性黄斑病变（mGCC 萎缩性改变），早期诊断指标。

5）青光眼视野应同时检查中心和周边视野，尤其不应单查中心视野，早期病例周边视野更重要。

4.4 青光眼的诊断

1.青光眼诊断问题争论点

1）青光眼早期诊断新概念：青光眼性黄斑病变——mGCC 萎缩，尤其是 GCL+ 环形颞上下象限性水平划界的萎缩（但 mGCC 要损伤一定程度后才能出现视野改变）。

2）mGCC 检测和视盘周围神经纤维层（pRNFL）分析哪个是主征？哪个是佐征？

盘周神经纤维层厚度分析一直是当前青光眼主要诊断指标，但实际神经节细胞轴突损伤伴肿胀首先发生，故视盘周围神经纤维肿胀早期即发生（厚度在正常高限），轴突的损伤继发胞体的肿胀，轴浆流的阻滞，必然导致胞体的营养丧失，胞体变性凋亡而萎缩在先，这是主征。继而是视网膜神经纤维的萎缩，最后肿胀的视盘周围神经纤维在后期萎缩，这是佐征。

所以，mGCC 检测远较 pRNFL 分析可靠、正确。十分早期视网膜神经纤维层 enface 改变，尤其视盘

深层 enface 对青光眼诊断十分有价值。

3）黄斑区神经节细胞约占整个视网膜节细胞的 50% 左右，相应神经纤维分布主要分布视盘的颞上、下方和颞侧。对于分布在视盘的鼻侧的神经纤维的单纯损伤较难考证。

4）mRNFL 萎缩发生在 pRNFL 萎缩之前，肿胀的 pRNFL 发生萎缩在最后期。具体时间间隔也难以观察。

5）pRNFL enface 检查最好用宽屏扫描应注意视盘深层图像中颞上下神经纤维束损伤的改变，具有早期诊断价值。

2. 神经节细胞损伤可能机理

慢性或急性高眼压、持续时间长或较长者，首先导致视网膜节细胞轴突胞浆正向和反向流动的障碍（轴浆流动由缓慢发展到阻断或基本阻断）——青光眼原发起始损伤在筛板后节细胞轴突，是由于眼内压和颅内压间生理压力差的失平衡，导致对压力变动敏感的轴浆流动受阻，尤其是反向轴浆流动受阻，从而影响到神经营养素或神经营养因子的传递，故首先导致神经节细胞体受累变性、凋亡，但此后一定时期内变性、凋亡节细胞相应的无功能的位于视网膜内的轴突由肿胀进入萎缩，最后肿胀的 pRNFL 萎缩。

轴浆流急性完全阻断时，一定有视野改变（如 AION 者一定有视野损伤；眼压急剧升高，视力视野一定会有异常，一旦持续较长时间，视野损伤常是不可逆转）。

第 5 章　mGCC 与视路疾病

5.1　mGCC 与视盘－视神经段疾病

5.1.1　前部缺血性视神经病变（AION）

AION 病例一定有急性发作病史，绝大部分病例会意识到视力下降，有明确的疾病发作日期；极少数 AION 病例可能发生缺血部位位于视盘的周边部，而且病情较轻，可能未意识到。发病原因可以是炎症性和非炎症性动脉病变。可以是视盘表面小动脉缺血、也可以是后睫状动脉阻塞导致。

后部缺血性视神经病变临床很难确诊，发病过程也常是较慢的过程，常没有明确的疾病发作史，实际本病常归入球后视神经病变一类中。

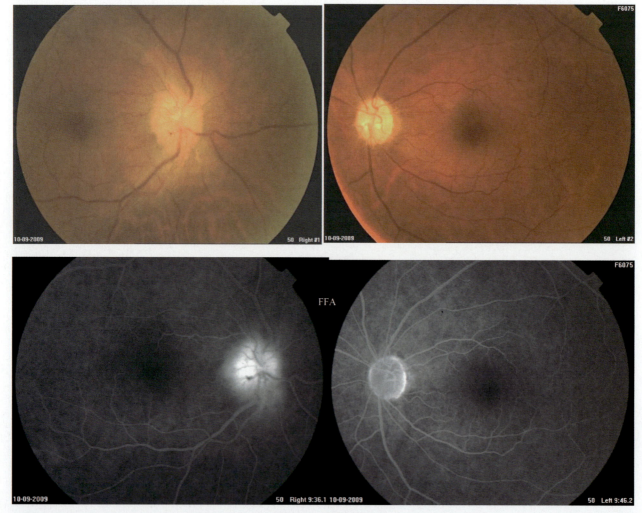

图 2-5-1　病例 13-1

2009-10-9：AION。患者，男性，56 岁。右眼视力下降 2 天，检查中发现左眼是陈旧 AION。视力：右眼 0.2，左眼 1.0。双眼 FFA 晚期：右眼视盘渗漏荧光素并染色，左眼视盘染色。

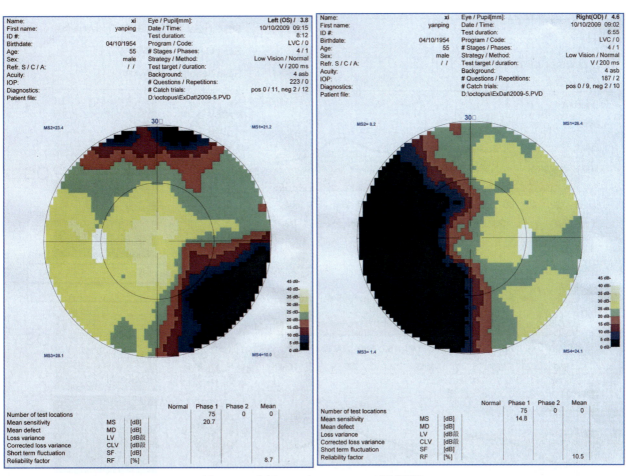

图 2-5-2　病例 13-2（2009-10-10 双眼视野）

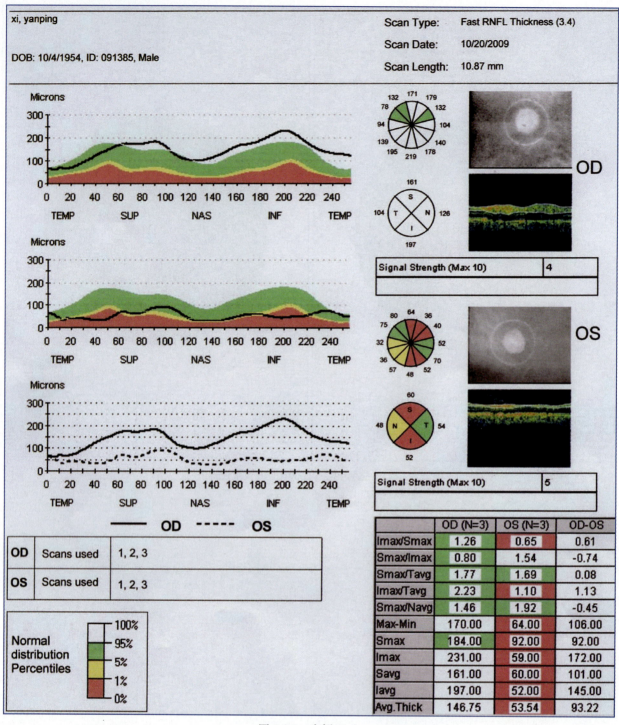

图 2-5-3 病例 13-3

2009-10-20：双眼 pRNFL，右眼盘周神经纤维肿胀，左眼盘周纤维萎缩。

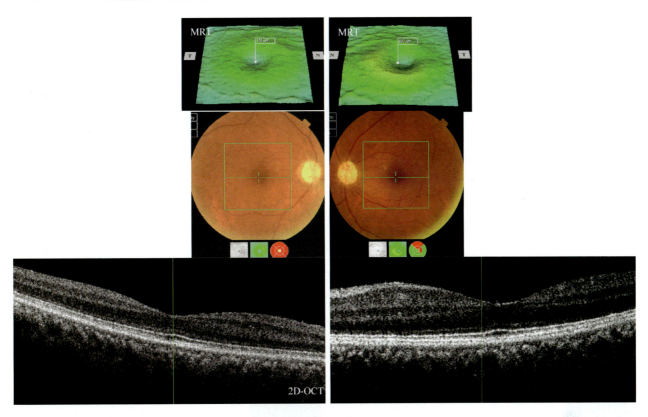

图 2-5-4 病例 13-4

2012-9-12：视力：右眼 0.6；左眼 1.2。双眼视盘色泽淡，右重。右眼：MRT 黄斑区环形几乎消失；2D-OCT 提示视网膜节细胞层变薄。左眼：MRT 黄斑区环形上方尤其颞上消失，下方正常，水平线划界；2D-OCT 提示视网膜节细胞层鼻侧正常厚度，颞侧变薄。

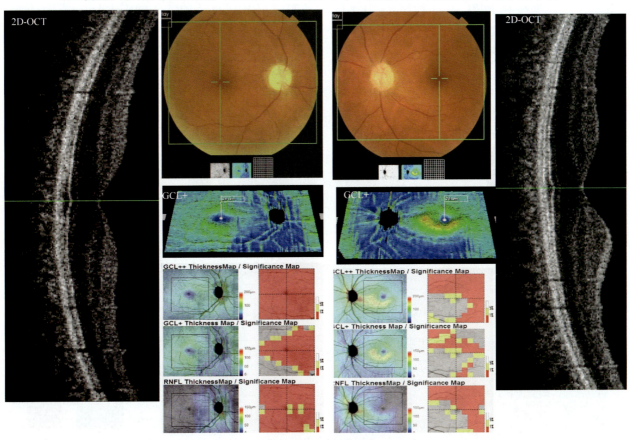

图 2-5-5 病例 13-5

2012-9-12：GCL+：右眼似有极淡的环形，概率图示黄斑区普遍均匀萎缩变薄，mRNFL 均匀萎缩，故 GCL++ 萎缩也较重。左眼 GCL+ 下方环形肿胀，水平划界，上方萎缩，mRNFL 颞上方萎缩重，故 GCL++ 萎缩也较重。mGCC 萎缩右眼重于左眼，故右眼视盘萎缩重于左眼，右眼视力差于左眼，左眼中心损伤轻。2D-OCT：双侧神经节细胞层萎缩变薄，左眼黄斑下方环形区节细胞层正常，但黄斑区下方外周变薄。GCL+ 图形视盘上下发蓝区节细胞严重萎缩。双眼 mGCC 改变十分符合视野改变。

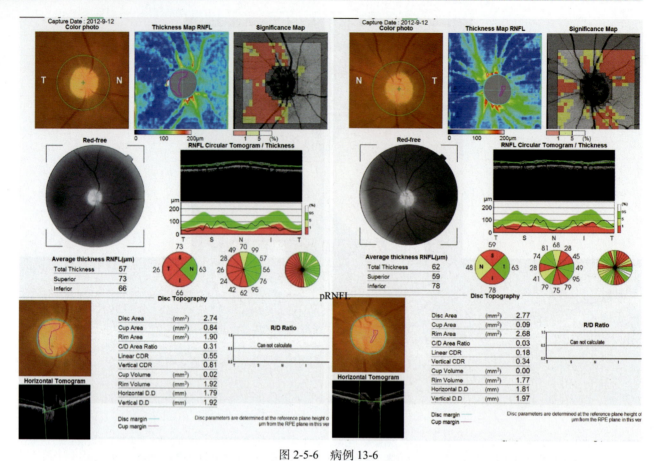

图 2-5-6 病例 13-6

2012-9-12：pRNFL：右眼盘周纤维萎缩明显重于左眼，左眼颞下方仅轻度损伤，生理陷凹仅右眼显示扩大。

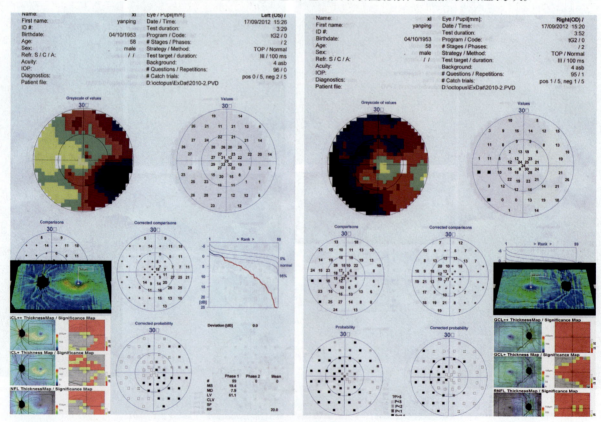

图 2-5-7 病例 13-7

2012-9-17：视野与 mGCC 改变符合。视力：右眼 0.6；左眼 1.2。

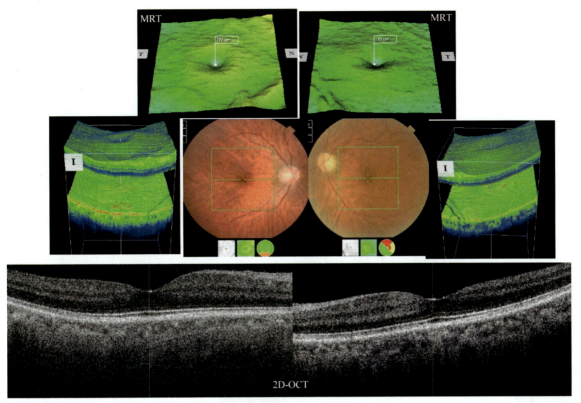

图 2-5-8 病例 14-1

2012-6-19：AION。患者，男性，68 岁。本病例是右眼 10 年前视网膜脱离住院手术，才发现左眼有病。左眼一直误诊正常眼压青光眼，并按青光眼治疗。双眼视细胞层正常（2D-OCT 和三维分层相）。右眼 MRT 正常，中心环形隆起、色泽正常；左眼 MRT 颞上变薄，相应部位环形隆起消失，节细胞层厚度颞侧变薄（2D-OCT）。

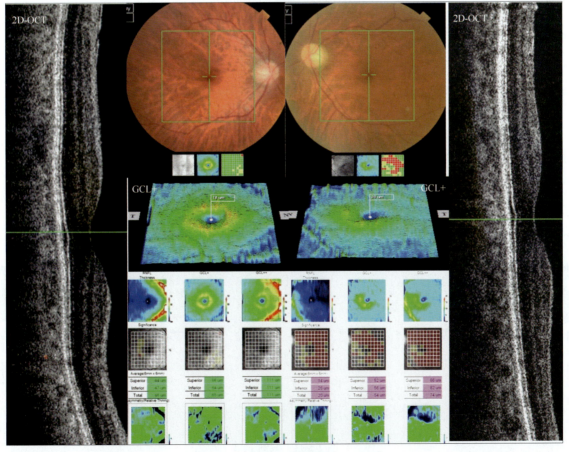

图 2-5-9 病例 14-2

mGCC 显示：右眼 GCL+ 正常淡黄色环形，概率图未显示病损。左 GCL+ 环形不完整，上方损伤重些，下方轻些，具有水平缝划界，黄斑正中心未损伤，与病损概率图损伤显示一致。注意：双侧 mRNFL 图形不对称，右眼正常，左眼明显萎缩变薄（主要在上方）。与视野改变一致。2D-OCT：右眼正常，左眼神经节细胞层萎缩，上方重。

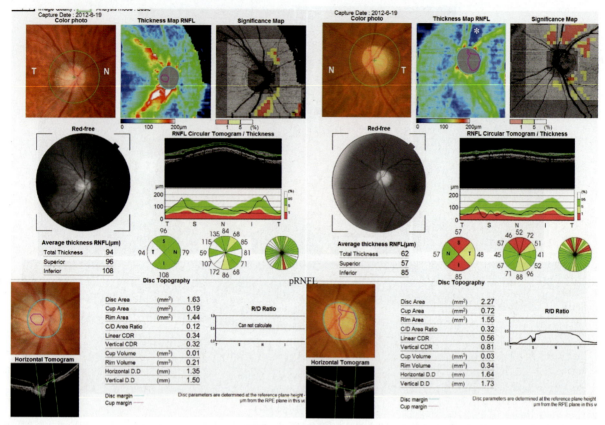

图 2-5-10　病例 14-3

左眼 pRNFL 萎缩主要在视盘颞上方，* 号示神经束萎缩，右眼 pRNFL 基本正常（右概率图下方像神经束损伤可能与摄像不佳有关）。视盘陷凹扩大仅限左眼（* 号神经束缺损对应）。

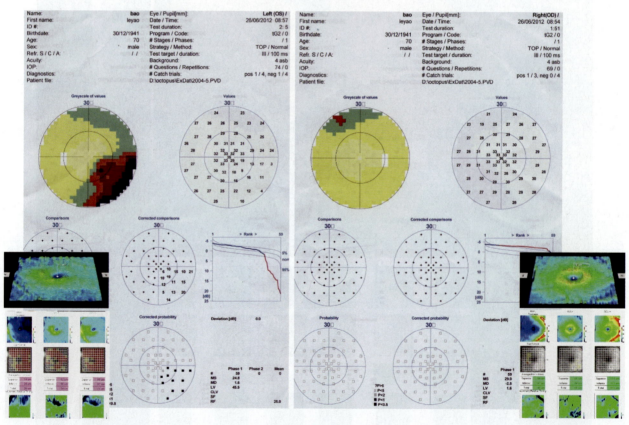

图 2-5-11　病例 14-4

视野检查仅限左眼异常，符合 mGCC 所见。主要特征属 AION。右眼视野鼻上方改变可能与视网膜脱离手术有关。患者已停用抗青光眼药 3 年，视野无改变，仍在观察中。

AION 的特点及思考（病例 13、14）

1）有一只眼发病时患者未意识到：不知不觉的发病，主要是因为该眼中心视力较好，而另一只眼完全是好眼。只有在另一只眼发病时或常规查体时，经医生检查时才能发现。

2）病例 13 是另一眼得相同的病（AION），病例 14 是另一眼得不同的眼病（右视网膜脱离）。

3）对于病程超过 3 个月以上的 AION，任何治疗不会有改善（病例 13）。

4）双侧 AION 与正常眼压青光眼的鉴别：眼压的 24h 波动观察十分重要，视野的动态观察也重要。而且有时要花较长或很长的时间观察（病例 14 虽已停止用抗青光眼药物，但患者仍在观察中）。

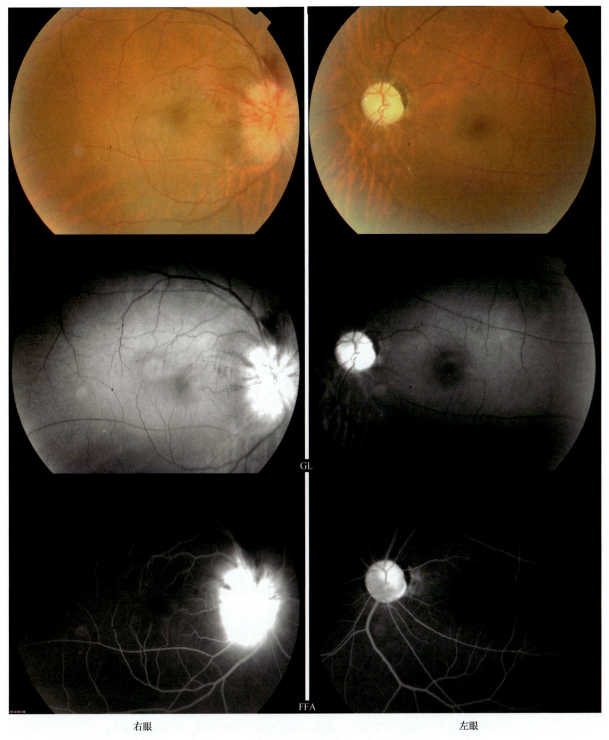

右眼　　　　　　　　　　　　　　　　　左眼

图 2-5-12　病例 15-1

2014-5-8：AION。患者，男性，57 岁。视力：右眼 0.1；左眼 0.5。1 年前左眼犯病，经过治疗后病情稳定。右眼突然视力下降 1 周。右眼视乳头水肿伴少量出血，左眼视乳头色泽淡、萎缩。FFA：晚期右眼视盘渗漏、染色；左眼视盘染色。

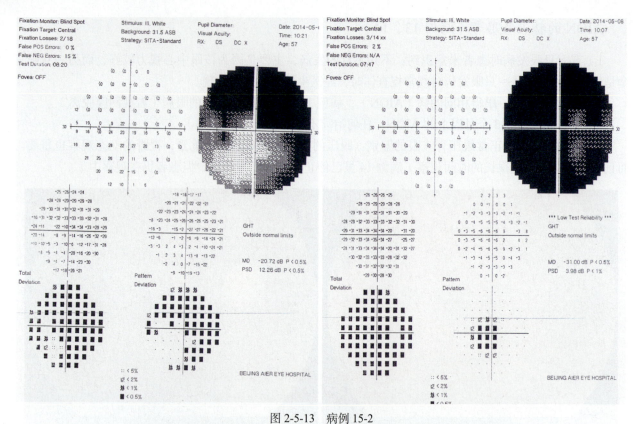

图 2-5-13 病例 15-2

2014-5-8：左眼视野：上方近乎水平盲，颞下周边也缺损，中心尚未完全损伤。右眼视野：上下均近乎水平盲。

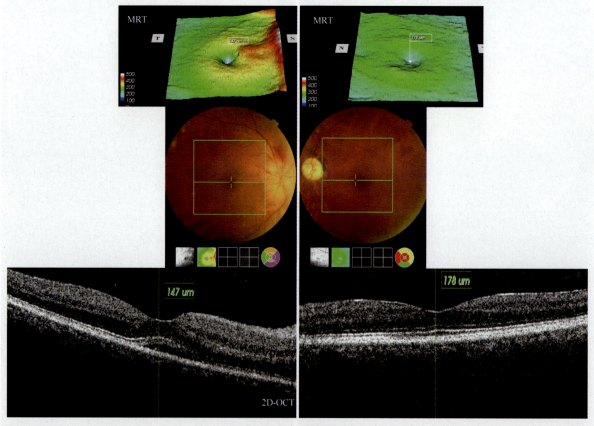

图 2-5-14 病例 15-3

2014-5-12：MRT：右眼黄斑中心外围深黄色环形，鼻侧网膜水肿重；左眼环形基本消失。右眼视盘水肿伴少量出血，左眼视盘色淡、萎缩。
2D-OCT：右眼黄斑浆液性视网膜脱离；左眼视网膜神经节细胞层萎缩变薄，双侧视细胞层正常。

第 5 章　mGCC 与视路疾病

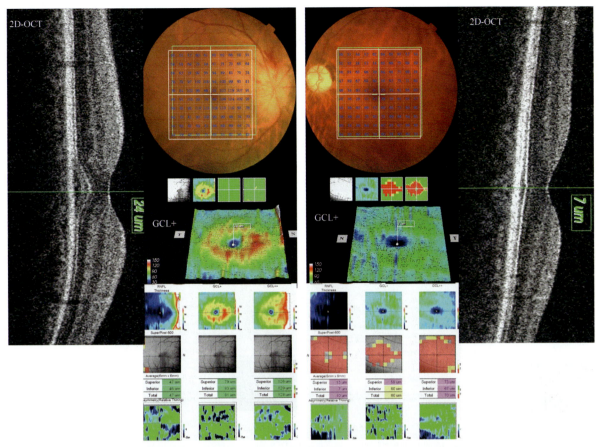

图 2-5-15　病例 15-4

2014-5-12：mGCC：右眼 GCL+ 肿胀属亚正常眼。左眼 GCL+ 呈类圆形萎缩，mRNFL 也有严重损伤（两侧不对称，目前右眼 mRNFL 肿胀，基本正常）。2D-OCT：右眼正常视网膜层次但黄斑区局限浆液视网膜脱离，左眼神经节细胞层萎缩变薄，余解剖层次正常。

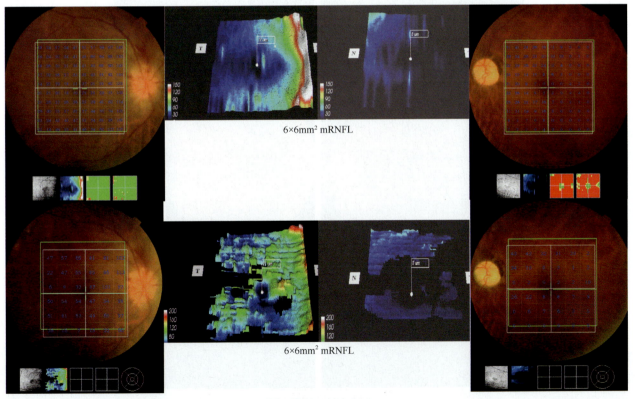

图 2-5-16　病例 15-5

2014-5-12：mRNFL：不同分格区扫描方式同一眼基本相似，双侧不对称，右眼 mRNFL 显著增厚，左眼是明显萎缩。

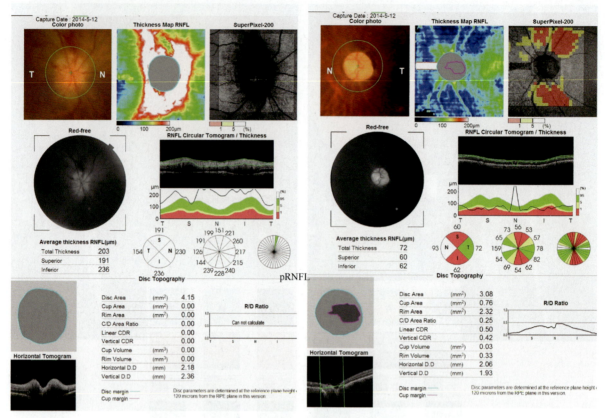

图 2-5-17　病例 15-6

2014-5-12：pRNFL 示：右眼乳头水肿，pRNFL 严重肿胀增厚，超出正常高限；左眼上下血管弓部位神经束萎缩严重，但黄斑束没有受损，故患者视力尚可。

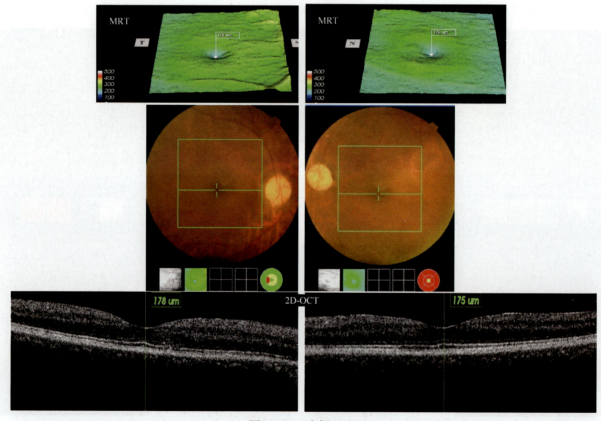

图 2-5-18　病例 15-7

2014-6-9：右眼发病后 1 个月，经过治疗后，右眼视盘水肿已消失，黄斑区外围环形也基本消失，神经纤维层萎缩变薄。（双眼 MRT 和 2D-OCT 基本一致表现）。

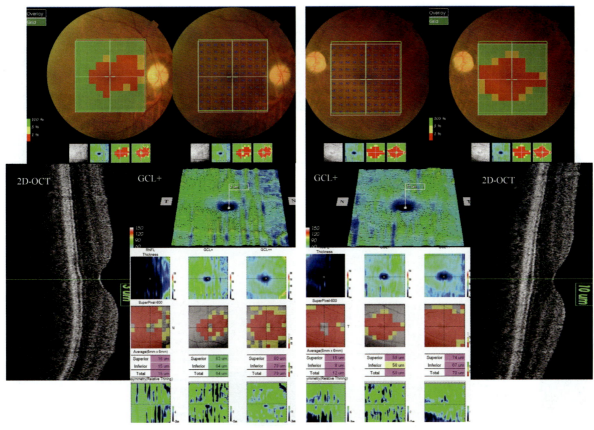

图 2-5-19　病例 15-8

2014-6-9：双侧 mGCC 改变基本一致，双侧 GCL+ 环形消失，左眼重些；病损概率图显示黄斑正中心留下一些正常或轻度损伤节细胞区，保持视力较好。双侧 mRNFL 损伤基本相似，但 GCL+ 右眼较左眼轻些。

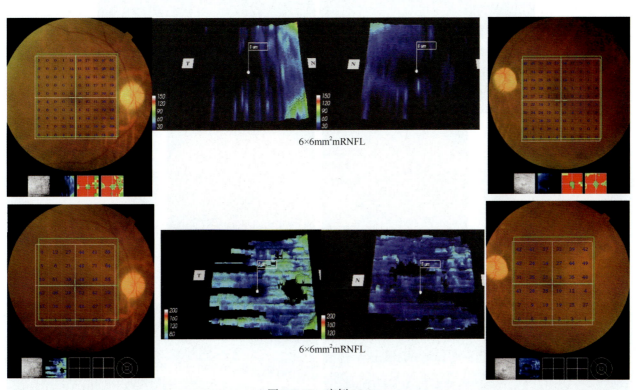

图 2-5-20　病例 15-9

2014-6-9：mRNFL 与 2014-5-12 比较，左眼不变，右眼肿胀减轻些。双眼仍不对称。

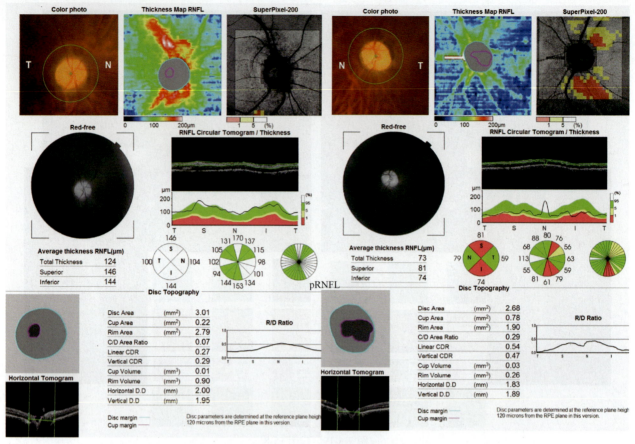

图 2-5-21　病例 15-10

2014-6-9：pRNFL：右眼 pRNFL 肿胀增厚期，但较初诊（2014-5-12）的明显水肿期比较，水肿已基本消退了；左眼与初诊相仿。

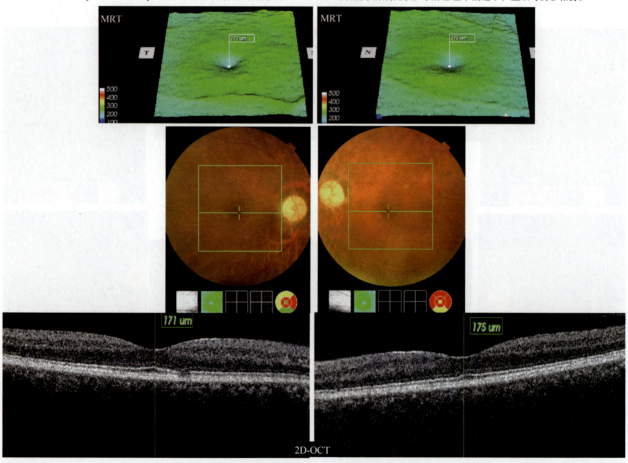

图 2-5-22　病例 15-11

2014-8-11：双眼视力 0.5。距离初诊已 3 个月。病情稳定。双侧黄斑中心区外围环形隐约，双侧视盘色淡、萎缩。双侧神经节细胞层萎缩变薄。

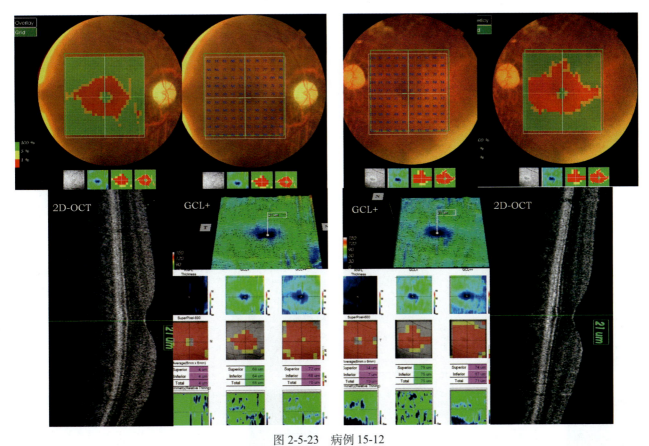

图 2-5-23　病例 15-12

2014-8-11：mGCC 基本与发病后 1 个月（2014-6-9）相似改变，但右眼 mRNFL 的萎缩更重了（见病损概率图），目前双眼病损基本一致。

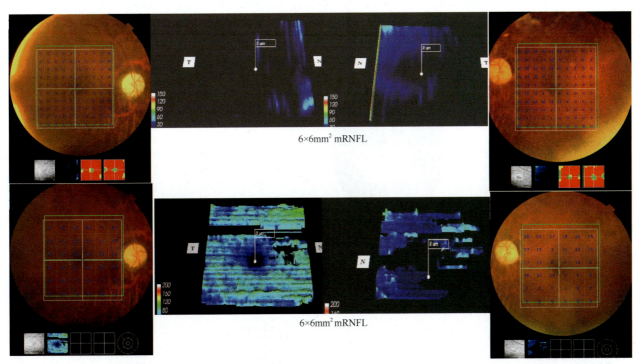

图 2-5-24　病例 15-13

2014-8-11：mGCC 双眼基本一致，但 mRNFL 有区别：右眼已有明显萎缩变薄但仍有肿胀，右眼病变并未完全稳定。

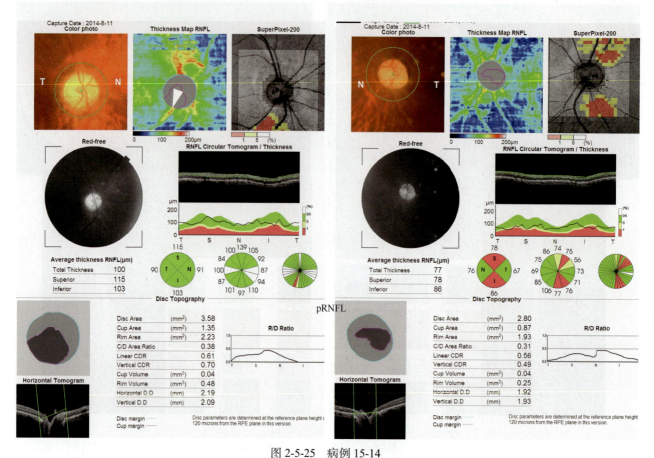

图 2-5-25　病例 15-14

2014-8-11：右眼 pRNFL 已发生萎缩，视盘下方有神经束缺损，相应视盘陷凹扩大（箭头）；左眼同前改变。

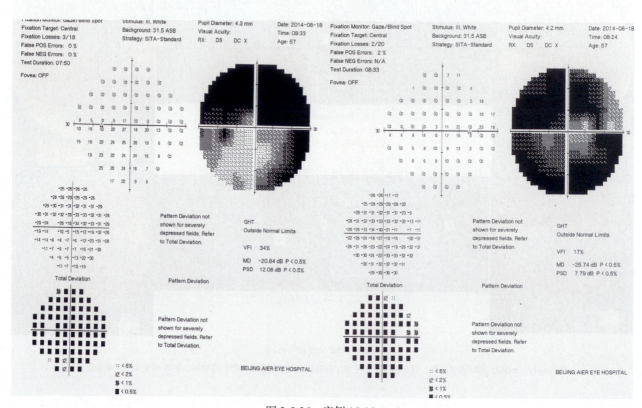

图 2-5-26　病例 15-15

2014-8-18：双眼视力 0.5（犯病时右眼 0.1）。视野：左眼视野与原始基本一致，说明 AION 稳定后再治疗是没有意义的。右眼经过治疗后视野中心明显好转，视力提高。但右眼损伤较左眼重。

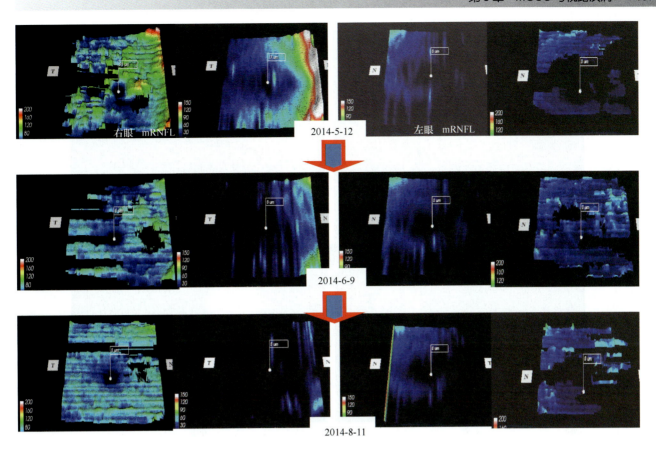

图 2-5-27 病例 15-16

双眼 AION（左眼陈旧稳定病变、右眼发病眼）：观察右眼不同阶段 mRNFL 厚度变化。右眼 mRNFL：发病初期肿胀增厚。3 个月后萎缩变薄（似乎还未完全稳定）。左眼 mRNFL：不因右眼的治疗而改变（稳定不变）。

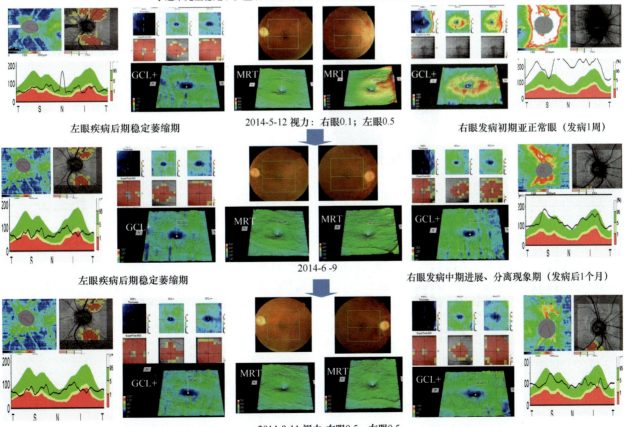

图 2-5-28 病例 15-17

双眼不同病程阶段 MRT、mGCC、pRNFL 变化比较：左眼疾病后期稳定萎缩期：右眼的治疗过程中，左眼的 mGCC 没有任何改变。右眼发病后期稳定萎缩期（发病后 3 个月）：整个治疗过程中，mGCC 由肿胀到萎缩，但 pRNFL 肿胀（1 个月时的检查）；至发病 3 个月时，mGCC 和 pRNFL 两者均萎缩变薄。伴随治疗，视力视野有好转。

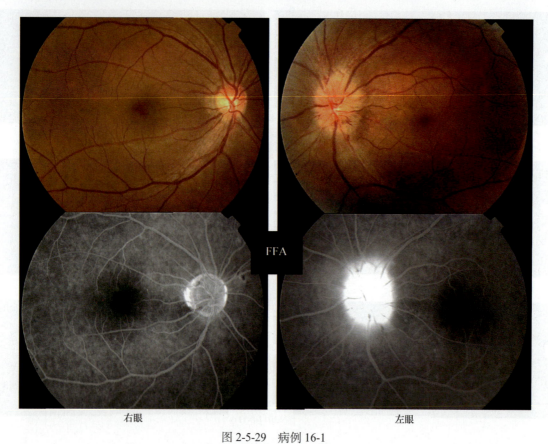

图 2-5-29 病例 16-1

2014-1-6：AION。患者左眼视力下降 10 天，左眼视盘水肿伴极少出血，FFA 左眼晚期视盘渗漏染色；右眼晚期视盘染色。

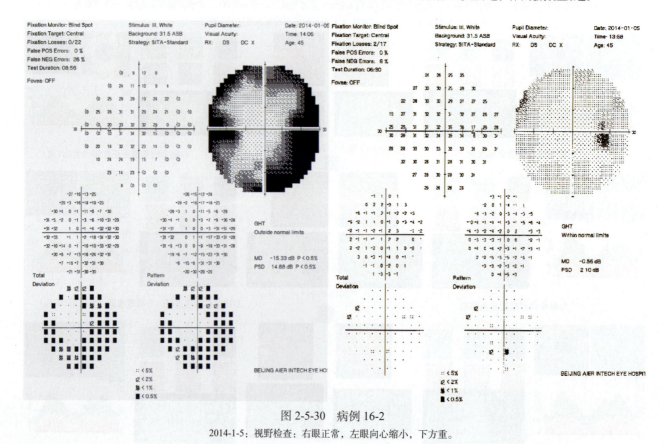

图 2-5-30 病例 16-2

2014-1-5：视野检查：右眼正常，左眼向心缩小，下方重。

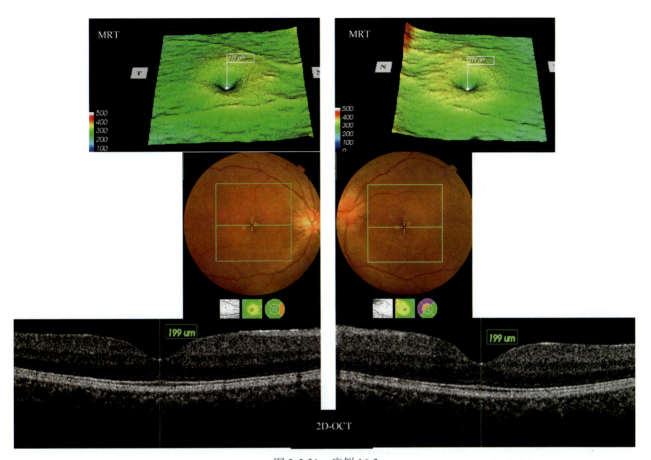

图 2-5-31 病例 16-3

2014-1-6：MRT：双眼黄斑中心环形隆起，完整，右眼色泽正常，左眼黄红色，明显较右眼深。2D-OCT：双眼视网膜解剖层次正常。

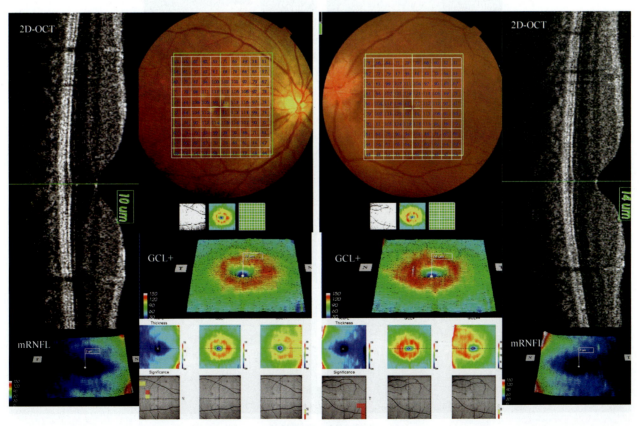

图 2-5-32 病例 16-4

2014-1-6：双眼 GCL+ 呈深红色，明显呈增厚肿胀，左发病眼更重。概率图不显示改变，注意双侧 mRNFL 正常图形，基本对称。2D-OCT：双侧视网膜解剖层次正常。

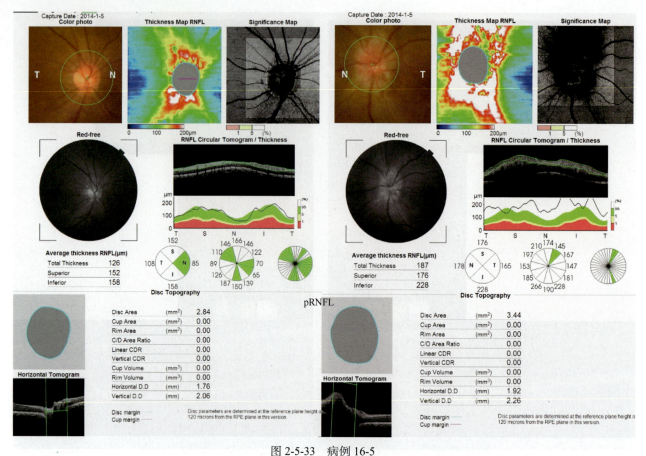

图 2-5-33 病例 16-5

2014-1-6：双眼 pRNFL 显示：肿胀增厚，左眼超出正常高限范围。

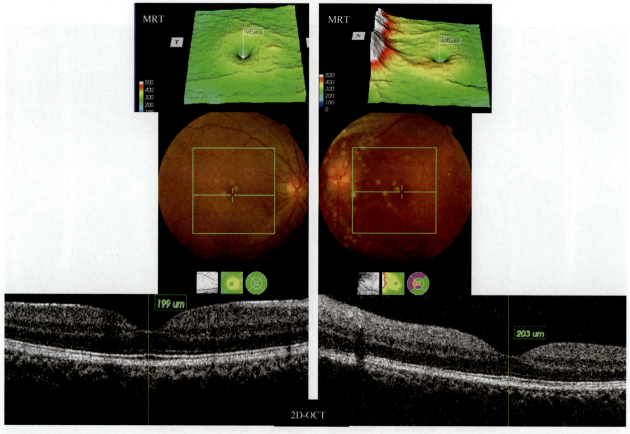

图 2-5-34 病例 16-6

2014-1-27：左眼发病后 30 天。视力：右眼 1.2；左眼 0.05。MRT：右眼环形正常色泽偏红些。左眼深黄红色环形，上方色泽变淡（说明上方变薄），水平划界。2D-OCT：右眼视网膜解剖层次正常。左眼神经节细胞层已变薄，反射增强。

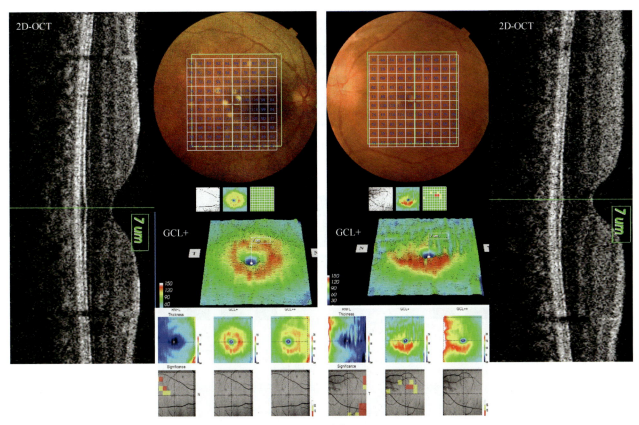

图 2-5-35　病例 16-7

2014-1-27：mGCC：右眼 GCL+ 同前保持不变。左眼 GCL+ 上方半环萎缩变薄，下方仍肿胀，符合前图 MRT 改变。左眼 mRNFL 出现改变（与 2014-1-6 不同），与右眼不对称，但是病损概率图 GCL+ 上方损伤较轻，GCL++ 仍是正常，说明左眼 mRNFL 仍然十分肿胀。2D-OCT：右眼正常视网膜层次。左上方神经节细胞层萎缩变薄。

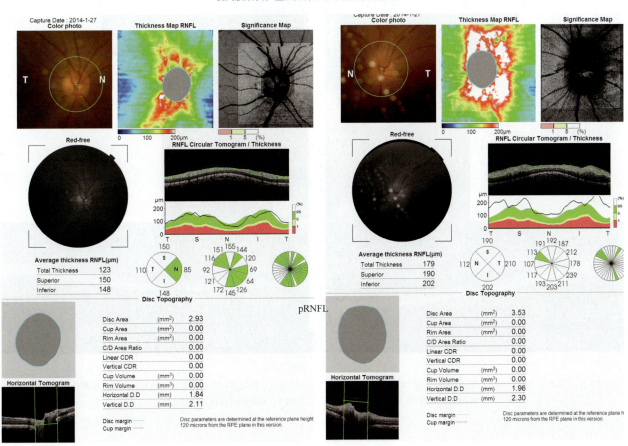

图 2-5-36　病例 16-8

2014-1-27：左眼 pRNFL：明显较初诊时减轻，但仍然是肿胀超出正常界限；右眼 pRNFL 正常高限范围。

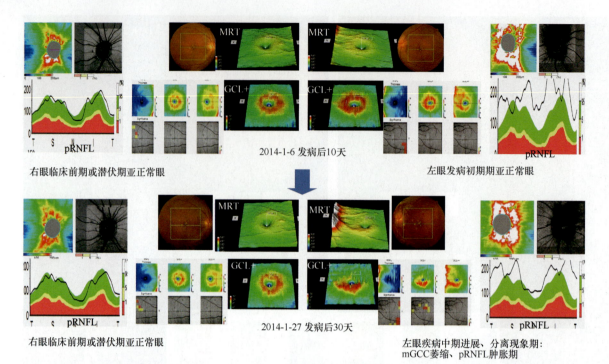

图 2-5-37　病例 16-9

左眼发病早、中期 MRT、mGCC、pRNFL 的变化,并与正常的右眼比较。本病例后期未来随诊,未见到疾病后期稳定萎缩期。

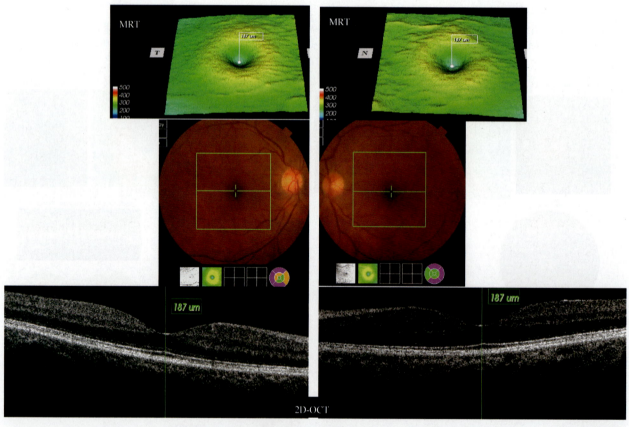

图 2-5-38　病例 17-1

2013-12-31:AION。女性,58 岁。临床前期或潜伏期亚正常眼(双)。干燥综合征:服用多种免疫抑制剂和激素。MRT:双眼黄斑中心区外周环形隆起深黄红色,正常均匀分布形态。2D-OCT:双眼视网膜解剖层次正常。

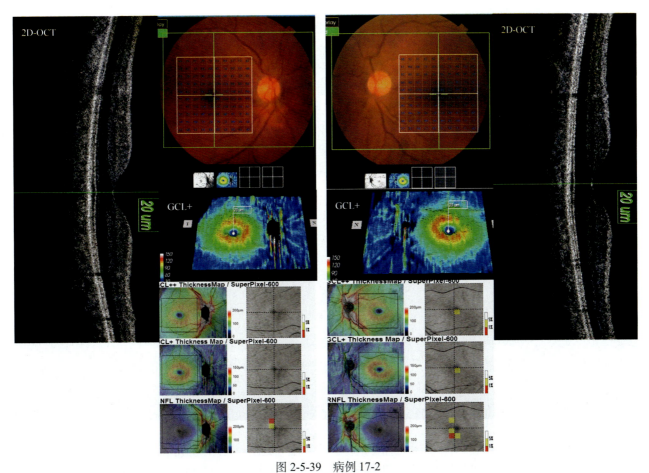

图 2-5-39 病例 17-2

2013-12-31：双侧 GCL+ 呈肿胀深红色泽，环形完整，颞侧色泽稍淡些，病损概率图基本正常。2D-OCT：双侧视网膜解剖层次正常。

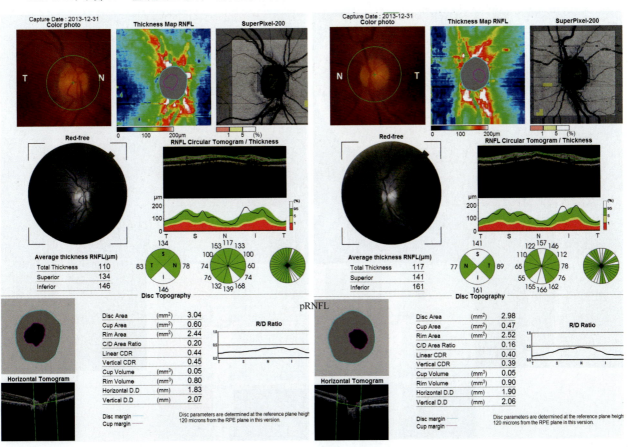

图 2-5-40 病例 17-3

2013-12-31：pRNFL 双眼肿胀，正常高限范围。

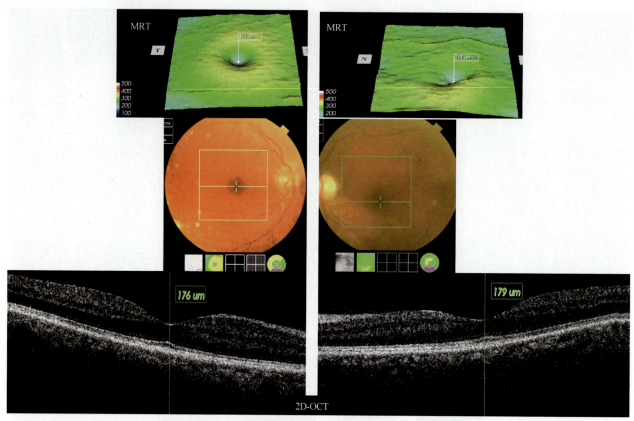

图 2-5-41　病例 17-4

2014-9-3：左眼 AION，疾病晚期萎缩期；右眼临床前期或潜伏期亚正常眼。MRT：左眼黄斑中心区环形上方半消失，下方存在，水平线划界。视盘颞上色淡。2D-OCT：左眼视网膜节细胞带变窄。2014-7-10：患者自觉突然左眼视力下降，水平下方看不见。外院记录左视乳头水肿伴少量出血。FFA 提示左眼视盘荧光素渗漏染色。

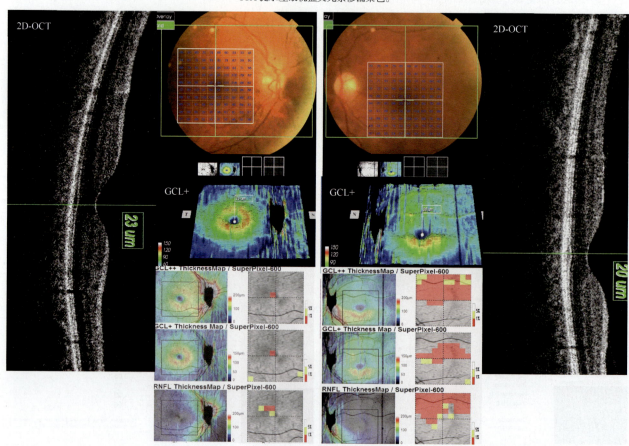

图 2-5-42　病例 17-5

2014-9-3：mGCC：右眼 GCL+ 同 2013-12-31。左眼 GCL+ 上方水平萎缩，环形消失，下方环形色泽较红。病损概率图显示：右眼正常；左眼上方损伤，下方正常，水平划界。注意双侧 mRNFL 不对称，右眼正常，左眼上方明显大范围萎缩。2D-OCT：除左眼上方神经节细胞层萎缩变薄外，余视网膜解剖层次正常。

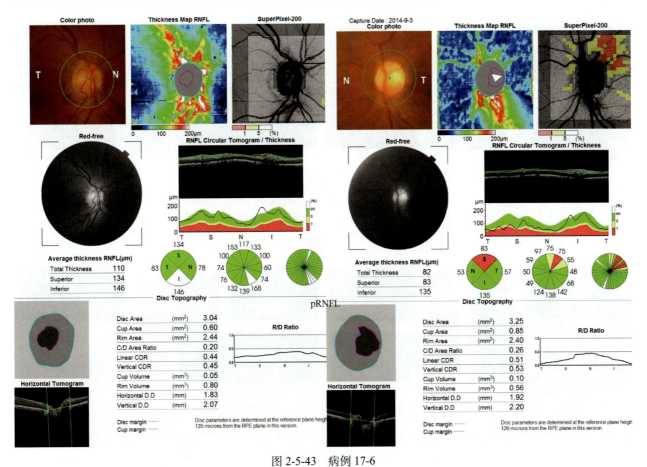

图 2-5-43　病例 17-6

2014-9-3：pRNFL 示：左眼视盘颞上神经束萎缩为主，视盘鼻侧似乎也有轻度受损，相应视盘陷凹扩大（箭头）。左眼颞下神经束和右眼一样均是肿胀增厚。

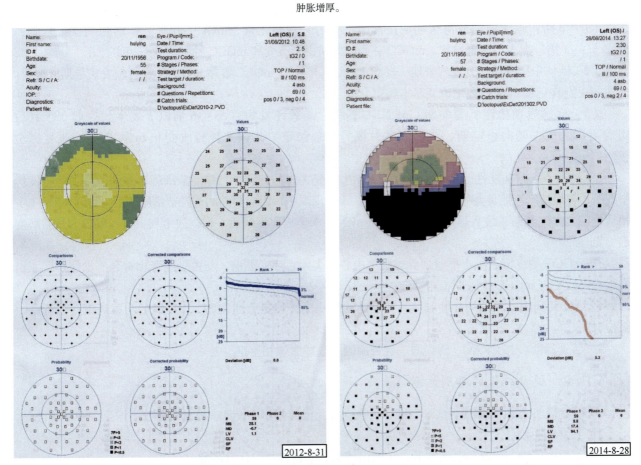

图 2-5-44　病例 17-7

左眼发病前后视野比较：2012-8-31：左眼未发病前视野正常。2014-8-28：左眼发病后 2 个月视野下方水平缺损，上方周边部视野也有轻度受损。

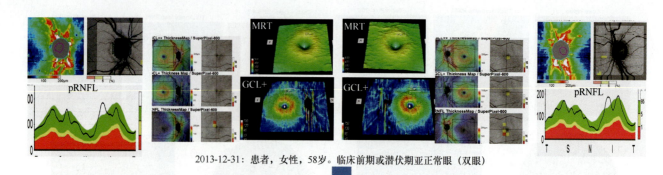

2013-12-31：患者，女性，58岁。临床前期或潜伏期亚正常眼（双眼）

2014-7-10 发病早期：突然左视力下降，视野下方水平缺损。
外院病历记录及彩色眼底相显示左视盘水肿伴少量出血，FFA视盘荧光素渗漏、染色。
外院诊断：左眼AION

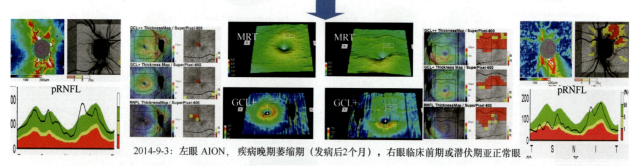

2014-9-3：左眼 AION，疾病晚期萎缩期（发病后2个月），右眼临床前期或潜伏期亚正常眼

图 2-5-45　病例 17-8

此病例周身疾病 - 干燥综合征，亚正常眼可能就是周身病的并发情况。亚正常眼的实质可能代表着某些累及视神经的眼病的潜伏期表现。

5.1.1.1　急性 AION 病例视野改变和 mGCC 损伤演变关系分析

1）急性 AION 病例 mGCC 损伤演变三个阶段

（1）早期：临床前期或潜伏期亚正常眼：视力、视野正常，mGCC 肿胀。疾病初期亚正常眼：持续 2～3 周，视力、视野异常，mGCC 肿胀，此期视野改变和 mGCC 肿胀两者不相吻合。

（2）疾病中期进展、分离现象期：发病 3 周后，即出现 mGCC 萎缩。视力、视野较发病早期有改善。此期的视野改变和 mGCC 萎缩改变基本相吻合。

（3）疾病后期稳定、萎缩期：pRNFL 萎缩，一般在发病后 5～6 周以上发生。一般 3 个月后疾病不再进展，趋向稳定期，改善的视力视野也趋稳定。此期的视野改变和 mGCC 萎缩改变完全相吻合。

2）神经节细胞功能性改变（视野改变）发生在先（发病初期），神经节细胞器质性改变在后（发病中期）；神经节细胞胞体萎缩在先（发病后 2～3 周出现），相应萎缩的神经节细胞轴突纤维（mRNFL）稍后也随之发生萎缩，最后是盘周神经纤维（pRNFL）萎缩（发病后 6 周以后出现），一般 3 个月后病变趋稳定。

3）mGCC 萎缩特点：水平缝划界或黄斑中心区类圆、环形萎缩，与视野改变相符合。发病初期亚正常眼视野改变与 mGCC 肿胀期不相符合。

4）AION 病因：无论炎症性和非炎症性的动脉病变，均是急性发病。视力预后与黄斑束受损程度、部位有关。

5）鉴别诊断：与 CRAO、青光眼、各种原因视盘肿胀等相鉴别。

5.1.1.2　视盘肿胀的鉴别诊断

1）假性乳头水肿：① 视乳头埋藏疣；② 视乳头先天异常：小视盘、视盘表面胶质增生、有鞘纤维等。

2）真性乳头水肿

（1）颅内压增高引起的乳头水肿：① 颅内肿瘤；② 良性颅内压升高症。

（2）视乳头局部病变导致的乳头水肿：① 炎症或外伤和中毒：葡萄膜炎、乳头炎、球后视神经炎、低眼压、外伤、放射治疗、甲醇中毒；②血管病变：AION、CRVO、视盘静脉炎；③视盘肿物：错构瘤、血管瘤、视神经胶质瘤、视神经鞘脑膜瘤等视神经鞘的原发或继发性肿物、球后肌锥内良、恶性肿瘤；④浸润性病变：结节病、淋巴瘤、白血病、癌。

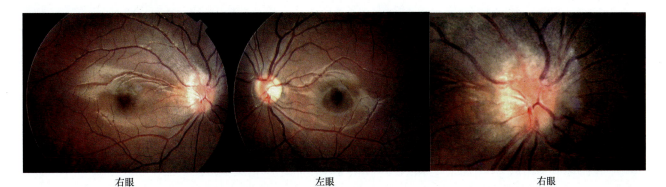

右眼　　　　　　　　　　左眼　　　　　　　　　右眼

图 2-5-46　病例 18-1

患者，女性，8 岁。因近视去当地医院检查，FFA 诊断为右眼视乳头水肿，故来北京就诊。造成误诊的原因：① FFA：阅片不分辨染色和渗漏只做后极部的照相，周边未照相，而失去远周部的病变；②眼底检查：不散瞳、不看周边眼底。

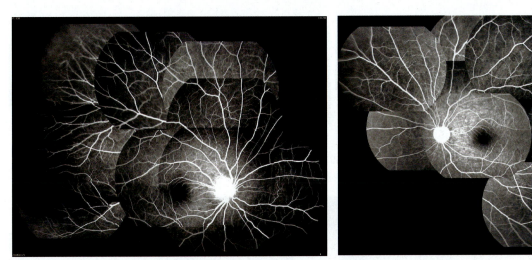

图 2-5-47　病例 18-2

FEVR1 期（患者的父亲同样是 FEVR1 期）。

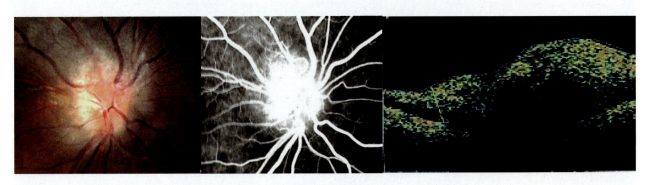

图 2-5-48　病例 18-3

视乳头病变正确诊断：视乳头胶质性增生或错构瘤。

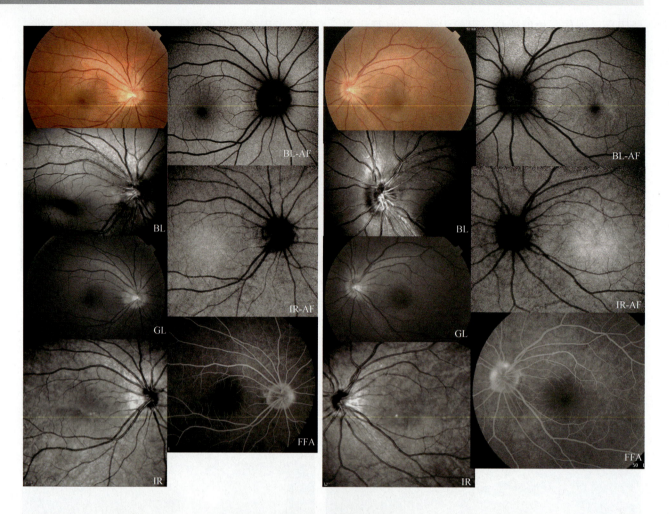

图 2-5-49 病例 19-1
双先天性小视盘，视盘埋藏疣。

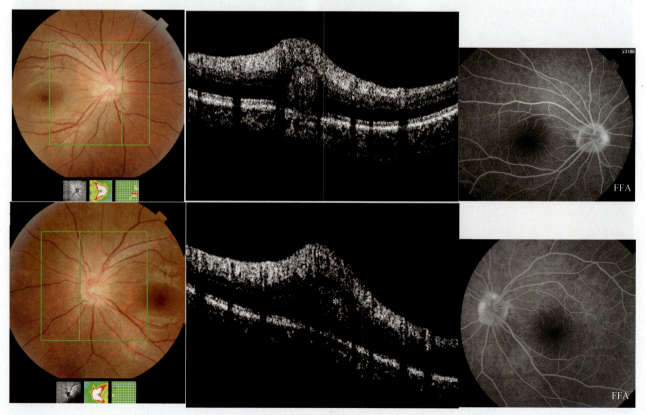

图 2-5-50 病例 19-2
双眼视盘边缘埋藏疣（＊号）和 FFA 晚期视盘鼻侧缘染色。

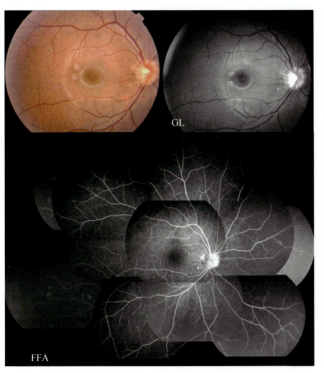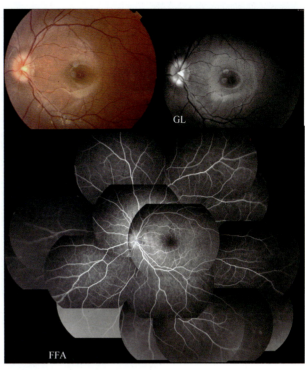

图 2-5-51 病例 20-1

2015-7-27：患者假性视乳头水肿，视盘埋藏疣，双侧视盘较小，色红，边缘不清尤其鼻侧，GL 相更明显，FFA 晚期视盘鼻侧缘染色明显。

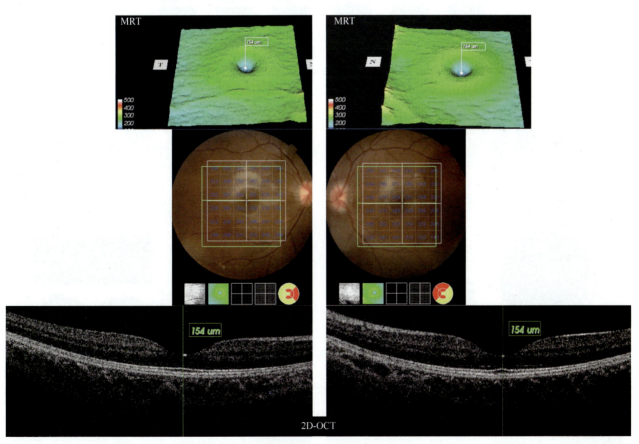

图 2-5-52 病例 20-2

2015-7-21：双侧 MRT 和 2D-OCT 显示厚度正常。

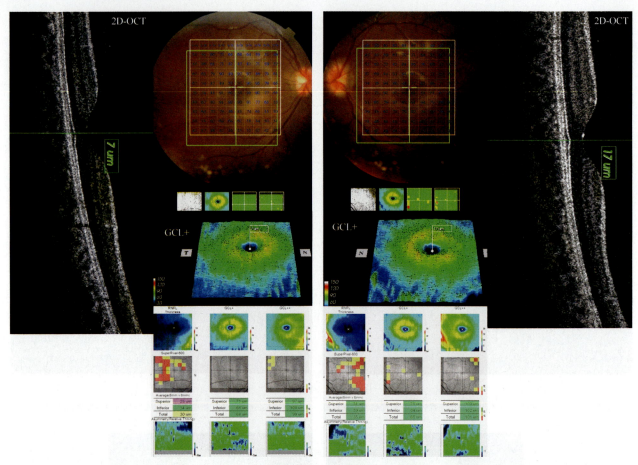

图 2-5-53　病例 20-3

双侧 GCL+：显示正常。病损概率图：双侧 GCL+ 和 GCL++ 正常。双侧 mRNFL 图形对称，显示颞侧纤维有些损伤，难以考证其临床意义（多半属正常现象）。2D-OCT：双侧视网膜解剖层次正常。

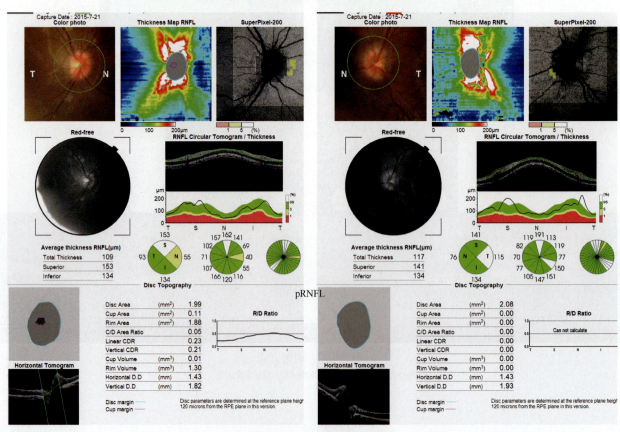

图 2-5-54　病例 20-4

双侧 pRNFL 呈肿胀，病损概率图显示正常，生理陷凹右极小，左眼不存在（小视盘）。

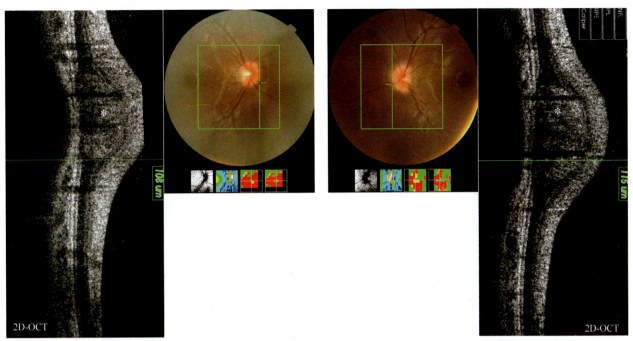

图 2-5-55 病例 20-5
双视盘颞侧边缘可见境界清楚的玻璃膜疣（*号显示）。

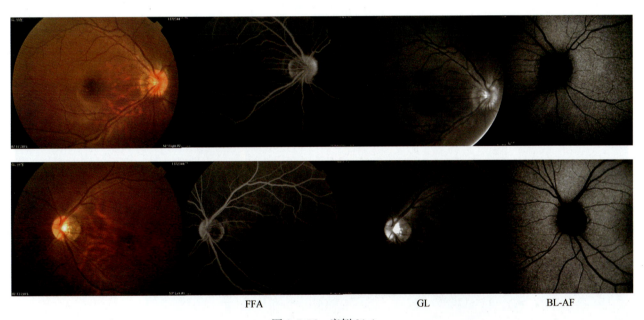

FFA　　　　　　　　　GL　　　　　　　　　BL-AF

图 2-5-56 病例 21-1

患者，女性，21 岁。发现左眼视力不好半年多。矫正视力：右眼 1.0；左眼 0.15。高度近视眼（双眼 -7.00s）。双眼小视盘伴埋藏疣、左眼视神经萎缩（视盘埋藏疣导致？），双眼小视盘肾形，左眼色泽淡。FFA：双鼻侧缘晚期染色。GL 相：右眼边缘欠清，左眼边缘清，色淡。BL-AF：双侧蓝光激发自发荧光不存在（视盘不显示自发荧光，说明视盘埋藏疣未显露到表面）。

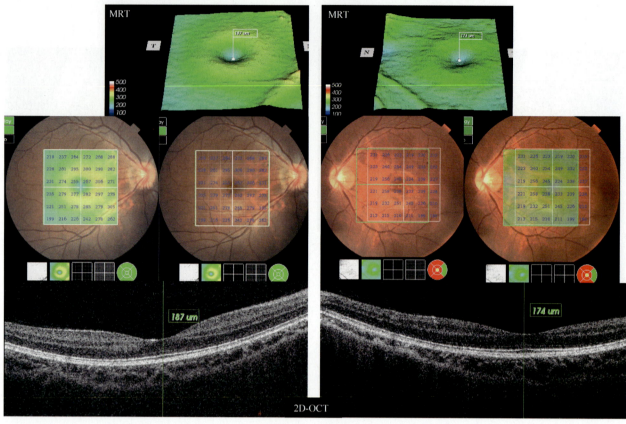

图 2-5-57 病例 21-2

右眼 MRT 和 2D-OCT 正常。左眼 MRT 不正常，环形近乎消失，2D-OCT 可见神经节细胞层萎缩变薄。

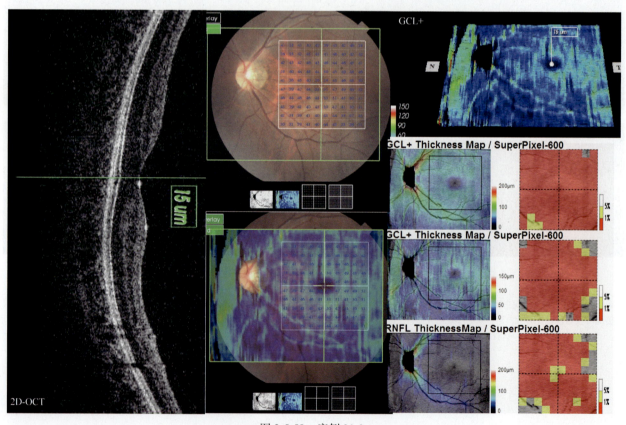

图 2-5-58 病例 21-3

左眼 mGCC 显示：GCL+ 萎缩变薄，已失去环形，概率图显示 mRNFL、GCL+、GCL++ 均明显萎缩变薄。2D-OCT：视网膜神经节细胞层萎缩变薄，余解剖层次正常。

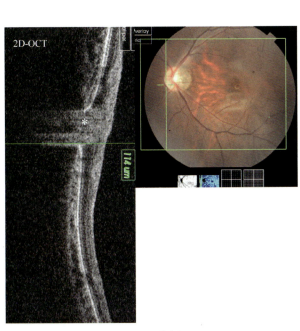

图 2-5-59 病例 21-4
左眼视盘鼻侧边缘埋藏疣伴有阴影。

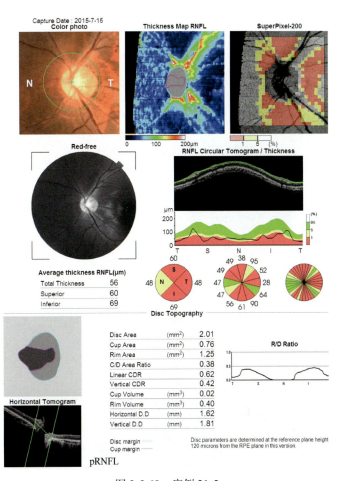

图 2-5-60 病例 21-5
左眼 pRNFL：明显萎缩变薄，陷凹向鼻侧缘扩大。

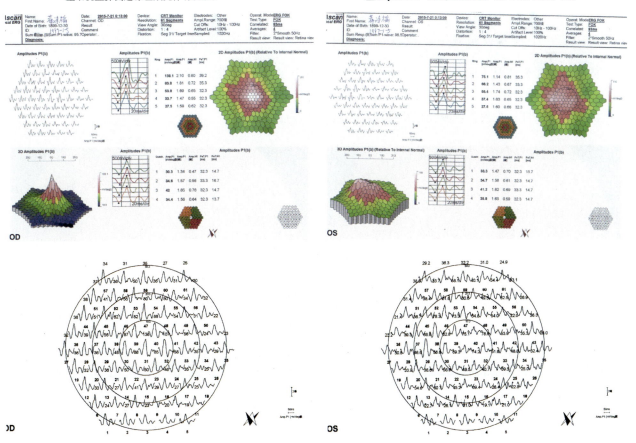

图 2-5-61 病例 21-6
mfERG：右眼正常；左眼黄斑中央及颞下的小范围波形异常（或与固视不佳有关），与视野中心暗点对应。

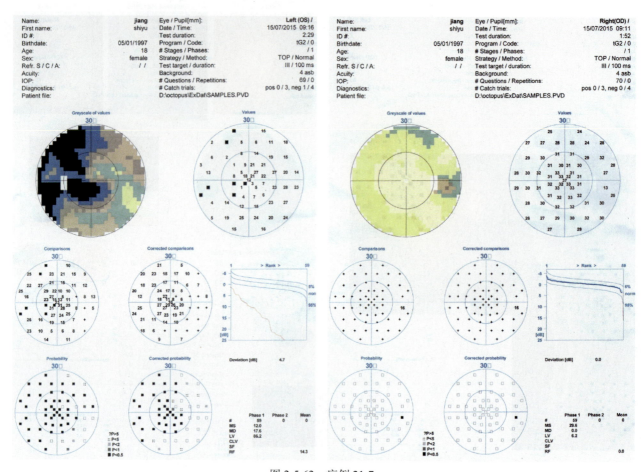

图 2-5-62 病例 21-7

视野：右眼盲点扩大些，左眼以颞侧缺损为重，鼻上损伤也较重。

5.1.1.3 小视盘埋藏疣——假性视乳头水肿

先天性：屈光情况（远视或近视均可）、视盘以较小多见、埋藏疣多半位于视盘鼻侧边缘。

并发症：视神经萎缩，可能与埋藏疣变大挤压视神经纤维或缺血导致，或伴发视乳头炎导致。

随诊的必要性：小视盘埋藏疣存在视神经萎缩的并发症。

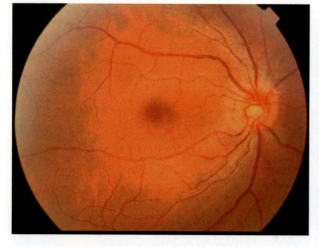
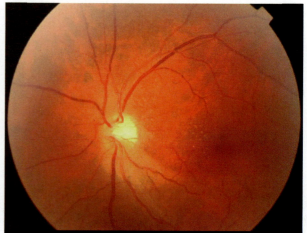

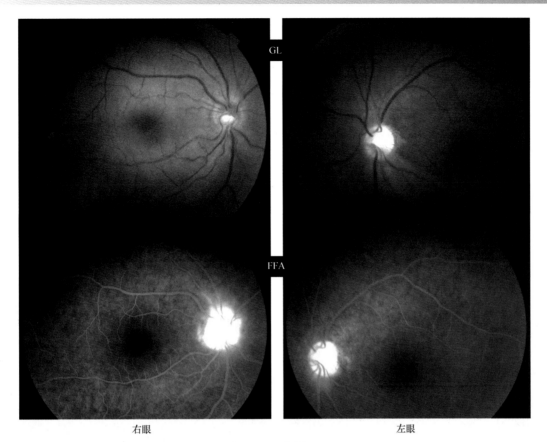

右眼　　　　　　　　　　　　　　左眼

图 2-5-63　病例 22-1

2013-9-26：患者，男性，43 岁。视力：右眼 0.25；左眼 0.06。右眼 AION？（或视乳头炎），左眼视神经萎缩（AION），左眼视力下降 1.5 个月，已经激素治疗，右眼视力下降 1 周。（2013-9-2 视力：右眼 1.0；左眼手动）。FFA：右眼视盘轻度水肿，边缘稍模糊，晚期渗漏染色；左眼视盘色泽浅，后期染色。

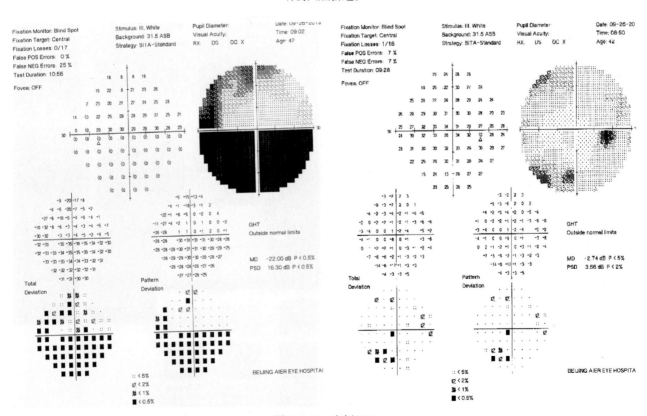

图 2-5-64　病例 22-2

2013-9-26：左眼视野下方水平盲，右眼颞下周边象限缺损。

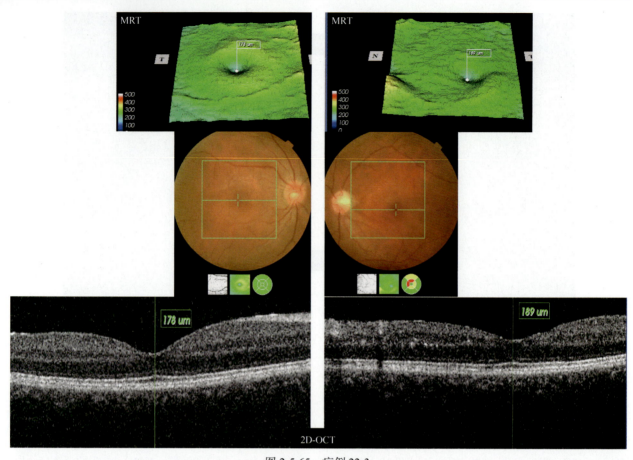

图 2-5-65 病例 22-3

2013-9-30：MRT：右眼正常环形；左眼环形基本消失。2D-OCT：右眼视网膜解剖层次正常，左眼神经节细胞层萎缩变薄。

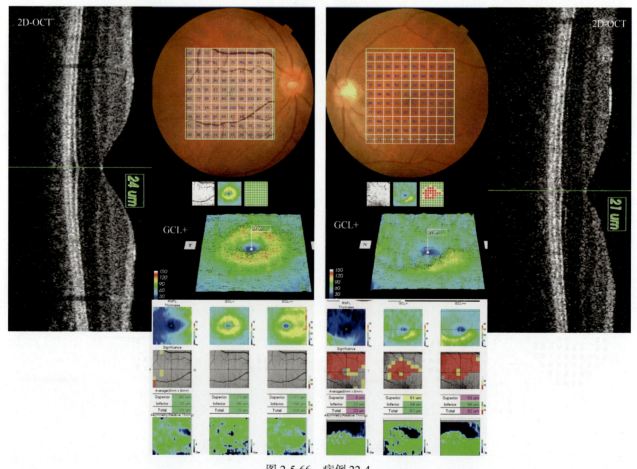

图 2-5-66 病例 22-4

2013-9-30：mGCC：右眼 GCL+ 环形、色泽正常，病损概率图未显示病变。左眼 GCL+ 环形消失，仅剩颞下方环形存在，病损概率图显示水平划界的损伤，上方为主，中心损伤，注意 mRNFL 上方明显损伤，与正常右眼的 mRNFL 不对称。2D-OCT：右眼视网膜解剖层次正常，左眼神经节细胞层萎缩变薄，上方重。

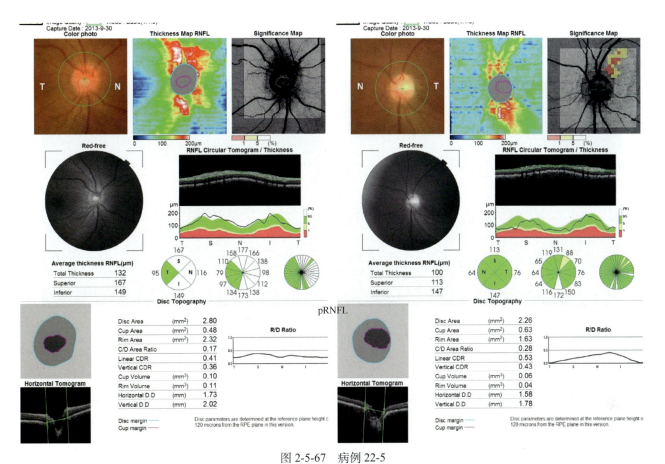

图 2-5-67 病例 22-5

2014-9-30：pRNFL：右眼肿胀（正常高限范围），左眼下方肿胀，上方尤其颞上方萎缩，符合病损概率图显示，对应视盘陷凹略扩大。

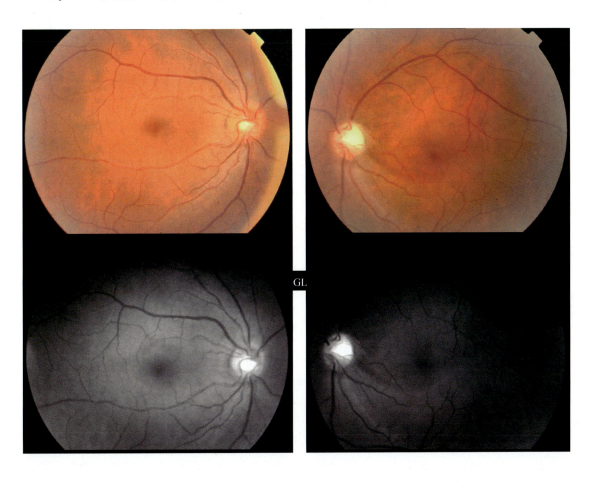

图 2-5-68　病例 22-6

2014-3-3：发病后，经过近 5.5 个月的治疗，右眼恢复正常，左眼 AION 的病情基本与原始一致，不因右眼的治疗而改变。FFA：双眼视盘染色。

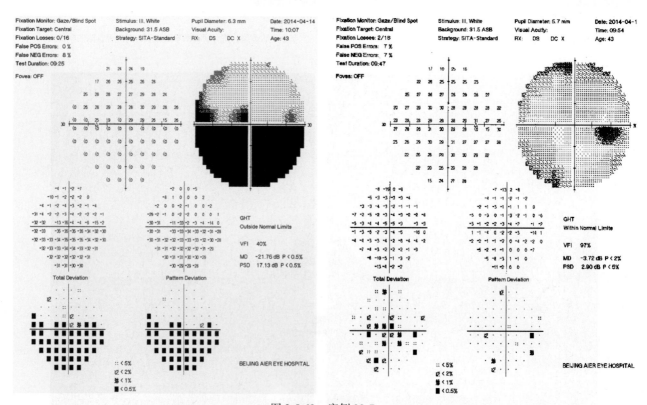

图 2-5-69　病例 22-7

2014-4-14：右眼发病 6 个多月后，右眼视野基本正常，左眼视野与以前一致。

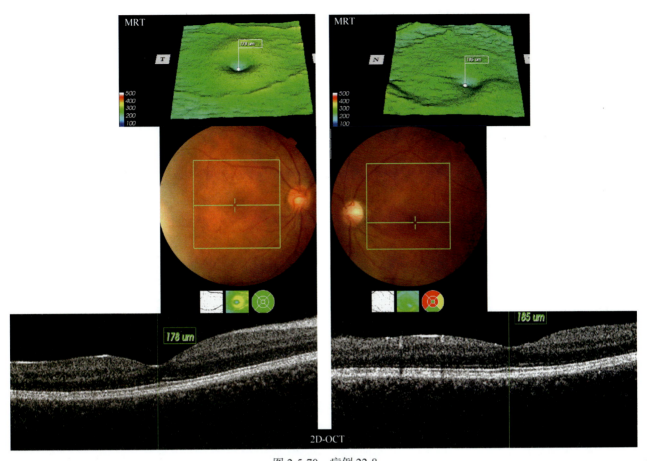

图 2-5-70 病例 22-8

2014-3-10：MRT：右眼环形、色泽正常。左眼环形消失黄斑区网膜色泽稍淡些（与右眼比较）。2D-OCT：右眼视网膜解剖层次正常，左眼神经节细胞层萎缩变薄。

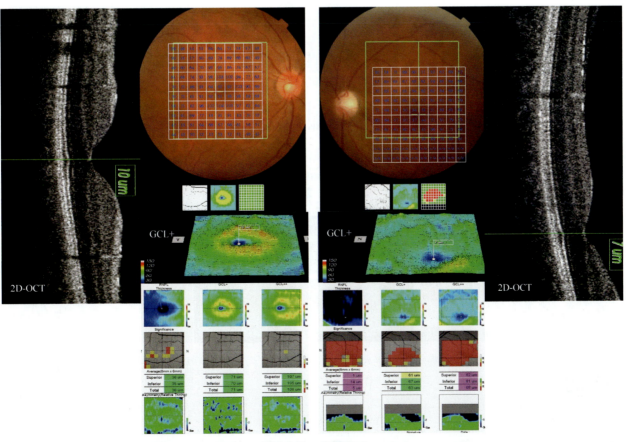

图 2-5-71 病例 22-9

2014-3-10：与 2013-9-30 几乎完全相同改变。

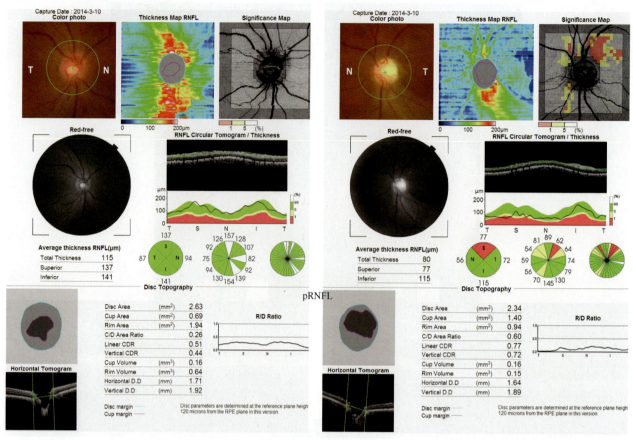

图 2-5-72 病例 22-10

2014-3-10：pRNFL：右眼与 2014-9-30 发病早期相比基本相似，仍属肿胀期。左眼与 2014-9-30 比较盘周纤维进一步萎缩，视盘陷凹更扩大些。

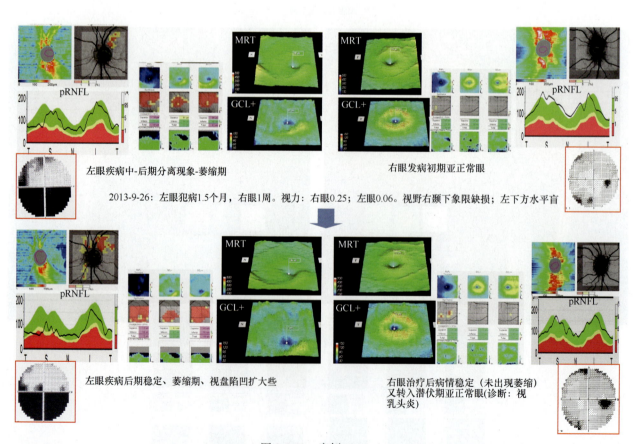

左眼疾病中-后期分离现象-萎缩期　　　　　　　右眼发病初期亚正常眼

2013-9-26：左眼犯病1.5个月，右眼1周。视力：右眼0.25；左眼0.06。视野右颞下象限缺损；左下方水平盲

左眼疾病后期稳定、萎缩期、视盘陷凹扩大些　　右眼治疗后病情稳定（未出现萎缩）又转入潜伏期亚正常眼(诊断：视乳头炎)

图 2-5-73 病例 22-11

2014-4-14：视力：右眼 1.0；左眼 0.1。视野：右眼基本正常；左眼下方水平盲（与原始一致）。

病例 22 的特点

左眼是 AION（先发病），右眼是视乳头网膜炎（后发病）。左眼在 1.5 个月前患 AION，右眼患病 1 周就诊。视力：右眼 0.25；左眼 0.06。经过充分治疗后视力提高（右眼 1.0；左眼 0.1）。左眼视力、视野没有因为右眼发病的激素等治疗发生好转，视盘陷凹更扩大些，说明 AION 的病程发展是在 1.5～2 个月才基本稳定。右眼经过激素充分治疗后，视力恢复正常，视野也基本恢复正常。说明本病例右眼诊断视神经乳头炎更妥些。视力、视野的恢复不符合 AION 的表现。

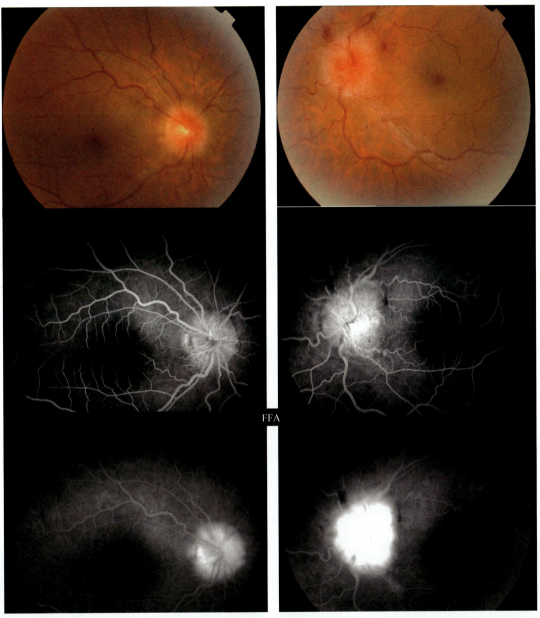

图 2-5-74 病例 23-1

2014-4-21：患者，男性，57 岁。视盘血管炎（小静脉炎），视盘水肿型。病程已半年，视力 1.2。有时有些头痛，腰穿颅内压正常，视野生理盲点扩大。
FFA：视盘毛细血管扩张明显，晚期渗漏重，此病例应用激素治疗，有效但反应较慢。因失去随诊，未得到最后检查结果。

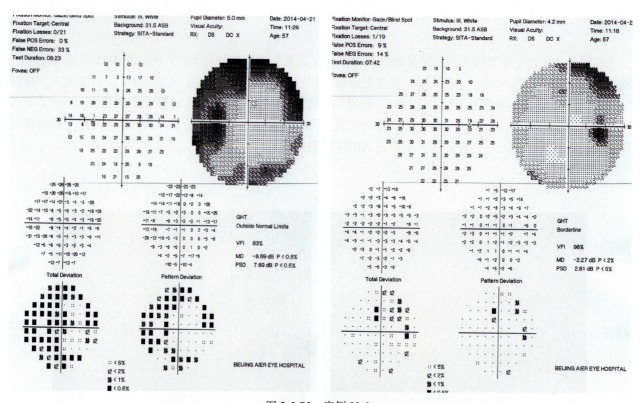

图 2-5-75　病例 23-2

2014-4-21：视野双侧生理盲点扩大，左眼有些向心缩小。

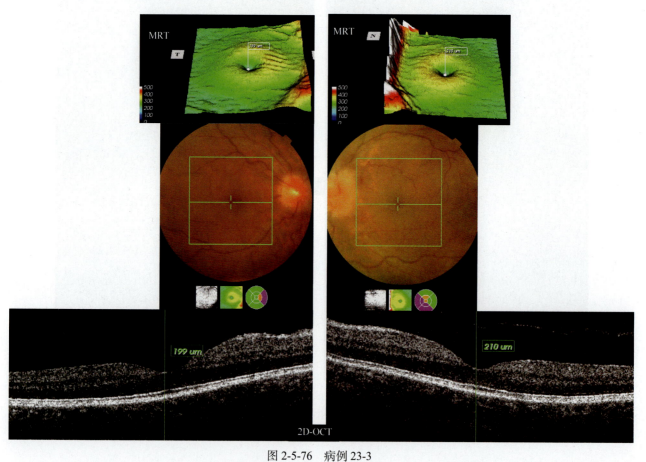

图 2-5-76　病例 23-3

2014-4-21：MRT：双侧黄斑环形完整色泽黄红色，视网膜轻度皱褶形成。2D-OCT：双侧视网膜解剖层次正常。

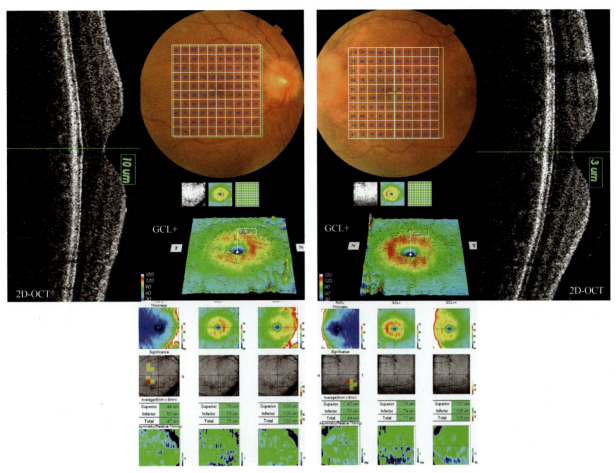

图 2-5-77 病例 23-4

2014-4-21：双侧 GCL+ 色泽深红（肿胀），双侧 mRNFL、GCL+、GCL++ 图形对称。病损概率图未显示损伤。2D-OCT：双侧视网膜解剖层次正常。

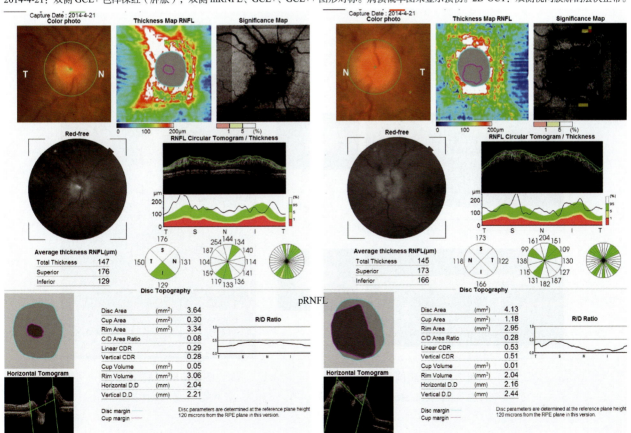

图 2-5-78 病例 23-5

2014-4-21：pRNFL：双侧盘周神经纤维肿胀超出正常界限。

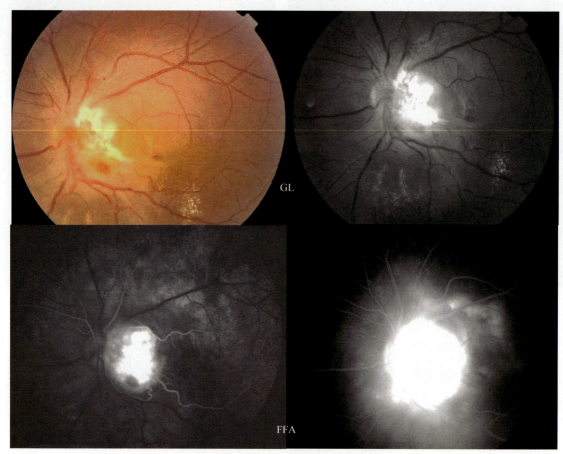

图 2-5-79 病例 24-1
视盘毛细血管瘤，位于血管下方的视网膜和视盘内，FFA 渗漏严重。

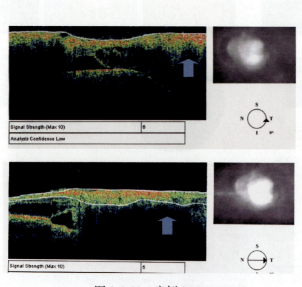

图 2-5-80 病例 24-2
2D-OCT 显示肿物表面高反射伴有阴影。

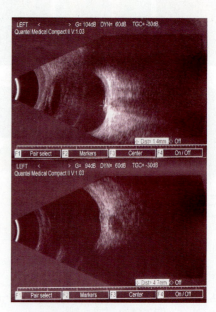

图 2-5-81 病例 24-3
B 超声：肿物位于视盘内。

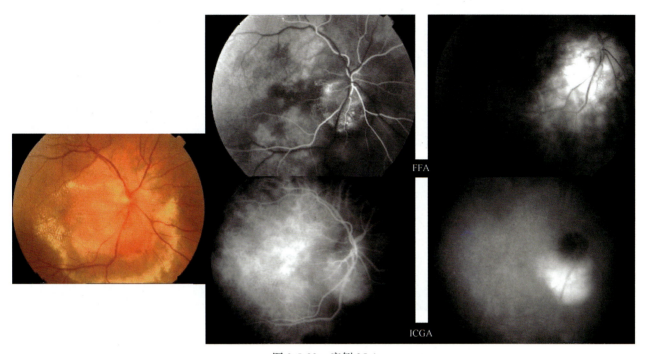

图 2-5-82　病例 25-1

2009-3-3：PIERRE：视盘毛细血管瘤，位于血管下方的视网膜视盘内肿物。FFA 和 ICGA：境界尚清，均有较重的渗漏。

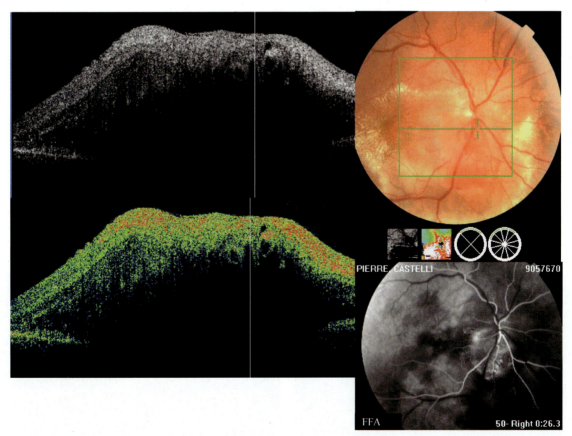

图 2-5-83　病例 25-2

2D-OCT 显示肿物表面高反射伴阴影。

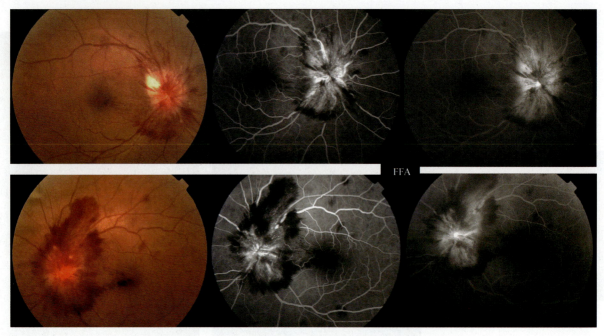

图 2-5-84　病例 26-1

2014-4-14：患者，女性，38 岁。因头痛、视力模糊就诊，双眼视力 0.8。FFA：双视乳头水肿伴出血，毛细血管扩张和渗漏但不严重。建议脑外科就诊，CT、MRI 证实：侧脑室和第 3 脑室积水，小脑下垂、变尖。本病例眼底病变肯定与颅内病变（颅内压或静脉回流？）有关，但眼科目前检查没有明确定位性证据。遗憾的是患者未回来复查。

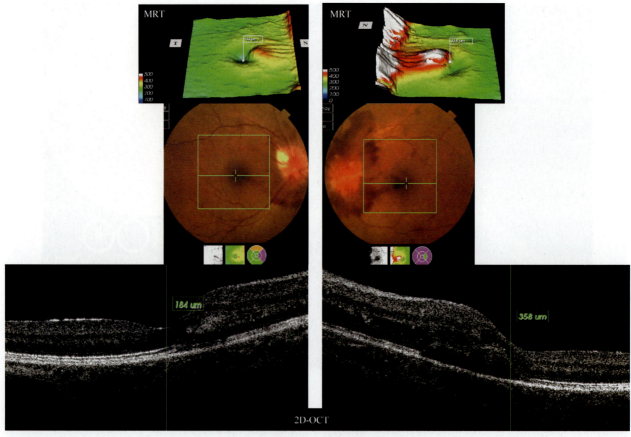

图 2-5-85　病例 26-2

2014-4-14：MRT 和 2D-OCT：双侧黄斑环形基本正常，有黄斑区视网膜水肿、皱褶形成，左眼更明显且有浅脱离。

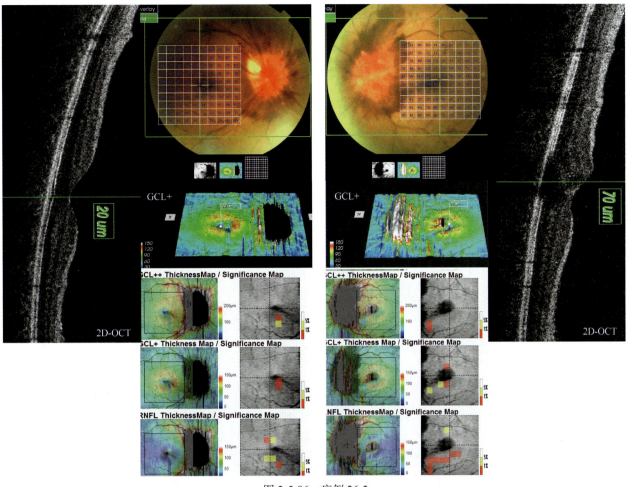

图 2-5-86　病例 26-3

mGCC 双侧轻度肿胀，没有病损概率图改变。

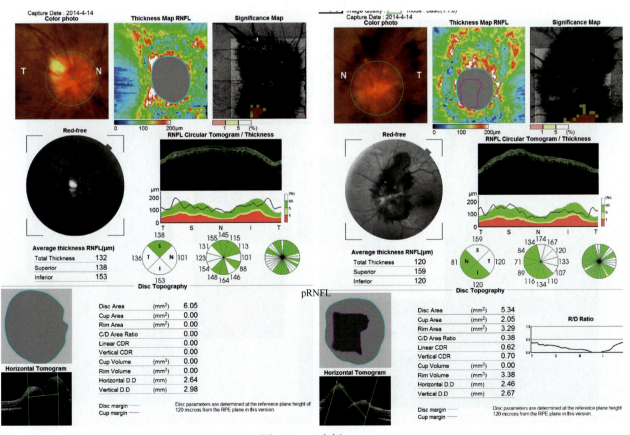

图 2-5-87　病例 26-4

pRNFL：双侧肿胀。

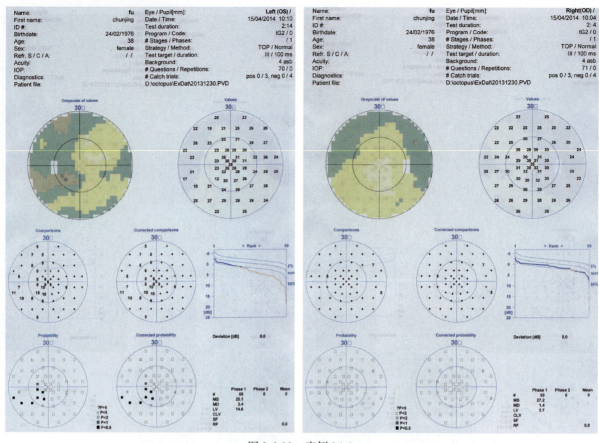

图 2-5-88　病例 26-5

视野以左眼颞侧改变，右眼没有明显改变，视野没有定位意义。

5.1.2　急性球后视神经炎（病变）

神经节细胞损伤过程演变与视野关系的临床 OCT 观察。

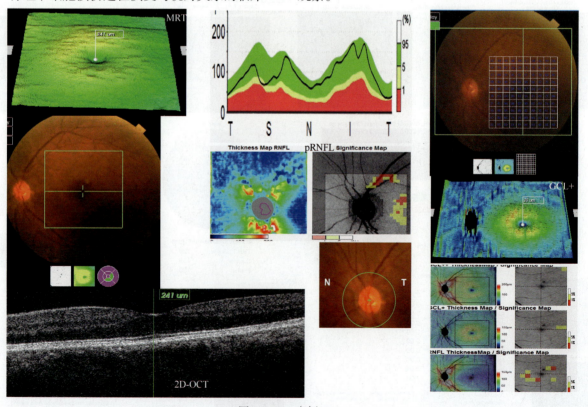

图 2-5-89　病例 27-1

2014-3-21：患者左眼球后视神经炎，发病初期亚正常眼。视力：2014-3-21 左眼 0.2；2014-3-26 左眼 0.1；2014-4-2 左眼无光感。MRT：黄斑中心外围环形隆起色泽较红，正常鼻侧较厚，颞侧较薄。2D-OCT 视网膜解剖层次正常。mGCC：GCL+ 环形尚均匀带红色，病损概率图正常。pRNFL：厚度基本正常高限范围，概率图乳头黄斑束可疑改变。

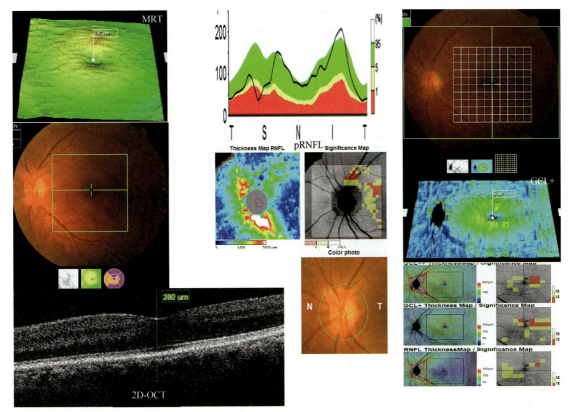

图 2-5-90　病例 27-2

2014-4-16：光感 - 手动，疾病中期进展期 - 分离现象期。MRT：基本同前，但似乎颞侧变薄些。mGCC：GCL+ 环形明显变淡，不完整，病损概率图出现极轻度损伤改变。pRNFL：大部分肿胀增厚，但视盘颞上方出现与 2014-3-21 更明显的改变，说明该处乳头黄斑束受损。

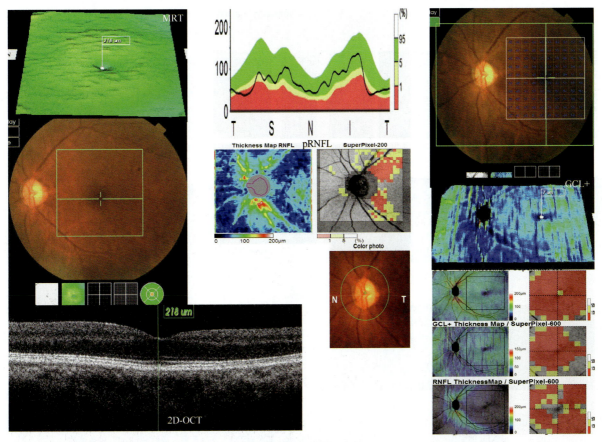

图 2-5-91　病例 27-3

2014-6-3：视力为 0.07。疾病后期萎缩期。MRT：黄斑中心环形大部分消失。2D-OCT：节细胞层变薄，视盘颞侧中心色浅。mGCC：GCL+ 环形消失，概率图示中心类圆形萎缩变薄。pRNFL：盘周神经纤维萎缩变薄，以上下血管弓区著名，上方更重。视盘陷凹扩大（中心为主）。

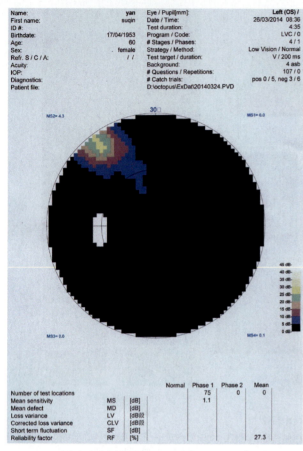

图 2-5-92　病例 27-4

2014-3-26：左眼发病，治疗前视野。

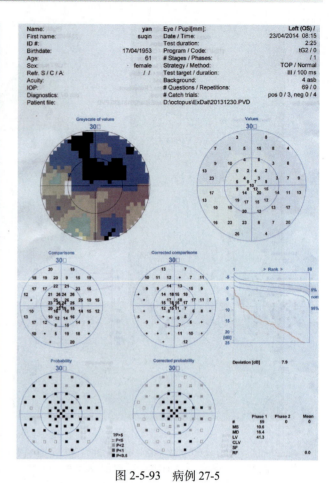

图 2-5-93　病例 27-5

2014-4-23：患者拒服激素，一般治疗，视野也有明显好转，视力提高不明显，可能与中心受损有关。

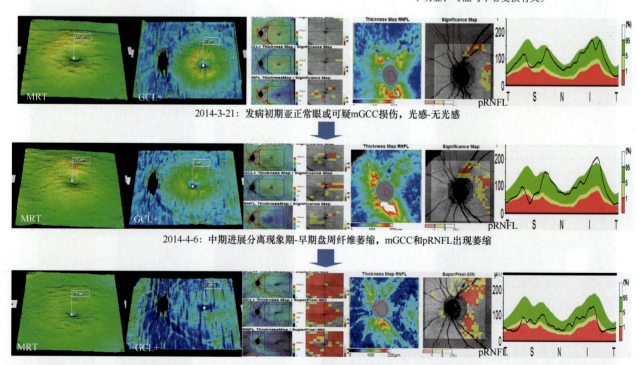

2014-3-21：发病初期亚正常眼或可疑mGCC损伤，光感-无光感

2014-4-6：中期进展分离现象期-早期盘周纤维萎缩，mGCC和pRNFL出现萎缩

图 2-5-94　病例 27-6

2014-6-3：疾病后期稳定萎缩期：mGCC 完全萎缩、pRNFL 萎缩，视力 0.07，视盘陷凹扩大。本病例充分体现球后视神经炎三个病程阶段 MRT、mGCC、pRNFL 的变化：GCL+ 由肿胀到萎缩变薄，最早发生；其次 mRNFL 发生萎缩，最后是 pRNFL 发生萎缩。

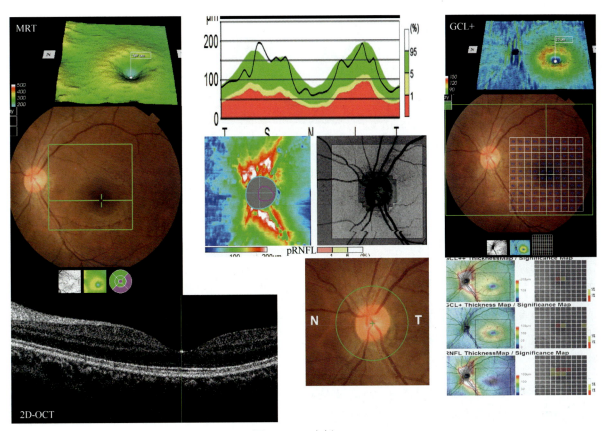

图 2-5-95 病例 28-1

2013-6-26：患者，女性，29 岁。视图：右眼 1.0；左眼 0.08（原来 1.0）。多发性硬化、左眼球后视神经炎 —— 发病初期亚正常眼。MRT：黄斑中心外围隆起环形正常，色泽偏红些。2D-OCT：视网膜解剖层次正常。mGCC 显示：GCL+ 完整红色环形（发病初期亚正常眼），概率图显示可疑性极早期损伤。pRNFL 示：正常厚度高限范围，概率图不显示损伤。视盘陷凹正常大小。

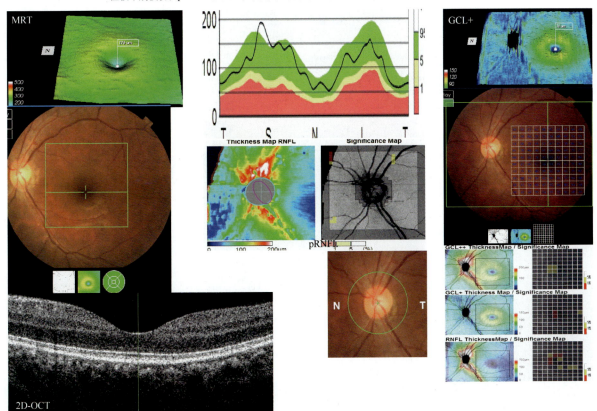

图 2-5-96 病例 28-2

2013-8-13：疾病中期进展、分离现象期：MRT：黄斑外围隆起环形色泽、形态正常。2D-OCT：视网膜解剖层次正常。mGCC 显示：GCL+ 环形色泽尚正常（较 2013-6-26 颜色变浅些，不连续性），概率图显示可疑性病损（与 2013-6-26 相似）。pRNFL 显示：基本是正常，但视盘下方变薄些，概率图不显示损伤。

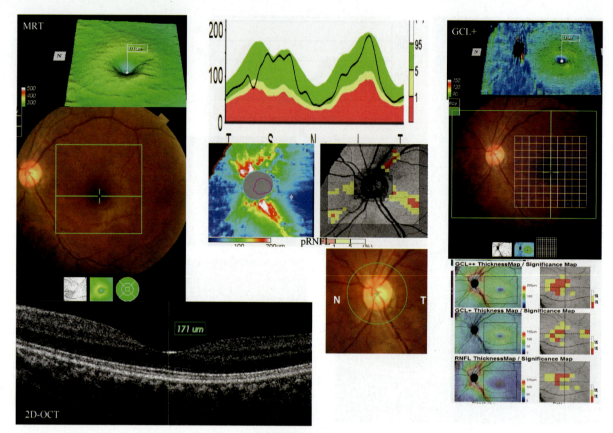

图 2-5-97　病例 28-3

2013-12-3：疾病后期萎缩期。视力：右眼 1.0；左眼 0.8。MRT：黄斑外围隆起环形带基本正常，似乎色泽较 2013-8-13 更浅些。2D-OCT：视网膜解剖层次正常。mGCC：GCL+ 显示环形消失，明显色泽变浅，概率图中心损伤，以鼻侧 mGCC 萎缩为主。pRNFL：除鼻侧乳斑束损伤萎缩外，余神经纤维仍是肿胀，概率图显示鼻侧纤维损伤尤其下方重（＊号）。

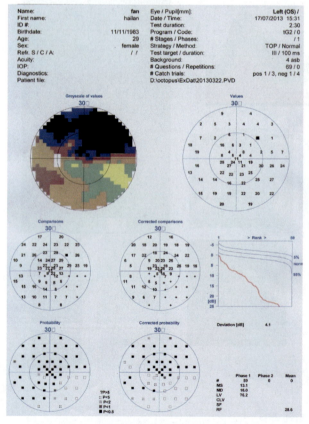

图 2-5-98　病例 28-4

2013-7-17：治疗前视野，左眼视力 0.08。

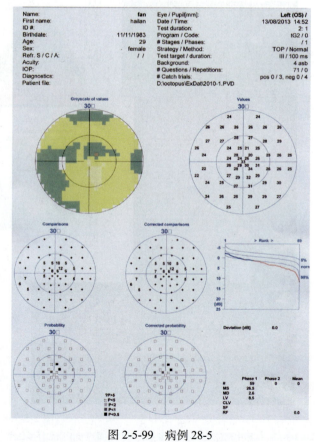

图 2-5-99　病例 28-5

2013-8-13：治疗后视野，左眼视力 0.8。视野明显改善，中心上方有相对暗点。

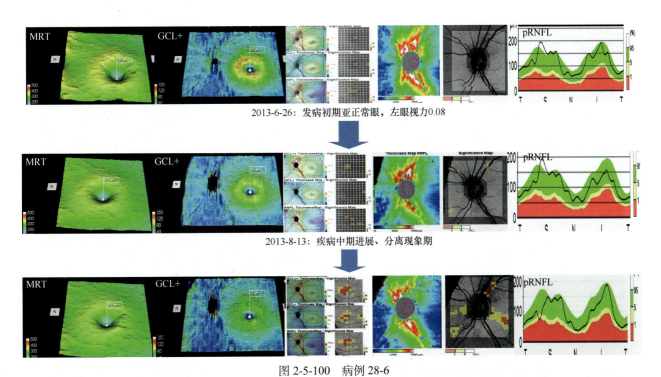

图 2-5-100　病例 28-6

不同时间段 GCL+、mRNFL、pRNFL 萎缩的先后过程和关系。本病例是多发硬化，常有复发。来本院就诊前就有过小的复发，患者未介意，故有极轻度的 mGCC 损伤。本病例后来复发又在其他医院治疗，但治疗及时，mGCC 损伤不重。

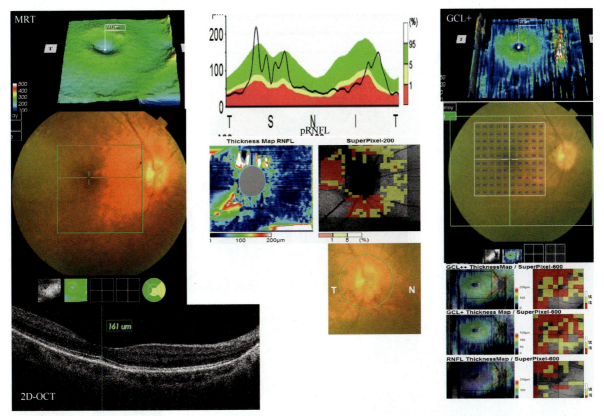

图 2-5-101　病例 29-1

2014-6-4：患者，女性，58 岁。视力右眼前指数，就诊时已是中期进展、分离现象期。MRT 显示：黄斑外围隆起淡黄色环形基本正常，高度近视影响照相质量。2D-OCT：视网膜解剖层次正常。mGCC 显示：GCL+ 环形色泽明显变淡，概率图示散在、较均匀的损伤，但显然 mRNFL 比 GCL+ 损伤轻些。pRNFL 显示：除上方外各方位均受损伤，乳斑束重（图片质量较差）。

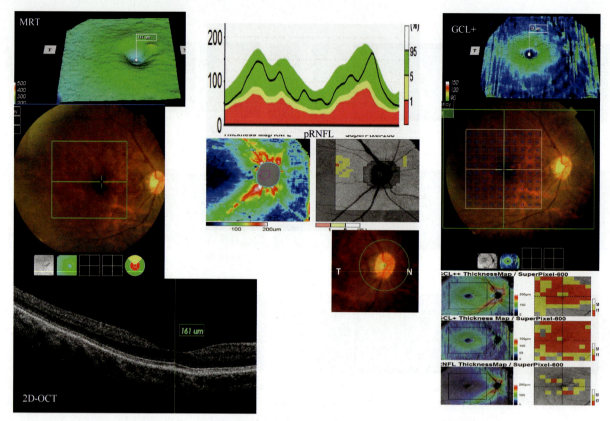

图 2-5-102　病例 29-2

2014-7-1：疾病中期进展、分离现象期 - 后期萎缩期。MRT：黄斑外围隆起淡黄色环形，色泽更浅。2D-OCT：神经节细胞层似乎薄些。mGCC：GCL+ 环形几乎消失，但很均匀，概率图呈中心大范围损伤，较 2014-6-10 更重了，但 mRNFL 的损伤很轻。pRNFL：厚度正常，但乳斑束仍显示轻度萎缩。

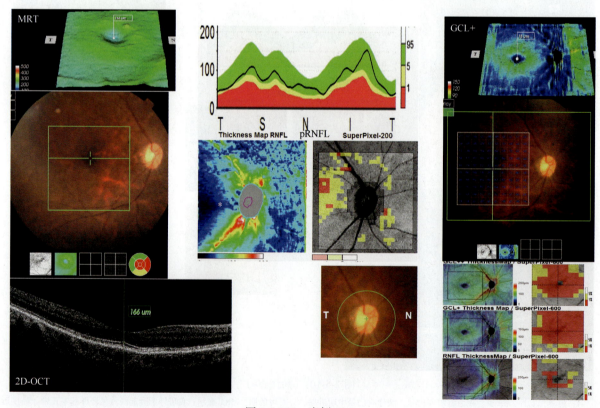

图 2-5-103　病例 29-3

2014-8-20：疾病后期稳定萎缩期，治疗后视力 0.2。MRT 和 2D-OCT：与 2014-7-1 形态相似。mGCC：与 2014-7-1 基本相似，概率图显示萎缩更明显些，但是 mRNFL 并未加重。pRNFL：厚度行走在正常下限，概率图显示乳斑束萎缩变薄更明显些（* 号尖端更接近视盘边缘），视盘中心色泽较发病初变得淡，陷凹基本不变。

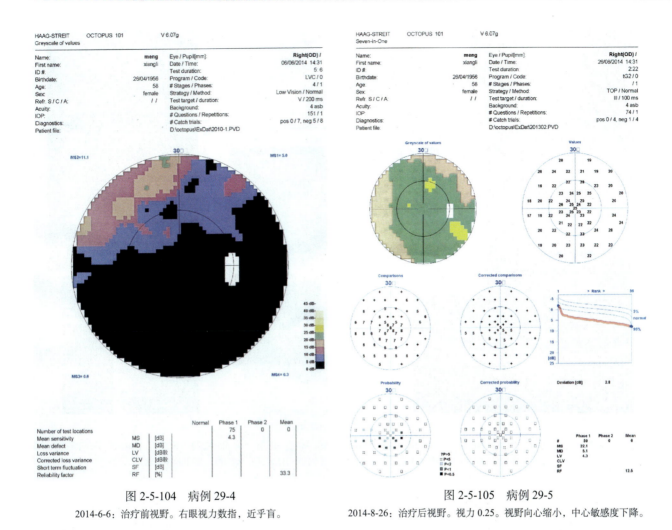

图 2-5-104　病例 29-4

2014-6-6：治疗前视野。右眼视力数指，近乎盲。

图 2-5-105　病例 29-5

2014-8-26：治疗后视野。视力 0.25。视野向心缩小，中心敏感度下降。

2014-6-4：视力右眼前指数，已是中期进展分离现象期

2014-7-1：中期进展、分离现象期-早期后期萎缩期

2014-8-20：后期稳定萎缩期，治疗后视力 0.25

图 2-5-106　病例 29-6

本病例 mGCC 仍然是随病程变薄。注意 pRNFL 的改变较明显：主要在视盘颞侧缘的鼻侧黄斑束纤维，随病程明显萎缩加重（*号及概率图示）。由于本例是高度近视，又有白内障，影响照相质量较大，尤其 2014-6-4 图像不理想。但基本还是可说明 GCL+、mRNFL、pRNFL 萎缩的先后顺序关系。

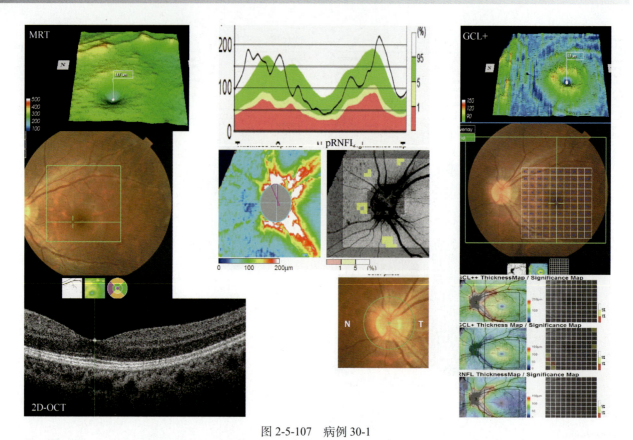

图 2-5-107　病例 30-1

2013-7-1：患者，女性，26 岁。视力：右眼 1.0；左眼 0.04。发病早期亚正常眼。MRT：黄斑区中心外围隆起环形正常。2D-OCT：视网膜解剖层次正常。mGCC：GCL+ 环形基本正常，色泽略红些，概率图不显示损伤。pRNFL：属于肿胀表现。

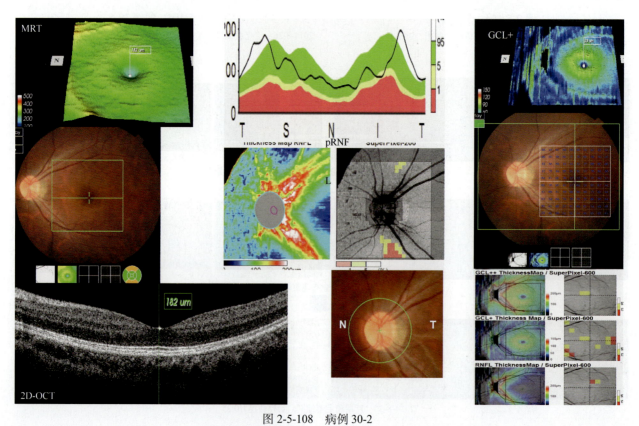

图 2-5-108　病例 30-2

2013-7-10：中期进展、分离现象期。MRT：黄斑中心外围隆起环形基本正常。2D-OCT：视网膜解剖层次正常。mGCC：GCL+ 淡黄色环形基本正常，概率图显示 GCL+ 可疑损伤。pRNFL：大部分肿胀，视盘下方可疑神经束损伤。

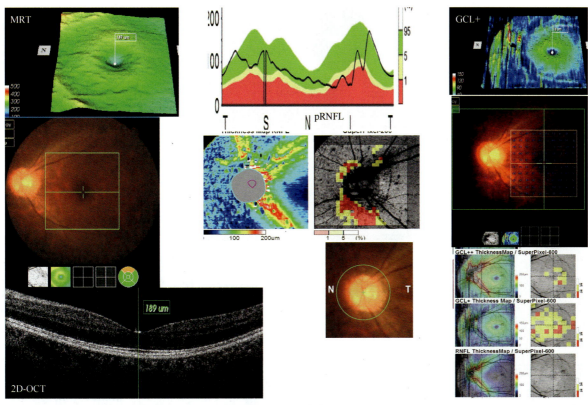

图 2-5-109　病例 30-3

2014-5-21：疾病后期稳定萎缩期。MRT：黄斑中心外围淡黄色环形存在，基本正常。2D-OCT：视网膜解剖层次未见明显异常。mGCC：GCL+ 环似乎极浅淡，均匀存在，概率图显示中心 GCL+ 散在损伤，mRNFL 仍然正常。pRNFL：有萎缩，下方为主（图片质量不好）。

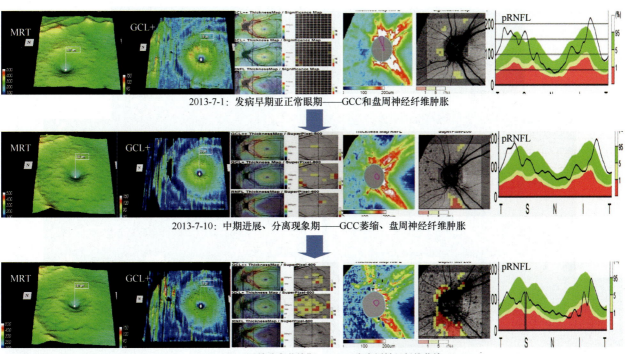

2013-7-1：发病早期亚正常眼期——GCC和盘周神经纤维肿胀

2013-7-10：中期进展、分离现象期——GCC萎缩、盘周神经纤维肿胀

2014-5-21：后缩稳定萎缩期——GCC和盘周神经纤维萎缩

图 2-5-110　病例 30-4

本病例同样可见 GCL+、mRNFL、pRNFL 萎缩的先后过程和关系。

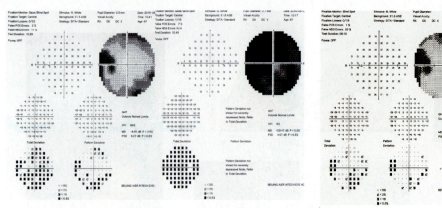
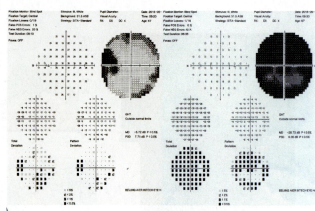

2015-5-7：患者，男性，66岁。隐源性机化性肺炎，右眼球后视神经炎，右眼视力下降发病后1天，右眼视力0.25

2015-5-18：发病后12天

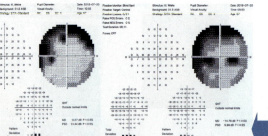
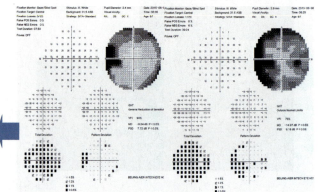

2015-7-20：发病后75天，右眼视力0.4~0.5

2015-6-8：发病后33天，右眼视力0.5~0.6

图 2-5-111　病例 31-1

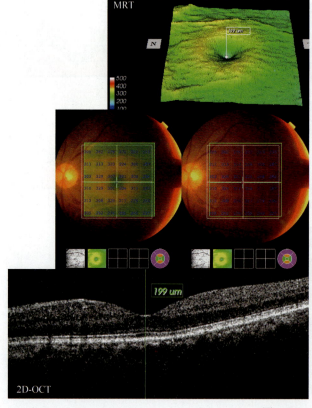
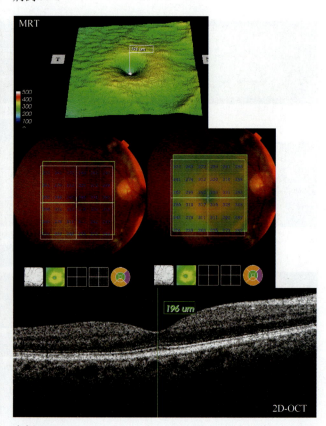

图 2-5-112　病例 31-2

2015-5-11：双侧亚正常眼，右眼发病后5天，视力0.25。MRT：双侧黄斑中心外围黄色隆起环形，略带红色，较正常色深些，余眼底未见异常。
2D-OCT：双视网膜解剖层次正常。

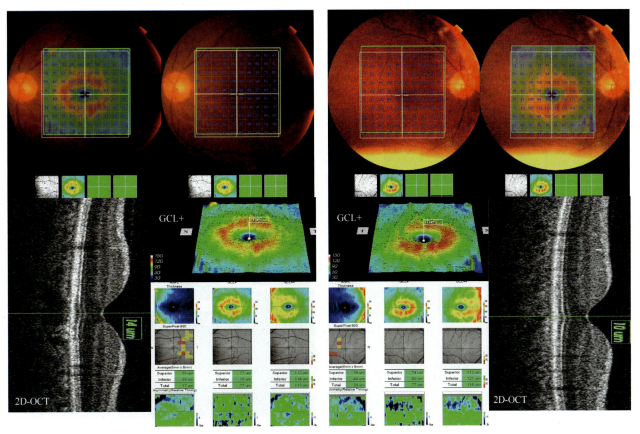

图 2-5-113　病例 31-3

2015-5-11：左眼临床前期亚正常眼、右眼发病初期亚正常眼。双侧 GCL+ 环形显示肿胀增厚，色泽过于深红，右眼（发病眼）更红些。概率图 mRNFL、GCL+、GCL++ 显示双侧对称，不显示损伤。

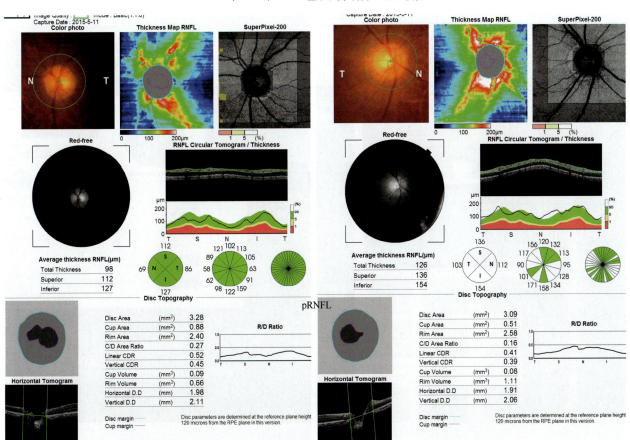

图 2-5-114　病例 31-4

2015-5-11：pRNFL：双侧厚度正常高限范围，但发病眼（右眼）明显较左眼肿胀。

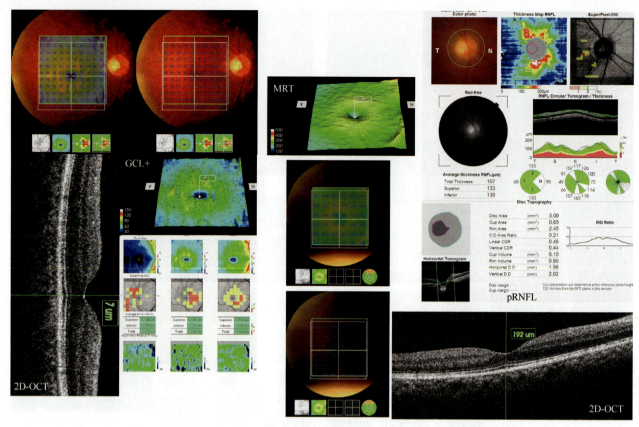

图 2-5-115　病例 31-5

2015-5-25：右眼发病中期进展、分离现象期发病后 19 天，治疗后视力 0.6。右眼 MRT：黄斑中心外围环形色泽基本正常。2D-OCT：视网膜解剖层次正常。右眼 mGCC：GCL+ 黄斑中心尤其鼻侧出现轻度萎缩变薄，环形不连续完整。右眼 pRNFL：基本属肿胀期，但鼻侧乳斑束有轻度萎缩，概率图显示可疑损伤。

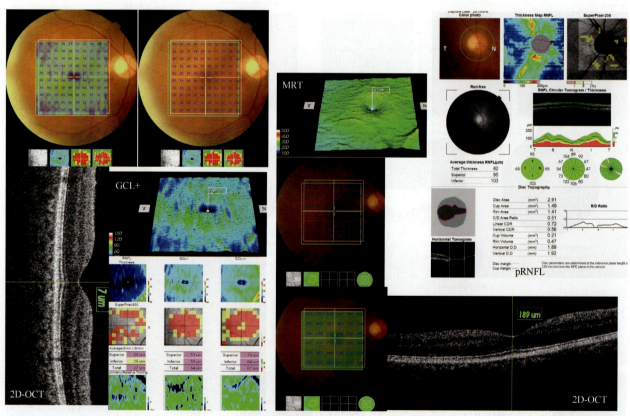

图 2-5-116　病例 31-6

2015-6-8：右眼发病晚期稳定萎缩期，右眼发病后 33 天，视力 0.5。右眼 MRT：黄斑外围环形色泽更浅。2D-OCT：神经节细胞层萎缩变薄。右眼 mGCC：GCL+ 示黄斑中心类圆环形萎缩变薄，环形基本消失，概率图明确显示损伤。右眼 pRNFL：纤维厚度已在低限范围，鼻侧乳斑束纤维明显损伤，概率图轻度显示。陷凹扩大。

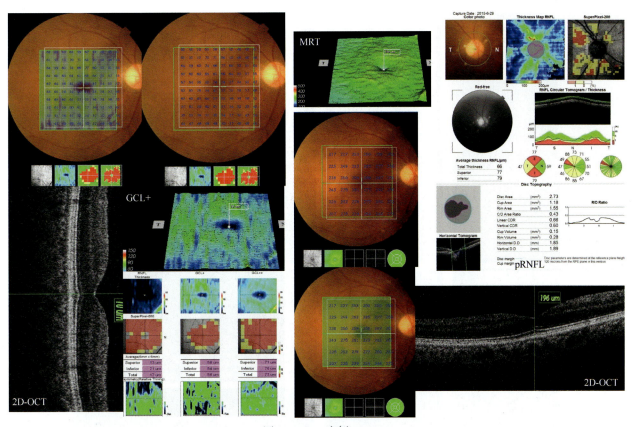

图 2-5-117　病例 31-7

2015-6-29：右眼发病晚期稳定萎缩期：右眼发病后 54 天，视力 0.3～0.4。右眼 MRT：黄斑外围环形几乎消失。2D-OCT：神经节细胞层萎缩变薄。右眼 mGCC：GCL+ 环形消失，概率图显示中心类圆形萎缩，正中心损伤轻些，故视力较好。右眼 pRNFL：视盘外围纤维均有不等程度萎缩，以颞侧为重。陷凹扩大。

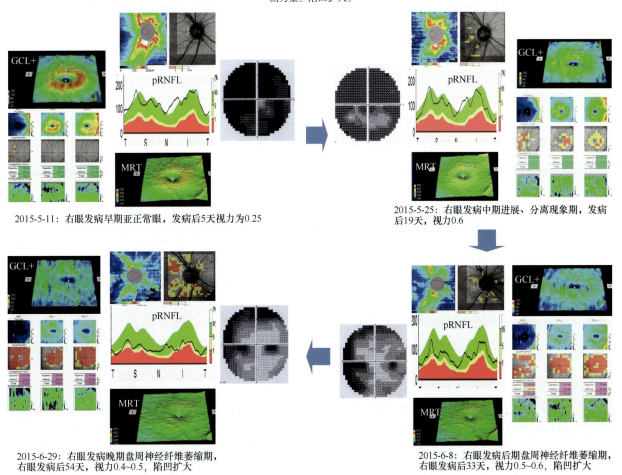

2015-5-11：右眼发病早期亚正常眼，发病后5天视力为0.25

2015-5-25：右眼发病中期进展、分离现象期，发病后19天，视力0.6

2015-6-29：右眼发病晚期盘周神经纤维萎缩期，右眼发病后54天，视力0.4～0.5，陷凹扩大

2015-6-8：右眼发病后期盘周神经纤维萎缩期，右眼发病后33天，视力0.5～0.6，陷凹扩大

图 2-5-118　病例 31-8（病程各阶段 MRT、mGCC、pRNFL 及视野改变对比）

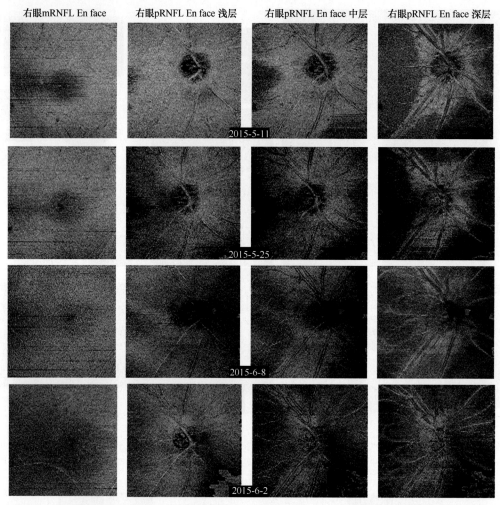

图 2-5-119　病例 31-9

病程各阶段黄斑和视盘周神经纤维层 En face 图像比较：2015-5-11：发病后 5 天，GCL+ 明显肿胀。mRNFL 和 pRNFL En face 图像完全正常。2015-5-25：发病后 19 天，GCL+ 已有明显萎缩。mRNFL 和 pRNFL En face 图像基本正常。2015-6-8：发病后 33 天，mGCC 明显萎缩。mRNFL 似乎普遍信号稍低，纤维走形结构不清楚。pRNFL 浅层和中层也似乎信号减低。深层信号明显减低。说明远周纤维已丢失（符合 pRNFL 厚度地形图改变）。2015-6-29：发病后 54 天，已是病程后期萎缩期。视盘和黄斑区神经纤维均发生萎缩，视盘周深层萎缩重于视盘周浅层。总之 pRNFL 纤维的萎缩是由深处向浅表进行。

急性球后视神经炎（病变）mGCC 损伤过程演变的 OCT 观察

神经节细胞轴突损伤是球后视神经病变原发起始和主体，mGCC 和 pRNFL 是继发于视神经轴突纤维的肿胀和损伤。mGCC 发生萎缩最早，其次是 mRNFL 发生萎缩，最后是 pRNFL 发生萎缩。

1）潜伏期或临床前期亚正常眼期：亚正常眼概念和实质：发病（临床已治愈）或未发病的视神经疾病或视神经受损的临床已治愈的眼底病的潜伏状态，这两类疾病均存在视神经损伤—黄斑区神经节细胞复合体（mGCC）肿胀和 pRNFL 肿胀。FFA 晚期视盘染色。故亚正常眼实质就是：与 mGCC 肿胀、萎缩相关的眼病（眼底病、视神经病、青光眼）的潜伏状态（绝大多数）或发病早期（极少数）表现。

潜伏期亚正常眼是指此时期没有临床症状，只有 mGCC 和 pRNFL 肿胀及 FFA 视盘染色，视力、视野正常或稳定，故命名潜伏期或临床前期，可持续时间很久或终身存在，只有极少数病例会在此基础上发病。

2）临床发病期

（1）早期：发病初期亚正常眼期：2～3 周内，发病早期患者有视力下降、视野异常，mGCC 和盘周神经纤维均是肿胀。此期 mGCC 改变与视野改变不一致。

（2）中期：疾病进展期分离现象期：3～5周内，mGCC出现萎缩，pRNFL仍然肿胀（两者不一致，故命名分离现象）。此期视野改变与mGCC萎缩表现基本符合。

（3）后期：稳定萎缩期：1.5～3个月内，mGCC萎缩、pRNFL萎缩。此期视野和mGCC改变一定符合。大部分病例在3个月后病情稳定。患者伴随着治疗，视力、视野都有改善，较初发期有好转，但一般不会恢复到原有的正常水平。

3）发病原因、单眼或双眼、预后：复发病例基本仍按上述规律变化发生病变加重。

4）球后视神经病变和AION导致的mGCC损伤演变过程基本相似，其实这是前段视神经病变的共同表现。

5.1.3 Leber遗传性视神经病变（LHON）

病例32～34查mtDNA阳性；病例35～38未查出阳性结果。这些病例临床表现、OCT检查有很多类似之处。

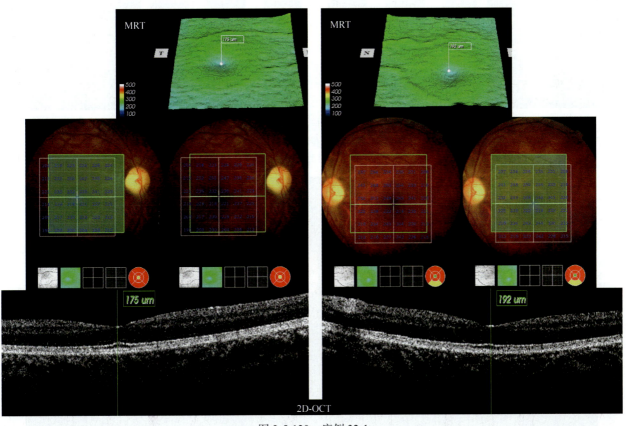

图 2-5-120 病例 32-1

2015-1-16：患者胡某，男性，17岁。LHON。视力：右眼0.03；左眼0.05。不同医院2次检查均是mtDNA突变位点3460阳性结果。双眼视盘色泽淡。视野：外院检查双侧盲点中心大暗点。本患者母亲OCT属亚正常眼（附后），患者舅舅是视神经萎缩。患者2014年6月右眼先发病，右眼视力0.03，左眼视力1.2。2014年10月左眼发病，右眼视力0.05，左眼视力0.03。经过激素治疗无效。MRT：双侧黄斑环形基本消失，视网膜变薄。
2D-OCT：双侧对称神经节细胞层萎缩变薄，视细胞层正常。

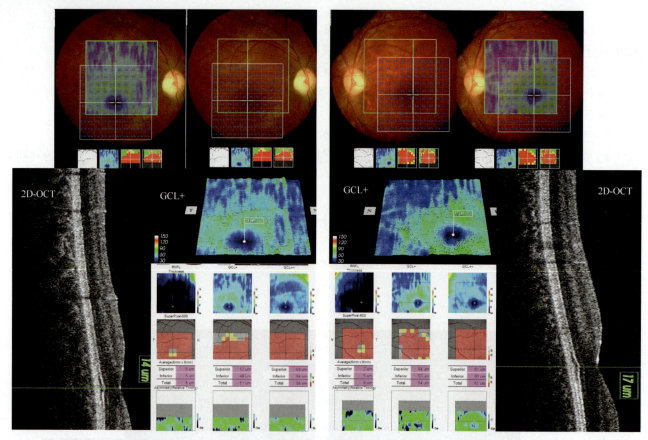

图 2-5-121　病例 32-2

2015-1-16：双侧 mGCC 显示：GCL+、mRNFL、GCL++ 均萎缩，中心区萎缩严重，双侧基本对称。双侧 2D-OCT：双侧除神经节细胞层萎缩变薄外，余视网膜解剖层次正常。

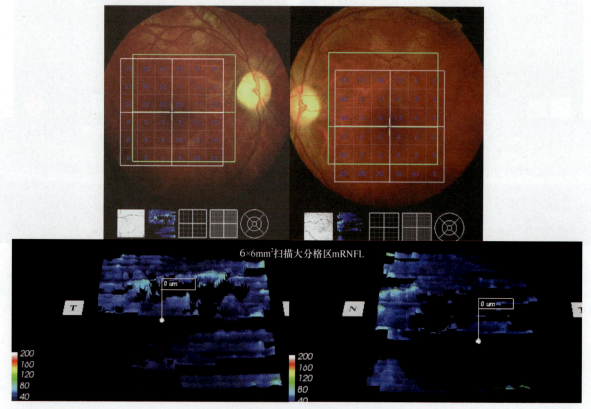

图 2-5-122　病例 32-3

双眼 mRNFL：大分格区扫描，双眼基本对称，mRNFL 双侧大范围萎缩。

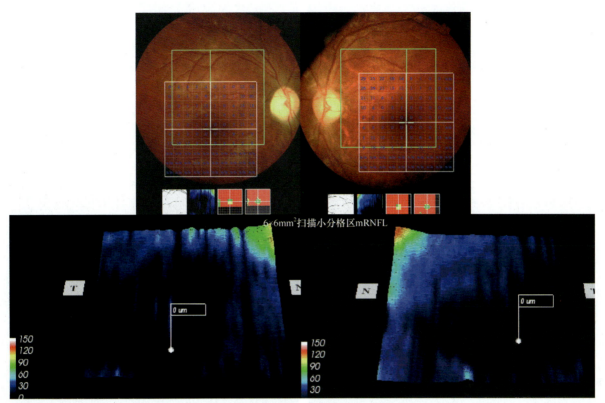

图 2-5-123 病例 32-3

双眼 mRNFL：小分格区扫描，双眼基本对称，mRNFL 双侧大范围萎缩。

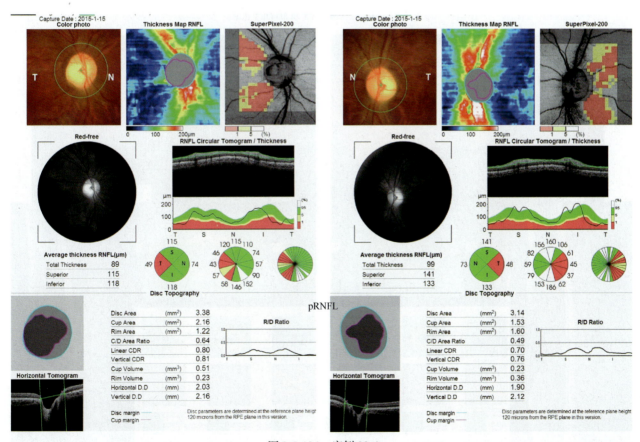

图 2-5-124 病例 32-4

2015-1-16：双侧 pRNFL 均显示大范围的黄斑束神经纤维萎缩，其余视盘周围神经纤维肿胀。双侧陷凹中心向颞侧缘扩大。

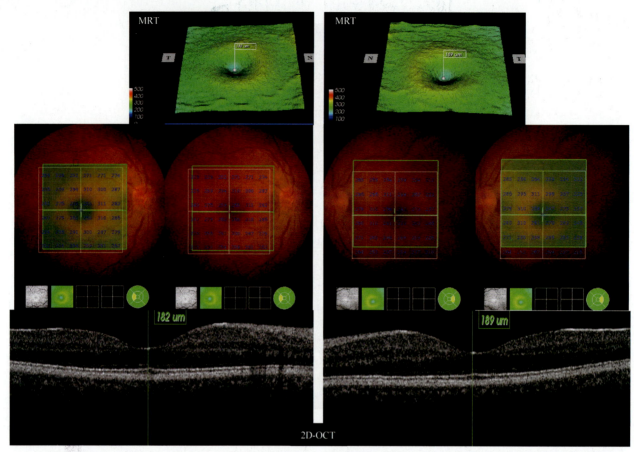

图 2-5-125　病例 32-5

患者胡某的母亲：双侧 MRT 和 2D-OCT 正常。

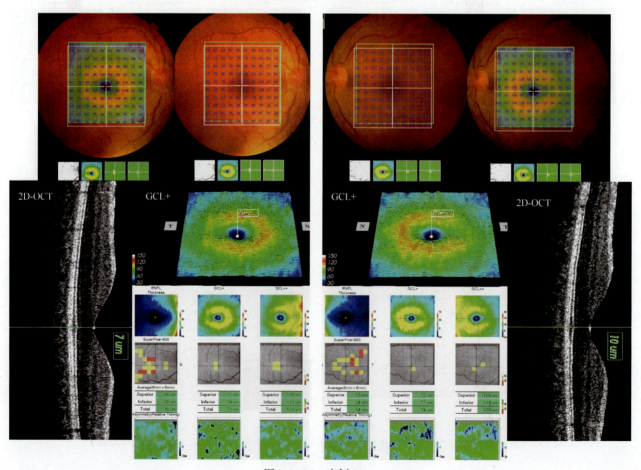

图 2-5-126　病例 32-6

患者胡某的母亲：双侧 mGCC 轻度肿胀（亚正常眼），双侧对称性改变，mRNFL 无临床意义。

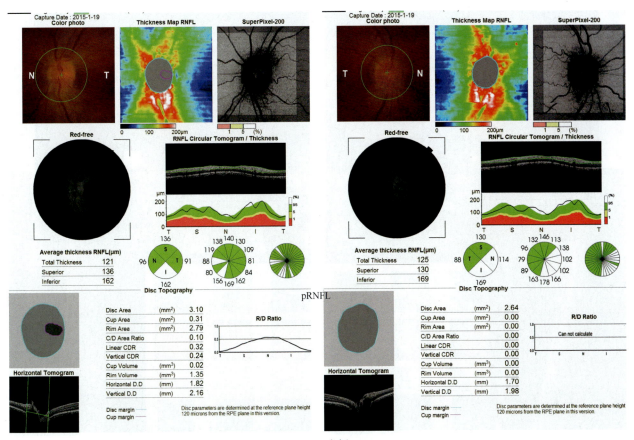

图 2-5-127　病例 32-7

患者胡某的母亲：pRNFL 双侧肿胀（亚正常眼）。

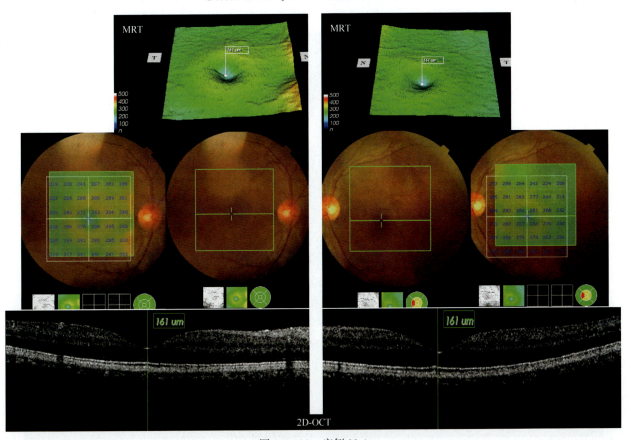

图 2-5-128　病例 33-1

2014-3-13：患者，男性，24 岁。LHON。mtDNA 突变位点 11778 阳性。左眼病程半年余，右眼 1 个月余。双眼视力 0.1。MRT：右眼基本正常，左眼隐约有环形，色泽浅淡些。2D-OCT 似乎左眼较右眼节细胞层薄些。

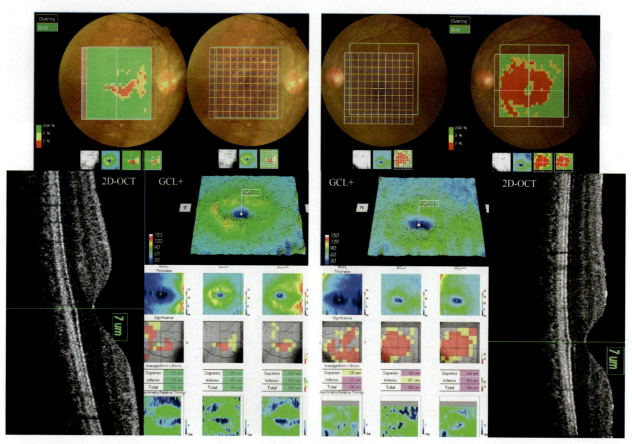

图 2-5-129　病例 33-2

2014-3-13：mGCC：右眼 GCL+ 主要鼻下象限环形萎缩，右眼病情尚在进展中。左眼 GCL+ 中心大类圆形萎缩，中心萎缩更重些。病损概率图显示：mRNFL 双侧不对称，左眼更重些。左眼 GCL+、GCL++ 损伤较右眼重，水平划界。2D-OCT：目前右眼神经节细胞层大致正常，左眼较右眼变薄。

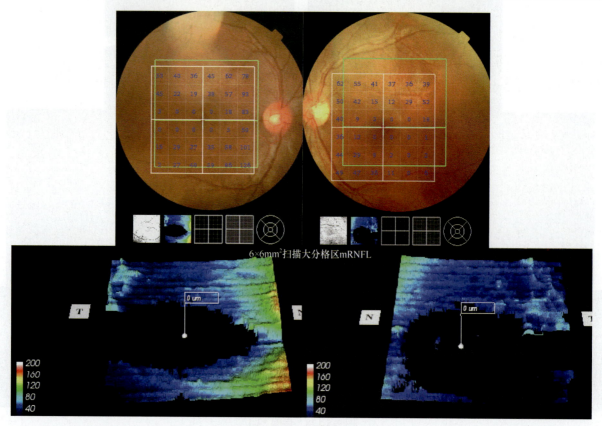

图 2-5-130　病例 33-3

双眼 mRNFL：大分格区扫描，双眼不对称，双眼均有 mRNFL 萎缩，左眼重些，右眼似夹杂有少部分肿胀。

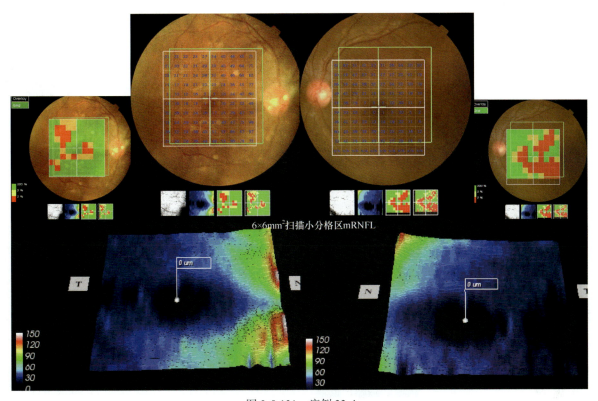

图 2-5-131　病例 33-4

双眼 mRNFL：小分格区扫描，双眼不对称，双眼均有 mRNFL 萎缩，左眼重些，右眼似夹杂有少部分肿胀。

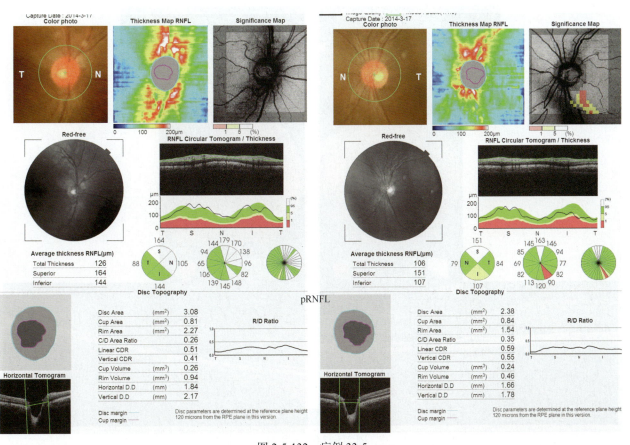

图 2-5-132　病例 33-5

2014-3-13：pRNFL：双眼基本是肿胀期，仅左眼颞下刚出现缺损。

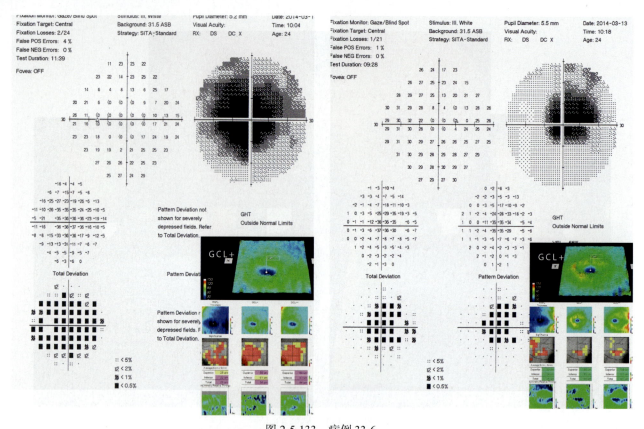

图 2-5-133　病例 33-6

2014-3-13：视野显示双侧大的中心暗点，右眼病变尚未稳定。

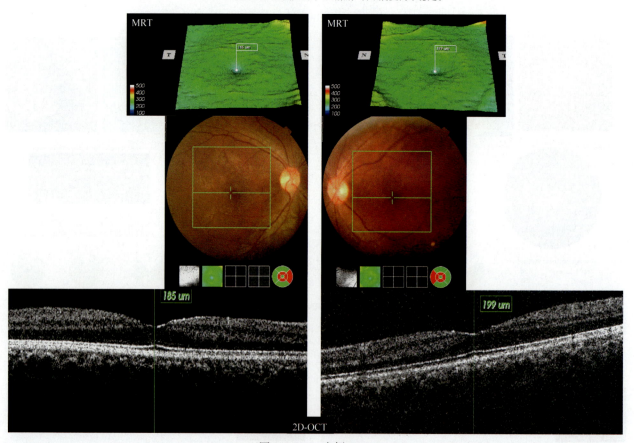

图 2-5-134　病例 34-1

2014-8-11：患者，男性，26 岁。LHON。视力：右眼 0.25；左眼 0.15。mtDNA 突变位点 11778 阳性，双眼病程 5 年多，经过激素充分治疗无效。双侧 MRT：黄斑环形基本消失。双侧 2D-OCT：神经节细胞层萎缩变薄。

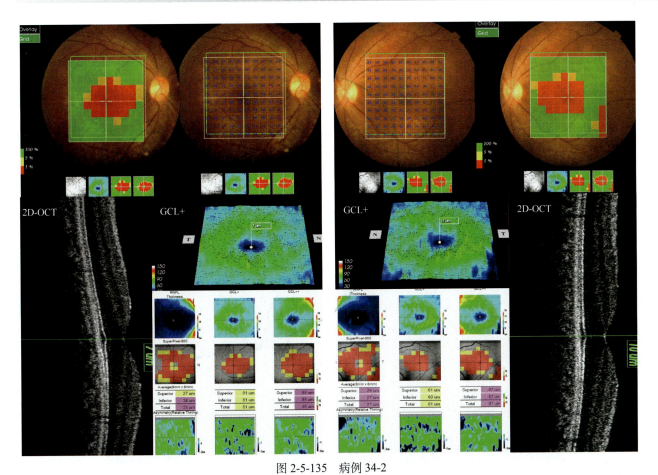

图 2-5-135　病例 34-2

2014-8-11：mGCC：双侧 GCL+、mRNFL、GCL++ 对称萎缩变薄，双侧病损概率图显示几乎对称类圆形损伤。

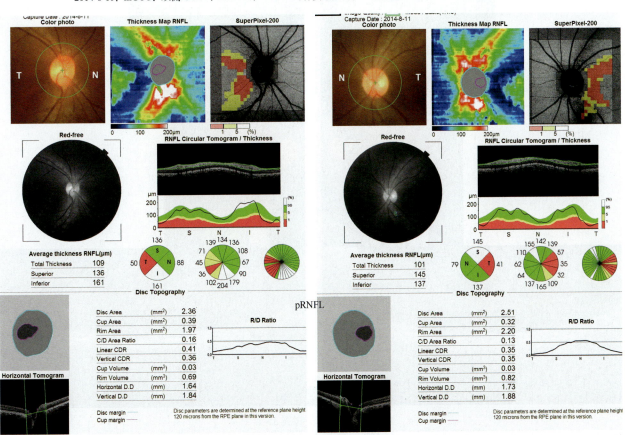

图 2-5-136　病例 34-3

2014-8-11：双眼 pRNFL：对称性乳斑束萎缩，余盘周神经纤维肿胀。

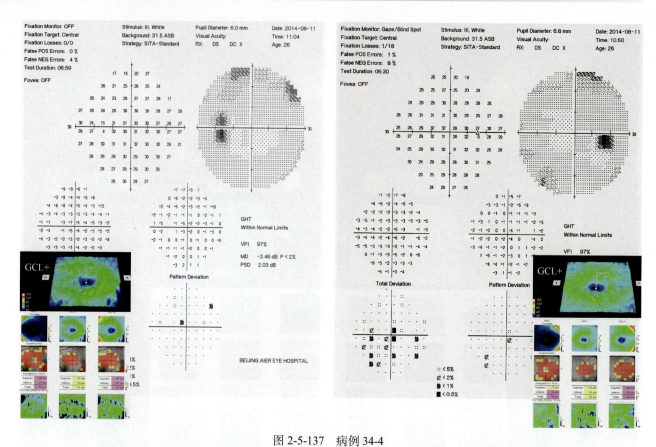

图 2-5-137　病例 34-4

2014-8-11：视野双侧中心相对暗点双侧 mGCC 改变与视野改变相符但不成比例，说明标准视野计检查不敏感。

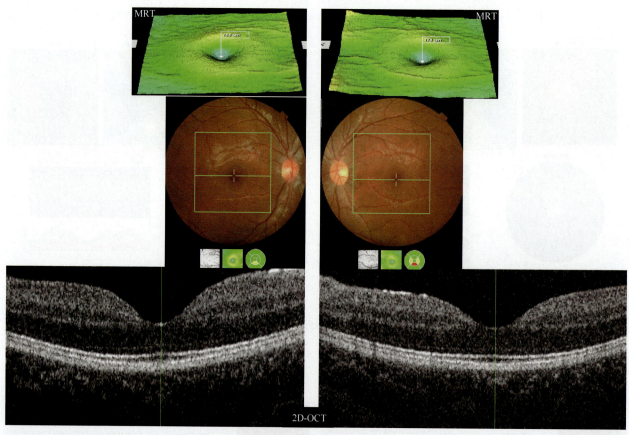

图 2-5-138　病例 35-1

2013-5-27：患者，男性，21 岁。LHON？视力：右眼 0.6；左眼 0.02（mtDNA 未查）。右眼发病 2 周，左眼发病 3 周。MRT：右眼环形肿胀色泽较深；左眼环形基本正常。2D-OCT：左眼神经节细胞层较右眼稍薄些。

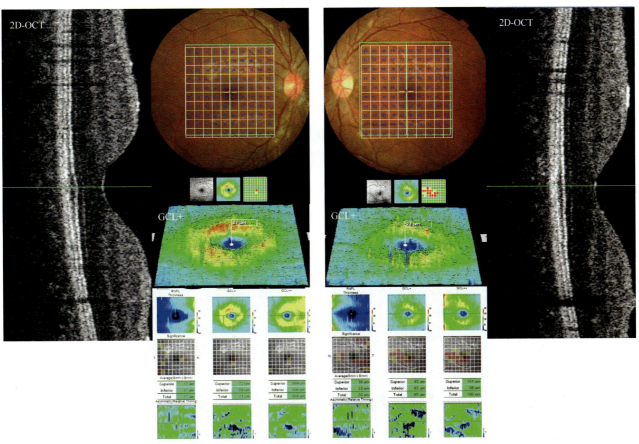

图 2-5-139 病例 35-2

2013-5-27：mGCC：GCL+ 右眼环形稍肿胀，不均匀，病损概率图中心偏下可疑损伤；左眼 GCL+ 环形极不规则，水平下方色泽变淡，病损概率图显示下方损伤。水平划界。双眼 mRNFL 对称，基本正常。2D-OCT：双侧神经节细胞层基本对称、正常厚度。

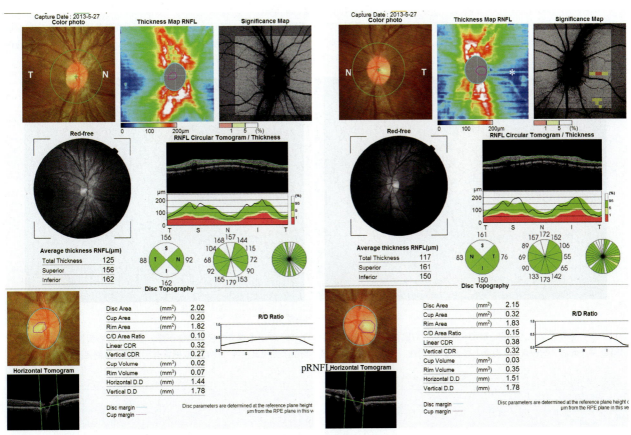

图 2-5-140 病例 35-3

2013-5-27：双侧 pRNFL：双侧均是肿胀，正常高限范围。但左眼视盘颞侧缘的鼻侧 mRNFL 有萎缩变薄（*号）；右眼视盘颞侧缘的鼻侧 mRNFL 正常厚度（双眼明显不对称）。

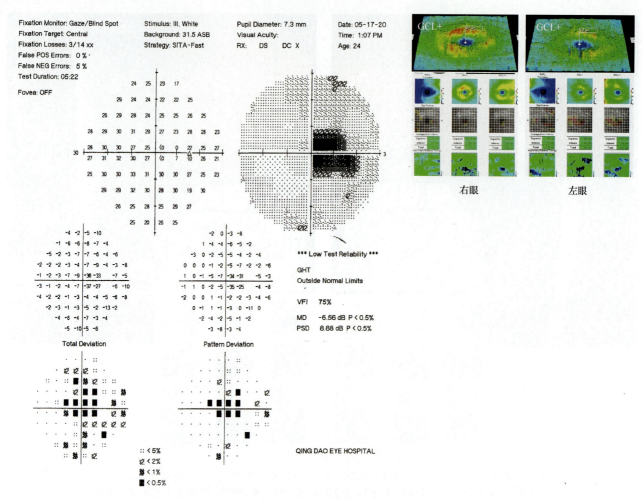

图 2-5-141　病例 35-4

右眼视野：不同日期检查 2 次，视野改变如图所示。左眼因视力低下，未查出视野结果。对照 mGCC 改变较轻，而视野改变极其严重，两者不成比例。但 mGCC 病变部位与视野缺损部位基本一致。此期视野与 mGCC 改变不一致，是与病程十分早期有关，这可能与急性 AION 表现相类似。严重的功能障碍发生在病程早期。

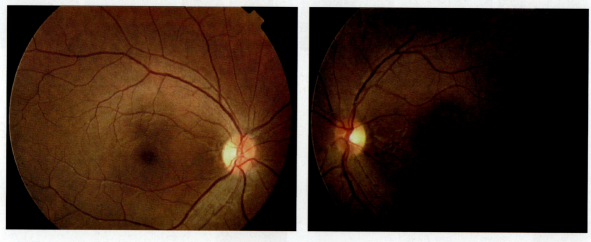

图 2-5-142　病例 36-1

2012-6-19：患者，女性，31 岁。LHON？视力：右眼 0.3；左眼 0.5。自诉自 1997 年以来视力缓慢进行性下降，曾有怀疑心因性视力障碍。头颅 MRI 正常（先后 2 次检查）。检查 1 次 mtDNA 阴性。本病例随诊 2 年多，病情未见明显发展。注意：双侧黄斑区发暗，双侧视盘颞侧色淡，中央发白。

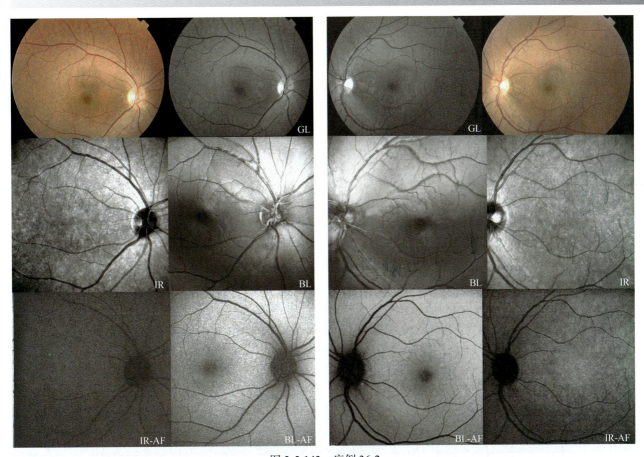

图 2-5-143　病例 36-2

2012-6-19：双眼单色光相和自发荧光相：只有 GL 相与彩色相一致，黄斑区发暗，余未见异常。

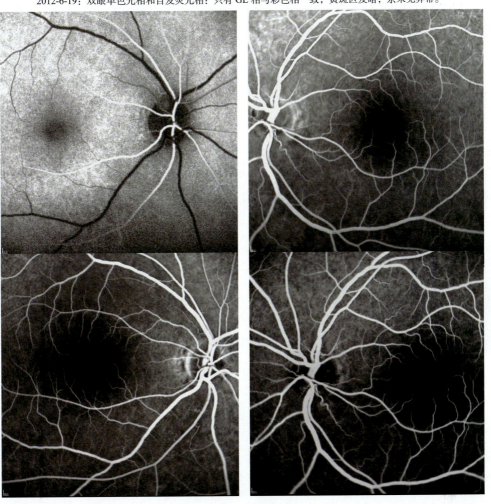

图 2-5-144　病例 36-3

2012-6-19：双眼 FFA 未见异常。

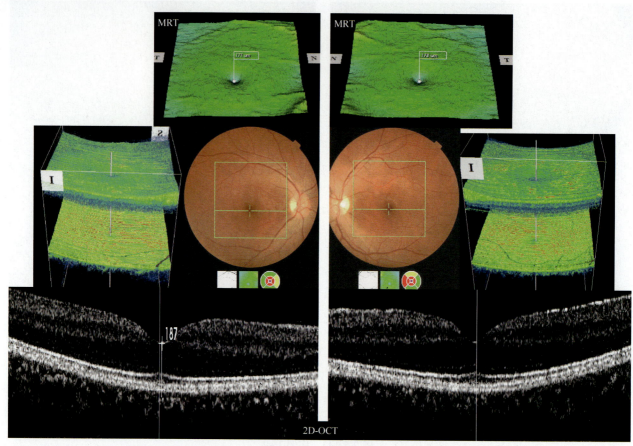

图 2-5-145　病例 36-4

2012-6-19：MRT：双侧黄斑区环形消失。2D-OCT：双侧神经节细胞层萎缩变薄，视细胞层正常。

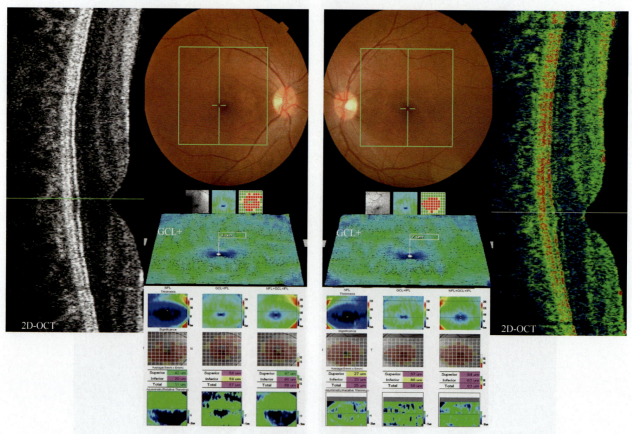

图 2-5-146　病例 36-5

2012-6-19：mGCC：GCL+ 双侧对称环行萎缩消失，病损概率图显示中心类环形损伤，mRNFL、GCL+、GCL++ 对称性改变。2D-OCT：双侧神经节细胞层萎缩变薄。

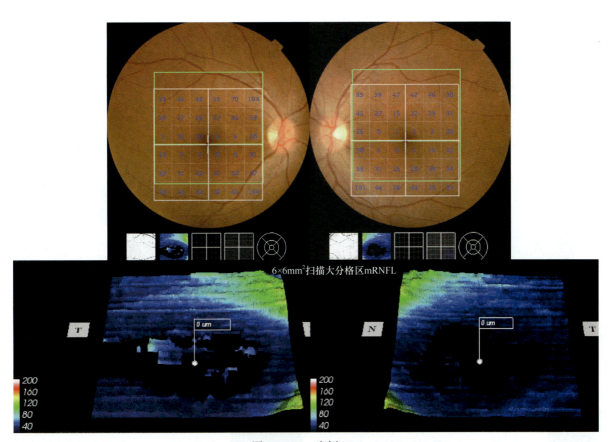

图 2-5-147　病例 36-6

mRNFL：双眼大分格区扫描，双眼对称性 mRNFL 中心环形萎缩。

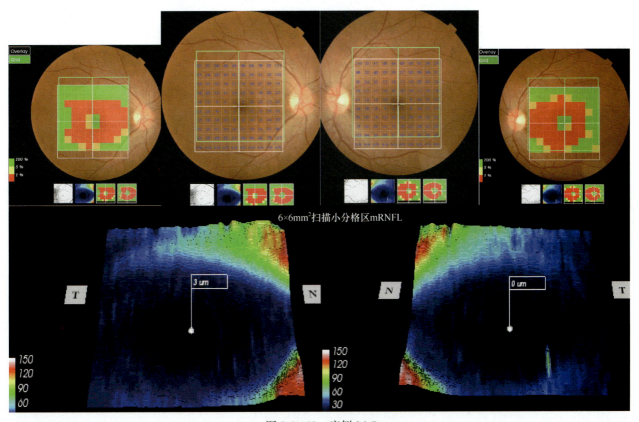

图 2-5-148　病例 36-7

mRNFL：双眼小分格区扫描，双眼对称性 mRNFL 中心环形萎缩。

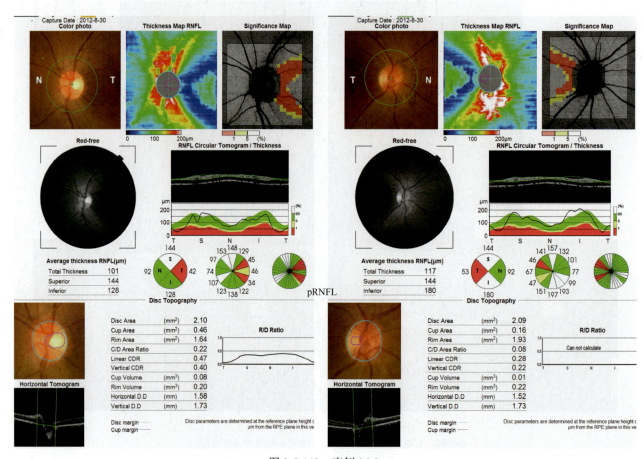

图 2-5-149　病例 36-8

2012-6-19：pRNFL：除对称性乳斑束萎缩（八字、人字形）变薄外，余盘周纤维肿胀增厚。

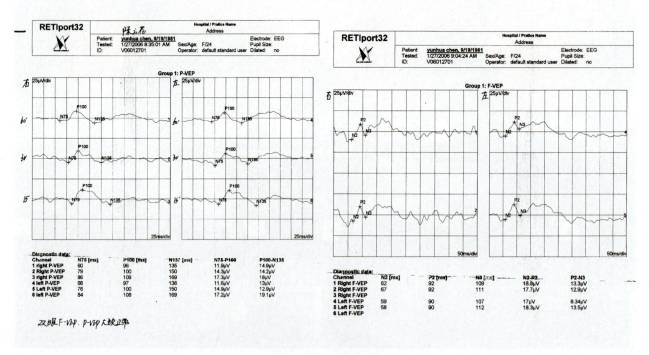

图 2-5-150　病例 36-9

2006-1-27：P-VEP（左图）、F-VEP（右图）基本正常。

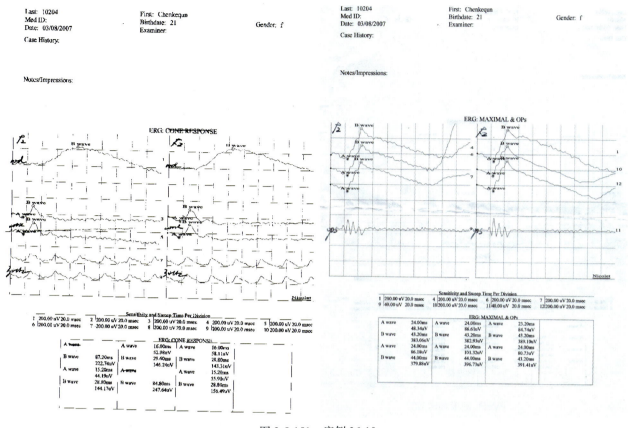

图 2-5-151 病例 36-10

2007-3-8：双侧 F-ERG：基本正常。

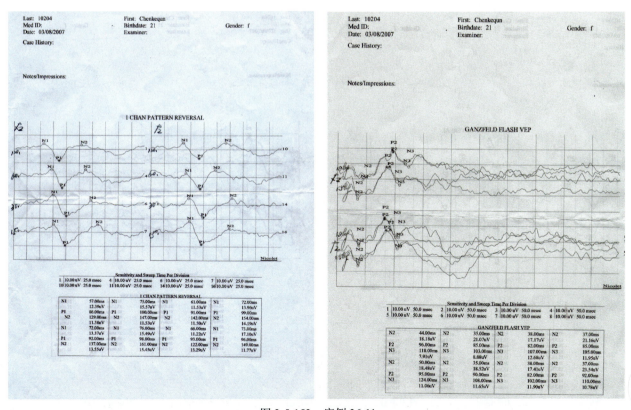

图 2-5-152 病例 36-11

2007-3-8：P-VEP、F-VEP 基本正常。

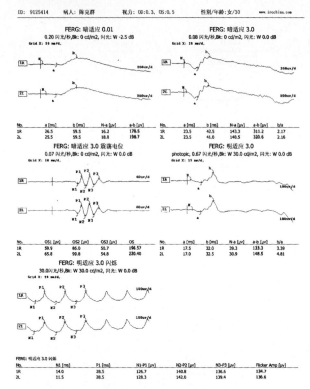

图 2-5-153 病例 36-12

2012-06-18：OD：0.3；OS：0.5。F-ERG 五项：①暗适应 0.01（杆反应）：双眼 b-波振幅轻度降低；②暗适应 3.0（锥杆混合反应）：双眼 a-波振幅轻度降低，b-波振幅降低；③暗适应 3.0 震荡电位：双眼未见异常；④明适应 3.0（锥反应）：双眼 a-波振幅轻度降低；b-波振幅轻度降低；⑤明适应 3.0 闪烁（30Hz 闪烁光锥反应）：双眼振幅轻度降低。

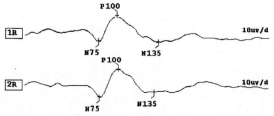

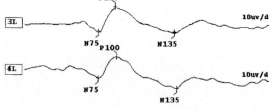

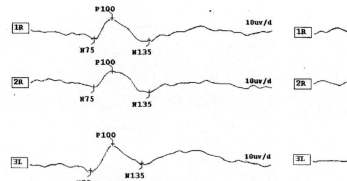

图 2-5-154 病例 36-13

2012-06-18：OD：0.3；OS：0.5。PVEP：双眼未见明显异常。

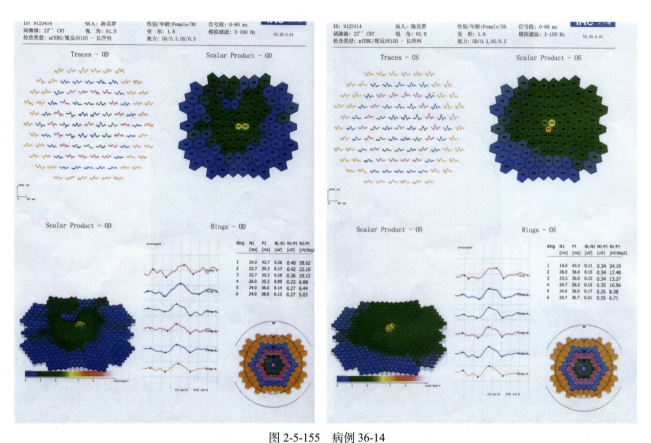

图 2-5-155　病例 36-14

2012-6-19：mfERG：双侧黄斑中心区波形正常，但振幅明显减低。mfERG 波形基本正常。

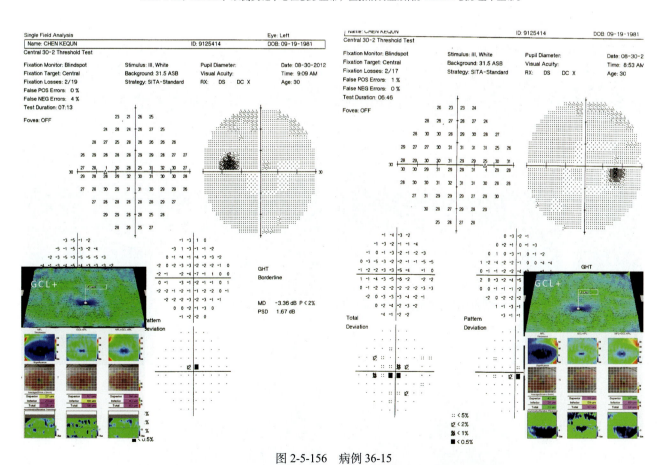

图 2-5-156　病例 36-15

2012-8-30：双侧视野有中心相对暗点，与 mGCC 改变一致，但是严重程度两者不成比例。也同样说明标准视野计检查的不敏感性。

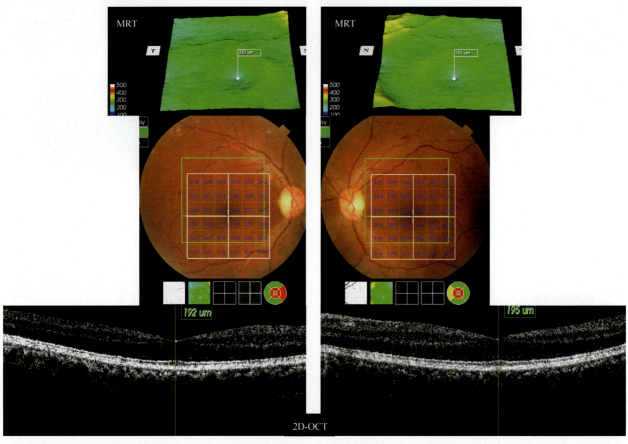

图 2-5-157　病例 37-1

2015-12-16：患者，女性，49 岁。双眼渐进性视力下降 8 年多，双眼视盘中心色淡，黄斑区发暗。患者父亲是双眼视神经萎缩。MRT：双眼黄斑环形消失，正中心网膜没有明显变薄。2D-OCT：双眼神经节细胞层萎缩变薄。

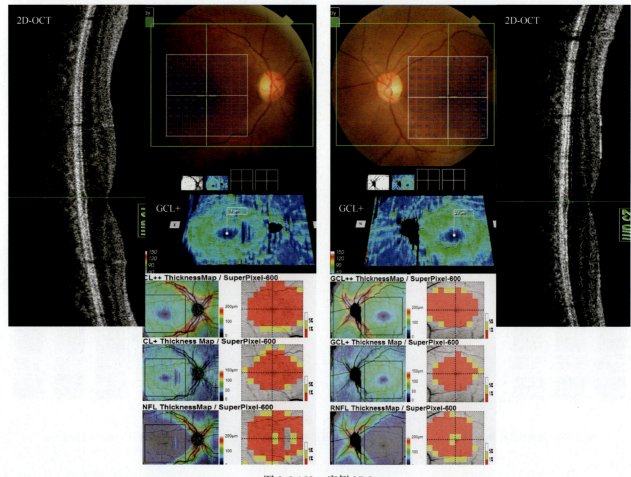

图 2-5-158　病例 37-2

2015-12-16：mGCC：双眼 GCL+、mRNFL、GCL++ 的损伤几乎对称。2D-OCT：双眼对称神经节细胞层萎缩变薄。

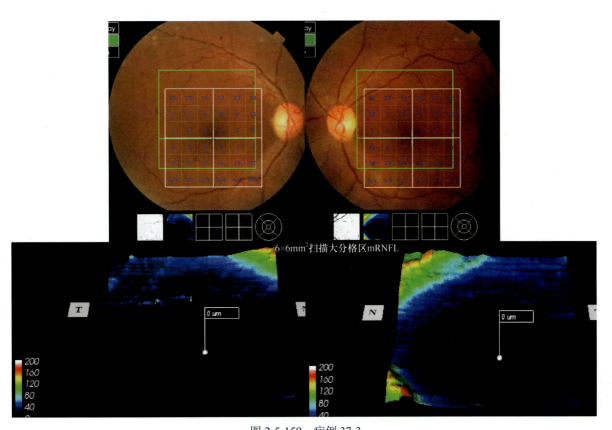

图 2-5-159　病例 37-3

2015-12-16：mRNFL：双眼对称性改变，mRNFL 萎缩范围较正常人明显扩大。

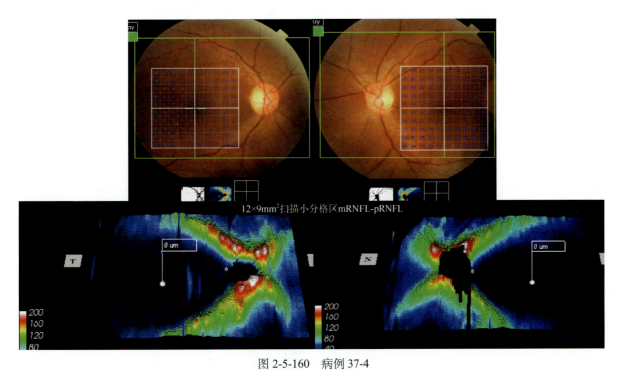

图 2-5-160　病例 37-4

2015-12-16：mRNFL-pRNFL：双眼对称性改变，mRNFL 萎缩范围较正常人大，注意双眼鼻侧黄斑 mRNFL 萎缩扩展，已与视盘颞侧缘相连接（*号），说明乳斑束严重损伤。

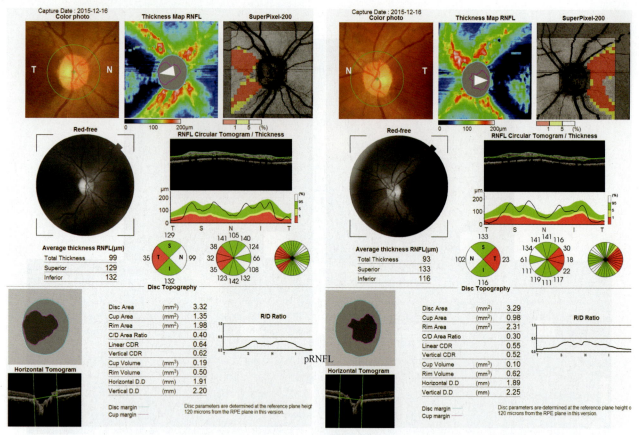

图 2-5-161　病例 37-5

2015-12-16：pRNFL：双眼乳斑束严重萎缩成人字形，相应区陷凹扩大（箭头）。乳斑束以外的神经纤维肿胀。

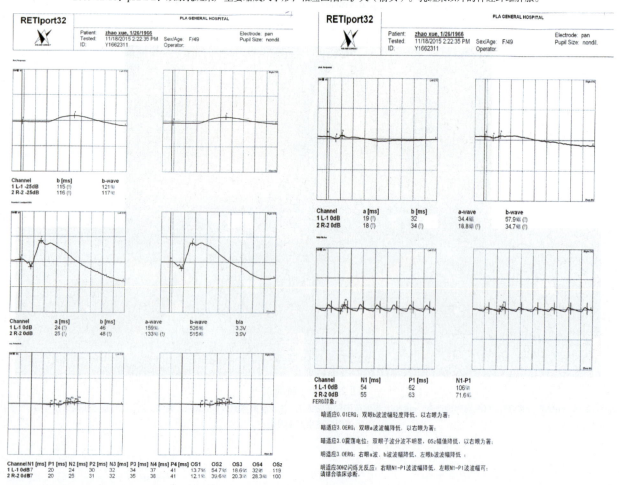

图 2-5-162　病例 37-6

2015-11-18：ERG 5 项：明室 ERG 不正常。

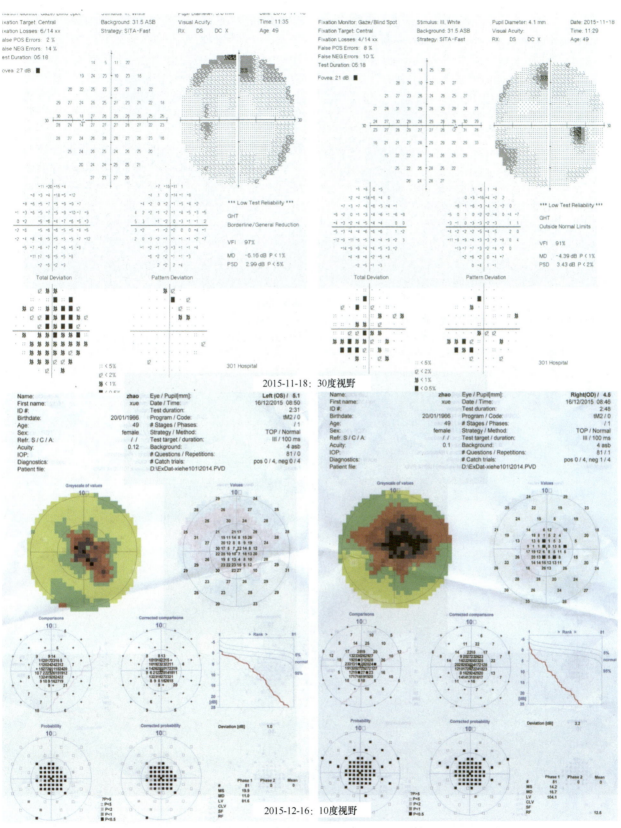

图 2-5-163 病例 37-7

视野检查：30 度和 10 度视野检查的差别，说明对于这类病例应该重视 10 度视野的检查，可能敏感性高些。

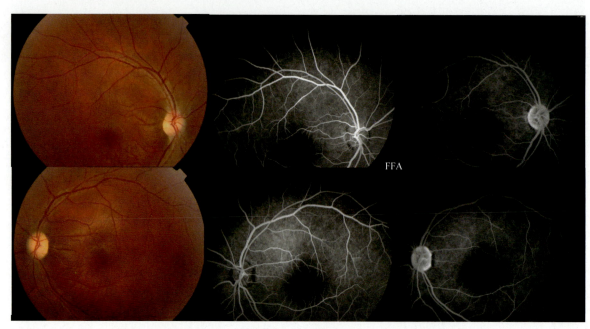

图 2-5-164　病例 38-1

2013-3-18：患者，男性，21 岁。LHON？发现左眼视力不好 3 周，右眼 2 周多。经过足量激素治疗无效，原来视力 1.0，目前右眼视力 0.12；左眼视力 0.1。视野检查十分不满意。双眼视盘色泽淡，双眼黄斑区发暗，神经束缺损带。FFA：晚期双侧视盘染色，mtDNA 未查。

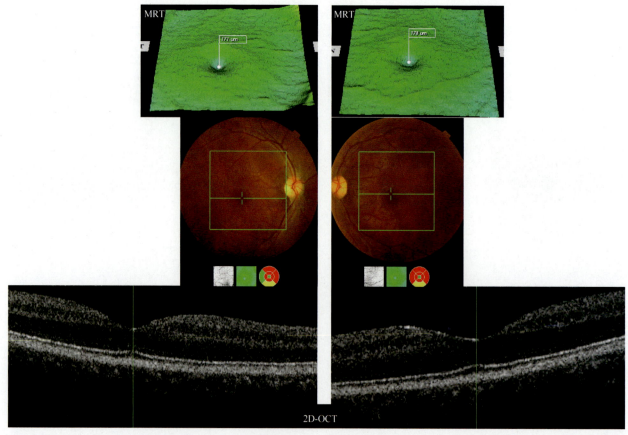

图 2-5-165　病例 38-2

2013-3-18：MRT：双侧黄斑环形基本消失；双侧视盘色淡，双侧上下血管弓下缘，有神经束缺损暗带。2D-OCT：双侧神经节细胞层萎缩变薄。

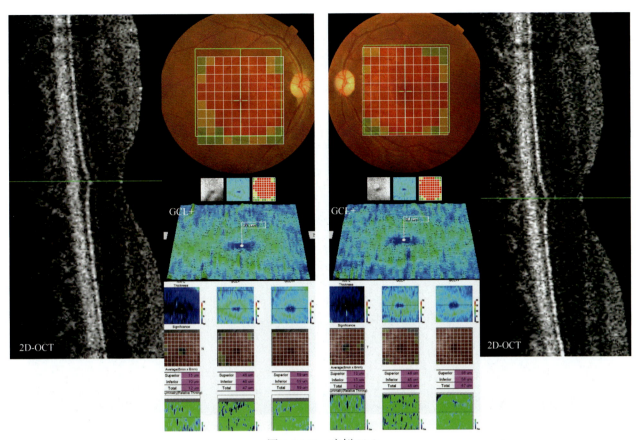

图 2-5-166　病例 38-3

2013-3-18：双侧 mGCC：双侧 GCL+ 环形消失，黄斑区大范围萎缩变薄，病损概率图显示大面积损伤，mRNFL、GCL+、GCL++ 双侧对称性改变。
2D-OCT：双侧对称性神经节细胞层萎缩变薄，余视网膜结构正常。

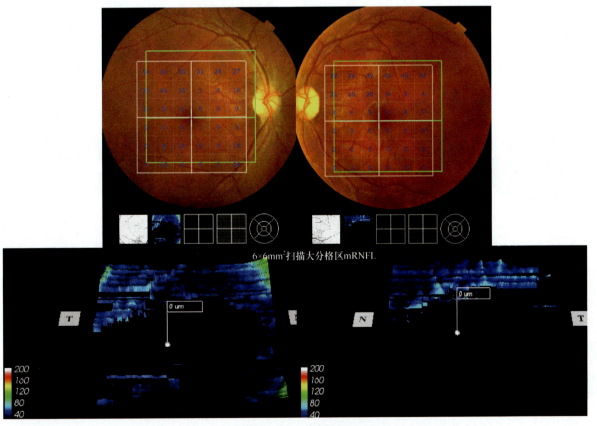

图 2-5-167　病例 38-4

2013-3-18：双侧 mRNFL：双眼大分格区扫描，双侧对称，mRNFL 均有萎缩。

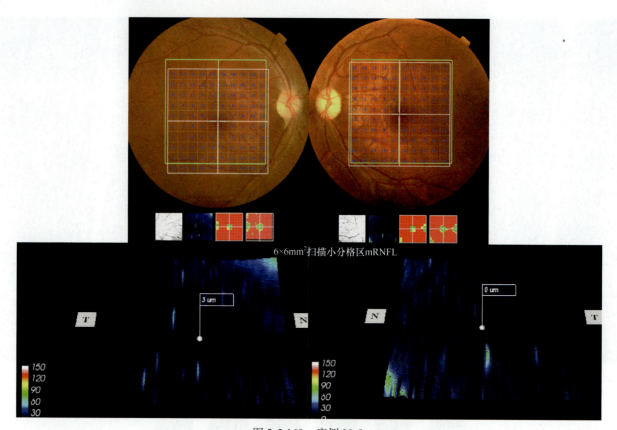

图 2-5-168　病例 38-5

2013-3-18：双侧 mRNFL：双眼小分格区扫描，双侧对称，mRNFL 均有萎缩。

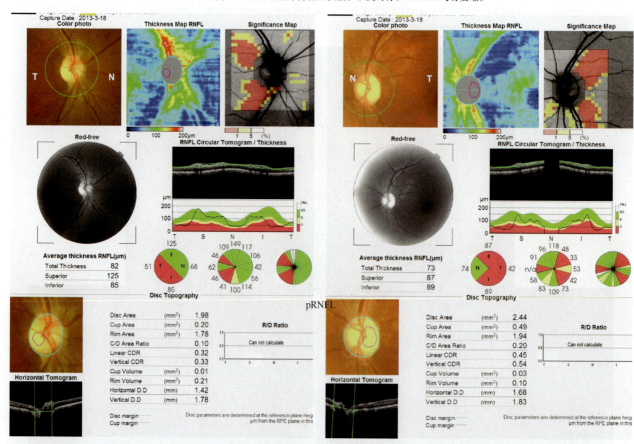

图 2-5-169　病例 38-6

2013-3-18：双侧 pRNFL：除对称性乳斑束八字形萎缩变薄外，余盘周纤维稍肿胀增厚。

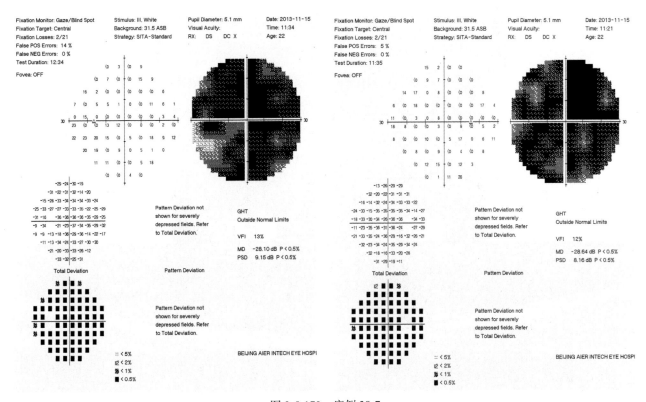

图 2-5-170　病例 38-7

2013-11-15：双眼视力 0.1，30 度视野严重缺损，符合 mGCC 严重萎缩。

LHON 或疑似病例临床表现特点

1）临床病例中疑似 LHON 病例较多，实际查出 mtDNA 阳性病例只占 50%，国外约占 95%。类似的病例，mtDNA 未查出阳性结果，是否就一定不是 LHON？这也是很难定论。

2）mGCC 萎缩变薄：双侧对称性改变。

萎缩范围：多数是黄斑区中心损伤重，也可见黄斑大范围的 mGCC 萎缩损伤。

pRNFL 地形图：视盘颞侧的黄斑鼻侧 mRNFL 萎缩带形态：视盘颞侧上下血管弓下缘呈八字或人字形萎缩带，似乎较常见（病例 32 和 34 是 mtDNA 阳性、36 和 37 是 mtDNA 阴性，38 是未查 mtDNA，这 5 个病例在 pRNFL 地形图中，均可见到十分相似的视盘颞侧的黄斑鼻侧 mRNFL 的萎缩图形，尤其是 36、37 这两位女性病例几乎一模一样改变，这两例如此相似的病例，到底应该如何下诊断？）。

萎缩程度：与视野改变的关系不能肯定，与视野是否出现中心暗点或出现中心暗点的程度有关？与保留的视力程度有关？

3）mfERG 表现：黄斑区峰值下降或消失，但 ERG 波形形态基本正常。这个特点在所有单纯神经节细胞损伤的病例很常见（如烟中毒弱视）。

5.1.4　中毒或外伤性视神经病变

放射治疗并发症——放射性视神经病变；烟中毒弱视；酒精中毒视神经病变；化学制剂或药物中毒性视神经病变。

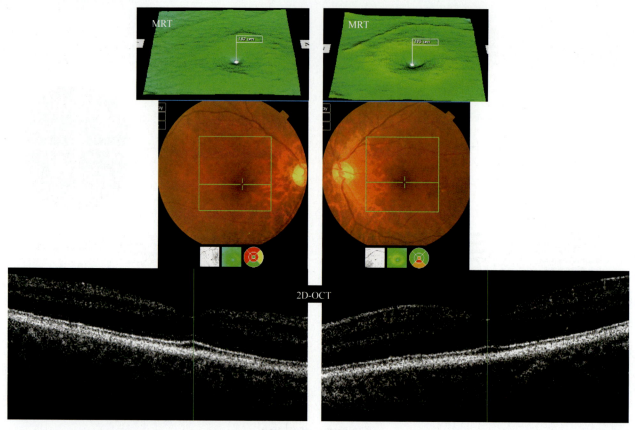

图 2-5-171　病例 39-1

患者，男性，53 岁。鼻咽癌放射治疗后 9 年，发现右眼视力渐进性下降 2 年。视力：右眼 0.1；左眼 1.2。双眼视神经萎缩。MRT：右眼黄斑环形消失，左眼环形基本正常，但环形下边缘似乎较锐。2D-OCT：右眼神经节细胞层萎缩变薄，左眼神经节细胞层似乎变薄。

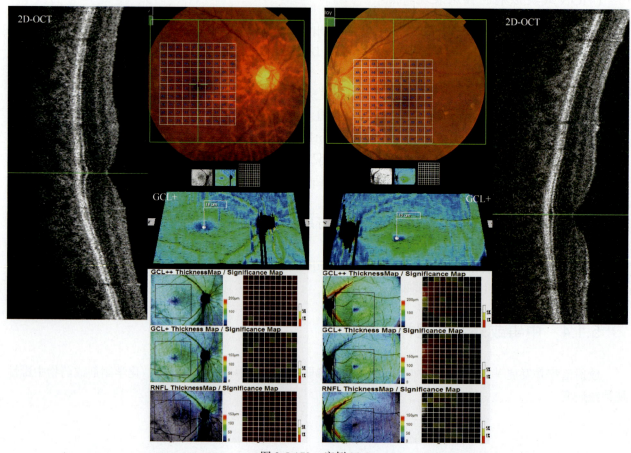

图 2-5-172　病例 39-2

mGCC：GCL+ 双眼环形消失，右眼萎缩重于左眼，病损概率图显示右眼重于左眼。右眼 mRNFL 损伤较左眼重，左眼 mRNFL 轻于左 GCL+ 的损伤。左眼中心 mGCC 保存较好，视力好。2D-OCT：双侧神经节细胞层萎缩变薄，右侧重。

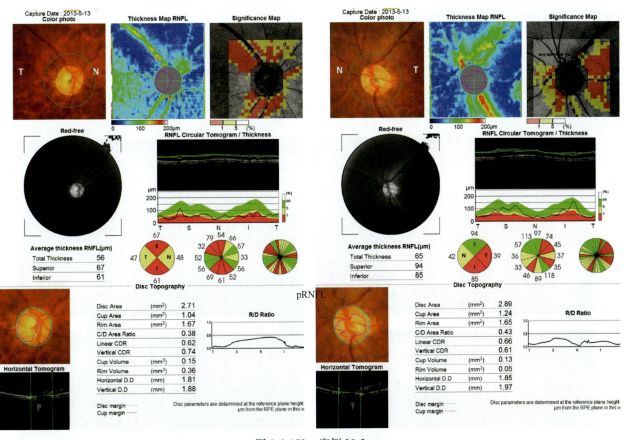

图 2-5-173　病例 39-3

pRNFL：双侧均有萎缩变薄，曲线图示右眼重于左眼，双侧均是上方重。

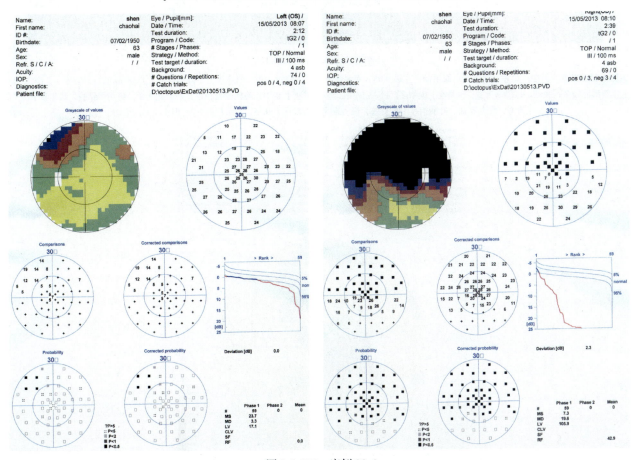

图 2-5-174　病例 39-4

视野：双眼上方视野损伤，右眼重。

5.1.4.1 放射线致视神经损伤特点

鼻咽癌放射治疗后放射线导致视神经损伤常常是双侧性，但可不对称或基本对称，而且都是在治疗后多年后才发现，说明本病变是渐进性的，常是在较晚期才发现。本病例就是在追问病史，了解放射治疗的情况下确诊。不知能否对这类放射治疗病例早期服用神经营养药物，起到预防或治疗作用？或者提醒这类病例定期随诊观察，及早发现及早治疗。

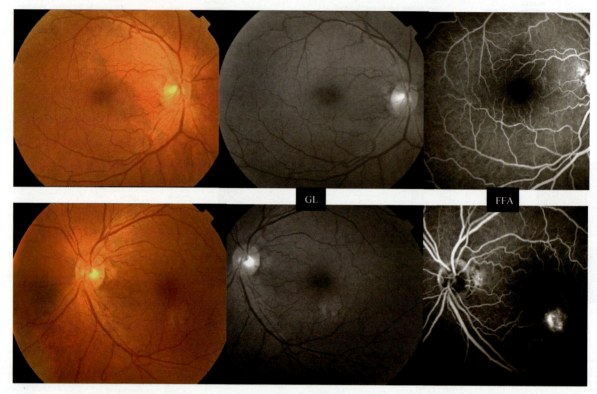

图 2-5-175　病例 40-1

2012-3-13：患者，男性，72 岁。视力：右眼手动；左眼 0.05。双眼视力慢慢下降近 1 年，明显视力下降半年多。自述每天饮白酒 "6～7 两"，晚上空腹喝酒较多；吸烟，以旱烟为主，也是晚上吸烟多。FFA：左眼局限黄斑颞下 PED，晚期荧光积存，余眼底正常。应用甲钴胺、维生素 B_1、维生素 C、维生素 B_6、叶酸治疗十分有效，视力提高，右眼视力 0.15，左眼视力 0.2，但 1 个月后失访。

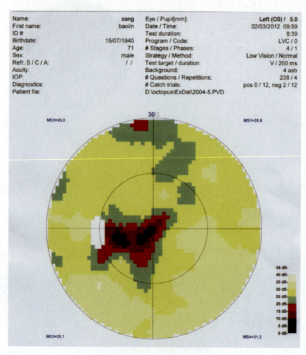

图 2-5-176　病例 40-2

2012-3-2：视野检查时右眼仅光感，未查右眼；左眼哑铃状暗点伴有核心。

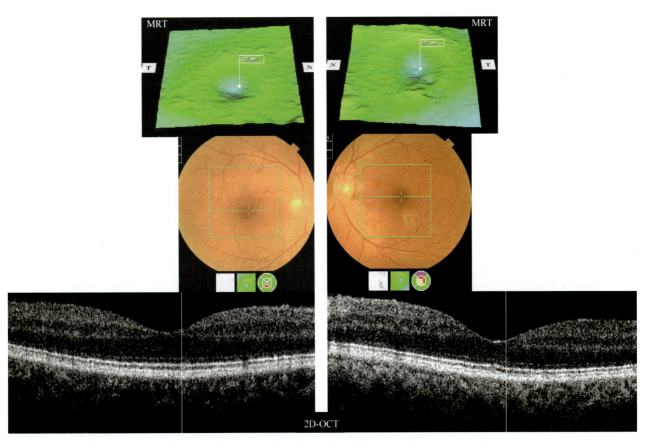

图 2-5-177 病例 40-3

MRT：中心凹变薄些，黄斑区外围环形明显变浅淡。2D-OCT：神经节细胞层似乎薄些。双侧视细胞层基本正常。

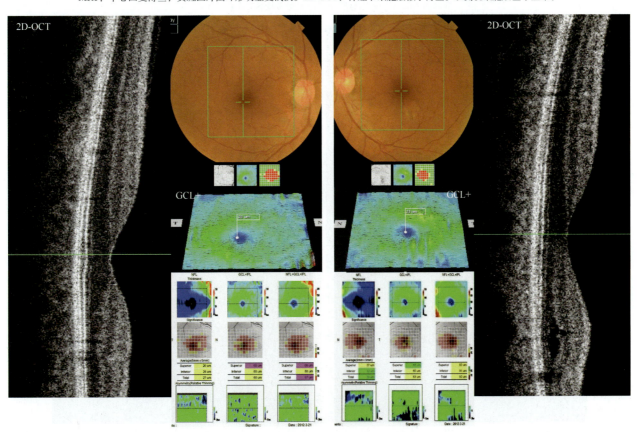

图 2-5-178 病例 40-4

双侧 mGCC：双侧黄斑区 GCL+ 仅极淡黄色环形。病损概率图：黄斑中心类圆形萎缩变薄，双侧 mRNFL、GCL+、GCL++ 对称性改变。2D-OCT：双侧神经节细胞层变薄，左眼 PED 外围有局限浅浆液网膜脱离。

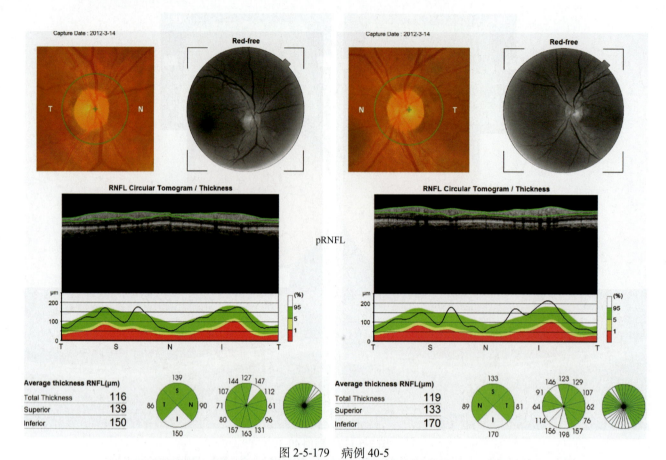

图 2-5-179　病例 40-5
双侧 pRNFL：尚在正常高限范围，注意颞侧缘乳斑束变窄了。

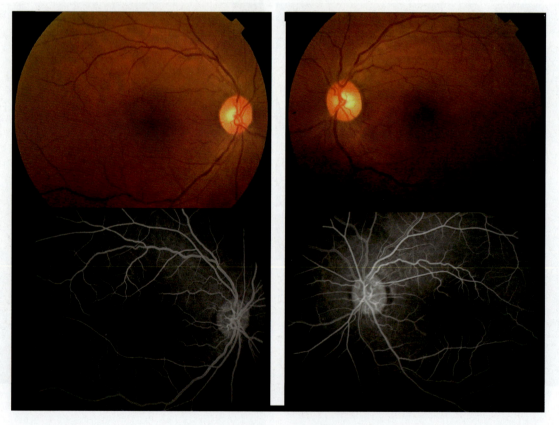

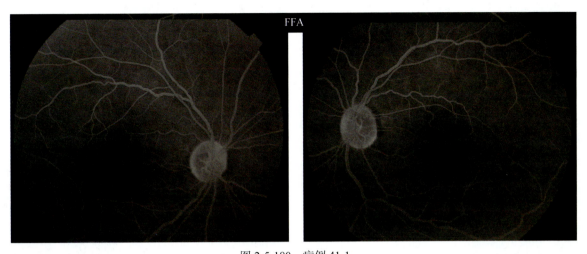

图 2-5-180　病例 41-1

2015-7-17：患者，男性，55 岁。双眼渐进性视力模糊 10 个月，双眼视力 0.25。查体发现色觉异常。既往体健，饮酒 400～500ml/d、香烟 3 包/日。
FFA：造影晚期双眼视盘染色。

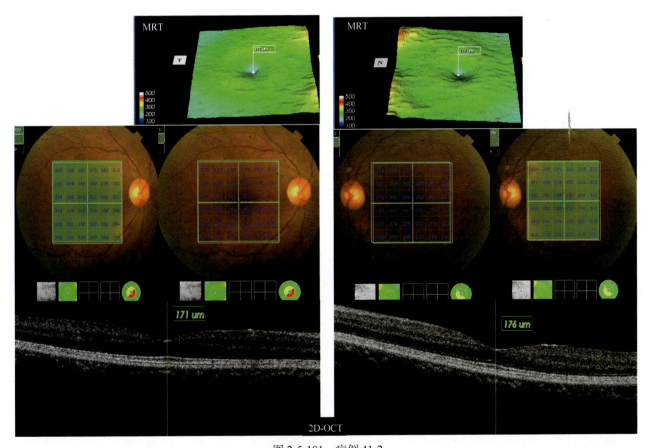

图 2-5-181　病例 41-2

2015-7-14：双侧 MRT：黄斑区环形色泽变淡些，视细胞层正常，神经节细胞层似乎基本正常。

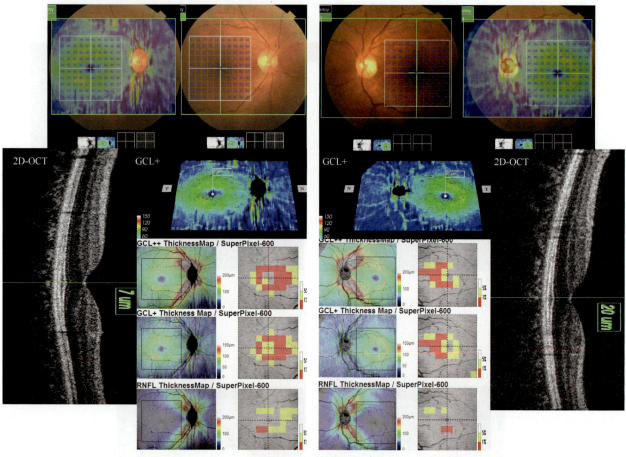

图 2-5-182 病例 41-3

2015-7-14：双侧 mGCC：几乎对称性双侧 GCL+ 萎缩变薄，以鼻侧纤维为主，隐约见环形，mRNFL 受损极轻度，GCL+ 和 GCL++ 基本是 2、3、格区环形损伤，中心损伤轻些。2D-OCT：目前尚看不出明显神经节细胞层变薄。

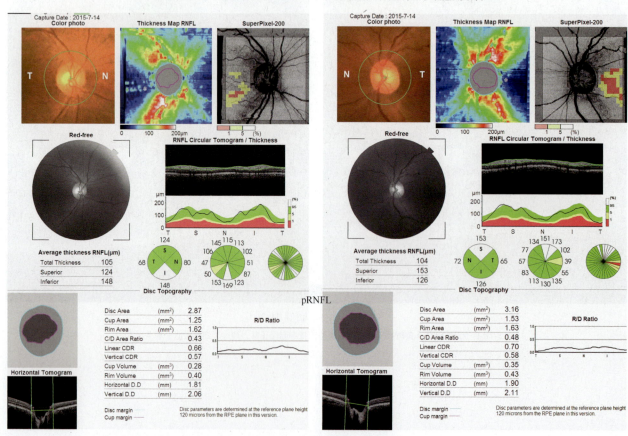

图 2-5-183 病例 41-4

pRNFL：双乳斑束鼻侧 mRNFL 萎缩（＊号），病损概率图已有显示相应损伤。其余部位神经纤维肿胀（正常高限范围）。视盘陷凹可能有稍扩大。

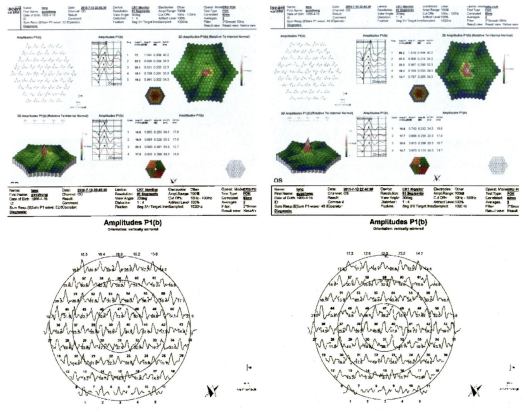

图 2-5-184 病例 41-5

双侧 mfERG，第 2 环振幅轻度降低。

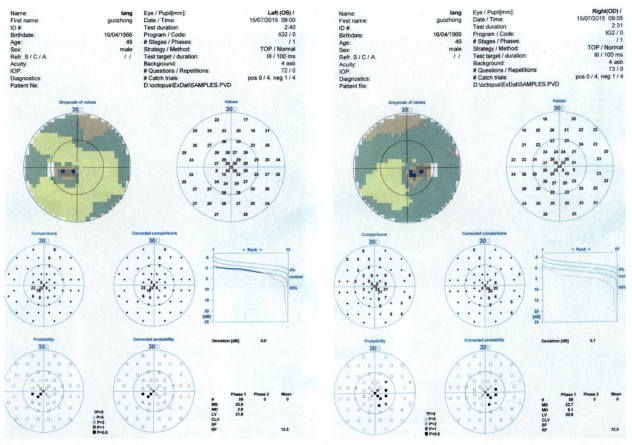

图 2-5-185 病例 41-6

2015-7-15：双乳斑束间哑铃状暗点，伴有核心。视野改变符合 mGCC 黄斑中心损伤。

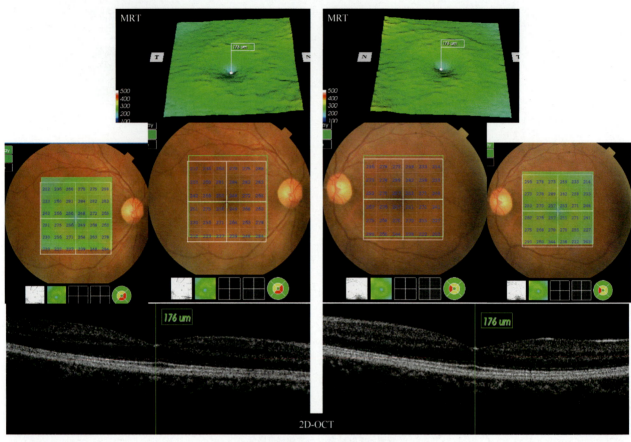

图 2-5-186　病例 41-7

2015-8-25：经过治疗 1 个月后，双眼视力 0.6，自觉带老花镜后可以清楚看书了。MRT：黄斑区环行极浅、隐约。2D-OCT：神经节细胞层似乎基本正常。

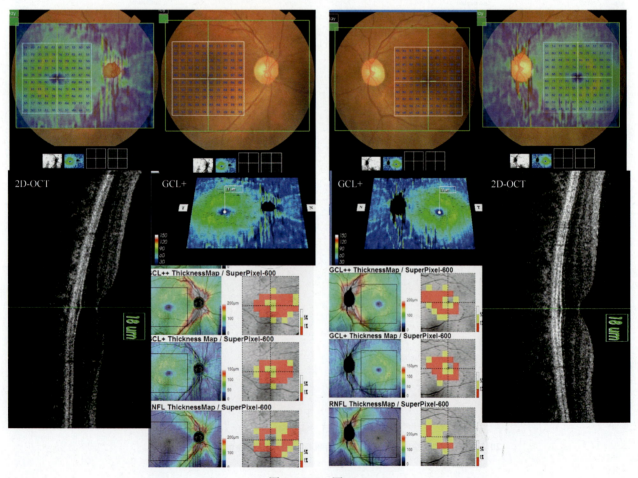

图 2-5-187　图 41-8

2015-8-25：经过治疗 1 个月后，双眼视力 0.6，自觉带老花镜后可以清楚看书。但病损概率图显示 mGCC 萎缩较 2015-7-14 稍稍进展些，mRNFL 损伤更重些。

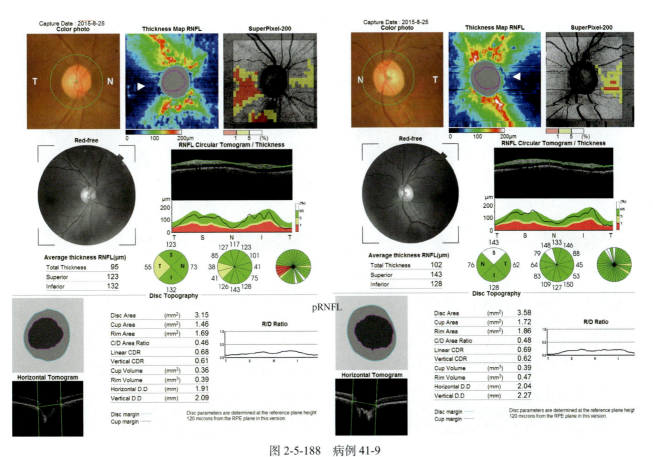

图 2-5-188　病例 41-9

2015-8-25：pRNFL：双乳斑束鼻侧 mRNFL 萎缩（▶样萎缩），较初诊 2015-7-14 稍加重，概率图显示也加重，其余部位神经纤维肿胀（正常高限范围），陷凹扩大不好比较。

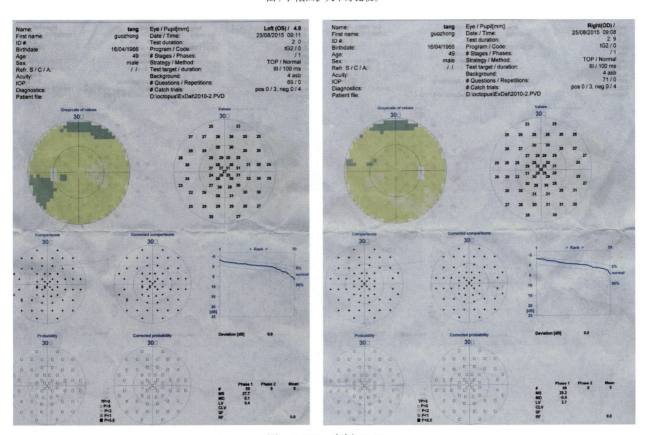

图 2-5-189　病例 41-10

2015-8-25：视野：双侧哑铃状暗点消失，说明较初诊 2015-7-14 有好转，仅左眼中心仍存在极轻度缺损。也说明标准视野计的敏感度不高。

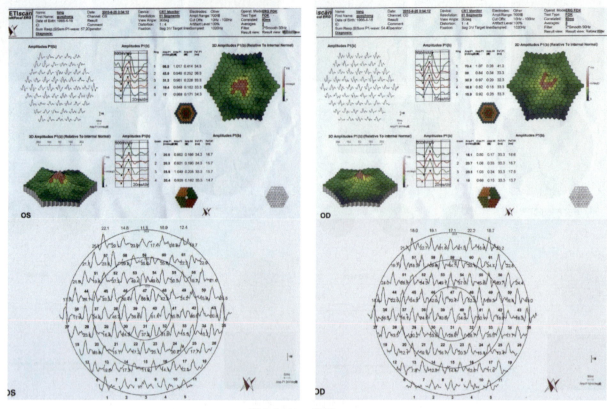

图 2-5-190　病例 41-11

2015-8-25：mfERG（治疗后 1 个月）双眼较 2015-7-14 稍重些，P1 振幅下降，但 ERG 图形形态基本正常。

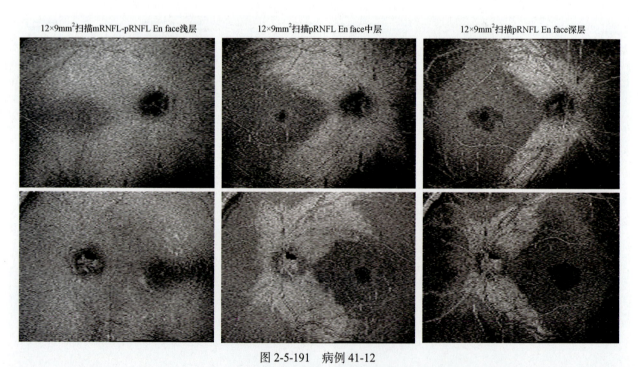

图 2-5-191　病例 41-12

2015-7-14：双眼宽屏扫描 mRNFL-pRNFL En face 浅层：图像正常。双眼宽屏扫描 pRNFL En face 中层：颞上下纤维信号、形态正常，但整个乳斑束信号极低下，尖端接近视盘缘。双眼宽屏扫描 pRNFL En face 深层：颞上下纤维信号、形态正常，但整个乳斑束信号极低下，尖端已到达视盘边缘。本病例主要是乳斑束神经纤维损伤。

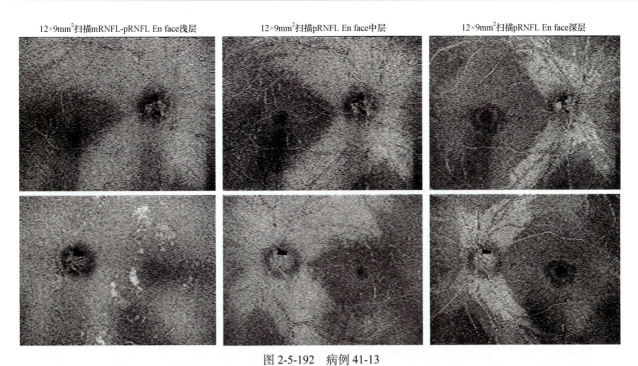

图 2-5-192 病例 41-13

2015-8-25：患者确诊治疗后 1 个月自觉视力提高，看书阅读不感到困难，视野也有改善。上述神经纤维 En face 图像几乎与 2015-7-14 完全对称改变。

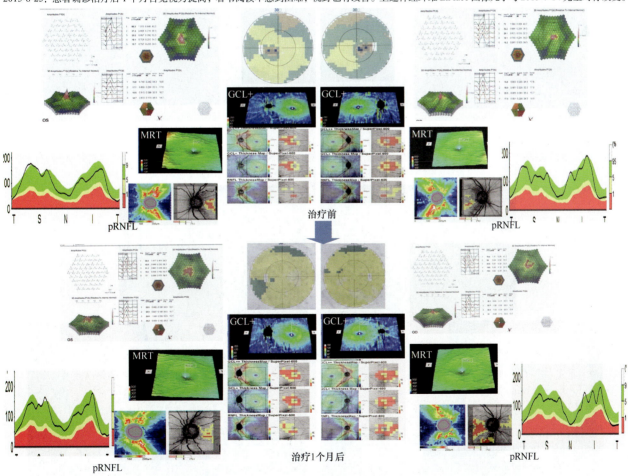

图 2-5-193 病例 41-14

治疗前后：视力、视野明显改善、mGCC 的萎缩稍稍进展，符合球后视神经病变的发展规律。

5.1.4.2 烟中毒临床特点和思考

1）诊断：较明确——饮酒量较大、抽烟史长、量大。色觉不正常。渐进性视力下降均在 10 个月以上。双对称性乳斑束 mGCC 损伤（鼻侧为主）、视野哑铃状具有核心的暗点。这两例肝功能正常。

2）烟中毒是属慢性氰化物中毒脱髓鞘病变。

3）临床治疗（弥可保、维生素 B_1、维生素 C、维生素 B_6、叶酸）有效。

4）小结：烟中毒是属慢性氰化物中毒脱髓鞘病变，主要损伤球后视神经段黄斑束神经纤维（开始是黄斑束交叉纤维为主，逐渐后期是不交叉纤维）。由于是十分慢性的过程，病人常是不知不觉，发现时经常是较晚了。好在治疗反应较好、较满意，但不可能完全恢复正常，即已经萎缩的 mGCC 不会恢复正常。故这类病例应尽量早期治疗。

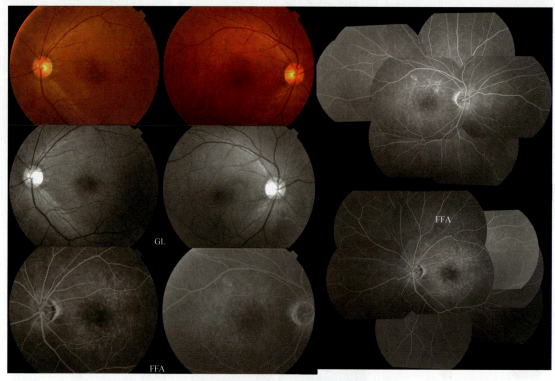

图 2-5-194　病例 42-1

2013-8-11：患者，男性，50 岁。渐进性视力下降半年多，双眼视力 0.05～0.08。白酒 250ml/d，烟 1 包/日，啤酒当水喝。辨色力差。周身疾病：酒精性肝病、慢性胰腺炎、糖尿病、高血压、牛皮癣、酒精中毒性视神经病变。眼底所见：双侧黄斑区发暗，彩色相和无赤光相可以见到。FFA：黄斑区窗样缺损改变明显（彩色相和 GL 相是暗区），晚期视盘染色。

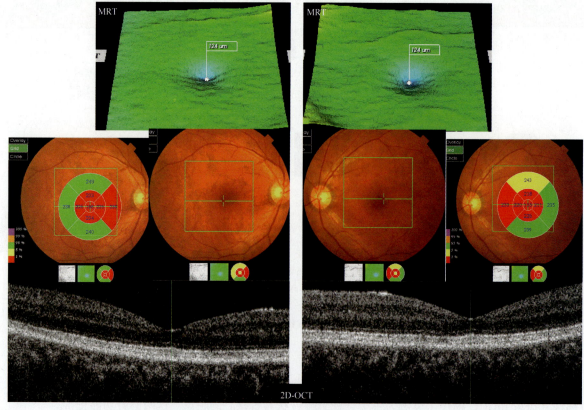

图 2-5-195　病例 42-2

2013-8-11：MRT：双乳斑束损伤严重，黄斑环形消失，中心凹网膜变薄。2D-OCT：双眼神经节细胞萎缩变薄。

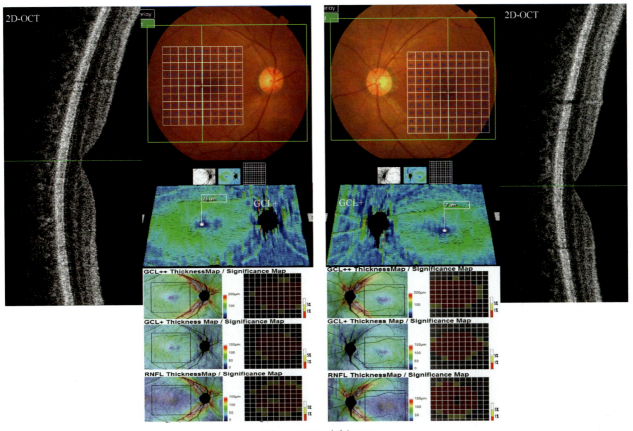

图 2-5-196　病例 42-3

mGCC：双乳斑束 mGCL 萎缩，尤其是鼻侧 mGCL 萎缩更重，病损概率图双 mRNFL、GCL+、GCL++ 对称中心损伤。2D-OCT：双侧神经节细胞层萎缩变薄。

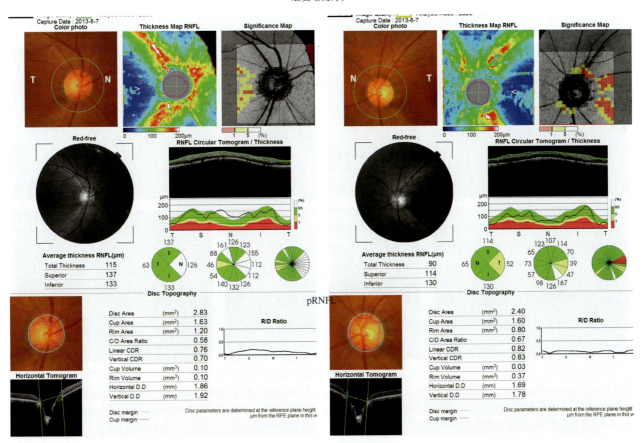

图 2-5-197　病例 42-4

pRNFL：双侧乳斑束 GCC 萎缩（对称呈＞箭头样），其余 pRNFL 正常（左）或肿胀增厚（右）。

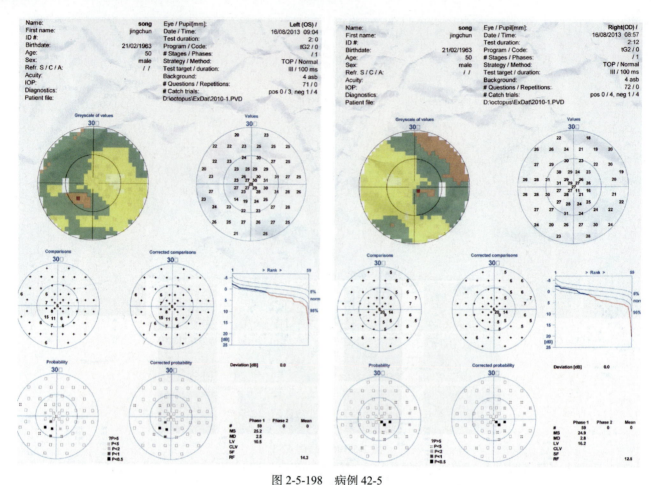

图 2-5-198　病例 42-5

视野缺损双颞侧重些，乳斑束缺损伴有核心，与烟中毒有相似之处。

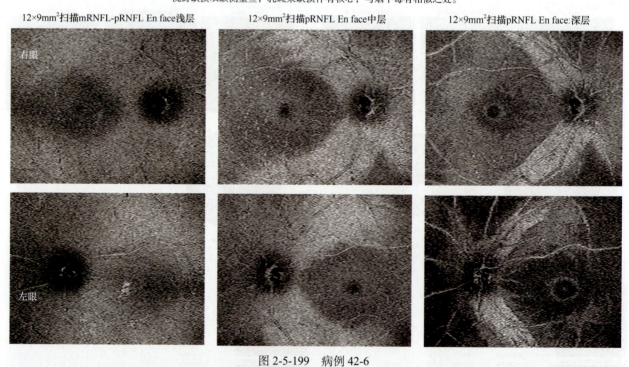

图 2-5-199　病例 42-6

2013-8-7：12×9mm² 扫描 mRNFL-pRNFL En face 浅层：双眼黄斑中心暗区扩大。12×9mm² 扫描 pRNFL En face 中层：双眼视盘周围中层神经纤维信号、形态正常，但黄斑区信号低下区扩大，尖端已连接视盘边缘。12×9mm² 扫描 pRNFL En face 深层：黄斑区低信号区尖端已到达视盘边缘，视盘颞上下神经束形态正常。本病例视盘周围神经纤维 En face 图像与病例 41 烟中毒视图像十分相似，这是黄斑束神经纤维损伤的特点。

5.1.4.3　酒精中毒性视神经疾病的临床特点和思考

1）本病例饮酒为主，周身疾病很多，肝功能十分不好。抽烟不多。

2）OCT 表现与烟中毒弱视十分相似，乳斑束损伤重，视野也有中心核心缺损，辨色力差。

3）治疗效果反应不敏感，是否与肝功能差有关，或酒精中毒性视神经病变的发病机制不同于烟中毒弱视有关，或者是过于晚期病变难以恢复。

4）本病例因失去随诊，不了解最后预后。

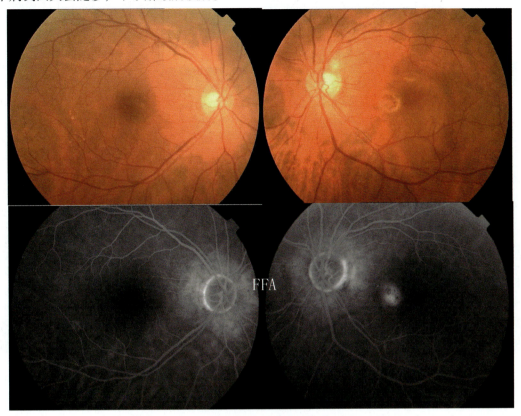

图 2-5-200　病例 43-1

2014-11-24：患者，女性，63 岁。因左眼 PCV 视力下降 2 周就诊。视力：右眼 1.0；左眼 0.3。2012 年 2 月卵巢癌手术后，同年 9 月化疗，化疗后似乎有些视力不如手术前。FFA：左眼黄斑鼻侧类圆形高荧光斑，晚期视盘染色。

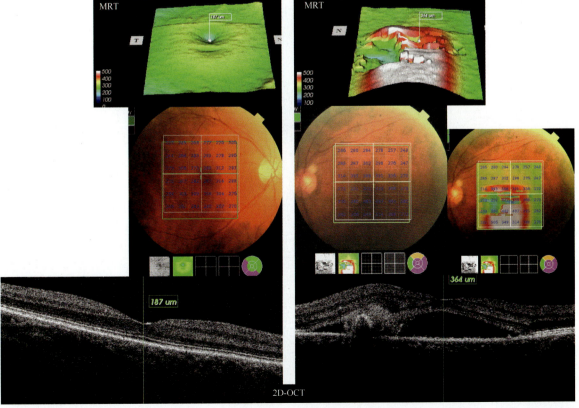

图 2-5-201　病例 43-2

2014-11-24：MRT：右眼环形存在、完整，色泽较深；左眼整个黄斑区严重水肿。2D-OCT：右眼正常；左眼黄斑区局限浆液视网膜脱离，鼻侧高陡小 PED，其外围高反射物质（出血或纤维化？）。

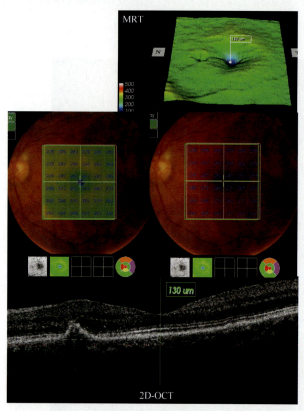

图 2-5-202　病例 43-3

2015-6-4：3rd lucentis 后 3 个月，稳定视力 0.8。Lucentis 注药史：1st lucentis 0.5mg（2014-12-5）；2nd lucentis 1.0mg（2015-1-10）；3rd lucentis 1.0mg（2015-2-14）。MRT：黄斑环形色泽基本正常。2D-OCT：黄斑鼻侧小 PED 内部有纤维化，可见 BM。目前病变稳定。

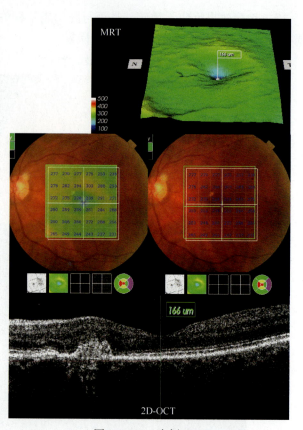

图 2-5-203　病例 43-4

2015-3-4：随诊，病变稳定。

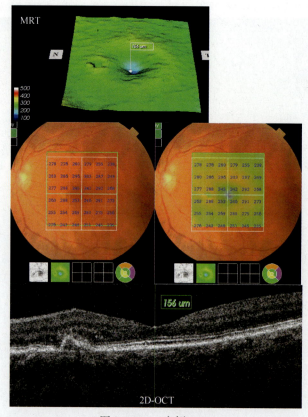

图 2-5-204　病例 43-5

2015-8-26（6 个月后）：视力 0.8。小 PED 局部稳定，PED 外局部网膜轻度水肿。

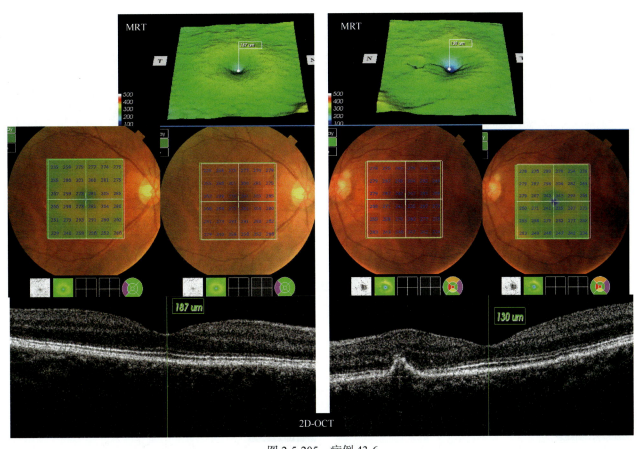

图 2-5-205　病例 43-6

2015-6-3：MRT：双侧黄斑环形正常，左侧色淡些，中心凹较右侧变薄。2D-OCT：双侧视细胞层正常，左侧小 PED 区病变稳定。

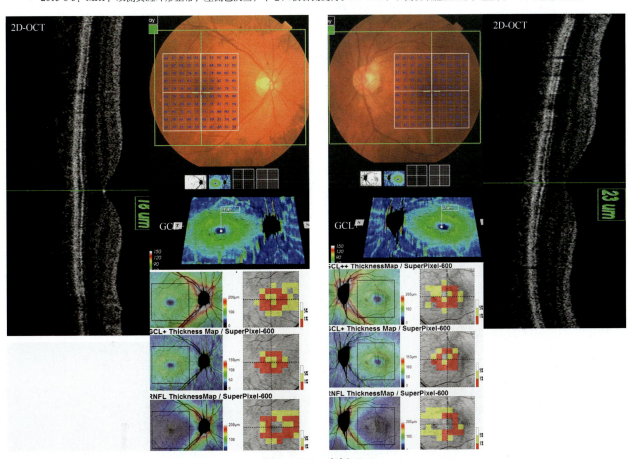

图 2-5-206　病例 43-7

2015-6-3：mGCC：GCL+ 环形色泽浅淡，不均匀。双侧 RNFL、GCL+、GCL++ 先后经过多次检查，均存在萎缩性改变。2D-OCT：双侧视网膜结构层次正常。

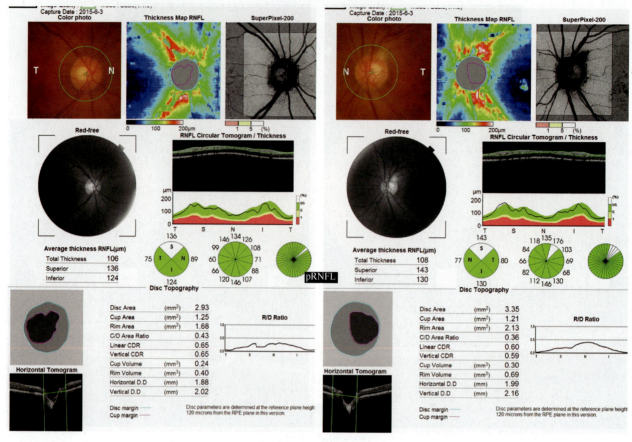

图 2-5-207 病例 43-8

2015-6-3：双眼 pRNFL：均是正常高限范围。

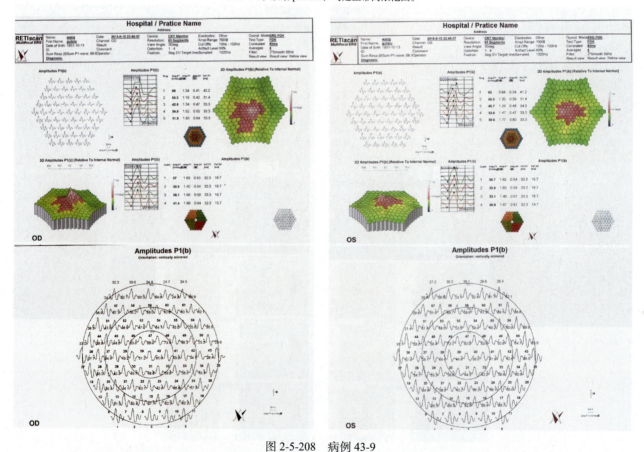

图 2-5-208 病例 43-9

双侧 mfERG：双眼黄斑峰值压低，左侧明显；ERG 波形基本正常。本病例的 mfERG 与其他单纯 mGCC 损伤病例一致。

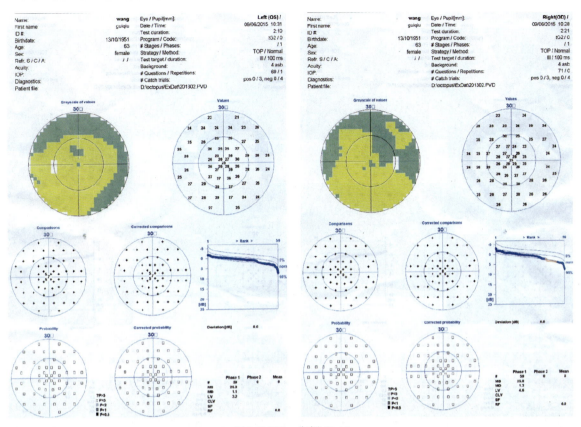

图 2-5-209　病例 43-10

双侧视野基本正常，双眼黄斑区似有敏感度的下降。

病例 43 的特点

本病例是卵巢癌手术后加术后化疗的病例，患者于化疗后感到似有些视力的下降，也许是体质下降的结果，也许是化学药物作用的结果。虽然视力表检查没有明显视力下降，但多次 mGCC 检查却可查出相同的 mGCC 的损伤，说明 mGCC 损伤是确实存在。可能与化疗药物有关，或与恶性肿瘤有关，或是其他不明原因。

本病例是因左眼 PCV 来就诊，经过 3 次 lucentis 治疗，病情稳定。

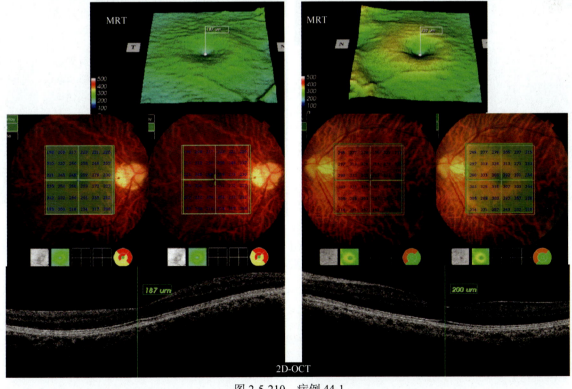

图 2-5-210　病例 44-1

2015-5-12：患者，男性，52 岁。右眼渐进性视力下降，无光感 1 年。视力：右眼无光感；左眼 1.2。右眼视盘色泽浅淡些。MRT：右眼环形基本消失；左眼环形黄红色、完整环形。2D-OCT：右眼神经节细胞层萎缩、极薄；左眼正常神经节细胞层。

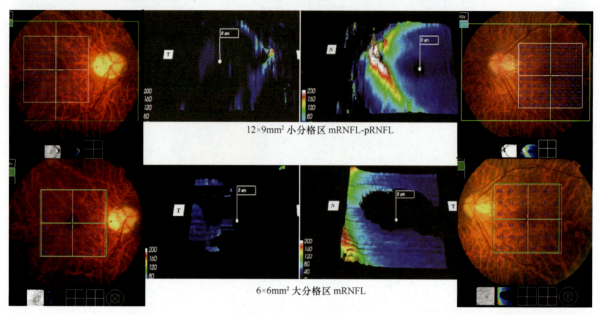

图 2-5-211 病例 44-2

2015-5-12：右眼无光感眼，mRNFL-pRNFL 基本全萎缩。左眼是正常眼同样是扫描方式的不同 mRNFL 数值上有些差异，图形形态基本一致。

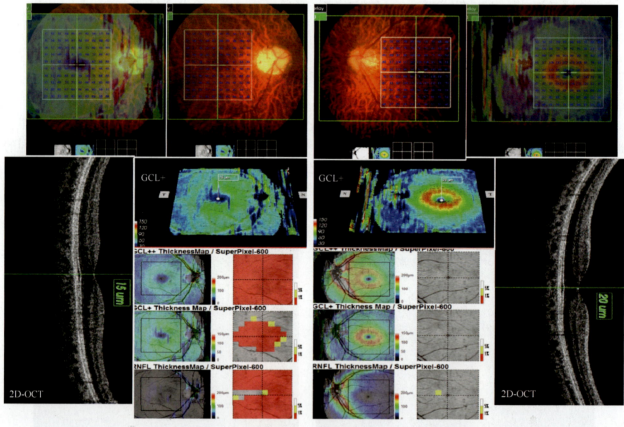

图 2-5-212 病例 44-3

2015-5-12：mGCC：右眼视盘色泽浅淡，右眼 GCL+ 环行消失；左眼肿胀（属亚正常眼）。病损概率图：右眼 RNFL、GCL+、GCL++ 严重萎缩；左眼正常无损伤。2D-OCT：右眼神经节细胞层萎缩、极薄；左眼正常神经节细胞层厚度。

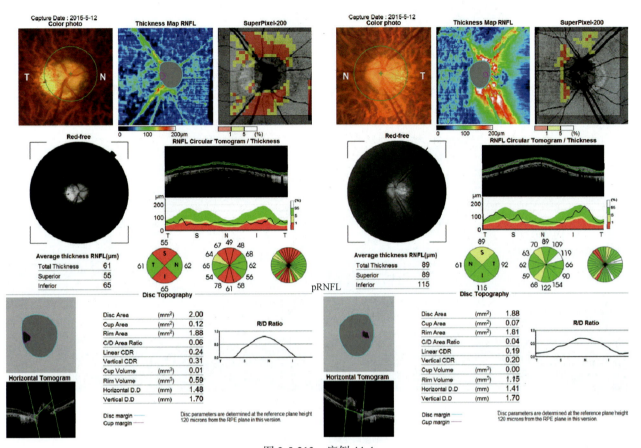

图 2-5-213　病例 44-4

2015-5-12：pRNFL：右眼盘周纤维几乎全部萎缩；左眼基本正常。

病例 44 的临床表现特点

1）病程 5 年，右眼渐进性视力下降，近一年无光感。漫长病程才确诊，与肿物部位、大小及检查技术有关。

2）2014 年 12 月确诊：CT、MRI 明确视神经骨管内下方光滑肿物，怀疑血管瘤或脑膜瘤，因肿物还是较小，决定观察。

3）本病例还是应密切随诊：除了继续观察 CT、MRI 外，应注意左眼视野（目前正常）和左眼 mGCC 的变化。

5.1.5　其他不明原因视神经病变

视神经病变的原因十分复杂，常见的缺血、炎症、外伤、变性、各种物质的中毒、肿物等，其实青光眼应是视神经病变最常见、不可忽视的原因。而且有时青光眼尤其是正常眼压青光眼是鉴别诊断中十分困难的疾病。即使我们考虑到很多原因，临床中见到的很多视神经病变或萎缩病例中还是存在很多查不到原因的视神经疾病。以下的病例就说明寻找病因的困难性。

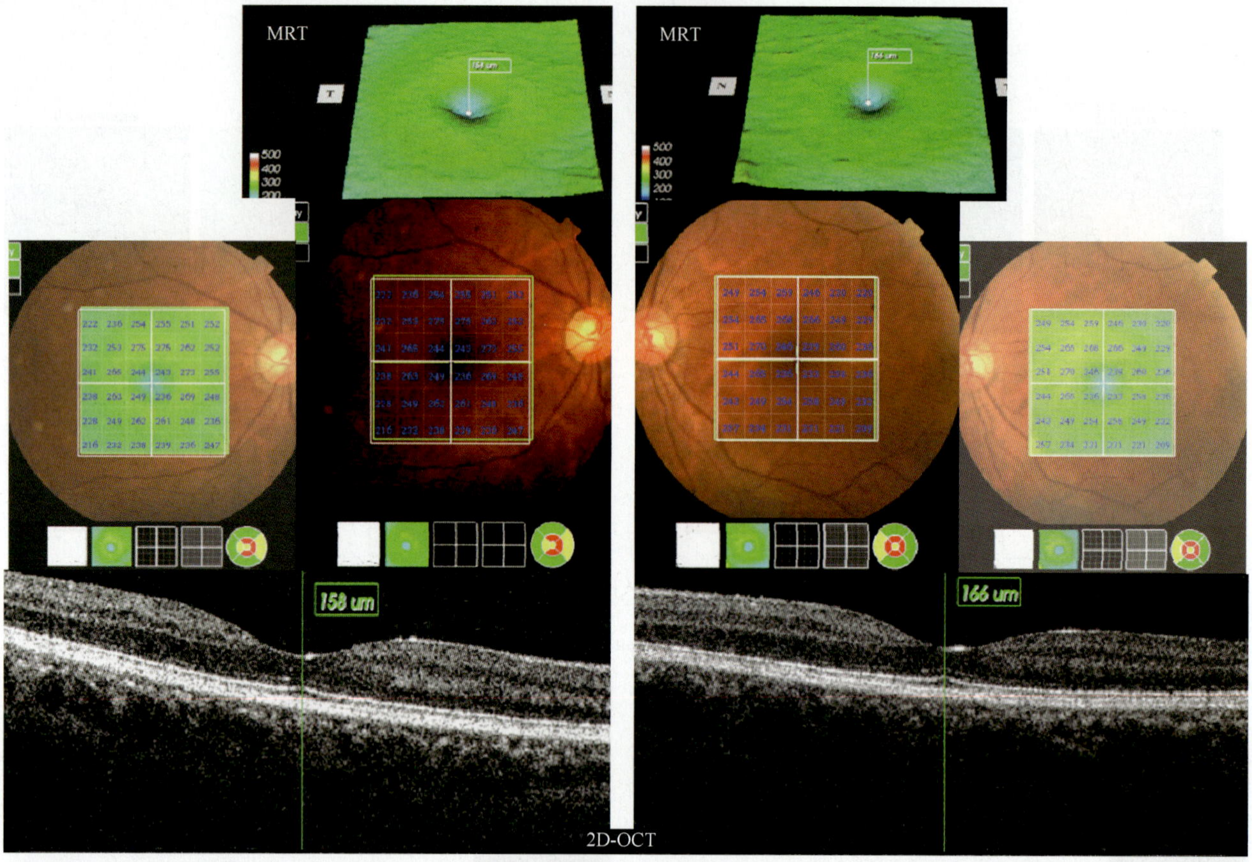

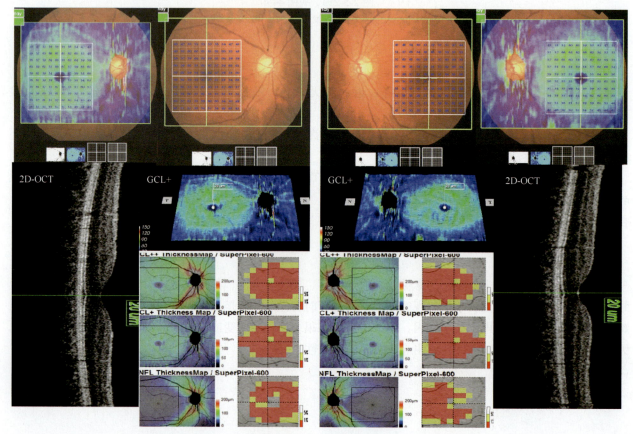

图 2-5-214　病例 45-1

2015-6-2：患者，男性，48 岁。视力：右眼 1.0；左眼 1.2。查体发现视乳头色淡要求检查眼底。MRT：双环形不明显。2D-OCT：双侧对称神经节细胞层变薄，视细胞层正常。

图 2-5-215　病例 45-2

2015-6-2：mGCC：双侧对称 GCL+ 环形消失，对称 RNFL、GCL+、GCL++ 萎缩变薄。2D-OCT：双侧视网膜神经节细胞层萎缩变薄。

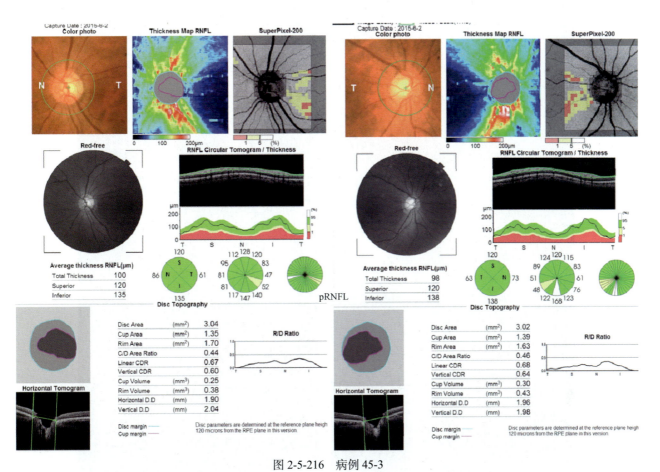

图 2-5-216 病例 45-3

2015-6-2：pRNFL：双眼黄斑中心束明显萎缩变薄，视盘陷凹扩大，基本对称改变。

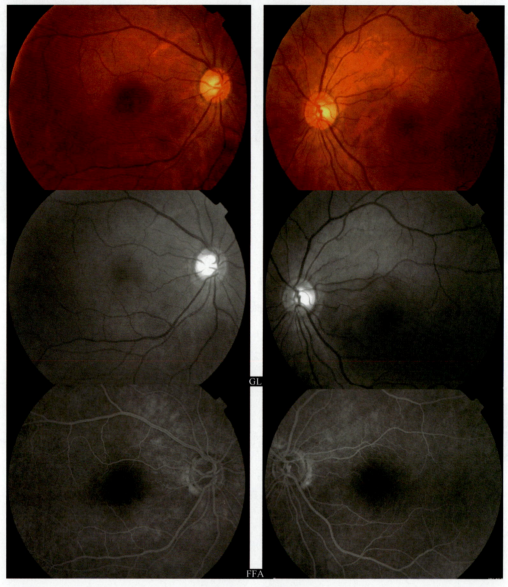

图 2-5-217　病例 45-4

2015-6-2：眼底彩色相：双眼视盘中心色泽浅、黄斑区发暗些，GL 相更明显些，FFA 晚期中心暗区大些，视盘晚期稍染色。

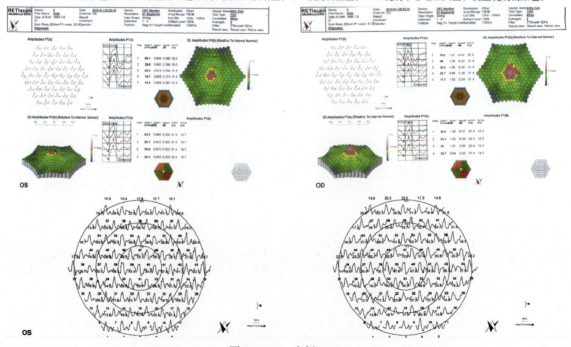

图 2-5-218　病例 45-5

双侧 mfERG：黄斑峰值压低，ERG 波形基本正常。

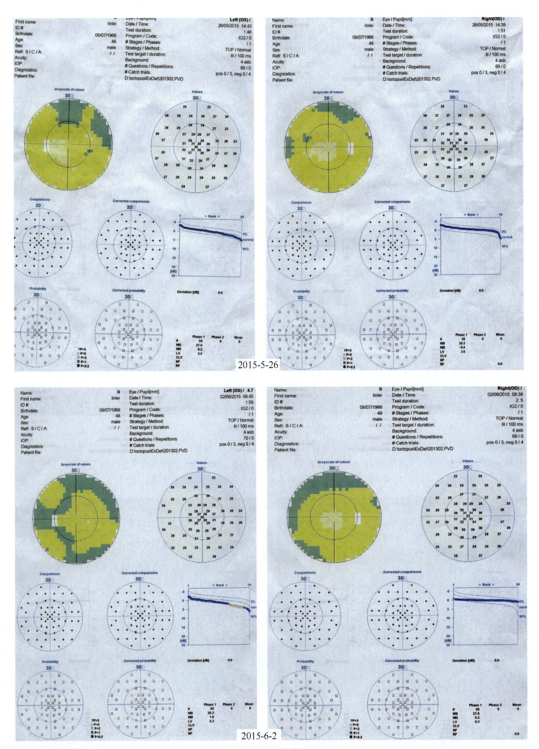

图 2-5-219 病例 45-6

两次视野检查未见明显的异常，与 mGCC 检查不符，但 mGCC 异常肯定，而且 mfERG 也有异常，只能说明标准视野计检查不敏感，还说明可能与 mGCC 萎缩的程度，或可能与病损节细胞的类型有关。建议本病例作 mtDNA；患者回当地检查，未返回随诊。

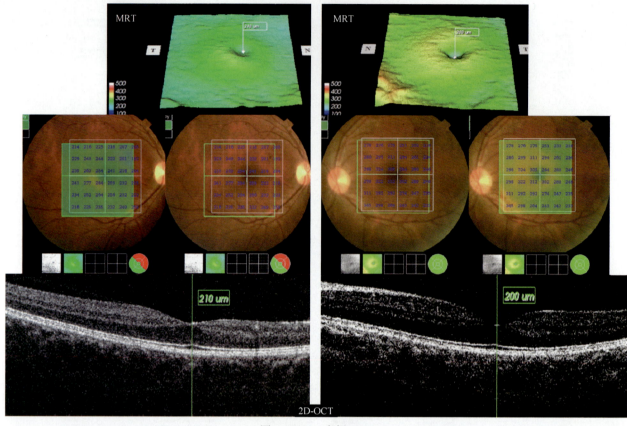

图 2-5-220　病例 46-1

2015-1-8：患者，男性，32 岁。因右眼视神经萎缩要求检查治疗，自小右眼视力差些。视力：右眼 0.4；左眼 1.2。右眼视盘色泽淡，尤其是颞侧，陷凹稍扩大。头颅 MRI：透明隔缺如，余未见异常。MRT：右眼仅颞下有黄斑环形，余消失；左眼环形完整，色泽偏红些。2D-OCT：右眼鼻侧神经节细胞层几乎消失，颞侧也变薄；左眼神经节细胞层正常。

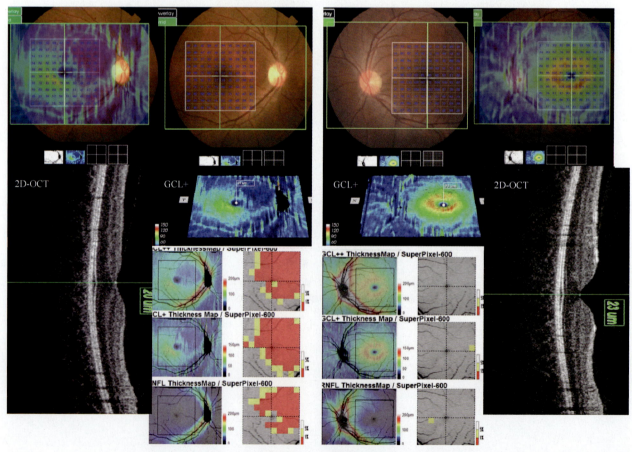

图 2-5-221　病例 46-2

2015-1-8：mGCC：GCL+：仅剩颞下象限有淡淡的环形，余象限均消失，左眼 GCL+ 环形完整色泽红（亚正常眼期）。病损概率图显示：右眼超越中线的类圆形萎缩，左眼正常眼。2D-OCT：右眼视网膜神经节细胞层萎缩变薄，余结构正常。左眼视网膜解剖层次正常。

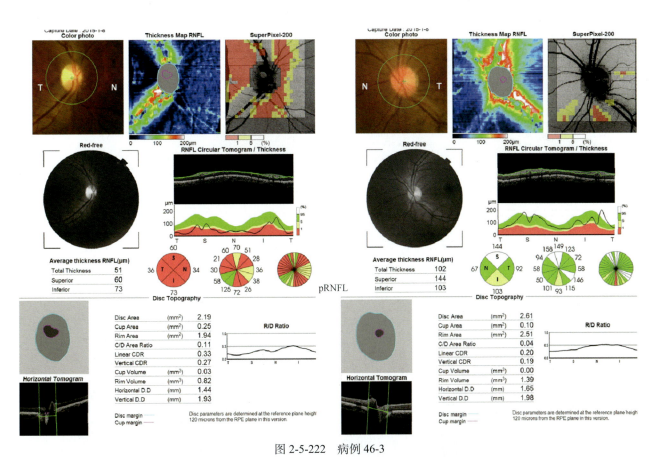

图 2-5-222 病例 46-3

2015-1-8：pRNFL：右眼视盘周围神经纤维严重受损（鼻侧视网膜纤维和黄斑鼻侧纤维）；左眼盘周纤维肿胀为主，似乎鼻下方纤维有损伤？

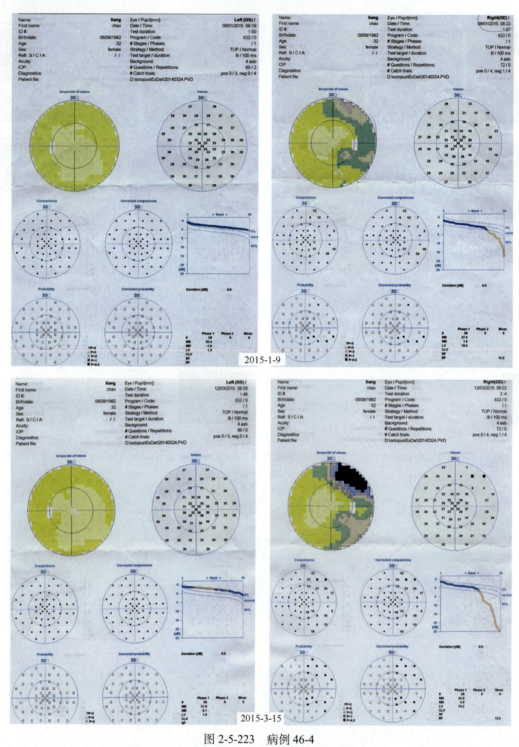

图 2-5-223 病例 46-4

两次视野检查：视力：右眼 0.4；左眼 1.2。右眼视野有颞侧缺损（越中线不明显），左眼正常。

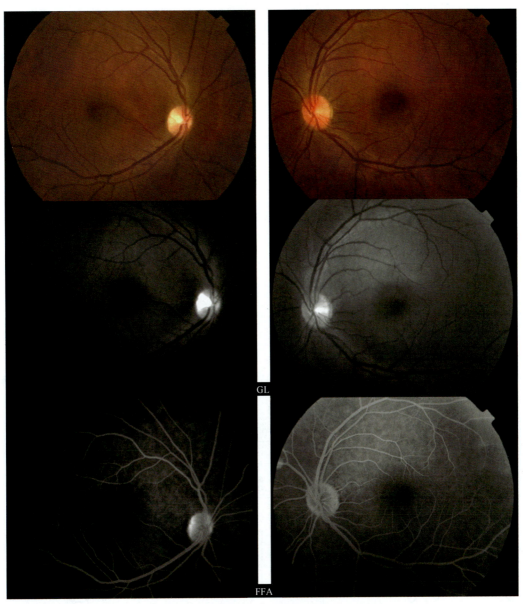

图 2-5-224 病例 46-5

2015-1-19：FFA：双眼晚期视盘染色，右眼视盘萎缩处重。

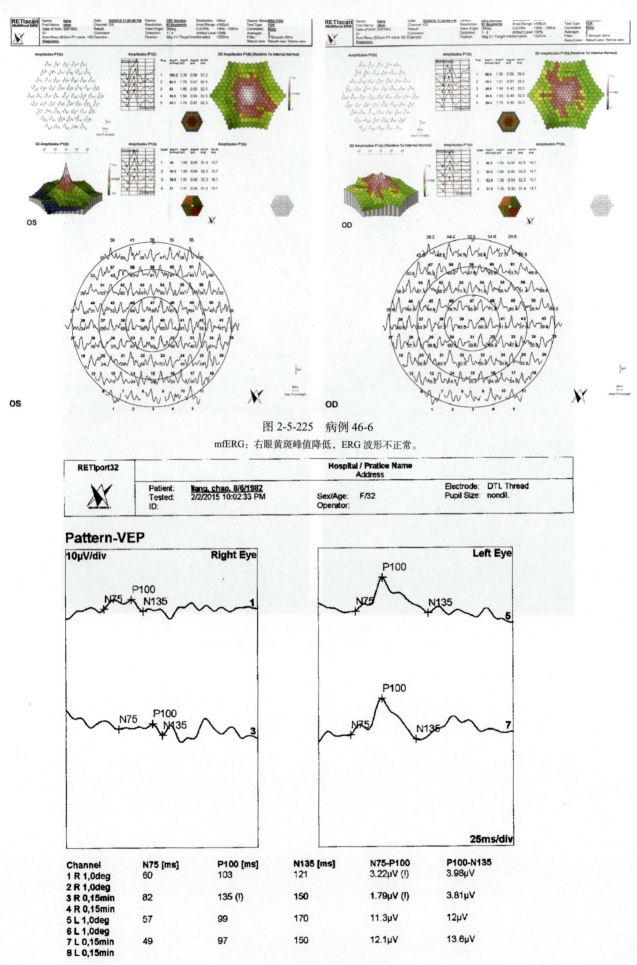

图 2-5-225　病例 46-6
mfERG：右眼黄斑峰值降低，ERG 波形不正常。

图 2-5-226　病例 46-7
2015-2-2：右眼无波形，左眼正常。

病例 46 的临床表现特点

1）目前是单眼视神经萎缩：MRI 显示不存在头颅肿瘤性病变，可以肯定是视神经的疾病。
2）透明隔缺如是否与视神经萎缩或视神经发育不良有关？
3）视野：两次检查均是右眼异常，以颞侧半缺损为主，左眼目前正常。
4）GCL+ 萎缩区超过中线（主要在鼻侧半损伤，属交叉纤维损伤），与视野比较有些不符之处，可能是视野的敏感性不够导致，GCL+ 可靠性更强。
5）mfERG 和 pVEP：均显示右眼异常，左眼正常。
结论：右眼视神经萎缩，原因待查，应观察随诊。

5.2 视交叉部病变

视交叉部病变很多，炎症、肿瘤、外伤、变性、或先天发育异常等，但是基于视交叉部解剖生理的特点，故视交叉部病变有很多共同的临床表现：

1）视交叉部位于头颅的中线，毗邻脑组织的病变均有可能导致交叉部神经纤维病变。
2）鼻侧视网膜和黄斑鼻侧视网膜的神经纤维均在视交叉部发生交叉，故有特征性的双颞侧视野偏盲改变，和与之相对应的特征性的双鼻侧 mGCC 萎缩。

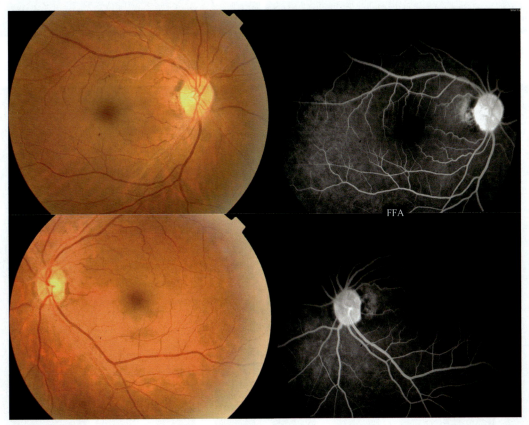

图 2-5-227　病例 47-1

2014-7-10：患者，女性，58 岁。垂体瘤左眼急性视力下降 1 周就诊。视力：右眼 1.0；左眼 0.08。FFA：晚期视盘染色。

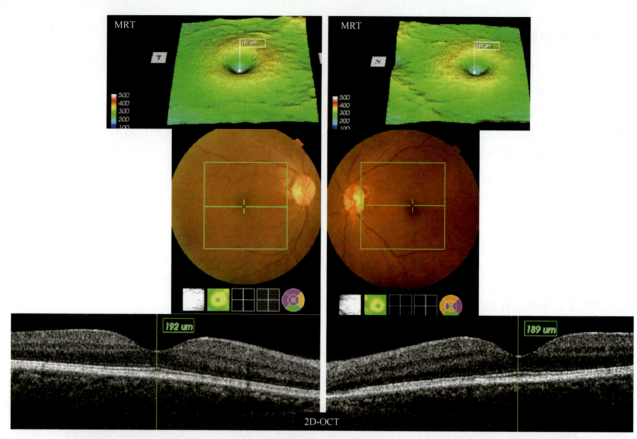

图 2-5-228 病例 47-2

2014-7-10：MRT：双侧对称黄斑环形完整、深红色，属亚正常眼。2D-OCT：双侧对称正常视网膜结构。

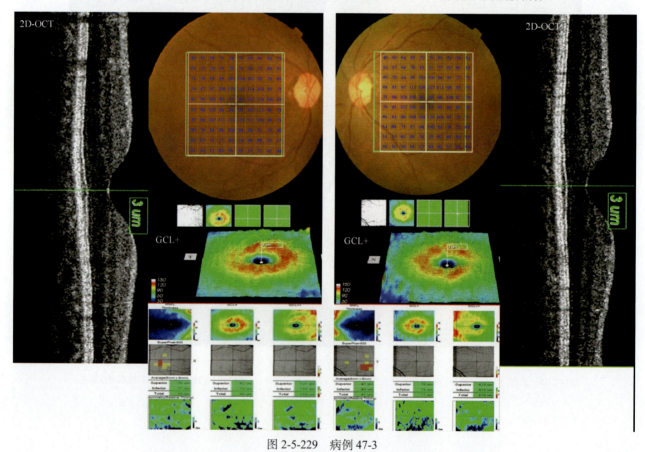

图 2-5-229 病例 47-3

2014-7-10：mGCC：双侧 GCL+ 环形基本完整、深红色较一般病例色泽高（亚正常眼）。双侧病损概率图：mRNFL、GCL+、GCL++ 对称，未显示病变。
2D-OCT：双侧视网膜结构正常。

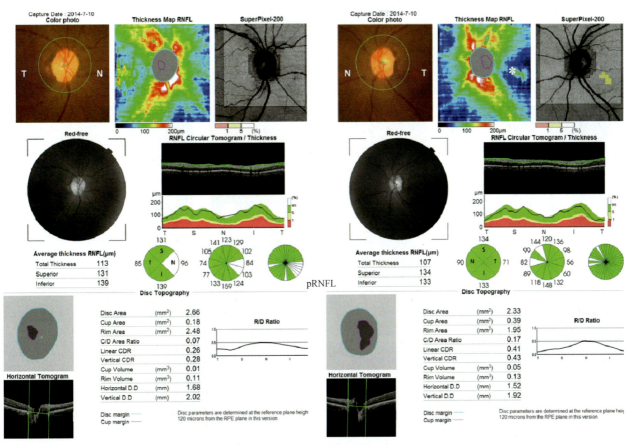

图 2-5-230　病例 47-4

2014-7-10：pRNFL：双侧盘周神经纤维肿胀，但是左眼鼻侧半 mRNFL 有轻度损伤（＊号的尖端向视盘接近），病损概率图显示左眼极轻微。其实本病例右眼鼻侧半 mRNFL 也是比较可疑。

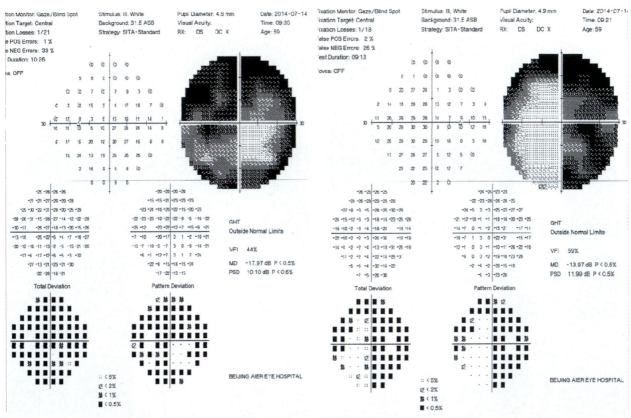

图 2-5-231　病例 47-5

2014-7-14：根据视野双颞侧偏盲追问病史：2012 年 9 月当地医院确诊垂体瘤，因没有症状，肿瘤小，患者儿子决定观察，也未告诉患者本人。

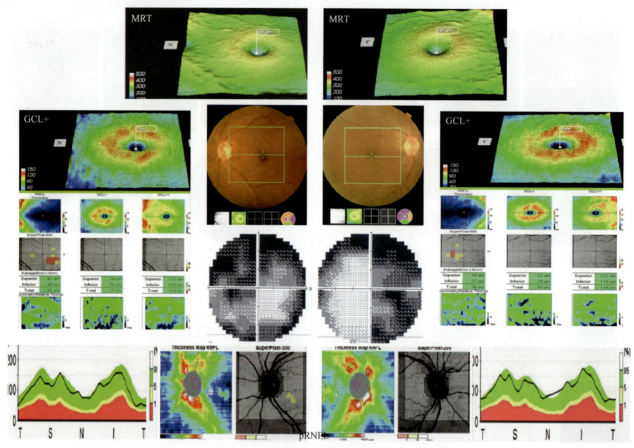

图 2-5-232 病例 47-6

2012-9-30：当地医院确诊垂体瘤，没有视力下降症状——潜伏期亚正常眼。2014-7-10：急诊主诉左视力下降一周，潜伏期亚正常眼长达近2年，目前是发病初期亚正常眼表现。视力下降、视野异常，但mGCC和盘周神经纤维肿胀。本病例特点是慢性疾病的基础上，有急性发作。尽管病程处在发病早期亚正常眼，但pRNFL图片中可见左眼鼻侧mRNFL已存在萎缩（＊号），概率图也显示疑似损伤，其实右眼鼻侧半mRNFL也是出现疑似损伤（？号）。

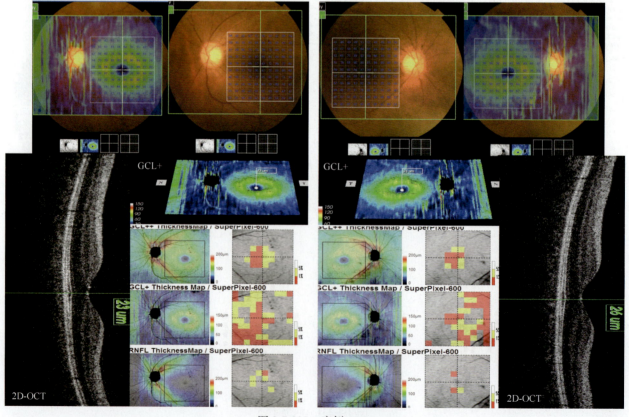

图 2-5-233 病例 48-1

2015-6-18：患者，女性，61岁。视力：右眼0.6；左眼0.8。主诉于10年前在北京天坛医院急诊垂体瘤手术（当时突然双眼近乎失明），术后放射治疗一疗程，目前病情稳定，这次来复查眼底和视野。（本病例未摄双眼黄斑厚度地形图像）。mGCC：双侧GCL+环形存在，但不完整，色泽不匀，以基本正常为主。病损概率图显示：双侧RNFL基本正常，GCL+和GCL++以鼻侧mGCC损伤为主，颞侧mGCC稍有损伤。2D-OCT：双侧对称存在，似乎变薄些。

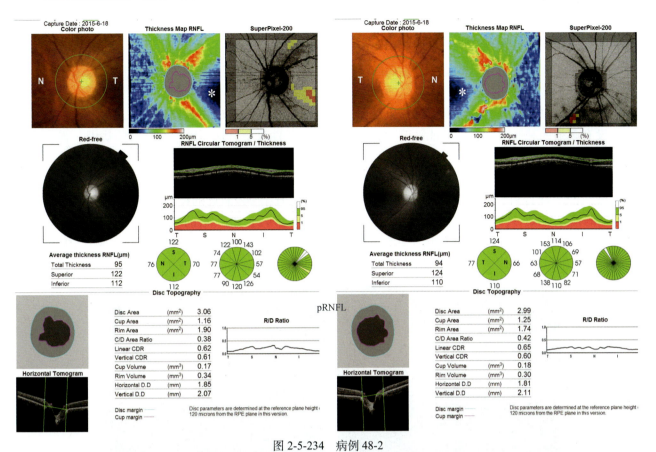

图 2-5-234 病例 48-2

2015-6-18：pRNFL：注意（*号）：双侧也是鼻侧半纤维萎缩（*号），下方为主，尖端已接近视盘缘。余双侧 pRNFL 基本在正常范围。

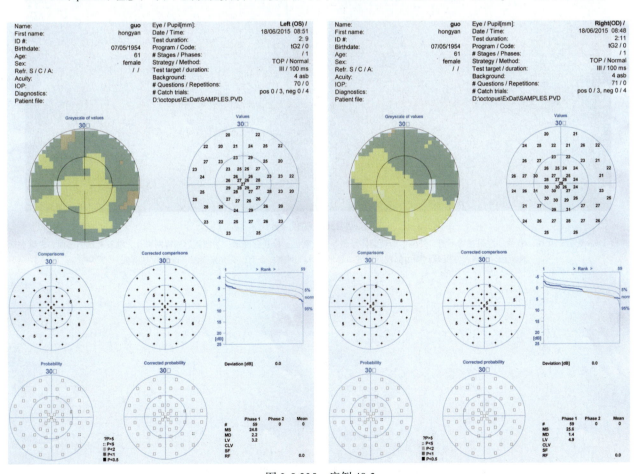

图 2-5-235 病例 48-3

2015-6-18：视野：有双颞侧偏盲的基础，左眼鼻侧也有影响。

病例 47、48 的临床表现特点及思考

1）这两例均是垂体瘤，均有慢性发病的病程（病程并不长，而且在病程的偏早期），又有急性发作急剧视力下降的病史。

2）mGCC 检查：病例 47 属发病初期亚正常眼期——mGCC 和 pRNFL 肿胀期，只有这一期神经纤维没有萎缩的肿胀阶段，属功能性改变，尚未发生器质性改变，这一阶段及时解除病因，视力预后较好。

3）病例 47 得到了手术前 mGCC 和 pRNFL 肿胀性改变的检查结果，没有得到手术后有好的视力恢复的结果。病例 48 得到了手术后 10 年的 mGCC 和 pRNFL 检查结果及较好的视力恢复的结果，但是没有发病早期的检查结果，只是有病人诉说病史及治疗过程。似乎这两例一前一后的结果组成了一个完整的病例，得出了一个结论：病程较短的垂体瘤，具有急性发作病史的病例，及时早期发现和治疗，视力预后较好，因为神经节细胞没有进入明显的萎缩阶段，而是在肿胀的功能障碍阶段。

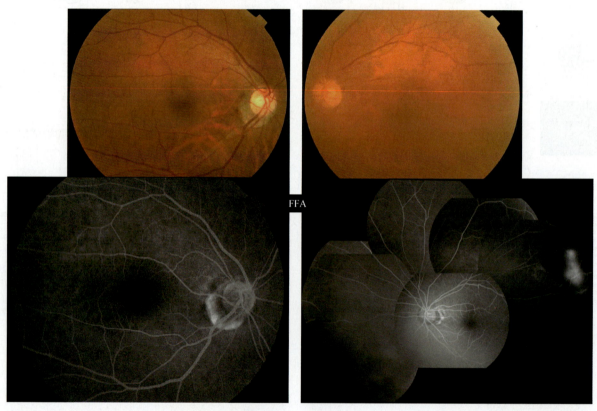

图 2-5-236　病例 49-1

2013-1-9：患者，女性，63 岁。左眼视物不清、外院诊断玻璃体浑浊 5 个月就诊。检查后确诊：左颞侧远周视网膜孔，继发玻璃体出血、轻度玻璃体混浊。FFA：左眼颞侧周边部视网膜破口处玻璃体视网膜有牵引，荧光素渗漏。晚期视盘染色。

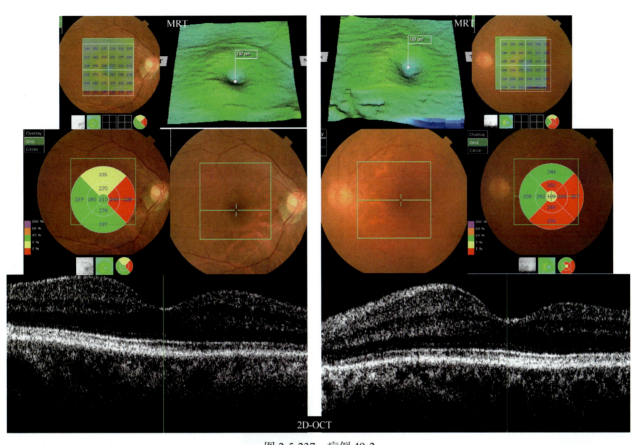

图 2-5-237　病例 49-2

2013-1-9：MRT 和 2D-OCT：双侧存在中垂线划界的同侧性 mGCC 萎缩的改变。追问病史：5 年前（2007 年）作脑膜瘤手术。

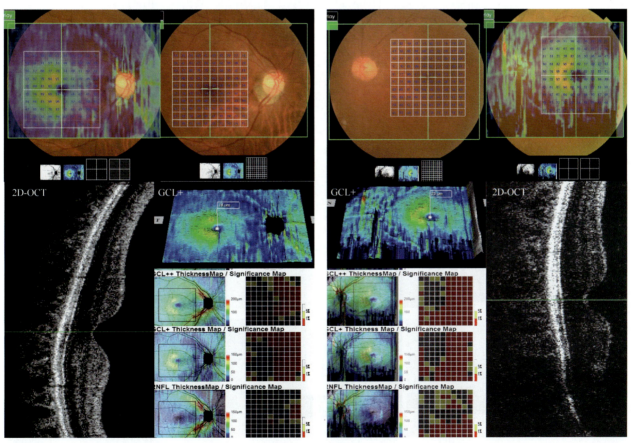

图 2-5-238　病例 49-3

2013-1-9：mGCC：双侧 GCL+（右鼻侧、左颞侧）同侧性萎缩，中垂线划界，其余 GCL+ 环形正常；病损概率图显示：右眼鼻侧、左眼颞侧为主，左鼻下受损的萎缩（左眼越中线）。右眼 mRNFL 受损较轻。2D-OCT：双侧对称神经节细胞层变薄。

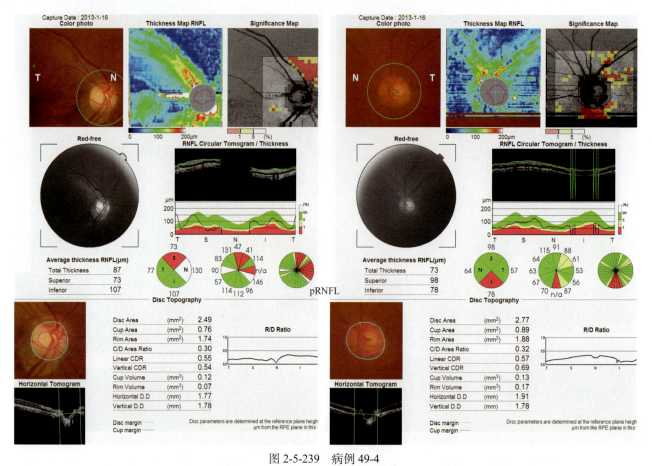

图 2-5-239　病例 49-4

2013-1-9：pRNFL：右鼻侧受损，含鼻侧 mGCC；左鼻侧、颞侧均有损伤（双眼摄片不够理想）。

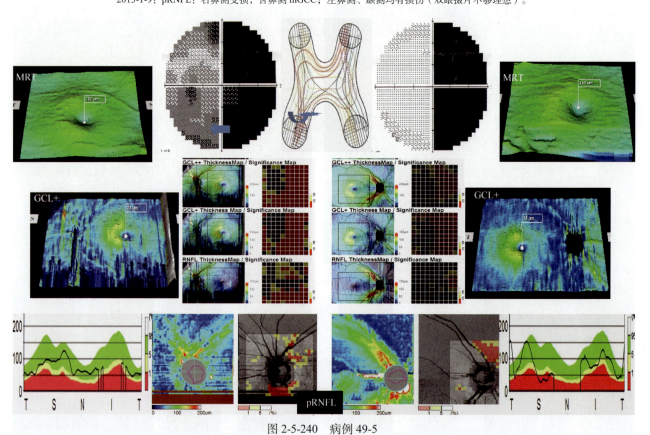

图 2-5-240　病例 49-5

2013-1-9：晚期萎缩稳定期，左侧交叉部后交界处脑膜瘤（手术后5年），左眼已向颞侧侵犯（左眼已跨越了中垂线）。

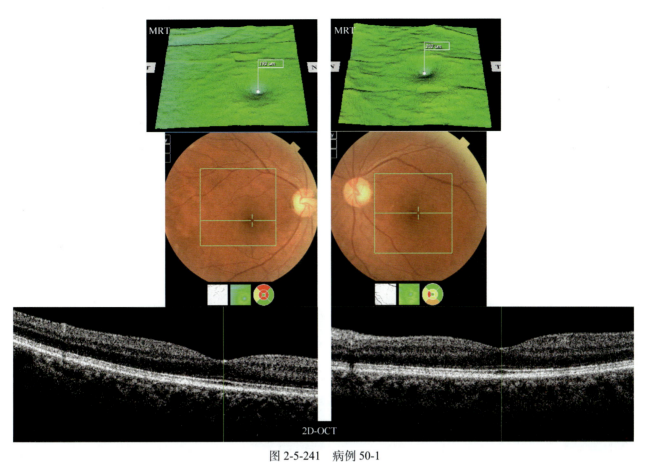

图 2-5-241　病例 50-1

患者，男性，56 岁。颅咽管瘤术后 1 个月。MRT：右眼环形近乎消失，左眼颞侧尚有少许残存。2D-OCT：双眼视网膜神经节细胞层变薄，双眼视盘颞侧色泽浅淡。

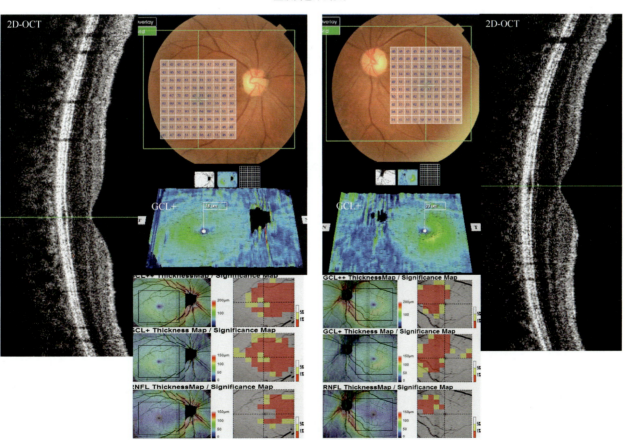

图 2-5-242　病例 50-2

mGCC：双眼 GCL+：鼻侧萎缩重（环形消失），颞侧受损主要在右眼。病损概率图显示：右眼重（mRNFL、GCL+、GCL++），右眼明显超越中垂线。左眼 mRNFL 损伤较轻。2D-OCT：双侧神经节细胞层萎缩变薄。

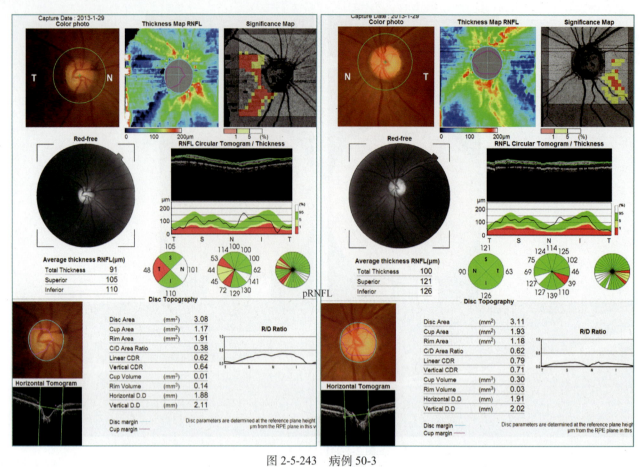

图 2-5-243　病例 50-3

pRNFL：盘周神经纤维损伤以双鼻侧半 mRNFL 为主，右侧重，但陷凹扩大左侧更明显些。

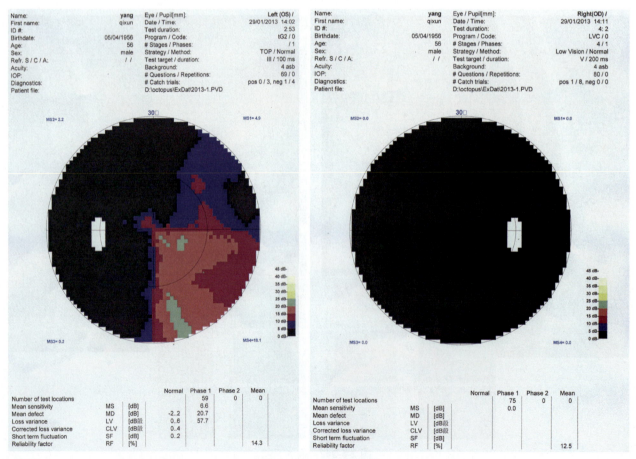

图 2-5-244　病例 50-4

视野：右眼近乎盲，左眼颞侧盲重。

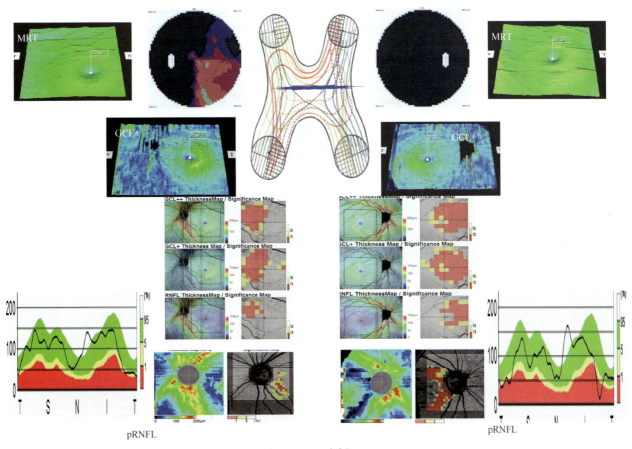

图 2-5-245　病例 50-5

这是视交叉体部偏右的病损，典型的双颞侧偏盲开始，左眼未越中垂线，右眼刚跨中垂体，但视野右眼近乎盲，左眼也是晚期表现。目前视野与 mGCC 检查所见不符，这是手术后一周的病例，视野表观与手术创伤有关。

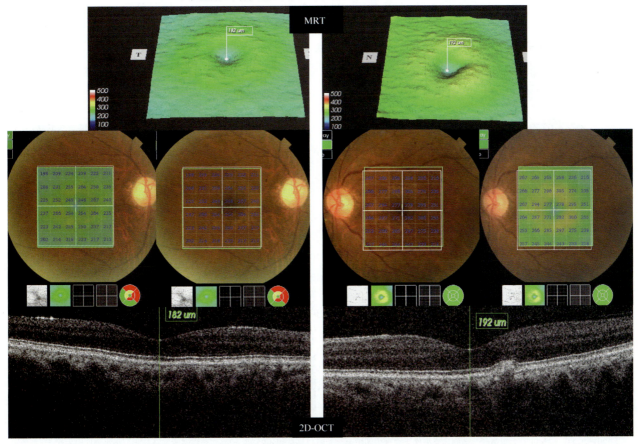

图 2-5-246　病例 51-1

2015-1-23：患者，男性，66岁。右眼渐渐视力不好 3～4 年，近 2 年加重就诊。视力：右眼 0.01；左眼 0.3。眼科根据 mGCC 图像显示交叉部病变，右侧侵犯严重，左眼存在中线界。进一步检查视野、MRI、FFA。

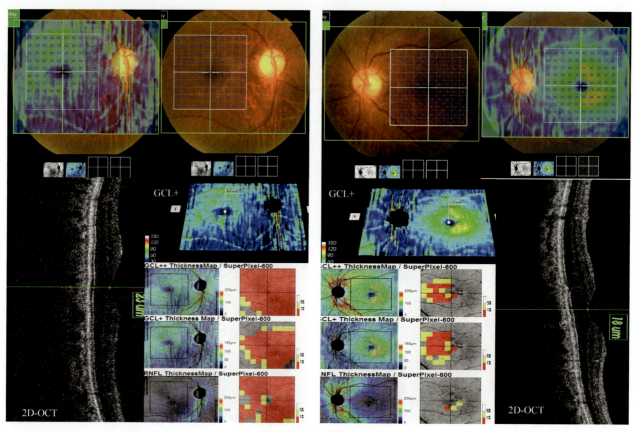

图 2-5-247　病例 51-2

2015-1-23：mGCC 改变符合视交叉部病变特征。mGCC：GCL+：右眼黄斑环形消失，左眼鼻侧半环形消失，中垂线划界。病损概率图显示病损不对称，右重左轻。左眼 mRNFL 基本正常。2D-OCT：双侧神经节细胞层萎缩，右重左轻。

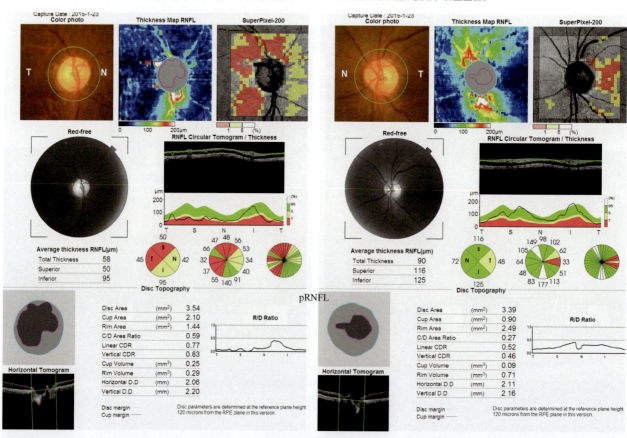

图 2-5-248　病例 51-3

2015-1-23：pRNFL：右眼鼻侧、颞侧均受损伤，视盘陷凹扩大。左眼只是鼻侧 mRNFL 受损，盘周纤维部分肿胀，视盘陷凹稍有扩大。

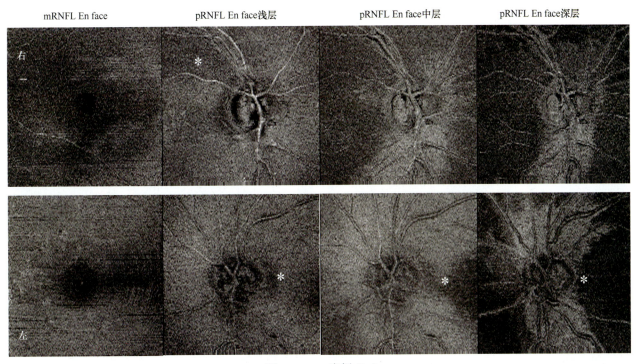

图 2-5-249 病例 51-4

双眼黄斑和视盘周围神经纤维层 En face 图像比较：双眼 mRNFL En face：右眼普遍信号低下，没有神经纤维走形结构；左眼神经纤维走形、结构完全正常。双眼 pRNFL En face：浅层：右眼弥散信号低下，颞上 * 号处尤其明显；左眼基本正常，但视盘颞侧缘（* 号处）信号较低，示意鼻侧 mRNFL 有丢失。中层：右眼弥散信号低下，颞上尤甚（几乎颞上纤维完全丢失）；左眼视盘颞侧缘的鼻侧 mRNFL 进一步丢失，与视盘缘相接（* 号）。深层：右眼除视盘下方残留有纤维外，余均已丢失；左眼主要是黄斑区纤维丢失（* 号），左视盘颞上下神经束正常图像。

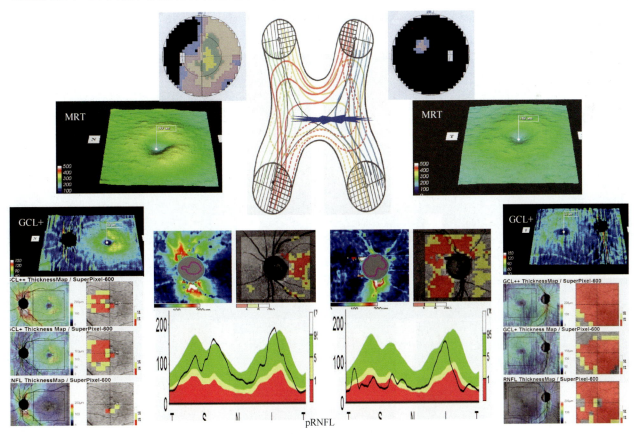

图 2-5-250 病例 51-5

2015-1-23：患者，男性，66 岁。右眼渐渐视力不好 3 ~ 4 年，近 2 年加重就诊。视力：右眼 0.01；左眼 0.3。视野、mGCC 和头颅 MRI 确诊垂体瘤。肿物位于视交叉体部偏右侧，右眼近乎盲，GCL+、GCL++ 和 mRNFL 均严重损伤；左眼仅限黄斑交叉纤维区 GCL+、GCL++ 损伤，几乎未越中线，mRNFL 损伤不明显。

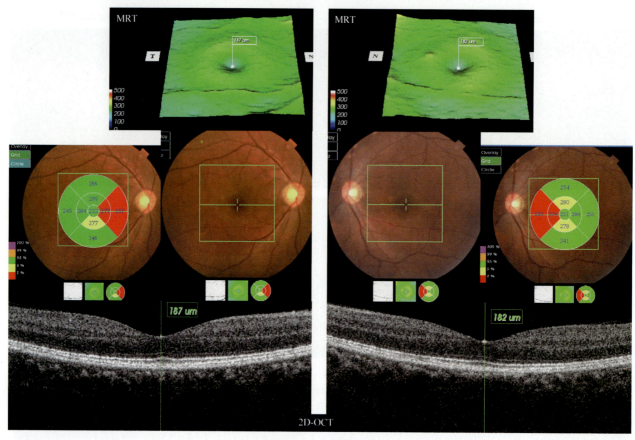

图 2-5-251　病例 52-1

2014-1-29：患者，男性，29 岁。根据 OCT 眼科初诊即明确诊断视交叉部病变，MRI 确诊垂体瘤。MRT：双眼鼻侧黄斑环形变浅淡，中垂线划界。
2D-OCT：双眼鼻侧神经节细胞层变薄，颞侧正常厚度。

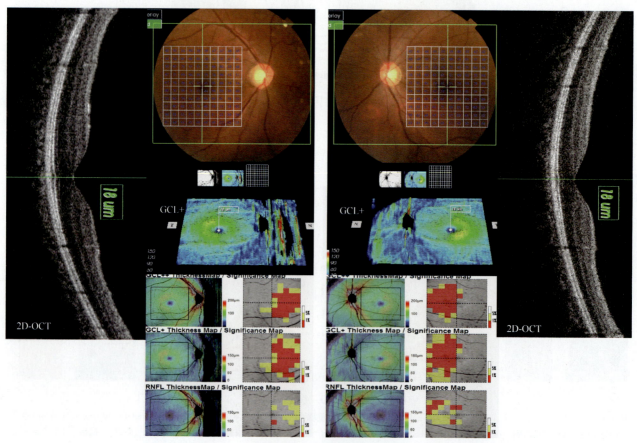

图 2-5-252　病例 52-2

mGCC：双侧黄斑鼻侧 GCL+ 萎缩，中线划界说明病变一定在视交叉部，而且是较早期病变，因未越中线。mRNFL 损伤较轻，尤其右眼。
2D-OCT：双眼神经节细胞层变薄。本病例病变对称，病变位于中线。

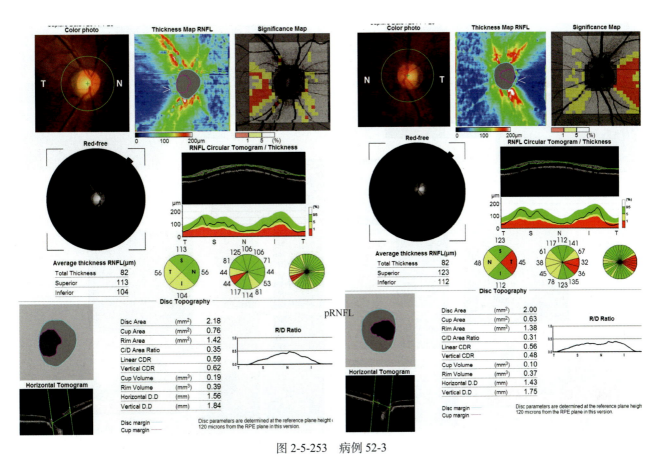

图 2-5-253　病例 52-3

pRNFL：双眼除双视盘颞侧缘的鼻侧半 mRNFL 及视盘鼻侧轻度萎缩外（注意双黄斑鼻侧 mRNFL 萎缩尖端接近颞侧视盘缘，箭头示），余神经纤维层正常。双侧陷凹中央扩大。

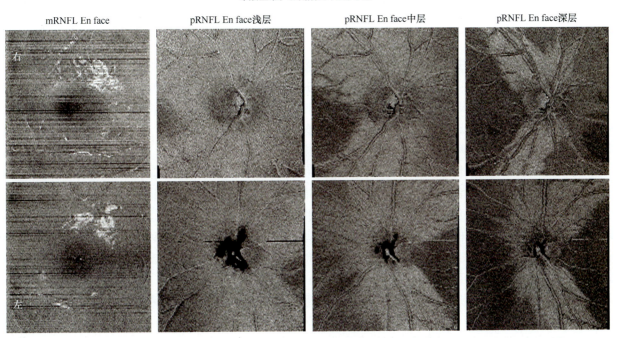

图 2-5-254　病例 52-4

双眼黄斑和视盘周围神经纤维层 En face 图像比较：双眼 mRNFL En face：双眼图像对称、正常。双眼 pRNFL En face：①浅层：双眼基本正常，视盘颞侧缘的鼻侧 mRNFL 似有丢失，信号偏低些。②中层：双眼明显异常，纤维丢失多信号低下，范围也大，以黄斑下方纤维损失为主。③深层：双眼黄斑区鼻侧纤维丢失明显增多，范围扩大，与视盘颞侧缘相接；视盘颞上下纤维层正常。本病例属早期垂体瘤病例，神经纤维 En face 图像完全符合 mGCC 检查所见。

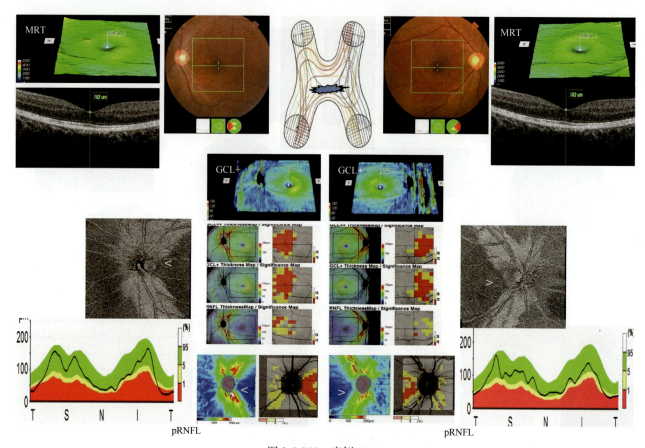

图 2-5-255 病例 52-5

不查视野可以定位视交叉部病变，双眼鼻侧半 mRNFL 萎缩，mRNFL 损伤极轻，损伤几乎未跨越中垂线。但必须做 MRI，才能确诊病变性质。患者在外院作视野和 MRI 并手术，术后诊断垂体瘤。注意黄斑鼻侧 mGCC 损伤与视盘深层纤维 En face 图像完全吻合。

病例 49～52 的特点

1）病例 49 是周边部视网膜破孔、玻璃体出血就诊。是 mGCC 检查发现视交叉部病变，追问病史确诊交叉部左后交界处病变，特点是先发生同侧性 mGCC 萎缩（视野呈同侧性偏盲），接着发生病变侧眼的交叉纤维损伤（病变侧眼的视野出现不完全的颞侧偏盲）。病例 50～52 是视交叉部体部病变，临床出现中线病变典型的双颞侧偏盲（mGCC 呈现双鼻侧萎缩），然后向两侧发展，即对 mGCC 的损伤是从双鼻侧 mGCC 萎缩开始，向两侧颞侧不交叉纤维（颞侧 mGCC）发展。

2）单纯 mGCC 萎缩伴有中垂线划界，只能定位病变位于在交叉部及其后视路。但当具有双鼻侧 mGCC 萎缩伴中线划界，可定位病变一定在视交叉部的体部。一旦是 mGCC 的同侧性萎缩，即一眼鼻侧，另一眼颞侧，那么病变定位在视交叉部的后交界处或视束及其后视路（视放射、枕叶视皮层），此时一定要根据视野、头颅 MRI 的检查结果，综合分析定位病变部位。病例 49 就是这种情况的临床表现。这种情况一定要配合其他检查（如视野、头颅 MRI 等）才能及时确诊。病例 50～52 这三例是典型视交叉部中线病变表现，故一开始即可定位病变部位。

3）所有中线病变在分析 mGCC 图像时一定要注意 pRNFL 地形图中双眼黄斑鼻侧的 mRNFL 萎缩现象，因为其早期就发生，尤其是亚正常眼病例（病例 47），轻度的早期萎缩被表面看来 GCL+ 是肿胀现象所掩盖，但在 pRNFL 的检查中可以看到视盘颞侧缘鼻侧 mRNFL 存在萎缩（病例 47 的左眼十分明确，而右眼也是可疑）。

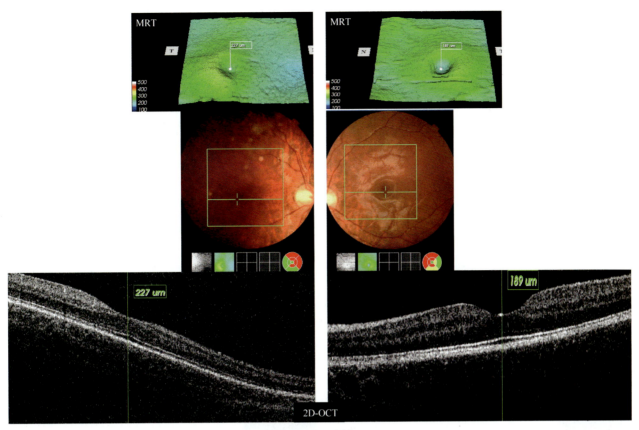

图 2-5-256 病例 53-1

患者，男孩，5 岁。3 岁发现外斜视。外院诊断：双眼视神经萎缩。视力：右眼 0.12；左眼 0.8。双侧视盘陷凹大、色泽浅淡。视交叉部发育不良；CT 显示垂体小，蒂上脑室扩大，透明隔缺如，胼胝体膝部发育不良。MRT：双眼鼻侧环形消失，颞侧正常，中垂线划界。右眼黄斑鼻侧视网膜明显变薄。2D-OCT：双眼鼻侧神经节细胞层萎缩变薄。由于 OCT 的表现才去检查神经科，头颅影像学检查，明确了诊断。

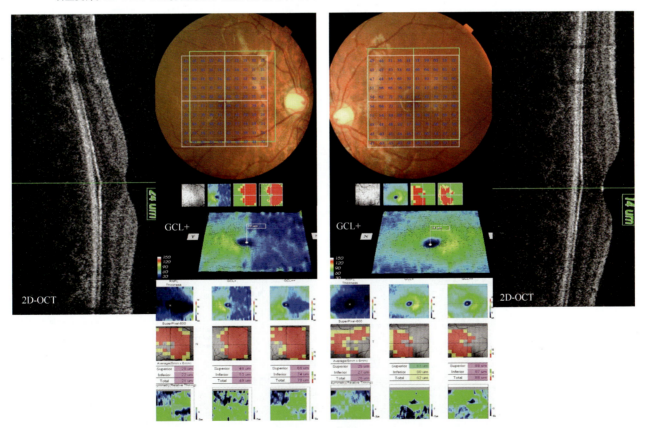

图 2-5-257 病例 53-2

mGCC：GCL+ 双眼鼻侧萎缩，右眼更严重，中线划界又有越中线，双颞侧也受损伤，也是右眼重于左眼。病损概率图显示与 GCL+ 一致改变，而且是 mRNFL、GCL+ 和 GCL++ 均已有损伤，这些损伤均是右眼重于左眼。2D-OCT：双侧神经节细胞层萎缩变薄，右侧重于左侧。

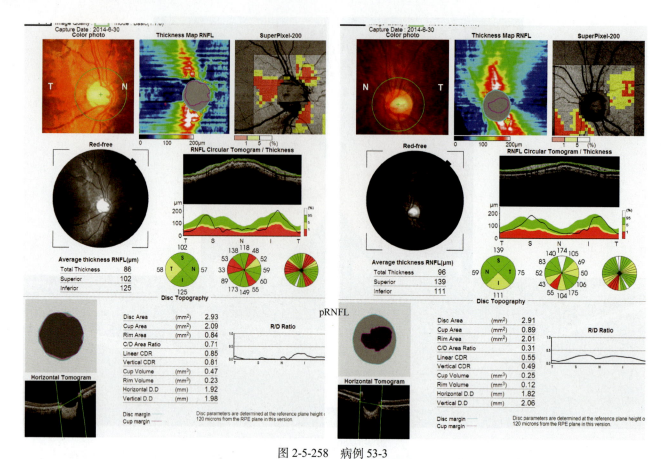

图 2-5-258　病例 53-3

pRNFL：双侧均是鼻侧 mRNFL 萎缩为主，颞侧有受损，右眼更重。右眼视盘陷凹极大，左眼稍大。

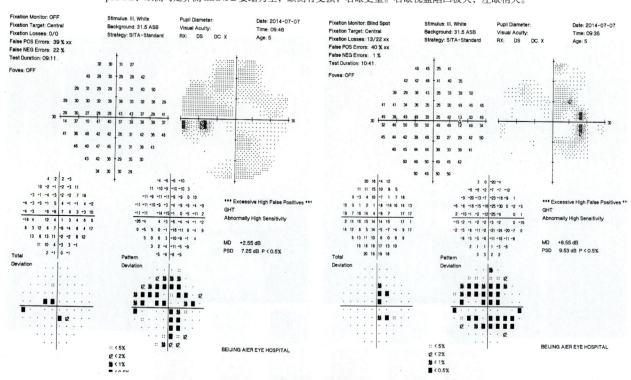

图 2-5-259　病例 53-4

视野具有双颞侧盲改变，均有越中垂线。

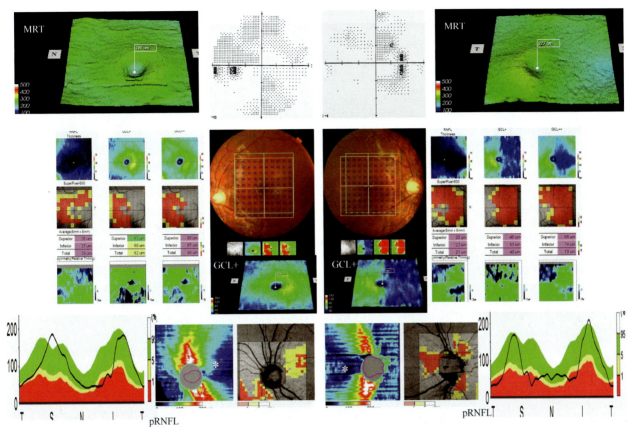

图 2-5-260 病例 53-5

5 岁小孩视野基本符合双颞侧盲，与下列检查所见符合。MRT：双侧黄斑中心区环形的鼻侧半缺损，似有越中线，尤其右眼。mGCC：双眼 GCL+ 鼻侧半环不存在，病损概率图双以鼻侧半损伤为主，右眼更严重，双眼颞侧也受损。双视盘中心色淡。双眼 pRNFL：注意双眼视盘颞侧的鼻侧 mRNFL 损伤的三角区（*号），表明双侧黄斑鼻侧 mRNFL 损伤或不存在（尤其右眼）。视网膜鼻侧纤维也受损。

5.2.3 病例 53 的临床特点

1）这是一位儿童被误诊为视神经萎缩的病例。这种病例误诊率很高，只有在 mGCC 检测的同时，再作头颅 CT 和/或 MRI 才能发现这种头颅视交叉中线部位先天发育不良病例。其实这种情况在成人同样有存在的可能（图 2-5-220 病例 46-1，这例也是有透明隔缺如）。本病例应确诊视神经发育不良或视盘先天缺损。

2）对于儿童，诊断弱视、视神经萎缩都应慎重。对于各种检查结果都应综合考虑可靠性和正确性。

5.3 视束部病变

视束部病变特点：视野呈现同侧性偏盲。其实单纯的视束部病变并不是很多，其常常伴发视交叉后交界部或外侧膝状体及视放射起始部毗邻部病变，所以常常伴发一些其他神经系统的症状或体征的存在。

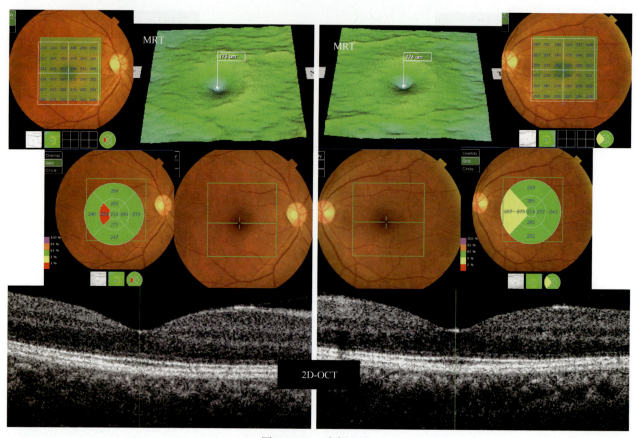

图 2-5-261　病例 54-1

2013-3-12：患者术后 7 天（右视束部起始部血管瘤）。MRT：黄斑区环形左侧变淡，右侧正常，中垂线划界。2D-OCT：左侧视网膜神经节细胞层变薄，右侧正常。

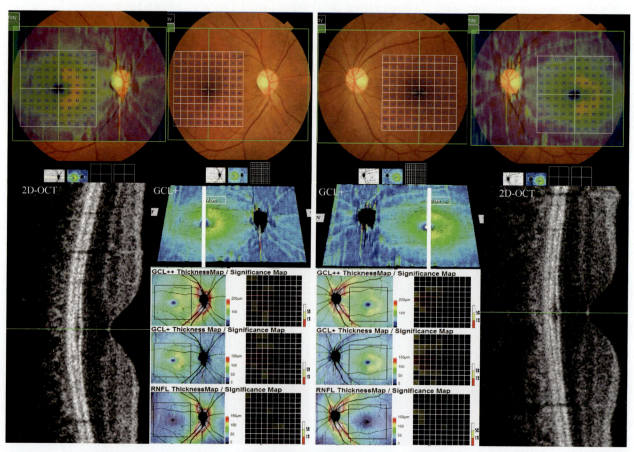

图 2-5-262　病例 54-2

mGCC：双侧 GCL+ 左侧环形消失、右侧正常，中垂线划界。病损概率图显示：中线划界，主要在 GCL+ 和 GCL++ 萎缩，mRNFL 损伤极轻微。
2D-OCT：双侧视网膜神经节细胞层存在，不易分辨萎缩情况。

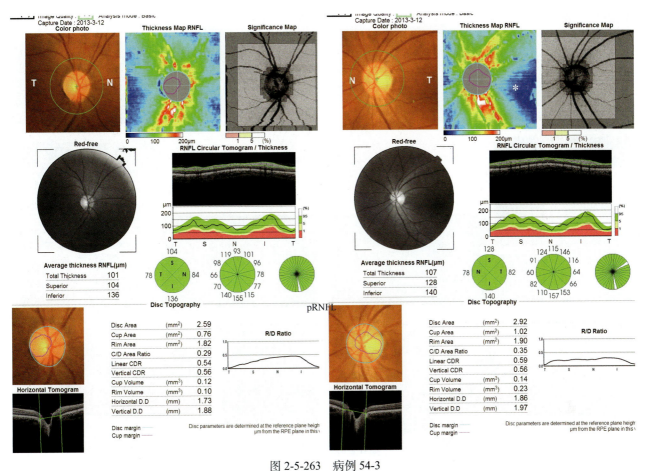

图 2-5-263　病例 54-3

双眼 pRNFL 正常高限，但左眼鼻侧 mRNFL 尖端接近视盘颞侧缘（＊号），右眼对应部位正常。

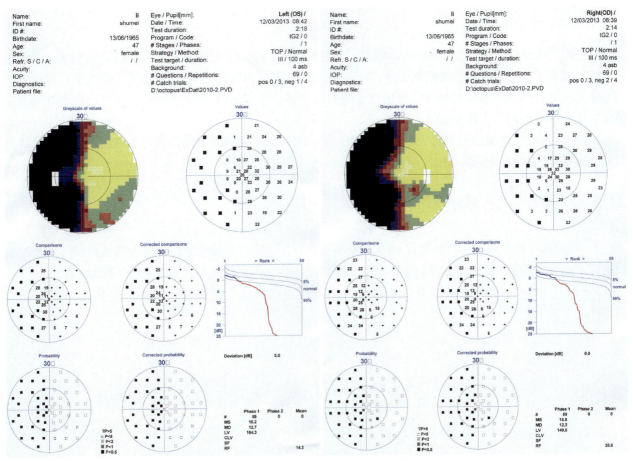

图 2-5-264　病例 54-4（视野左同侧性偏盲）

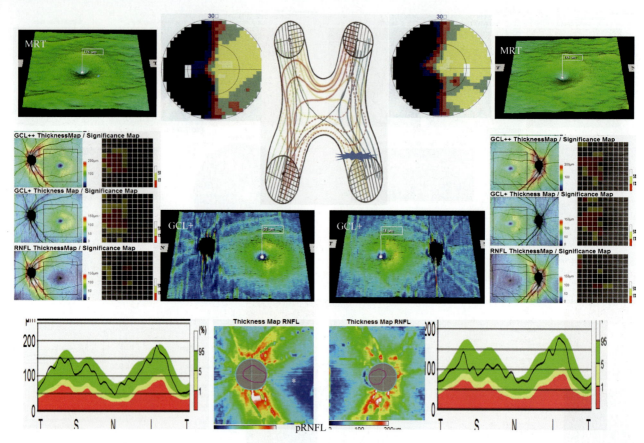

图 2-5-265 病例 54-5

右侧视束起始部内侧肿瘤（术后 7 天），病理诊断为血管瘤。视野左侧同名偏盲、左侧同侧 mGCC 萎缩（右眼颞侧、左眼鼻侧）一致。双眼 pRNFL 肿胀，但左眼鼻侧 mRNFL 萎缩（见 * 号）。中垂线划界，不超越中线，病变定位在右侧视束。本病例手术所见在右视束起始部位。

病例 54 的临床特点

1）本病例 mGCC 同侧性萎缩中垂线划界，不超越中线；pRNFL 肿胀，未发生萎缩。说明这患者不是在疾病的晚期阶段，是在中期疾病进展期、分离现象期。因为肿物已摘除，故不会进一步发展，但相应于已经萎缩的神经节细胞胞体的轴突纤维仍然是肿胀未萎缩，故 pRNFL 目前表现仍是肿胀，什么时间发生萎缩？需要多长时间？有待今后临床观察。

2）视束部病变及视放射部病变的定位不能单靠 mGCC 以中垂线划界的同侧性萎缩的表现，必须结合视野的改变和 MRI 的改变来定位。

5.4 视放射 - 枕叶视皮层疾病

1）视放射 - 枕叶视皮层疾病导致 mGCC 萎缩和视神经萎缩，是属于下行性跨神经元损伤。这是过去没有注意的临床现象。并且要改变过去旧观念——视皮质病变不发生视神经萎缩是错误概念。

2）通过 mGCC 检查见到的下行性跨神经元损伤病例临床并非少见。缺血、外伤、手术等都可以发生。

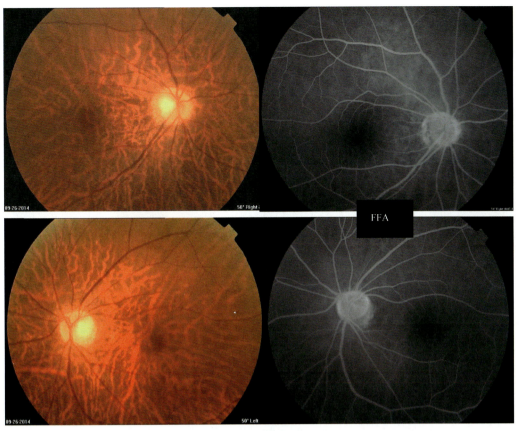

图 2-5-266　病例 55-1

患者，女性，65 岁。反复口腔溃疡 40 余年，没有皮肤针眼反应。经常头痛头晕，一过性脑缺血发作，1 分钟左右意识不清。东北插队时有手指关节痛，未查出风湿。周身健康，没有高血压和糖尿病，40 岁结婚未生育。2000 年因常头疼头晕，MRI 显示左枕叶脑软化。2002 年视野右侧同名偏盲。2010 和 2014 年 MRI 同上且有其他处软化，视野同上。2014-9-26：双颞侧视盘中央苍白些，FFA：晚期视盘染色。

图 2-5-267　病例 55-2

先后 3 次头颅 MRI：均显示左侧枕叶缺血、萎缩。

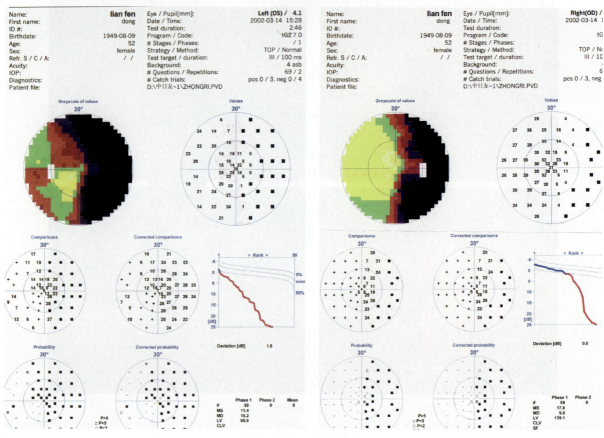

图 2-5-268　病例 55-3

2002-3-14：右眼同侧性偏盲，黄斑回避。

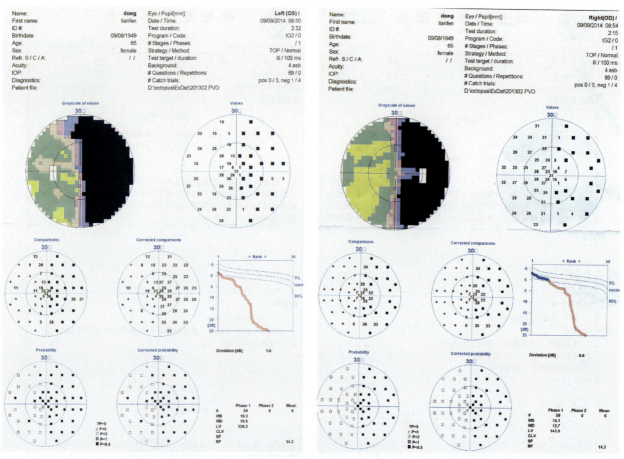

图 2-5-269　病例 55-4

2014-9-9：右眼同侧性偏盲、黄斑回避。

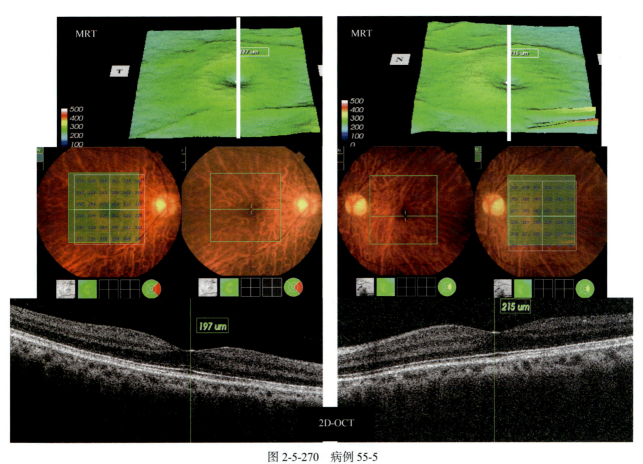

图 2-5-270　病例 55-5

2014-9-5：MRT：黄斑右侧半环形消失，左侧半环形存在，中垂线划界。2D-OCT：右侧半神经节细胞层萎缩变薄，左侧半正常厚度。

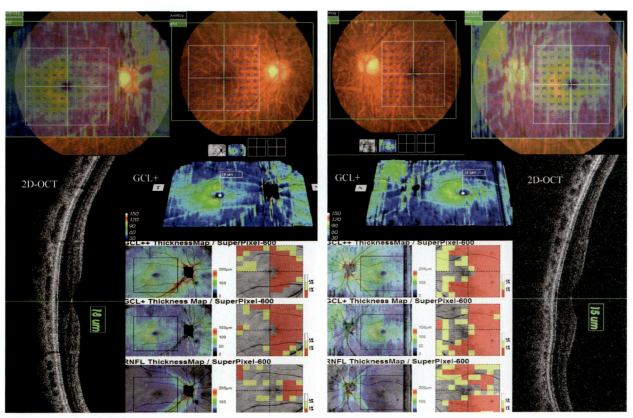

图 2-5-271　病例 55-6

mGCC：GCL+ 双眼右侧萎缩（右眼鼻侧、左眼颞侧），左侧 mGCC 厚度色泽正常。病损概率图显示：右侧 mRNFL、GCL+、GCL++ 均受损，但 mRNFL 右眼损伤轻些，而且本病例似有超越中线的趋向，应密切随诊。2D-OCT：神经节细胞层难以判断是否萎缩变薄。

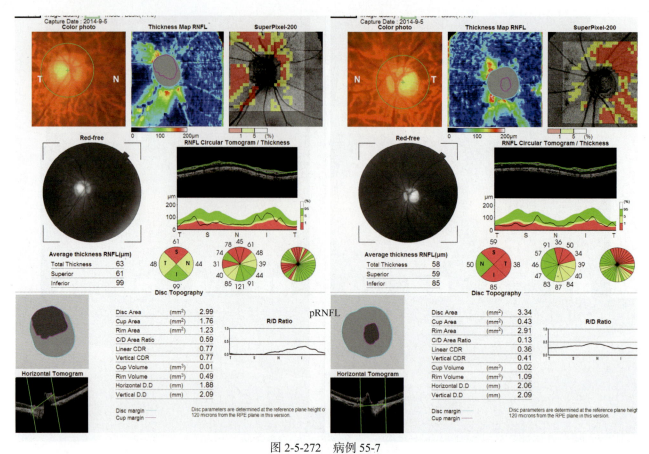

图 2-5-272　病例 55-7

pRNFL：右眼鼻侧纤维萎缩，左眼颞侧纤维萎缩，与 mGCC 萎缩改变一致。

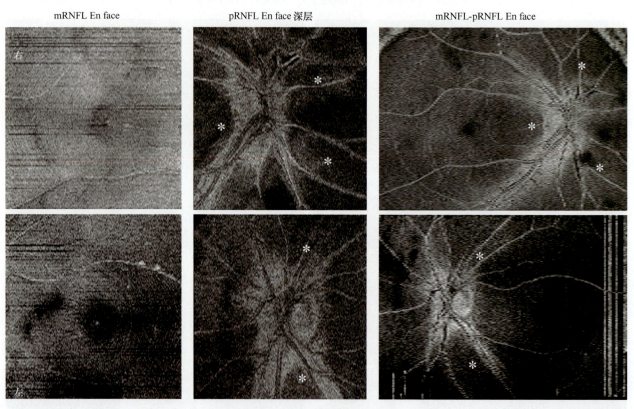

图 2-5-273　病例 55-8

眼黄斑区和视盘周神经纤维层 En face 图像比较：双眼 mRNFL En face：右眼鼻侧、左眼颞侧纤维信号弱些。双眼 pRNFL En face 深层和 mRNFL-pRNFL En face 深层：右眼鼻侧（含黄斑鼻侧）、左眼颞侧纤维丢失，信号低下（*号）。En face 图像所见与 mGCC 和视野检查所见符合。

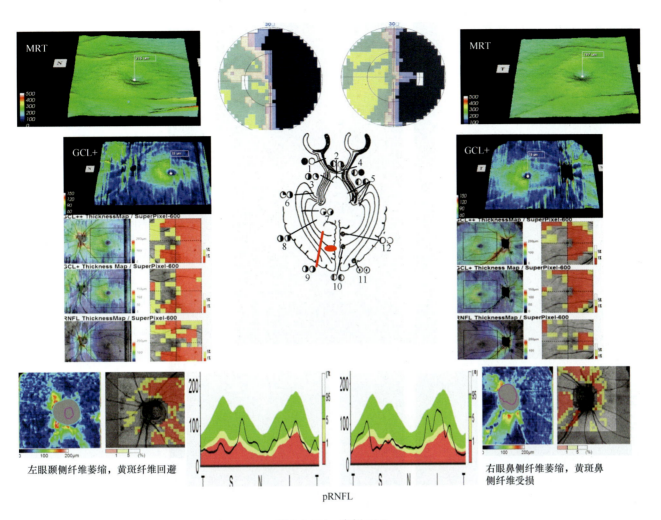

图 2-5-274 病例 55-9

左侧视放射后部或距状裂中部缺血梗塞、萎缩；右侧同名偏盲，黄斑回避。双眼视力 1.0。说明因为没有检查 90 度周边视野故病变定位有两处。

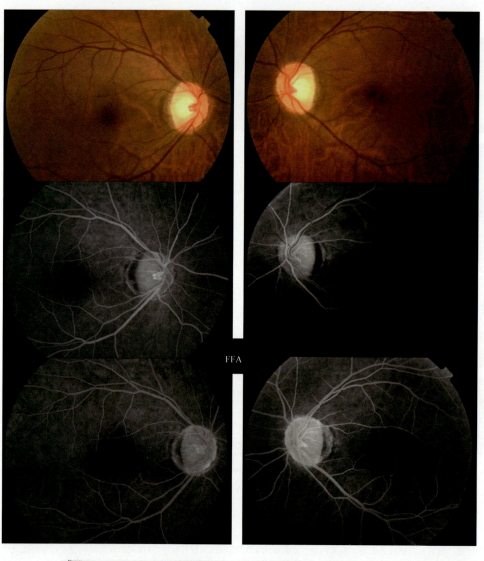

图 2-5-275 病例 56-1

2014-1-6：患者，男性，52 岁。本病例因高血压住院治疗，来眼科检查视野和眼底发现。视野：左侧同名偏盲，黄斑回避，双眼视力 1.0。病变定位：右眼视放射后段或距状裂中部视皮层缺血。头颅 MRI：右侧枕叶缺血萎缩，视盘中心色泽淡，陷凹较大，双侧 FFA 晚期视盘染色。这个病例尚未发生 mGCC 萎缩，说明本病发病时间较短，下行性跨神经元萎缩尚未发生，具体多长时间发生，还待临床观察。

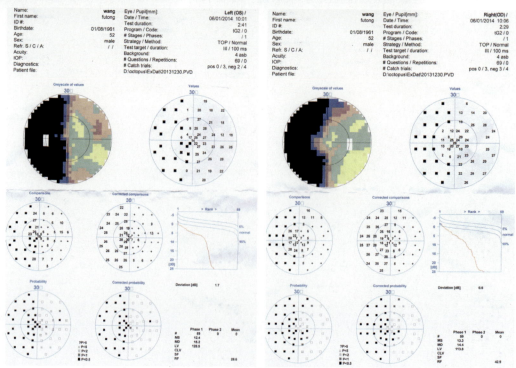

图 2-5-276 病例 56-2

视野左侧同名偏盲，黄斑回避。双眼视力 1.0。

第 5 章　mGCC 与视路疾病

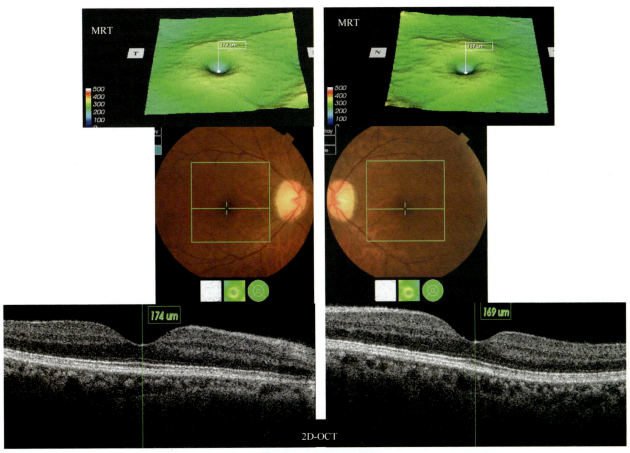

图 2-5-277　病例 56-3
MRT：双侧黄斑环形完整，色泽较深。2D-OCT：双侧神经节细胞层对称，厚度正常。

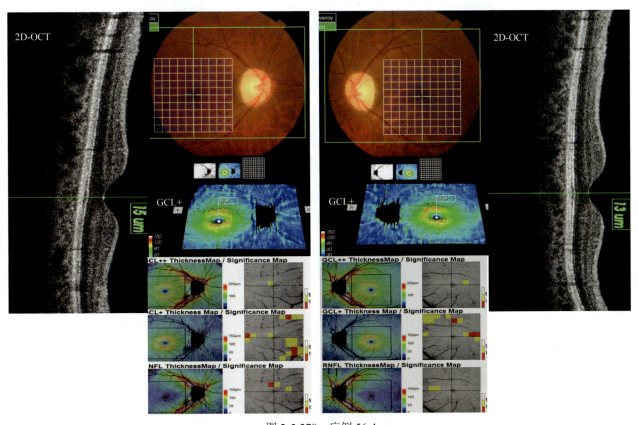

图 2-5-278　病例 56-4
mGCC：双侧 GCL+ 环形完整色泽较红，病损概率图显示正常。双侧 2D-OCT：视网膜结构正常。

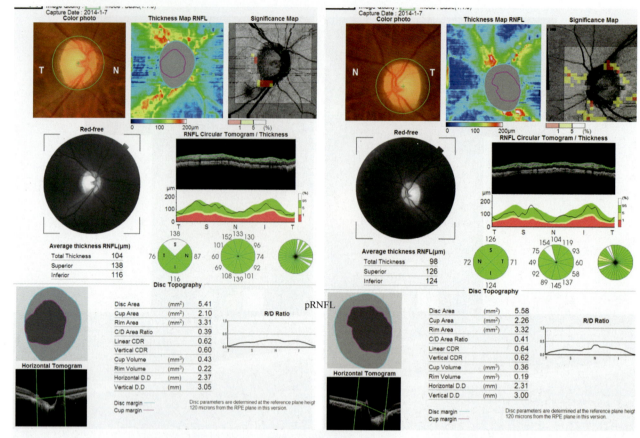

图 2-5-279 病例 56-5
pRNFL：双侧基本正常厚度。

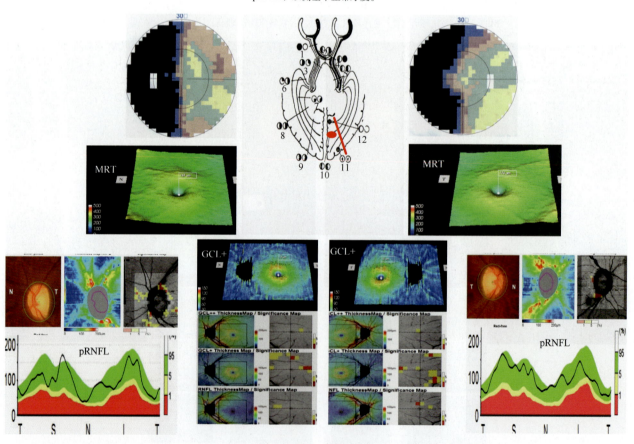

图 2-5-280 病例 56-6

视野左侧同名偏盲，黄斑回避。双眼视力1.0。双侧 mGCC 和 pRNFL 轻度肿胀。病变部位：右侧视放射后段或距状裂中部病变（MRI 确诊）（说明因为没有检查90度周边视野故病变定位有两处。）视野已有改变（纤维传导功能改变），尚未发生纤维器质性萎缩改变。

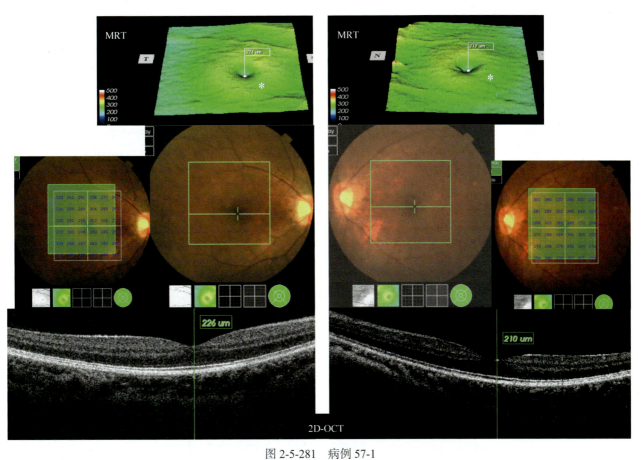

图 2-5-281　病例 57-1

患者，女性，31 岁。视放射起始端部肿瘤 γ 刀手术后。MRT：环形基本完整，* 号处色泽淡些。2D-OCT：双侧神经节细胞层正常。

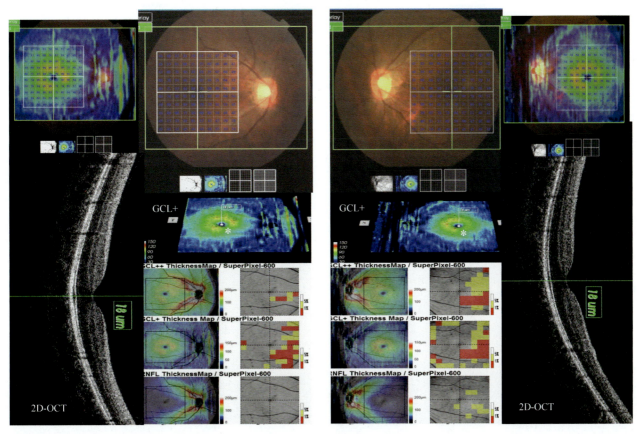

图 2-5-282　病例 57-2

mGCC：GCL+ 显示右下象限环形缺损 * 号处（右鼻下、左颞下），余 GCL+ 轻度肿胀。mGCC 病损概率图显示：GCL+ 相应右下象限萎缩变薄（相当于 * 号处），RNFL 双侧正常，GCL++ 右下象限萎缩轻度。2D-OCT：双侧视网膜层次正常。

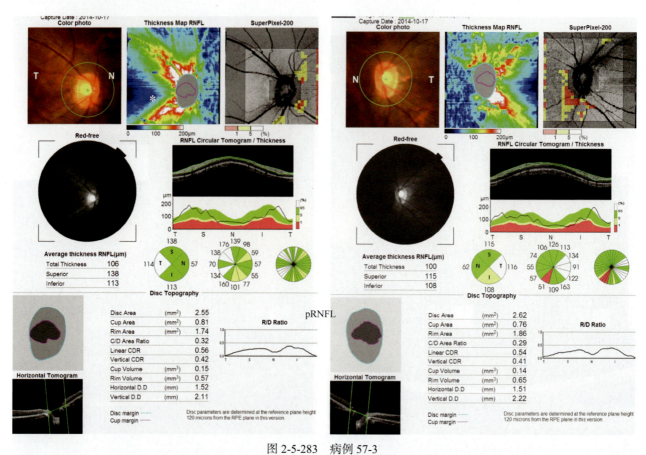

图 2-5-283 病例 57-3

pRNFL：右侧鼻下 mRNFL 似有损伤（＊号处），双侧盘周纤维基本是正常。

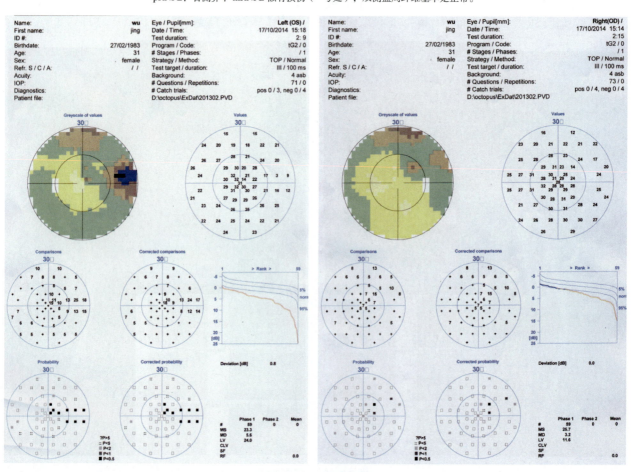

图 2-5-284 病例 57-4

视野：右侧上象限同侧性偏盲。

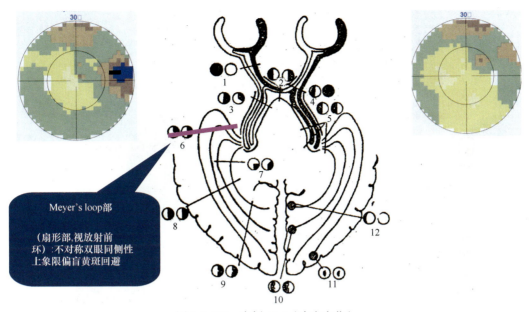

图 2-5-285　病例 57-5（病变定位）

1.视神经：患侧眼全盲，对侧眼正常；2.视交叉正中：双眼颞侧偏盲；3.视束：不对称性同侧偏盲；4.视神经交叉接处：同侧眼全盲，对侧眼颞侧偏盲；5.视束后段：对称性同侧偏盲；6.视放射前环：不对称性双眼同侧性上象限偏盲；7.视放射内侧：不对称性双眼同侧性下象限偏盲；8.视放射横断性：对称性同侧偏盲；9.视放射后段：对称性同侧偏盲及黄斑回避；10.距状裂中部：对称性同侧偏盲，黄斑回避及对侧新月形回避；11.枕极部：对称性同侧中心性偏盲；12.距状裂前部：对侧眼新月形缺损

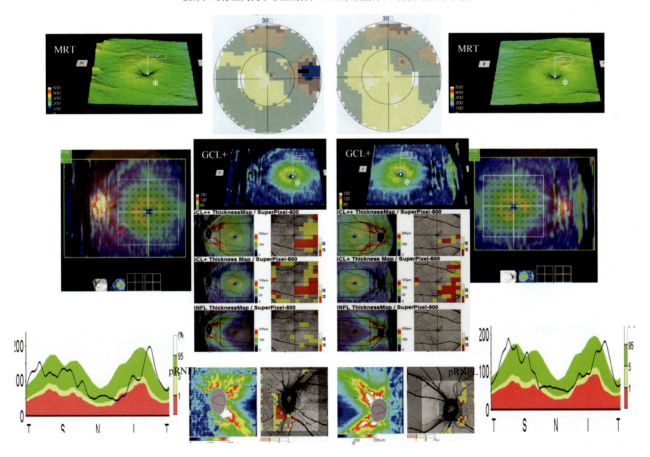

图 2-5-286　病例 57-6

不对称双眼同侧性右上象限性偏盲（中垂线划界），黄斑回避。病变定位：左侧视放射前环。

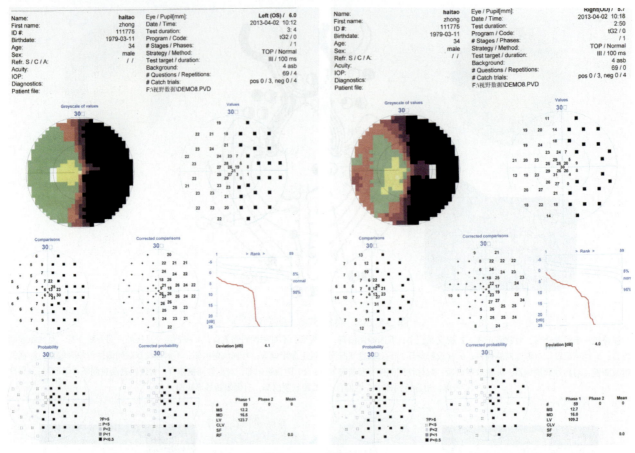

图 2-5-287　病例 58-1

患者，男性，34 岁，头颅外伤。2013-3-10：骑摩托车跌倒，右侧前额部着地，皮肤不破、左手臂骨折，钢板固定（不能作 MRI 检查），伤后右侧看不见。2015-4-2：矫正视力双眼 1.0。2013-4-2：外伤后 3 周后的视野，右侧同名偏盲，黄斑回避，双眼视力 1.0。

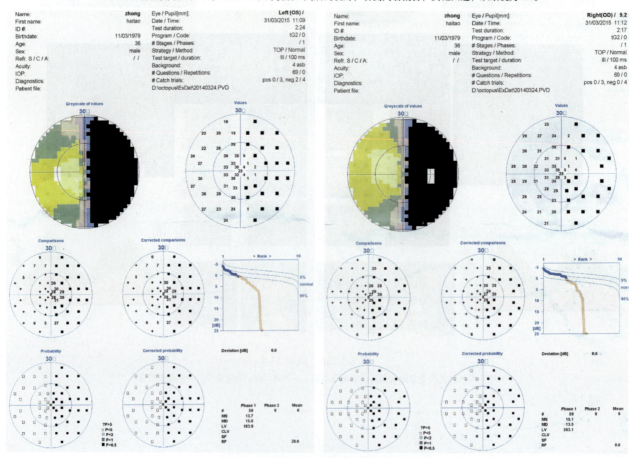

图 2-5-288　病例 58-2

2015-3-31：较 2 年前发病初期黄斑中心区视野基本相似。

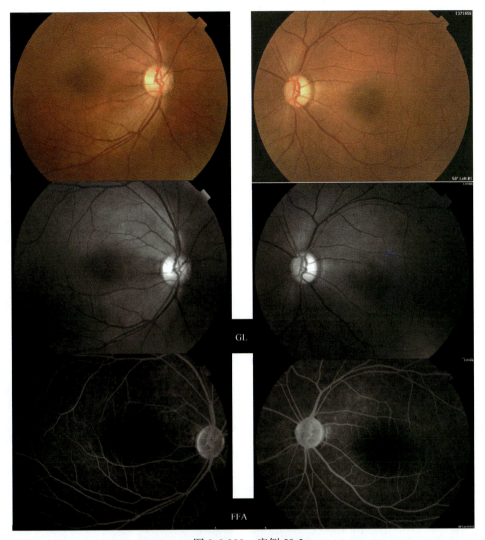

图 2-5-289 病例 58-3

2015-4-8：外伤后 2 年多，双眼视盘颞侧色淡，FFA 显示双视盘染色。

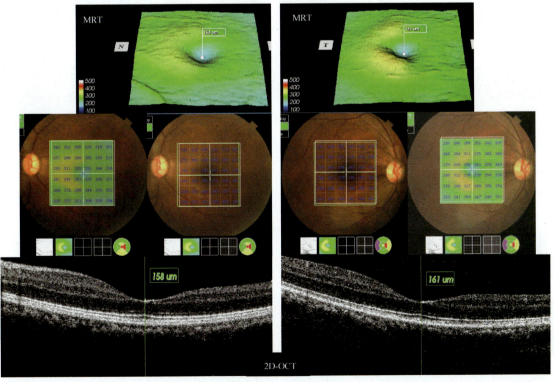

图 2-5-290 病例 58-4

MRT：中垂线划界，双眼黄斑右侧环形消失，左侧环形肿胀，尤其右眼明显色泽红（肿胀）。本病例黄斑正中心网膜较薄，可能是正常发育导致。

2D-OCT：神经节细胞层右侧变薄，左侧正常。

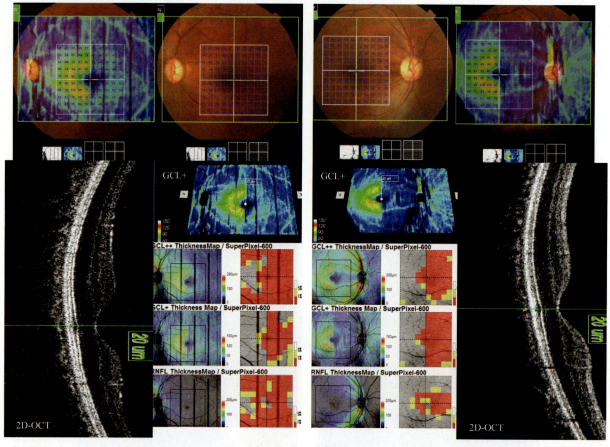

图 2-5-291　病例 58-5

mGCC：GCL+ 示右侧半环形消失，左侧半环形正常（右眼鼻侧纤维萎缩、左眼颞侧纤维萎缩），色泽稍红（肿胀）。中垂线划界。病损概率图显示与 GCL+ 相似改变：右半节细胞萎缩，黄斑中心处超出中线，可能与本病例黄斑中心原始较薄有关。2D-OCT：双节细胞层较薄，余视网膜结构正常。

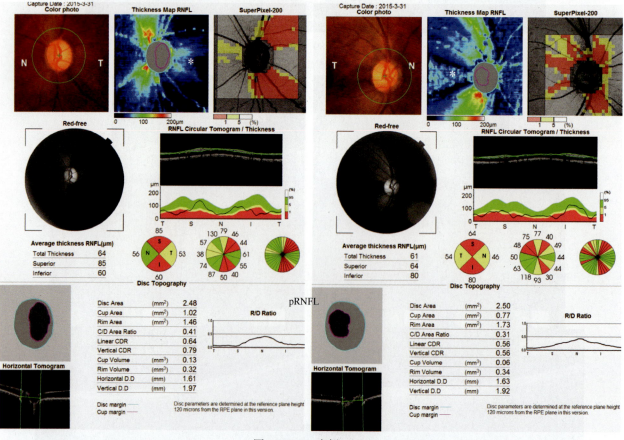

图 2-5-292　病例 58-6

pRNFL：右眼视网膜鼻侧纤维萎缩（含黄斑鼻侧 mRNFL），左眼颞侧纤维萎缩。注意双侧 * 号处不对称，右眼鼻侧 mRNFL 有损伤，左眼基本正常。外伤史 2 年，说明逆行神经节细胞轴突萎缩在 2 年内即可发生。

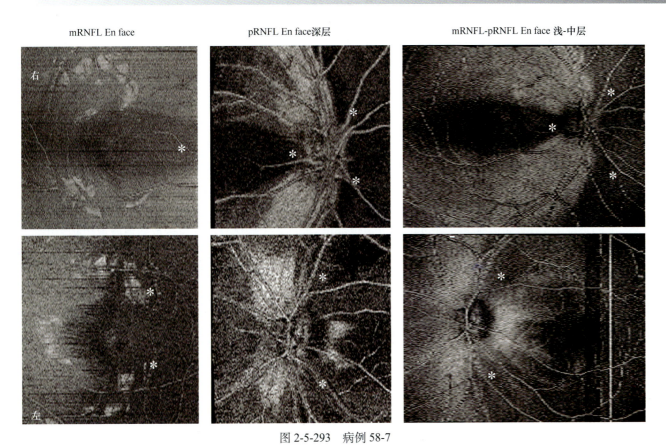

图 2-5-293 病例 58-7

双眼黄斑区和视盘周围神经纤维层 En face 图像比较：双眼 mRNFL En face、pRNFL En face 深层和宽屏 mRNFL-pRNFL En face：右眼是鼻侧（含黄斑鼻侧）纤维丢失，左眼是颞侧纤维丢失，图示信号极低下（*号）。右眼视盘颞上下纤维和左眼视盘鼻侧（含黄斑鼻侧）纤维信号正常。En face 所见完全与 mGCC、视野检查吻合。

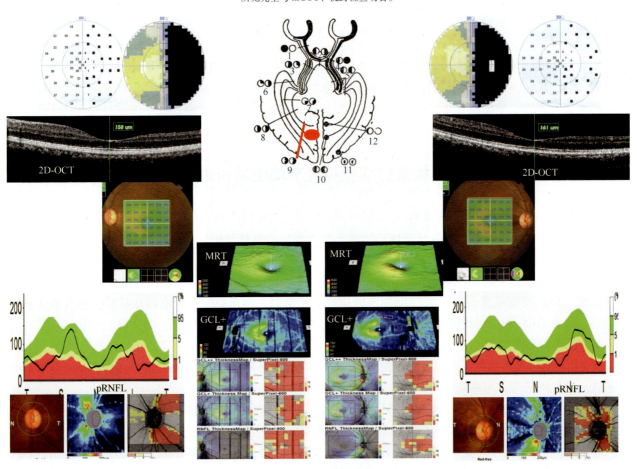

图 2-5-294 病例 58-8

视野：右侧同侧性偏盲，黄斑回避，视力 1.0。定位病变：左侧视放射后段或距状裂中部缺血性病变（外伤后大脑后动脉阻塞导致）。

5.4.1 视交叉后视路病变中视野检查的重要性

1）中垂线划界的 mGCC 萎缩，原则上病变一定在视交叉部及其后视路。

2）双鼻侧 mGCC 萎缩、中垂线划界，病变一定在视交叉部位。双颞侧偏盲的视野改变是进一步证实病变部位的可靠性和真实性。

3）同侧性 mGCC 萎缩，其中有一眼向对侧 mGCC 发展、中垂线划界，病变在视交叉后交界处。同侧性 mGCC 萎缩、中垂线划界，只能说明病变在视束或视放射 - 枕叶视皮层部位，不能具体确定部位。具体定位部位必须做视野检查，而且一定要做周边视野检查，甚至要做头颅 MRI，才能最后确定部位。

4）周边视野检查的重要性：因为距状裂前、中、后部位有特有的视野改变，所以在 MRI 显示枕叶缺血萎缩的情况下，只有周边 90 度视野才能区分定位部位。前面几个病例只能定位视放射后段或距状裂中部，就是因为没有周边 90 度视野检查，没有病变对侧保留月牙形视野的证据。因视放射后段病变与距状裂中部病变中心视野检查是一致改变（同侧性偏盲、黄斑回避），不能区分。

5）黄斑回避机制：目前不清楚，有多种说法。可能是由于视放射 - 枕叶视皮层支配黄斑区皮质部位受双重血液供应：大脑后动脉距状裂支和大脑中动脉的深视支，一般情况下枕叶皮层缺血萎缩多般是由于大脑后动脉阻塞缺血，但黄斑中心区皮层仍受到大脑中动脉深视支的供血。

5.4.2 跨神经元损伤（Transneuronal degeneration is a process of primary neuron injury affecting the linked distal neurons）

1）正向（顺向）跨神经元损伤：青光眼等（diffusion tensor imaging，DTI 扩散张量影像检查）。

青光眼：视盘陷凹的扩大是节细胞轴突（axons）和星形细胞（astrocytes）萎缩的结果。

青光眼：眼内压和视神经内压压力差平衡失调→轴浆流障碍→GCC 变性萎缩→DTI 检查观察到外侧膝状体萎缩→视皮质萎缩变稀松。

2）反向（逆向）跨神经元损伤：枕叶缺血萎缩、Alzheimer disease、脑外伤（brain trauma）等。视皮质缺血萎缩→mGCC 变性萎缩：动物实验已证实。本文病例也说明存在。

3）思路扩展：视路疾病是否均存在正向或逆向的跨神经元损伤？病例 58 自外伤到 mGCC 萎缩，属逆向跨神经元萎缩，发生在 2 年以内。跨神经元损伤是否同样存在亚正常眼的 3 个演变过程（几个病例均存在 GCC 肿胀）？视皮质损伤一定存在视神经萎缩，这是要改变过去教科书的观点。

5.4.3 视交叉 - 视束 - 视放射病变神经节细胞损伤过程 OCT 观察的不同阶段

1）临床前期或潜伏期亚正常眼期

亚正常眼概念和实质：曾发病（临床已治愈）或未发病的视神经病变或视神经受损的临床已治愈的眼底病的潜伏期表现，或称与 GCC 肿胀、萎缩相关的眼底病或视神经病变或青光眼的潜伏期（绝大多数）或发病早期（极少数）表现。均存在视神经损伤—黄斑区神经节细胞复合体（GCC）肿胀和视盘周围神经纤维肿胀。FFA 晚期视盘染色。临床前期或潜伏期亚正常眼：是指此时期没有临床症状，视力视野正常或稳定，只有 GCC 和盘周神经纤维的肿胀及 FFA 视盘染色，可持续时间很久。

2）临床发病期

（1）早期：发病初期亚正常眼期：发病早期患者有视力下降、视野异常，GCC 和盘周神经纤维仍是肿胀这一期发展较慢，可维持较长，与病变部位有关。

（2）中期：疾病进展期（分离现象期——GCC 萎缩）：中垂线划界的 GCC 出现萎缩（不可逆现象），盘周神经纤维仍然肿胀：与 GCC 萎缩相应的神经纤维部分一定会出现萎缩，但出现的时间长短有差别。

（3）后期：盘周纤维萎缩期：GCC 萎缩，视盘周围神经纤维萎缩。伴随治疗，视力、视野都有改变，较初发期有好转，但不会恢复原有正常水平。

第 6 章　mGCC 与视网膜脉络膜疾病

6.1　mGCC 与视网膜内层疾病

视网膜内层疾病包括：①视网膜动脉、静脉阻塞或内层视网膜缺血性病变；②神经节细胞疾病：代谢变性病（可见前面图 1-2-60～图 1-2-63）。

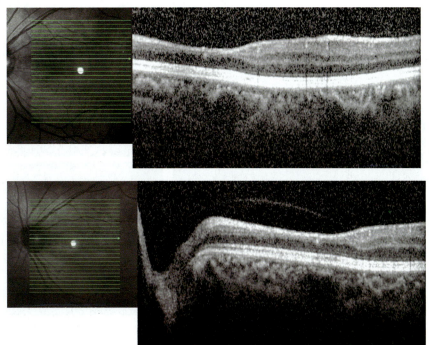

图 2-6-1　病例 59-1

左眼 BRAO 恢复期：受损区视网膜内层萎缩（神经节细胞层和双极细胞层）；受损区视网膜外层即视细胞层正常。

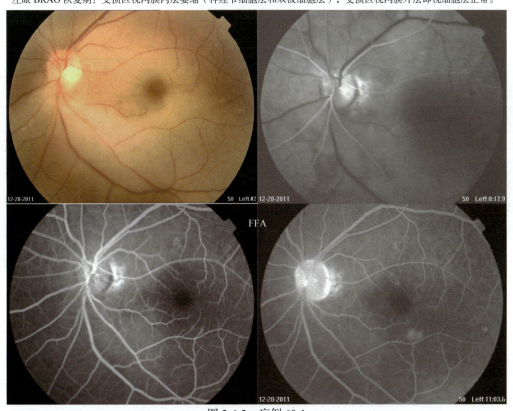

图 2-6-2　病例 60-1

2011-12-28：左眼 CRAO，以颞下主干支动脉为主，可见视盘表面有栓子。

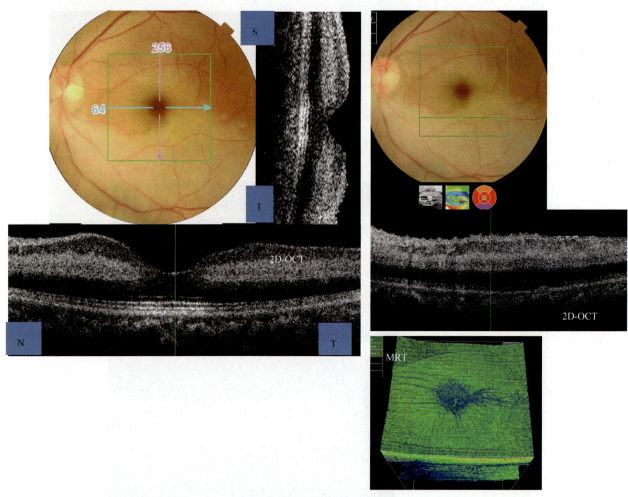

图 2-6-3　病例 60-2

2011-12-28：2D-OCT：急性期主要损伤在内核层和内丛层呈现高反射。MRT：视网膜表面很多皱褶。

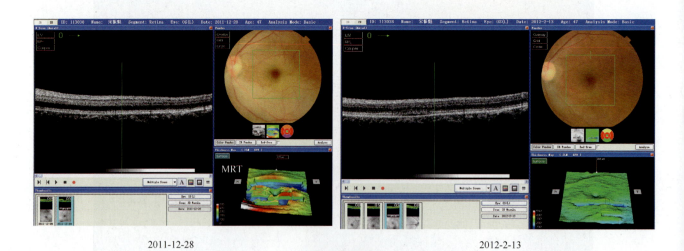

2011-12-28　　　　　　　　　　　　　　　　　　　　2012-2-13

图 2-6-4　病例 60-3

2D-OCT 视频相：动态观察不同断层图像动脉阻塞的视网膜解剖层次变化及部位。

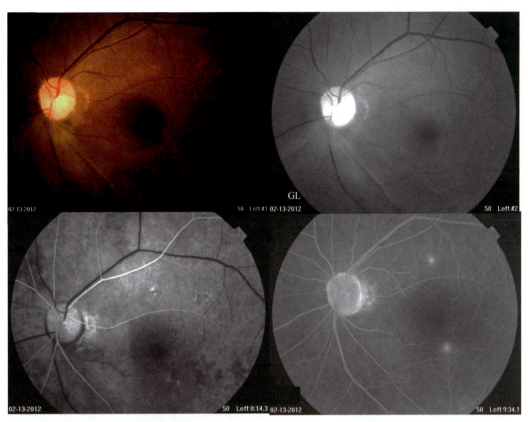

图 2-6-5 病例 60-4

2012-2-13：光感→0.6（治疗后 1.5 个月）。视盘色泽稍淡（颞下象限为主），彩色相和 GL 相似可见颞下方视网膜神经束缺损，晚期 FFA 视盘染色。

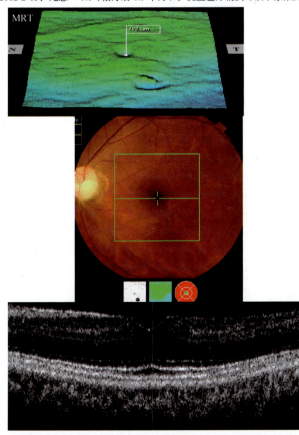

图 2-6-6 病例 60-5

2012-8-29：发病后 9 个月余，视力 0.6。MRT：黄斑区环形消失，下方更重，中心区网膜仍较厚。2D-OCT：神经节细胞层变薄，黄斑颞侧变薄更重。

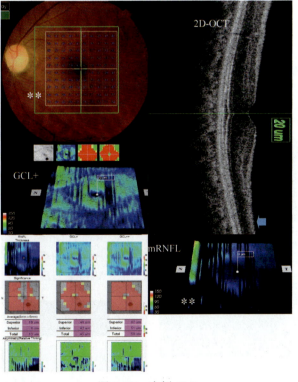

图 2-6-7 病例 60-6

2012-8-29：左眼 mGCC：GCL+：环形消失。病损概率图显示：mRNFL、GCL+、GCL++ 三者均显示萎缩，下方重。mRNFL 的萎缩重些，** 号处神经束萎缩带。2D-OCT：节细胞层和双极细胞层均变薄，下方远端（黄斑区下方外围）近乎消失（箭头）。

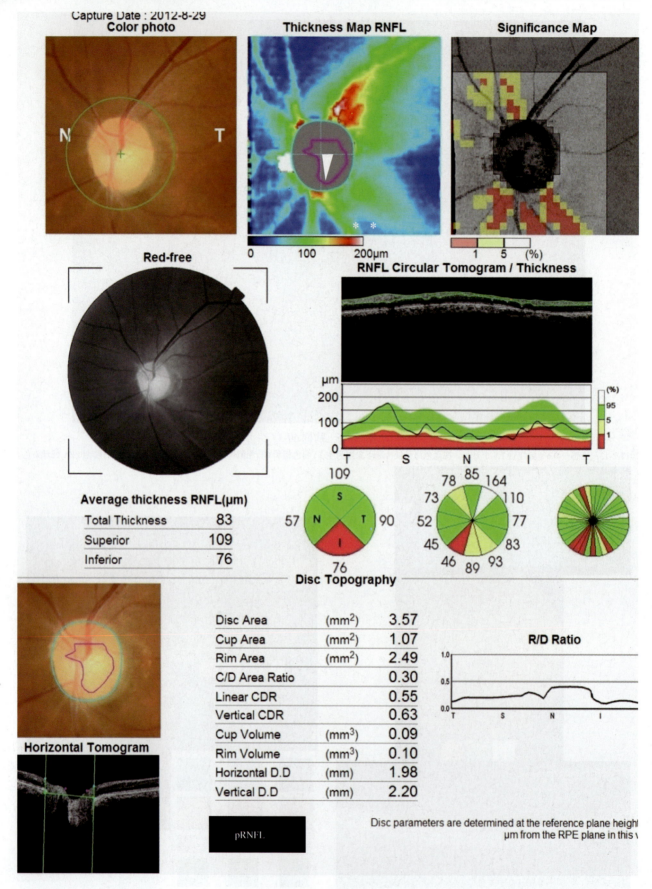

图 2-6-8 病例 60-7

2012-8-29：左眼 pRNFL：仅视盘颞上纤维肿胀，余均萎缩，注意下方萎缩重，相对应视网膜神经束缺损（** 号）的视盘陷凹扩大（箭头）。

2012-8-29   2012-8-29

图 2-6-9　病例 60-8

2D-OCT 视频相：动态观察不同断层图像动脉阻塞的视网膜解剖层次变化及部位。

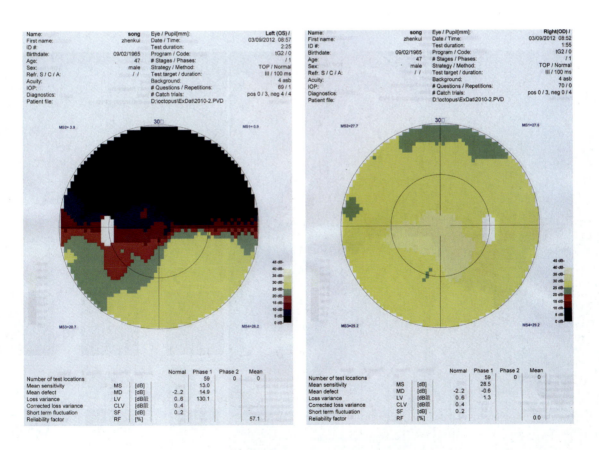

图 2-6-10　病例 60-9

视野：右眼正常，左眼上方水平盲为主，符合病损改变。

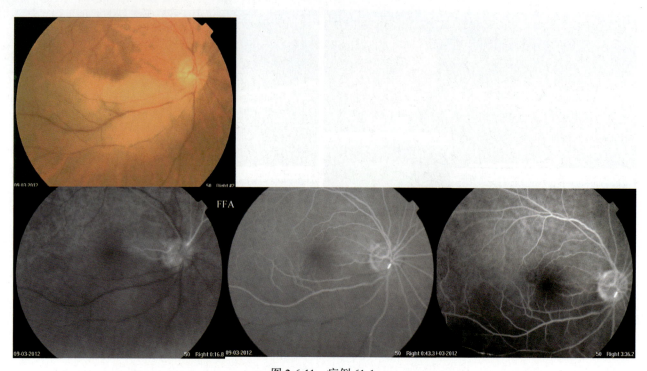

图 2-6-11　病例 61-1

2012-9-3：患者，右眼 BRAO（颞下主干支阻塞，FFA 可见视盘表面有栓子）。

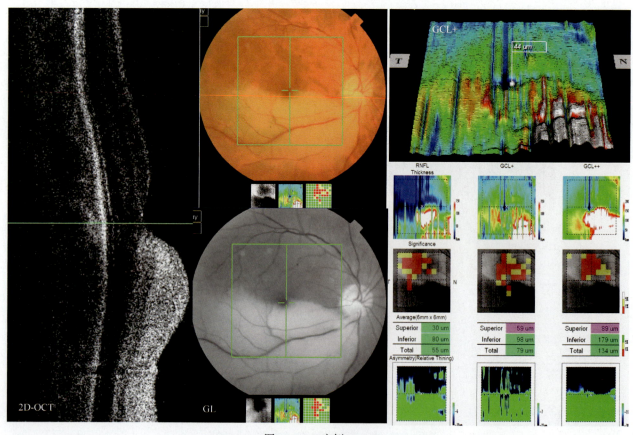

图 2-6-12　病例 61-2

2012-9-3：动脉阻塞后 24 小时：视网膜内层神经节细胞层阻塞为主，双极细胞层也受影响，OCT 反射均增高。mGCC：GCL+ 环形已不完整；下方水肿，上方消失，mRNFL、GCL+、GCL++ 均显示上方萎缩。本病例说明在下支发生动脉阻塞前就存在 mGCC 萎缩。2D-OCT：可见上方节细胞层变薄，下方神经节细胞层和双极细胞层严重水肿。

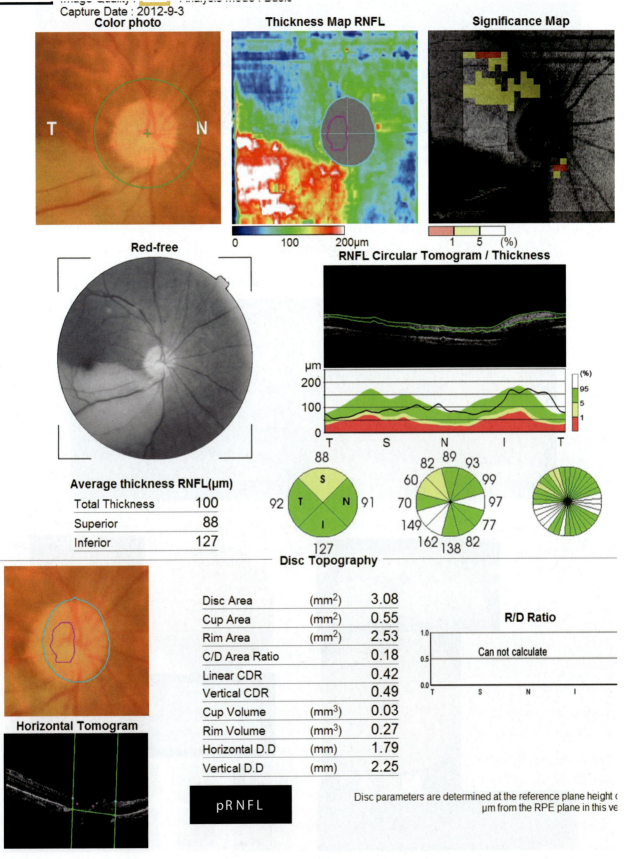

图 2-6-13 病例 61-3

右眼 pRNFL：全部盘周纤维萎缩，颞下肿胀是由于动脉阻塞水肿造成，说明本病例早已存在 mGCC 萎缩。颞上纤维萎缩，相应概率图显示损伤。

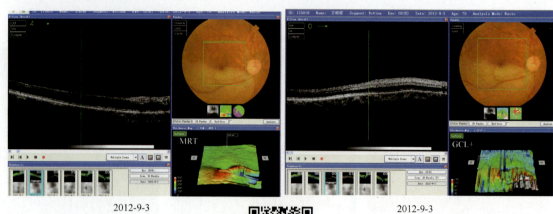

图 2-6-14　病例 61-4

2D-OCT 视频相：动态观察不同断层图像动脉阻塞的视网膜解剖层次变化及部位。

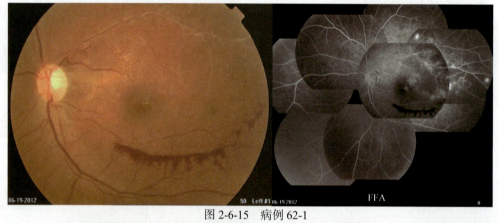

图 2-6-15　病例 62-1

2012-6-19：BRVO 玻璃体出血，大范围视网膜无灌注缺血区。

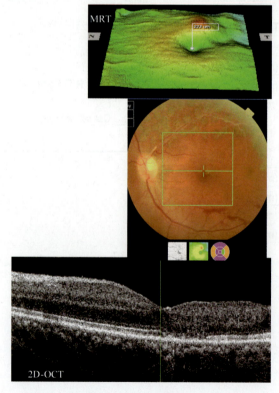

图 2-6-16　病例 62-2

2012-6-19：MRT：颞上象限环形消失，余环形完整色泽红。2D-OCT：大部分正常，只有颞侧端视网膜内层变薄，黄斑中心旁视细胞有缺损。

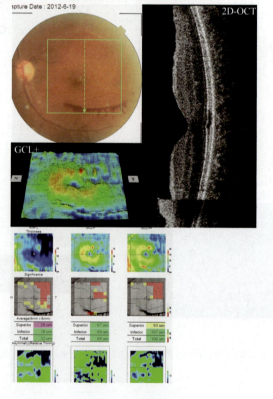

图 2-6-17　病例 62-3

2012-6-19：GCL+、GCL++、mRNFL 均是颞上象限环形缺损和萎缩。2D-OCT：上方端视网膜内层变薄。

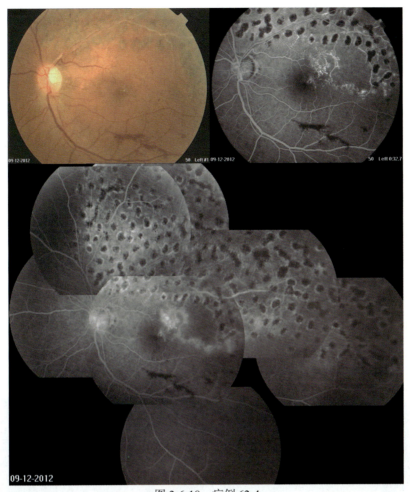

图 2-6-18　病例 62-4

激光后 2 个月 FFA：黄斑区颞上方无灌注区（尚未激光区），玻璃体出血吸收一部分。

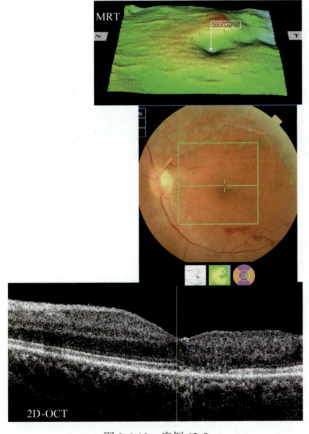

图 2-6-19　病例 62-5

2012-9-12：激光后 2 个月：MRT：环形大部分完整色泽红，仅颞上缺损（未激光区）。2D-OCT：中心旁视细胞缺损，颞侧端内层视网膜变薄。

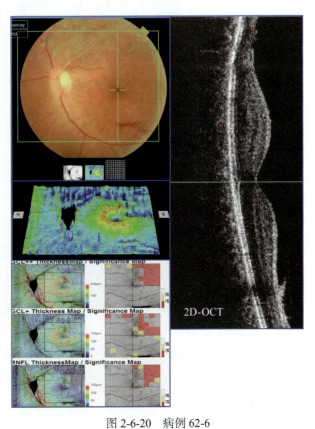

图 2-6-20　病例 62-6

2012-9-12：激光后 2 个月：mGCC：GCL+ 环形色红，仅颞上缺损（未激光区）。病损概率图均示颞上萎缩。2D-OCT：上方端视网膜内层变薄。

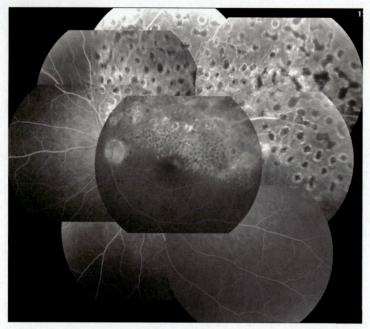

图 2-6-21 病例 62-7

2012-12-5：黄斑区颞上象限无灌注区经激光后消失。到此眼底病变已治愈。

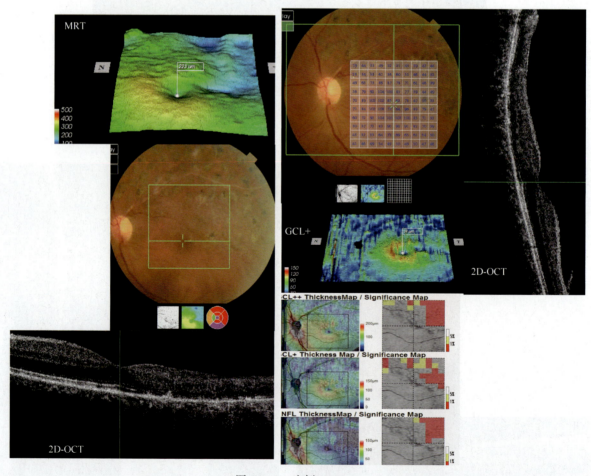

图 2-6-22 病例 62-8

2012-12-5：与 2012-9-12 比较，基本相似，只是黄斑上方 mGCC 损伤稍见重一些。

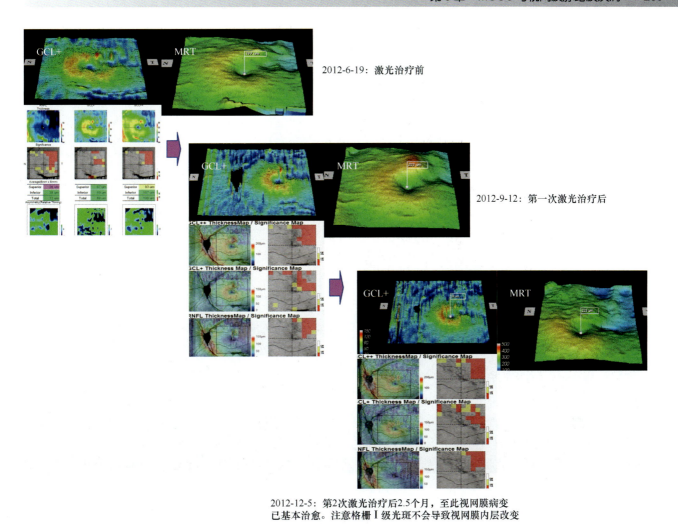

2012-6-19：激光治疗前

2012-9-12：第一次激光治疗后

2012-12-5：第2次激光治疗后2.5个月，至此视网膜病变已基本治愈。注意格栅Ⅰ级光斑不会导致视网膜内层改变

图 2-6-23　病例 62-9

激光治疗前后不同时间段 MRT、mGCC 变化比较

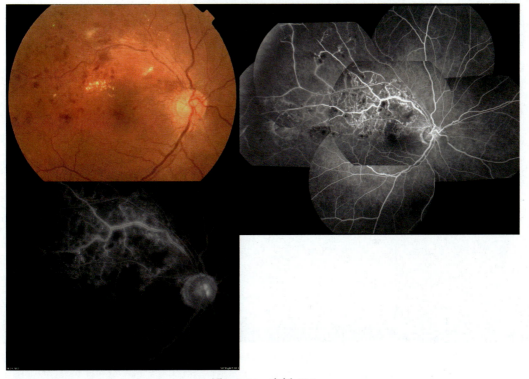

图 2-6-24　病例 63-1

患者，女性，56 岁。BRVO（后期-广泛无灌注），病程 1 年余。FFA：颞上支 BRVO，出血不多，大范围视网膜无灌注区，黄斑区受损。

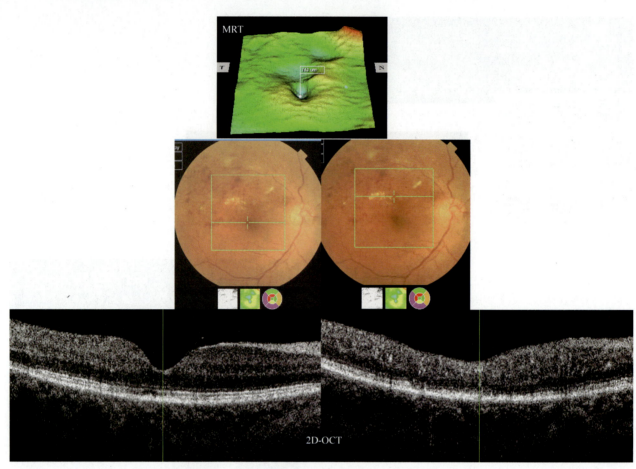

图 2-6-25　病例 63-2

MRT：上方环形消失，下方环形肿胀，色泽深红。黄斑上视方网膜不平坦。2D-OCT：左图视网膜解剖层次正常，右图黄斑上方视网膜解剖层次结构不清楚，变薄。

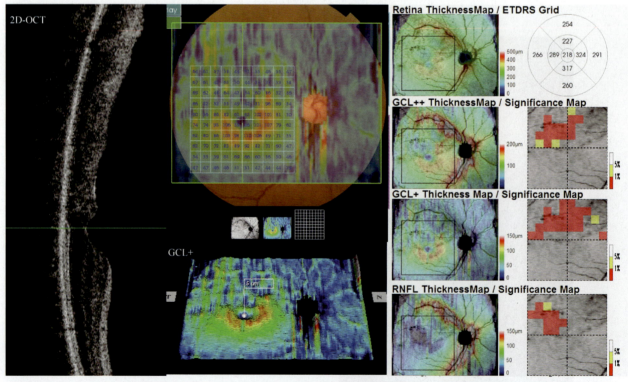

图 2-6-26　病例 63-3

BRVO 区广泛缺血、变薄，神经节细胞萎缩。mGCC：GCL+ 黄斑上方环形消失，下方环形肿胀色深红；病损概率图显示：上方 mGCC 变薄，mRNFL、GCL+、GCL++ 均显示损伤，余黄斑区未显示损伤。2D-OCT：上方视网膜内层萎缩变薄（神经节细胞层和双极细胞层萎缩），下方视网膜层次正常。上方视网膜表面不平坦，呈波浪样。

第6章 mGCC 与视网膜脉络膜疾病

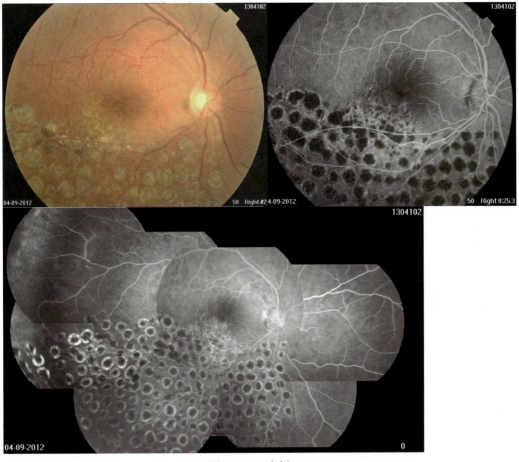

图 2-6-27　病例 64-1

患者 BRVO 激光治疗后（含格栅治疗）已治愈病例。

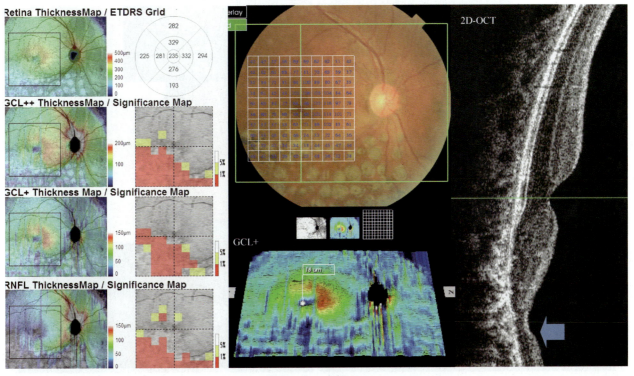

图 2-6-28　病例 64-2

Ⅲ级激光光斑：箭头示，Ⅲ级光斑重度可以导致全层视网膜萎缩，下方视网膜激光区视网膜萎缩变薄。GCL+：颞下象限环形消失主要是由于 BRVO 伴发视网膜内层无灌注缺血引起，不是由于格栅激光引起。2D-OCT：上方视网膜结构正常，下方箭头示意视网膜全层萎缩

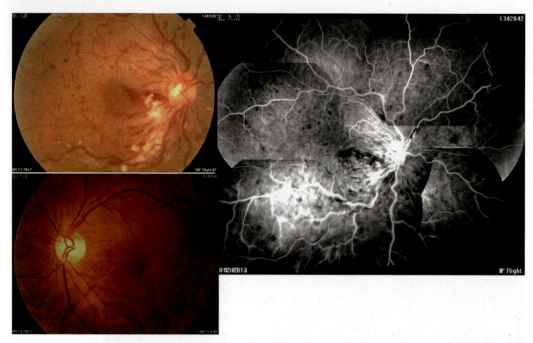

图 2-6-29　病例 65-1
右眼 CRVO 伴发视网膜较多棉絮斑，FFA 视网膜未见无灌注区。

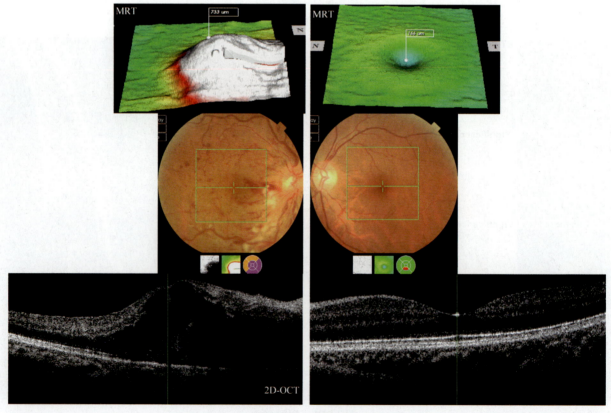

图 2-6-30　病例 65-2
2012-9-13：右眼 MRT 和 2D-OCT 显示黄斑水肿，左眼正常眼。

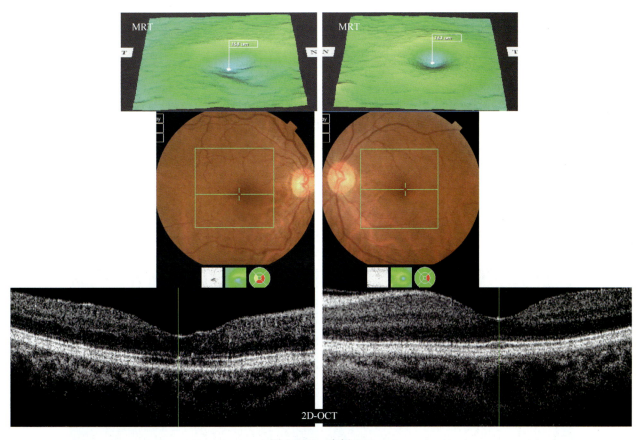

图 2-6-31 病例 65-3

2013-1-23：右眼曲胺内德（TA）注射后，视网膜血管病变消失，可见节细胞损伤。MRT：右下方黄斑环形消失，上方正常。右眼 2D-OCT：黄斑区 IS/OS 不连续，神经节细胞层变薄，左眼是正常眼。

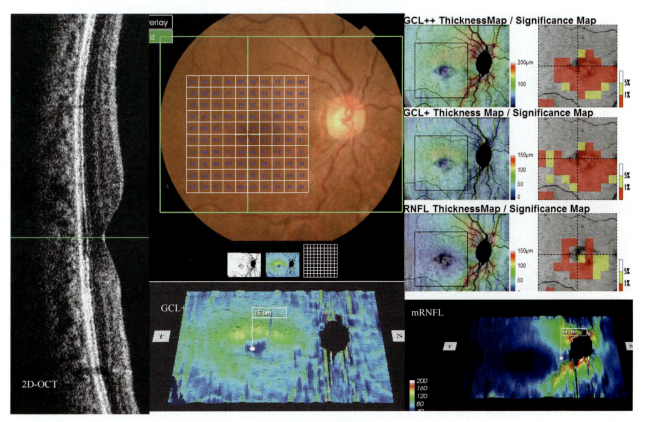

图 2-6-32 病例 65-4

右眼 mGCC：GCL+ 下半环形消失，上方少量损伤；mRNFL：视盘颞下到黄斑区神经纤维有轻度萎缩带。病损概率图显示：mRNFL、GCL+、CGL++ 均是水平线下方损伤重，上方仅轻微损伤。2D-OCT：中心下半神经节细胞层及双极细胞层萎缩变薄，上方基本正常。

RAO（病例59～61）和RVO（病例62～65）的临床特点和思考

1）视网膜动脉或缺血型静脉阻塞：阻塞区视网膜内层萎缩（双极细胞层和节细胞层）变薄，但视网膜外层正常（IS/OS带完整或基本完整）。

2）黄斑部视网膜动脉阻塞或视网膜缺血时，黄斑区视网膜神经纤维的萎缩与神经节细胞胞体的萎缩可能基本同时进行，因为视网膜神经纤维和神经节细胞胞体是同时受到缺血损伤。这一点是与单纯节细胞病变的疾病（青光眼和视神经及视路疾病）的区别：青光眼和视路疾病均只有神经节细胞层萎缩，因为视神经疾病早期是不影响视网膜的供血，视网膜神经纤维不会早期发生萎缩。

3）mGCC检测对临床视网膜动脉阻塞恢复期病例的鉴别诊断尤为重要，尤其是对于不知道有动脉阻塞发病的病例（病例59）。

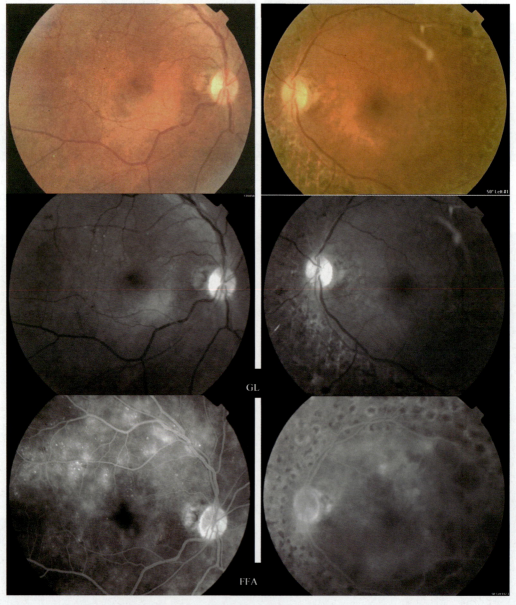

图 2-6-33　病例 66-1

2014-2-11：患者，女性，69岁。PDR，左眼PRP术后。FFA提示双眼黄斑水肿，右眼荧光素渗漏更明显些。

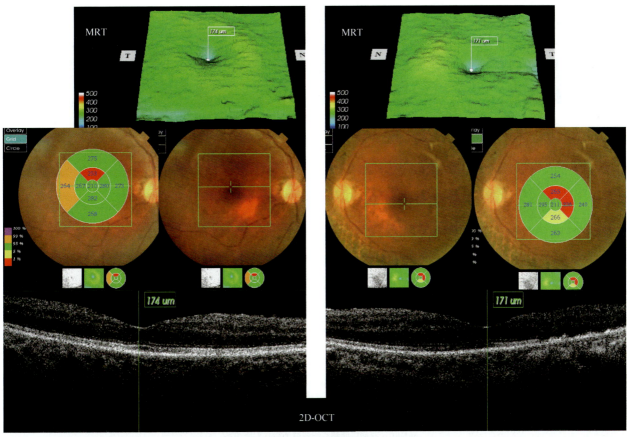

图 2-6-34 病例 66-2

MRT：双眼黄斑环形不完整，左眼大部分消失，右眼明显色泽淡。2D-OCT：双侧神经节细胞层明显变薄，左眼不对称，双侧视细胞层除左颞侧外均正常，左颞侧是激光损伤。

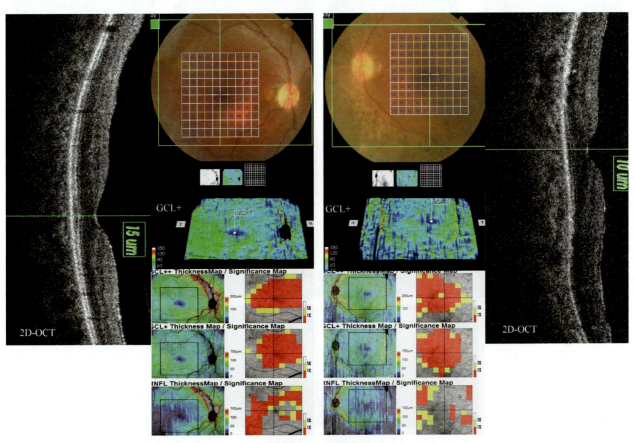

图 2-6-35 病例 66-3

mGCC：双侧 GCL+ 环形消失，左眼重些；病损概率图显示双侧 mRNFL、GCL+、GCL++ 均有损伤，几乎对称性改变。2D-OCT：双侧神经节细胞层萎缩变薄。

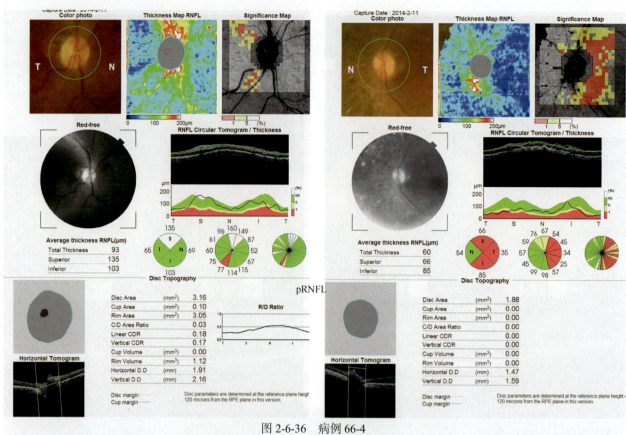

图 2-6-36　病例 66-4

pRNFL：双侧以颞侧纤维萎缩为主，左眼重些。

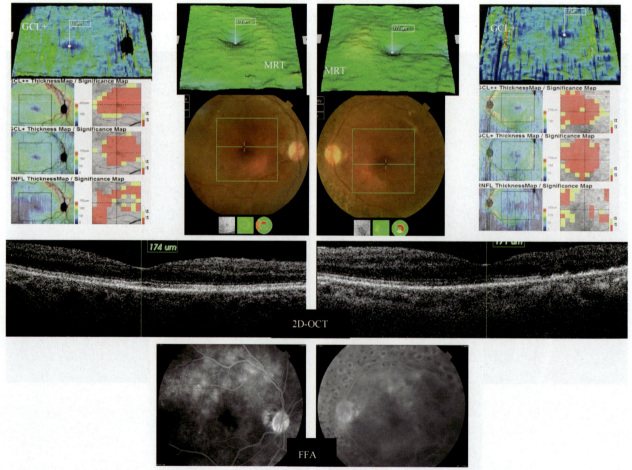

图 2-6-37　病例 66-5

PDR 和 mGCC 萎缩均同时存在病例分析：PDR，左眼 PRP 术后，右眼未激光，FFA 显示黄斑视网膜轻度水肿，右眼重些。但 MRT 不存在增厚，而是双侧环形变平坦；双 GCL+ 环形消失，视细胞层正常，左颞侧 IS/OS 不连续与激光有关。本病例说明：不能单凭 MRT 的视网膜厚度正常来判断黄斑区视网膜水肿情况，mGCC 萎缩后视网膜厚度下降，此时必须 FFA 才能判断水肿情况。此外，本病例双侧视网膜纤维层萎缩变薄，双侧 mGCC 的萎缩是双侧视神经病变（是供养视神经的微小动脉阻塞缺血）导致。

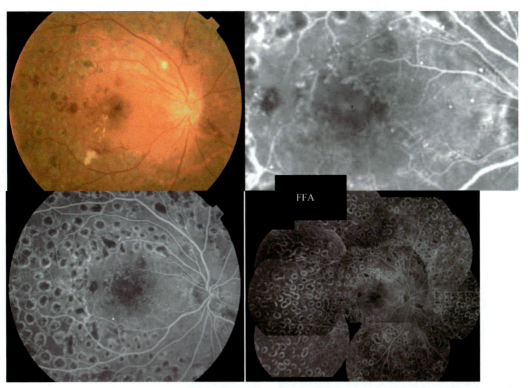

图 2-6-38　病例 67-1

2012-8-20：患者，PDR 经过 PRP 术后，缺血性黄斑水肿。

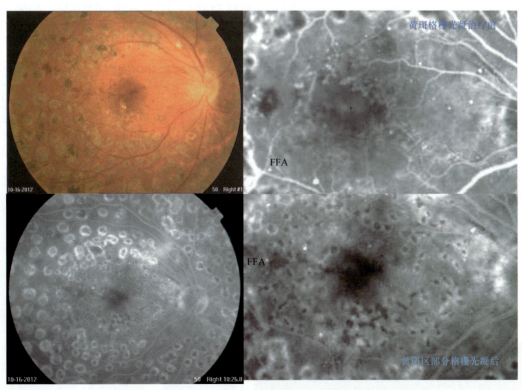

图 2-6-39　病例 67-2

2012-10-16：PDR 经过 PRP 术后 缺血性黄斑水肿，部分格栅光凝治疗后。

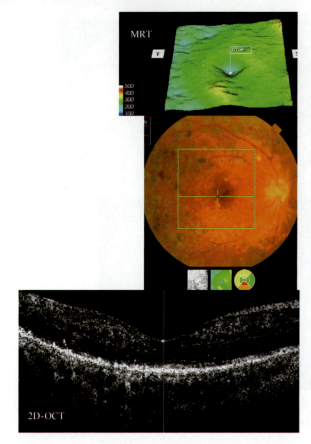

图 2-6-40　病例 67-3

2012-10-16：缺血性黄斑水肿，部分格栅光凝治疗后。MRT：仅下方局限水肿区，环形基本存在，但黄斑鼻下不完整。2D-OCT：视网膜基本层次存在，外界膜和 IS/OS 带不连续与激光有关。

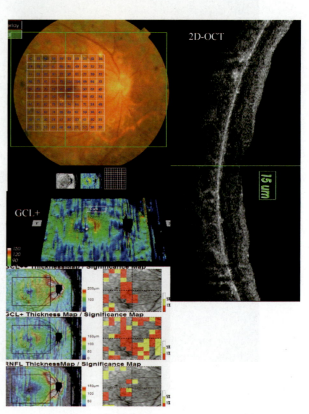

图 2-6-41　病例 67-4

mGCC：GCL+ 环形上下方有间断，鼻侧 GCL+ 色泽更红（肿胀），病损概率图仅是轻微损伤，符合 GCL+ 改变。2D-OCT：视网膜基本层次存在但不够清楚，外界膜和 IS/OS 带的影响与激光有关。

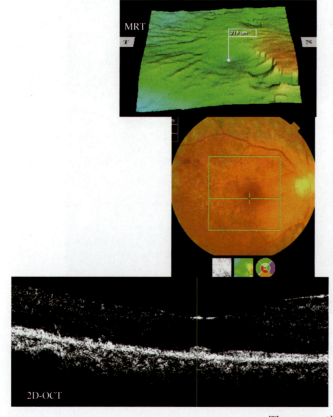

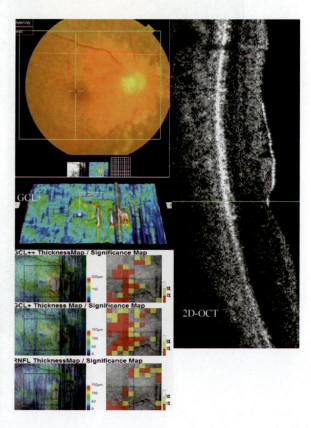

图 2-6-42　病例 68-1

患者，男性，57 岁。PDR，双侧 PRP 和格栅光凝术后。视盘有新生血管形成，黄斑前膜形成，视网膜皱褶，视网膜节细胞层轻度萎缩。MRT：视盘新生血管形成，黄斑前膜形成导致黄斑水肿、皱褶，黄斑环形消失。mGCC：GCL+ 鼻侧似有环形，颞侧消失，鼻侧网膜水肿增厚，病损概率图显示 GCL+ 颞侧损伤重，由于 mRNFL 肿胀，GCL++ 显得损伤轻。2D-OCT：视网膜层次模糊，与前膜形成有关，视细胞层结构不连续与格栅激光有关。

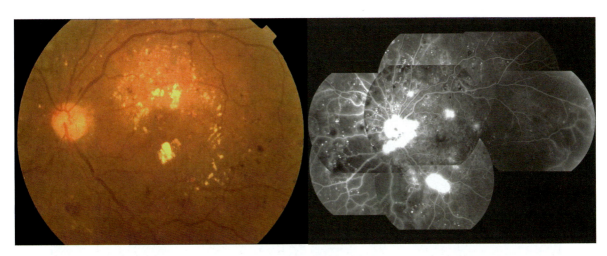

图 2-6-43　病例 69-1

PDR：患者，独眼，PDR（高危），NVD（视盘新生血管形成），黄斑下方缺血，视力 0.1。

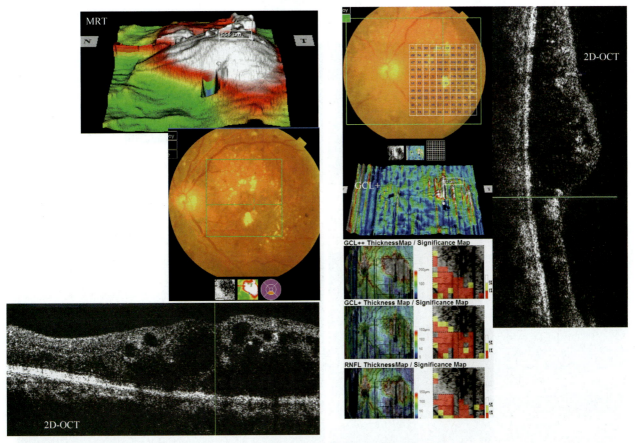

图 2-6-44　病例 69-2

MRT：黄斑区尤其上方严重水肿，环形消失。mGCC：GCL+ 环形消失，黄斑颞上象限严重水肿，病损概率图除颞上水肿区外，GCL+ 萎缩变薄。
2D-OCT：黄斑区视网膜严重囊样水肿，下方视网膜内层萎缩变薄（神经节细胞层和双极细胞层萎缩）。

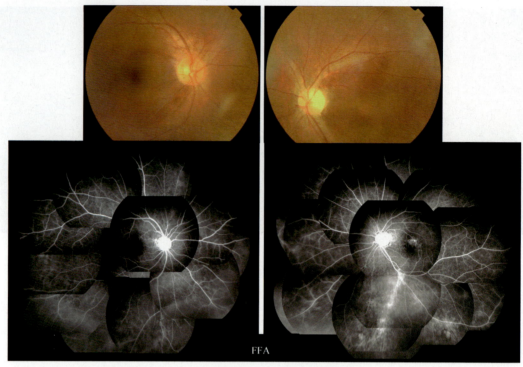

图 2-6-45　病例 70-1

患者，视网膜血管炎，左眼重，左眼视神经萎缩，双眼黄斑区发暗尤其左眼。

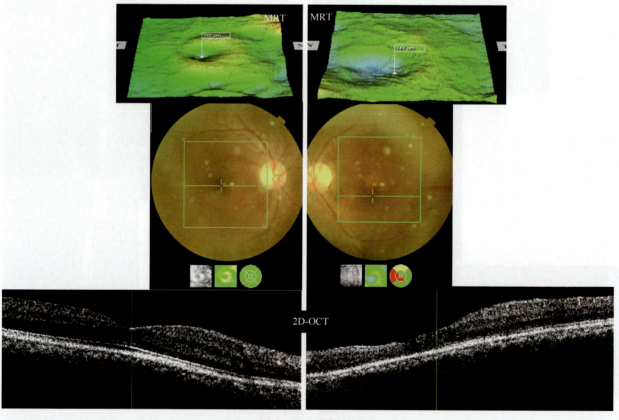

图 2-6-46　病例 70-2

MRT：右眼黄斑环形基本完整，色泽偏红，左眼环形大部分消失，黄斑中心视网膜萎缩变薄。2D-OCT：右眼基本正常视网膜厚度，颞侧神经节细胞似乎变薄些。左眼鼻侧视网膜内层萎缩变薄，相应区 IS/OS 缺损。

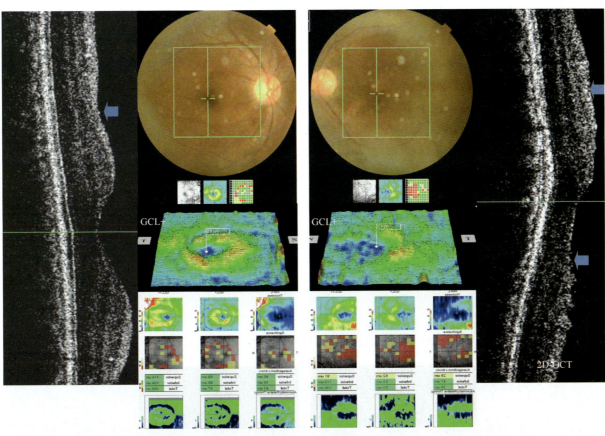

图 2-6-47 病例 70-3

mGCC：GCL+ 右眼环形不完整，左眼大部分消失，双侧留下的 GCL+ 色泽偏红。2D-OCT：箭头显示处视网膜内层变薄（神经节细胞层和双极细胞层），这是视网膜内层局限缺血导致。病损概率图显示：RNFL、GCL+、GCL++ 均有损伤，右眼轻些，左眼重。

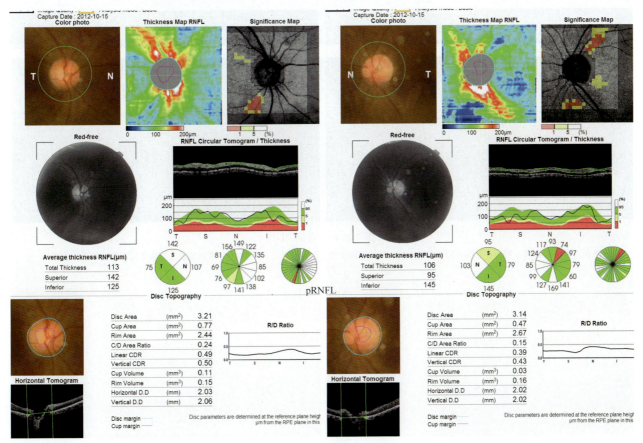

图 2-6-48 病例 70-4

pRNFL：右眼颞下、左眼颞上有纤维损伤，其余纤维呈现肿胀期，与 mGCC 改变基本相符。

视网膜缺血性病变——PDR、葡萄膜炎、血管炎对 mGCC 的影响（病例 66～70）

1）影响眼底视网膜供血的病变——PDR、血管炎等，一定影响视网膜内层即神经节细胞层和双极细胞层的供血，导致视网膜内层的萎缩变薄。局限性微小网膜动脉阻塞，导致局限性网膜内层萎缩变薄。

2）视网膜的厚度的改变不能单凭 OCT 的 MRT 来衡量，视网膜 10 层完整的情况下，可以依据 MRT 来判断视网膜增厚与水肿的关系，但视网膜有某些层次萎缩的情况下，单凭 MRT 的厚薄来判断视网膜是否存在水肿，是极不可靠，必须同时做 FFA，才能做出正确结论。

3）单纯的 mGCC 萎缩改变，不影响网膜双极细胞层，这是视神经病变导致。

6.2　mGCC 与视网膜外层疾病

视网膜外层疾病包括：①原发视细胞变性病：视锥细胞变性、视杆细胞变性；②色素上皮变性疾病：原发性视网膜色素变性、卵黄样黄斑变性、Stargardt's 综合征；③视细胞 - 色素上皮 - 脉络膜毛细血管复合体疾病。

6.2.1　视细胞变性病

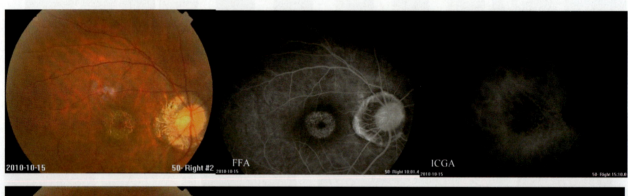
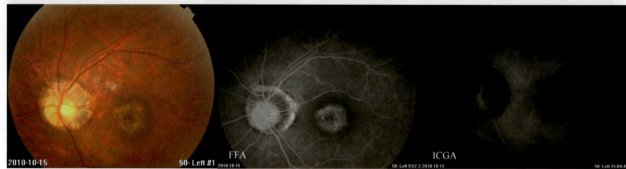

图 2-6-49　病例 71-1

患者，男性，47 岁。视力：右眼 0.03；左眼 0.04。锥体细胞变性。渐进行视力下降 10 余年伴色盲史，双侧黄斑对称性靶心样萎缩。

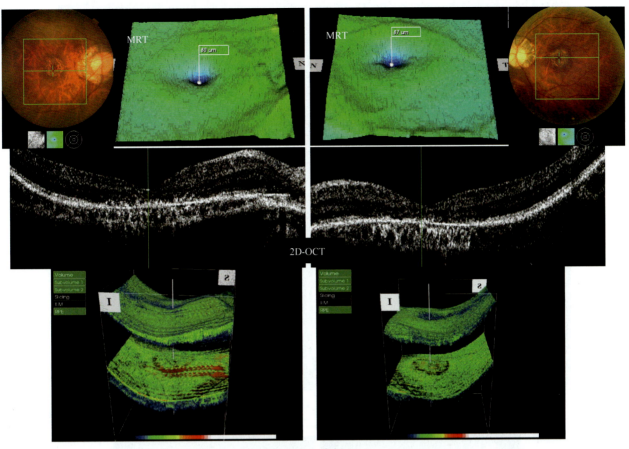

图 2-6-50　病例 71-2

MRT：黄斑环形极淡，几乎消失，正中心网膜明显变薄。2D-OCT：黄斑区视细胞萎缩和色素上皮层萎缩，可见玻璃膜（BM），脉络膜反射增强。神经节细胞层似乎没有明显变薄。三维分层像：显示圆形黄斑区视细胞萎缩。

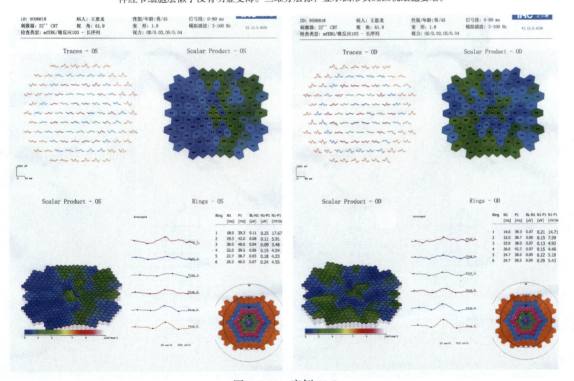

图 2-6-51　病例 71-3

mfERG：双眼对称 1、2、3、4 环呈现微小波形，双侧黄斑峰消失。

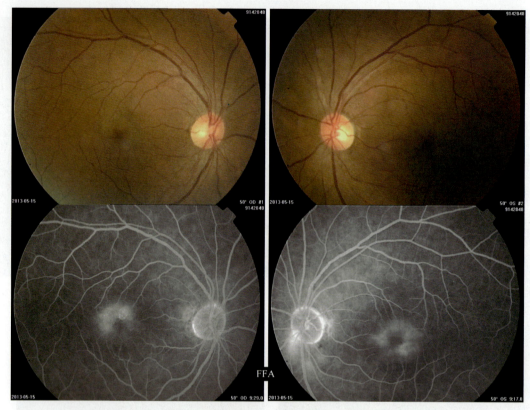

图 2-6-52　病例 72-1

2013-5-15：患者，女性，58 岁。渐渐视力下降 20 年，伴色盲，视锥细胞变性。FFA：双侧黄斑对称染色，视盘染色。

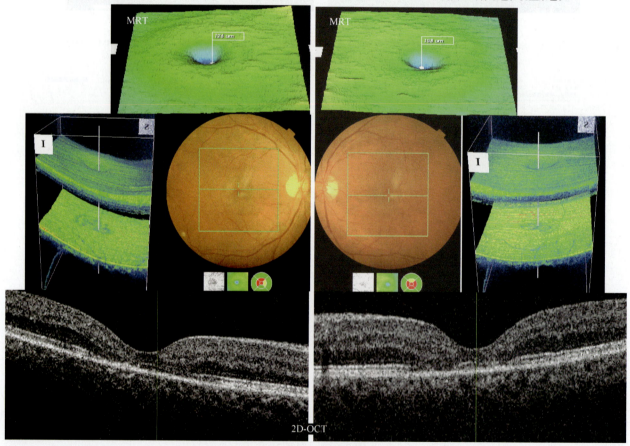

图 2-6-53　病例 72-2

MRT：双侧黄斑区环形似乎消失，正中心视网膜明显萎缩变薄。2D-OCT：双侧黄斑中心网膜变薄，视细胞层大部分消失，IS/OS 带大部分消失，似乎黄斑区外围的神经节细胞层变薄。三维分层像显示黄斑区呈圆形视细胞萎缩区。

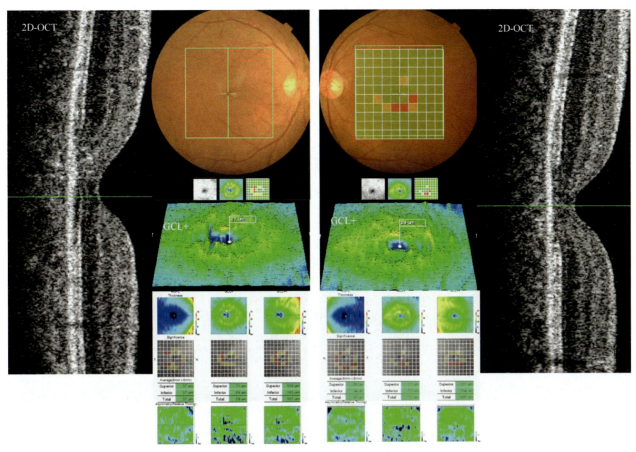

图 2-6-54 病例 72-3

mGCC：双侧 GCL+ 不规则变薄，环形不完整，病损概率图显示：黄斑区呈类圆形环状损伤（2、3 格区不规则轻度损伤）。2D-OCT：主要是黄斑中心区视细胞复合体层消失。

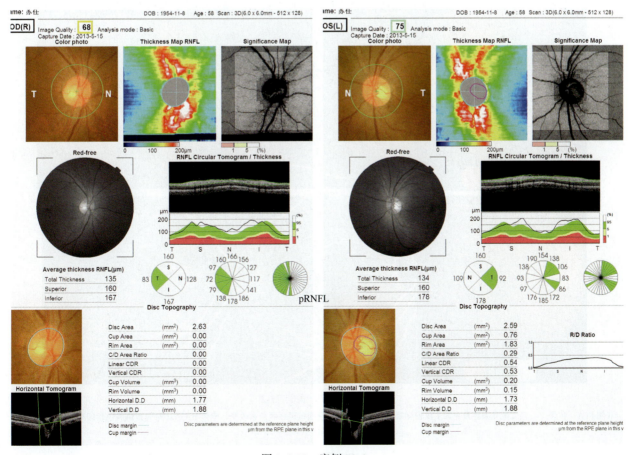

图 2-6-55 病例 72-4

pRNFL：双侧均肿胀。

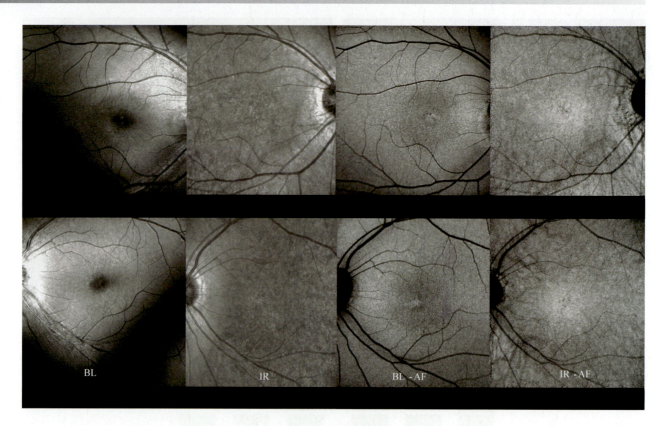

图 2-6-56　病例 73-1

患者，视锥细胞变性，色盲。双侧黄斑中心 BL-AF 有小范围自发荧光增强。

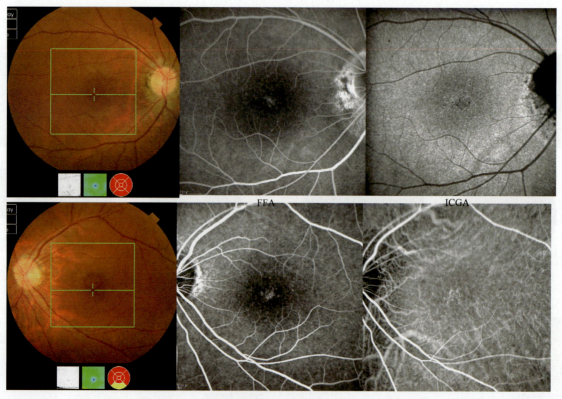

图 2-6-57　病例 73-2

双侧 FFA：黄斑中心轻度荧光染色及色素上皮窗样缺损改变，对应彩色相黄斑区脱色素改变，双侧 ICGA：对应黄斑脱色素区有些窗缺样改变。

第 6 章　mGCC 与视网膜脉络膜疾病

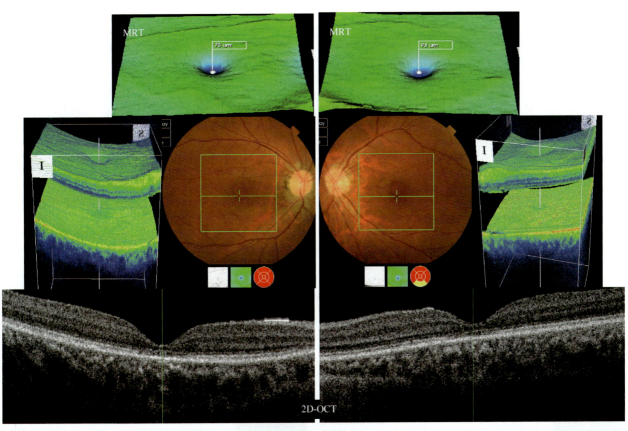

图 2-6-58　病例 73-3

MRT：黄斑中心网膜变薄，外围环形不明显，三维分层像显示黄斑区圆形小范围的视细胞损伤。2D-OCT：双侧黄斑中心区 IS/OS 带基本消失，但外界膜基本存在，色素上皮内侧高反射带消失。双侧神经节细胞层似乎变薄些。三维分层像：中心部位视细胞有损伤。

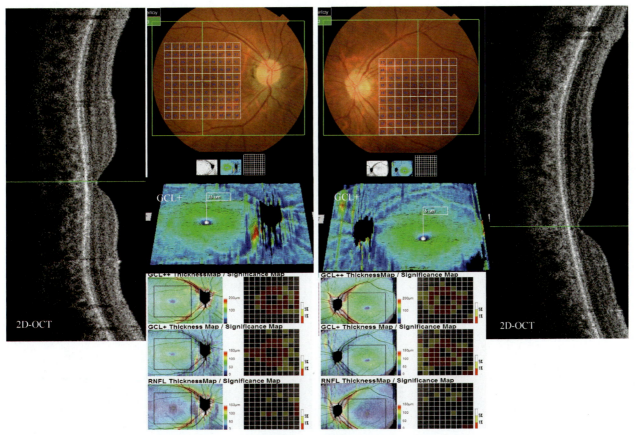

图 2-6-59　病例 73-4

mGCC：双侧对称 GCL+ 环形消失，病损概率图 mRNFL、GCL+、GCL++ 对称类环形（2、3 格区为主）轻度损伤，mRNFL 更轻些。2D-OCT：除中心部位视网膜变薄，外层视细胞有损伤外，余视网膜结构层次正常。

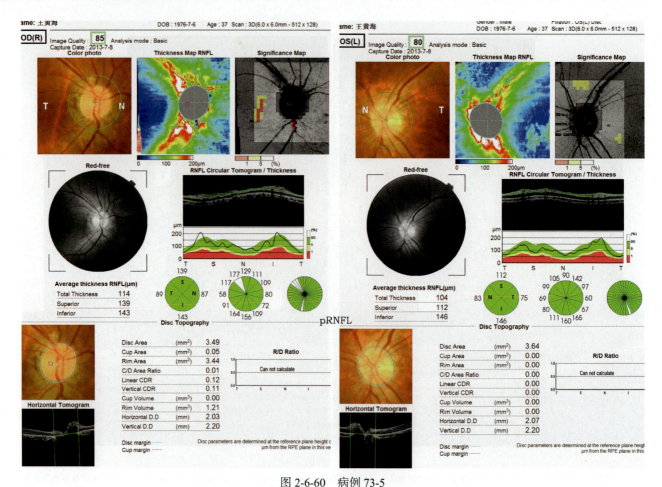

图 2-6-60　病例 73-5

pRNFL：除双侧鼻侧 mGCC 变薄外余双侧对称、基本均肿胀。

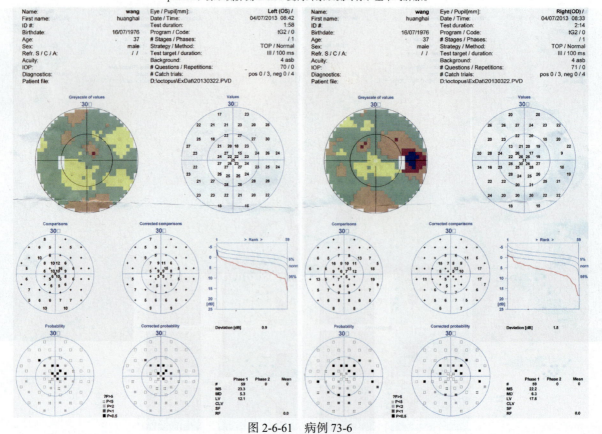

图 2-6-61　病例 73-6

视野双侧中心损伤，基本符合黄斑病变所致。

不同病程阶段的锥体细胞变性的 mGCC 表现（病例 71～73）

1）视细胞变性病：早期主要病变是在视网膜外层，尤其在中心凹及其外围处，病程中、晚期神经节细胞层才发生病变，pRNFL 发生萎缩更晚（病例 72、73 的 pRNFL 不但没有萎缩，还是肿胀期）。

2）患者色觉障碍是视锥细胞变性的特点，与 P 型神经节细胞有关，但目前尚无详细资料。

6.2.2 色素上皮变性性疾病

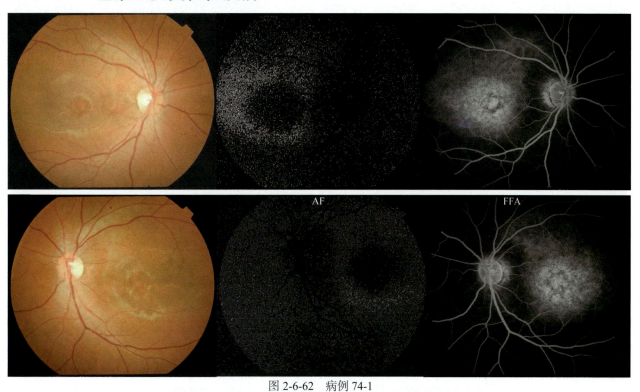

图 2-6-62 病例 74-1

Stargardt's 病①：黄斑病变外围自发荧光增强。FFA：早期呈现脉络膜淹没征，黄斑色素紊乱区内呈现斑驳样荧光染色，自发荧光增强区呈现窗样缺损样改变。

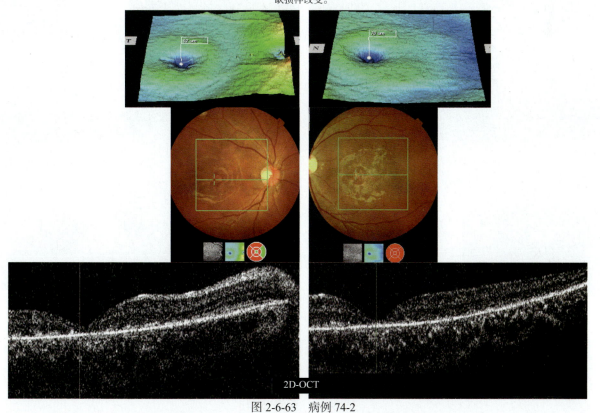

图 2-6-63 病例 74-2

MRT：环形尚存，色泽也可，但环形外围网膜极薄，黄斑中心凹网膜更薄。2D-OCT：黄斑区大范围的类圆形区内视细胞和色素上皮萎缩变薄，色素上皮萎缩尤其内侧高反射带消失。神经节细胞层稍有变薄。黄斑区脉络膜厚度基本正常，相应区脉络膜稍有高反射。

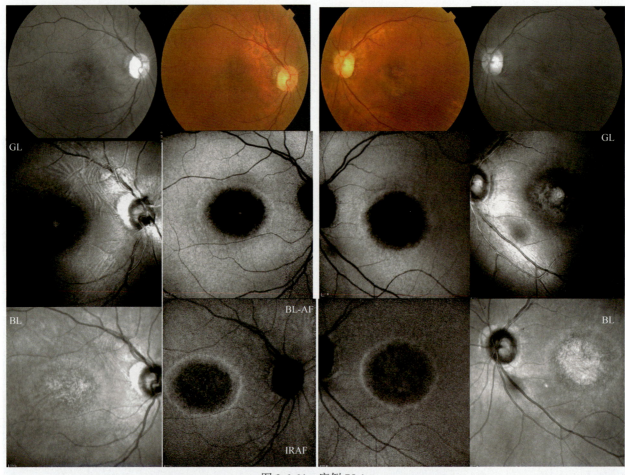

图 2-6-64　病例 75-1

Stargardt's 病②：2013-7-11：患者，男性，60 岁。注意双侧对称黄斑卵圆形色素紊乱区，各单色光相均有异常尤其蓝光和红外激发的自发荧光增强，右上方血管弓网膜前膜形成。IR 相：色素上皮萎缩、脉络膜毛细血管萎缩。

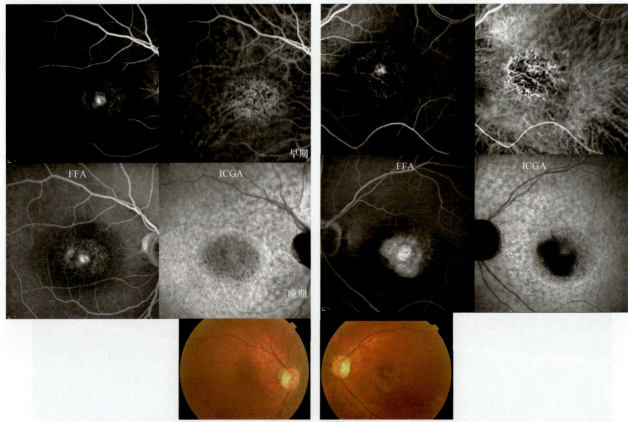

图 2-6-65　病例 75-2

2013-7-11：FFA 及 ICGA 造影相：造影早期似有脉络膜淹没征，双侧黄斑区卵圆形色素上皮萎缩病灶呈现窗样改变。

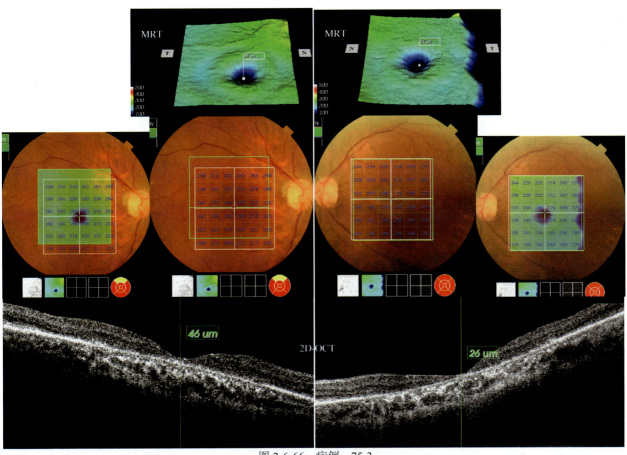

图 2-6-66 病例 75-3

MRT：几乎对称双黄斑中心区极度萎缩变薄，双侧环形存在但色泽变淡，右黄斑鼻上方网膜前膜形成，网膜皱褶。2D-OCT：双侧中心凹极薄，黄斑区视网膜萎缩，相应区脉络膜厚度正常但脉络膜高反射，相应区 RPE 及视细胞层消失，仅存 BM。

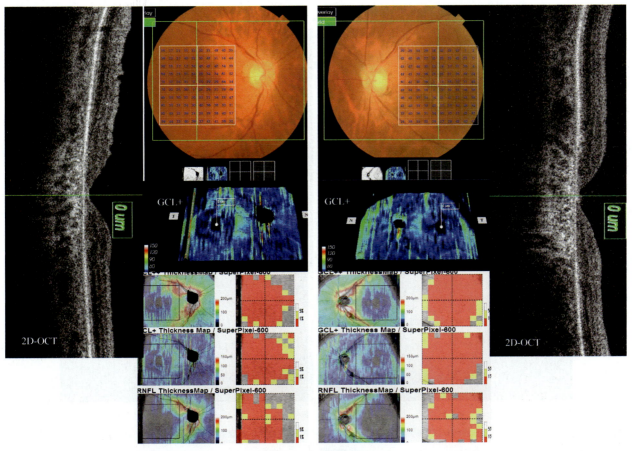

图 2-6-67 病例 75-4

mGCC：对称性双侧黄斑环形严重消失（极蓝色泽改变），病损概率图显示对称性 mRNFL、GCL+、GCL++ 重度损伤。2D-OCT：双侧神经节细胞萎缩变薄，中心区完全消失。

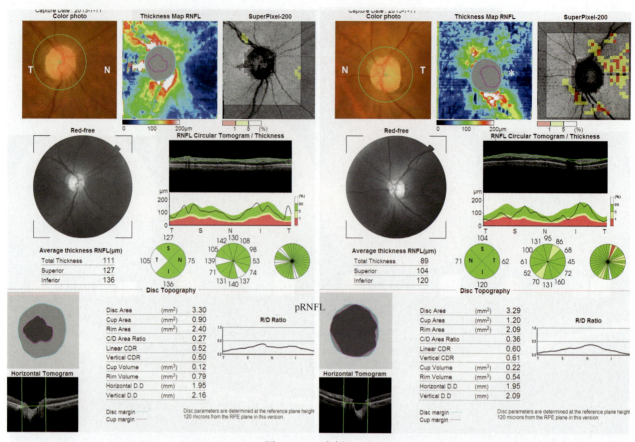

图 2-6-68　病例 75-5

pRNFL：双侧视盘颞侧的鼻侧 mRNFL 萎缩重（＊号），余视盘周围纤维尚基本正常。

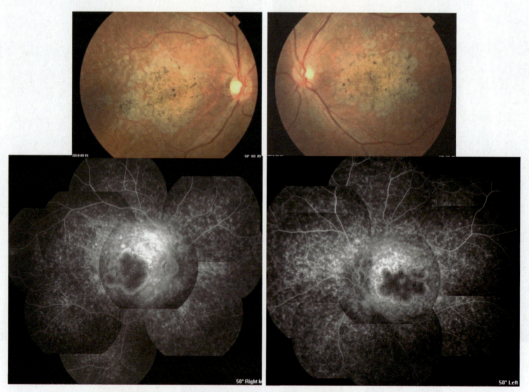

图 2-6-69　病例 76-1

Stargardt- 眼底黄色斑综合征③：晚期病例双眼后极部广泛视网膜脉络膜萎缩，色素紊乱，视盘中心色泽苍白。FFA：双侧黄斑大萎缩斑，视网膜广泛窗样缺损改变。

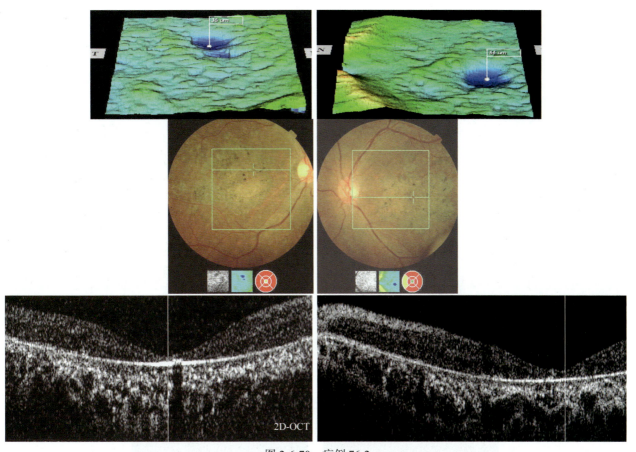

图 2-6-70 病例 76-2

MRT：双侧黄斑区尤其中心部视网膜十分薄，环形消失。2D-OCT：除黄斑区神经节细胞萎缩外，外围节细胞层厚度大致正常。

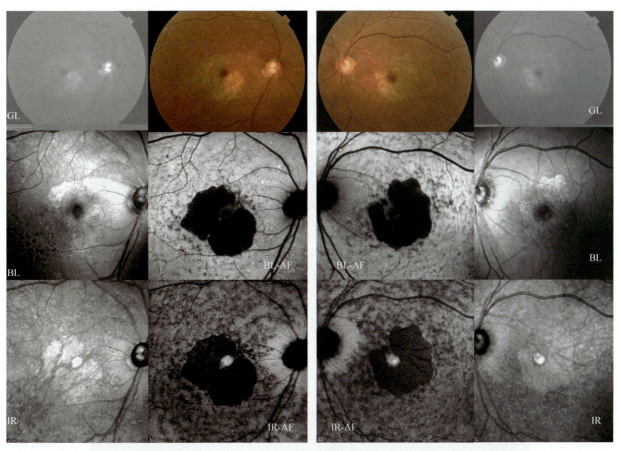

图 2-6-71 病例 77-1

Stargardt-眼底黄色斑综合征④：患者，男性，57 岁。各单色光相均有异常，萎缩斑外围 BL-AF 稍增强。

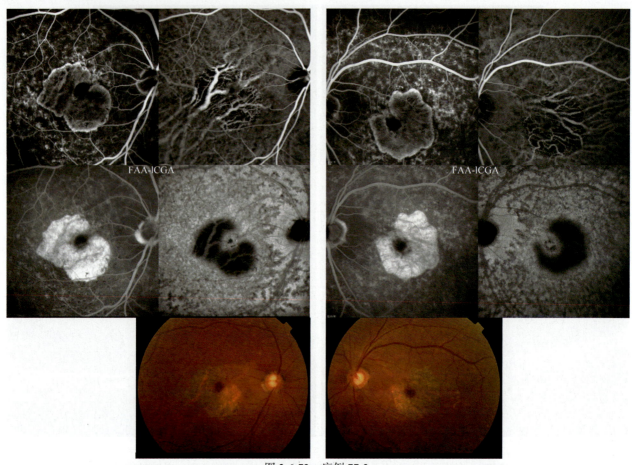

图 2-6-72 病例 77-2
FFA-ICGA：萎缩斑可见脉络膜较大血管，不渗漏，FFA 早晚期可见视网膜黄色斑点的窗样荧光。

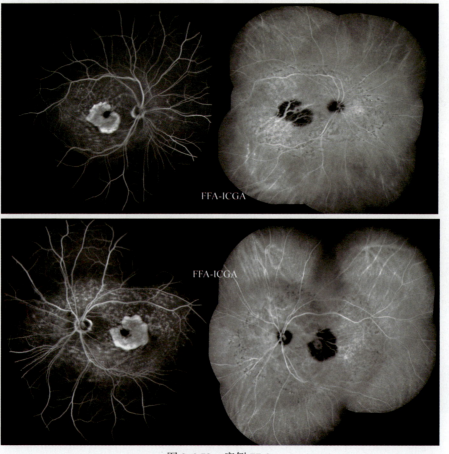

图 2-6-73 病例 77-3
双眼 FFA 和 ICGA 所见。

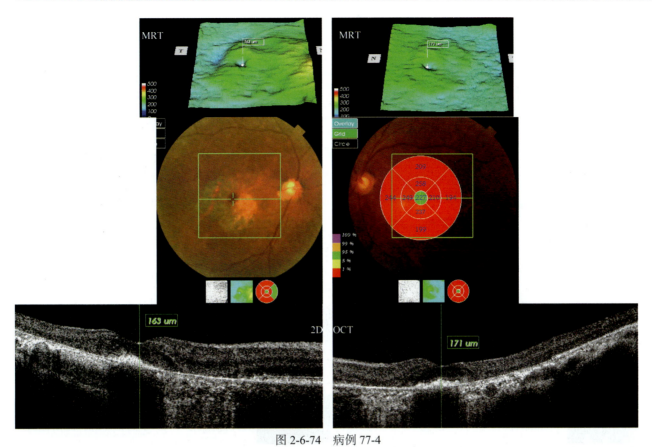

图 2-6-74 病例 77-4

MRT：黄斑环形消失，视网膜变薄，几乎对称改变。但正中心厚度尚可，目前视力：右眼 0.4；左眼 0.5。2D-OCT：视网膜萎缩区脉络膜反射增强，双侧中心凹下色素上皮层较完整，视网膜厚度正常，保持了部分中心视力。

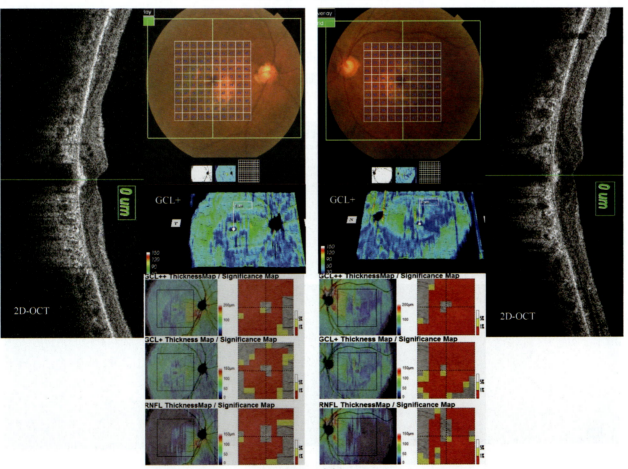

图 2-6-75 病例 77-5

mGCC：GCL+：双侧环形消失，双侧除中心外视网膜变薄。病损概率图显示：mRNFL、GCL+、GCL++ 均明显损伤，几乎对称，但中心正常。
2D-OCT：除中心部基本正常外，视细胞层消失神经节细胞层变薄。

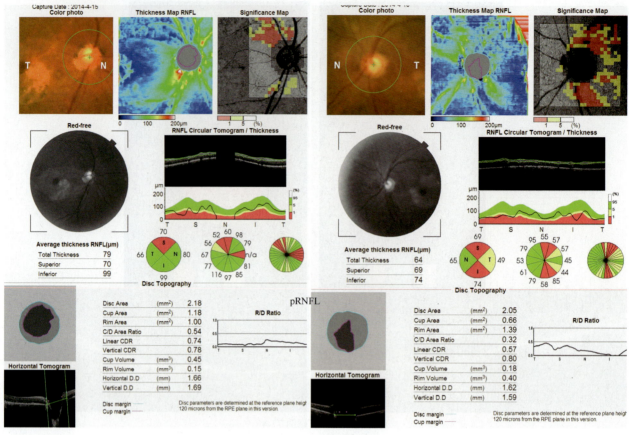

图 2-6-76　病例 77-6

pRNFL：盘周纤维大部分萎缩。

Stargardt- 眼底黄色斑点综合征（病例 74～77）

1）Stargardt- 眼底黄色斑点综合征是原发色素上皮变性疾病，发病缓慢。

2）首先色素上皮损伤 - 视细胞 - 最后才是神经节细胞层病变，故 mGCC 检测诊断不是本病的主要措施，但 mGCC 检测可以了解病情的进展程度。

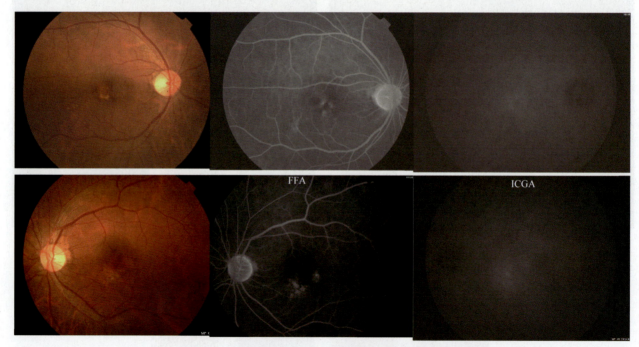

图 2-6-77　病例 78-1

成人卵黄样变性①：患者，男性，60 岁。渐进性视力下降 2 年，双侧黄斑区视网膜深层黄色物质积存，相应部位造影晚期染色。

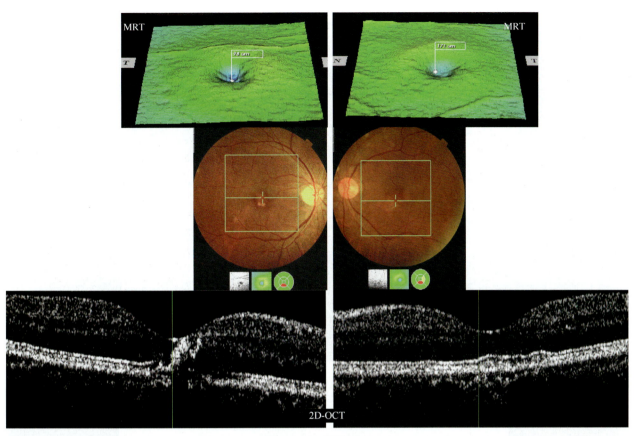

图 2-6-78　病例 78-2

MRT：双眼黄斑环形基本正常，色泽和完整性似乎下方差些，尤其左眼。2D-OCT：双眼黄斑区视网膜结构不正常，右眼视网膜全层带状高反射，相应区视细胞层不完整。左眼中心区视网膜外层结构有疣样高反射物质积存。双眼与其他部位视网膜结构正常。

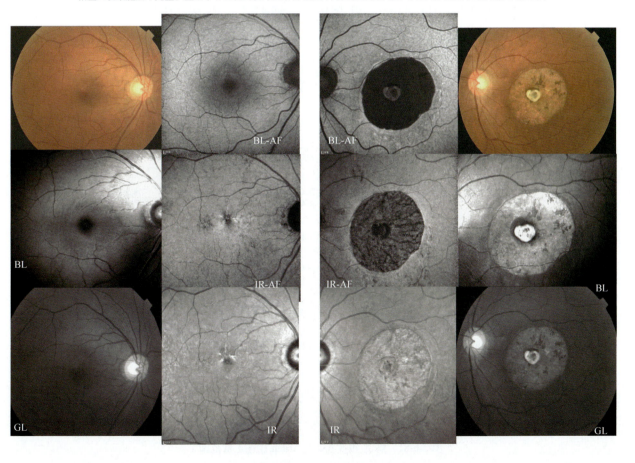

图 2-6-79　病例 79-1

成人发作卵黄样黄斑变性②：患者，男性，63岁。右眼早期，左眼晚期（疤痕期）：后极部 BL-AF 色素上皮自发荧光增强。

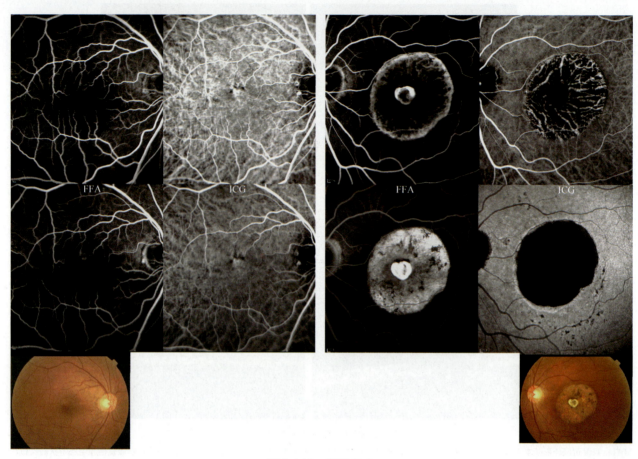

图 2-6-80 病例 79-2

双眼血管造影（FFA、ICGA）：右眼早晚期黄斑区局限高荧光，左眼疤痕区不渗漏荧光。

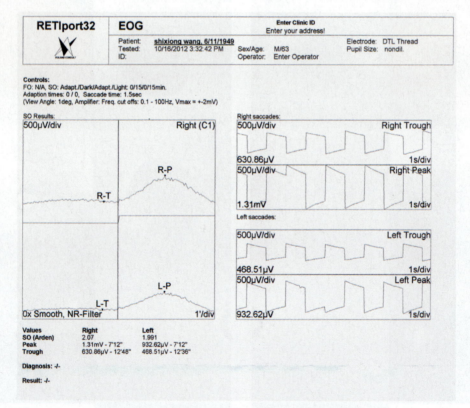

图 2-6-81 病例 79-3（双眼 Arden 比在正常范围）

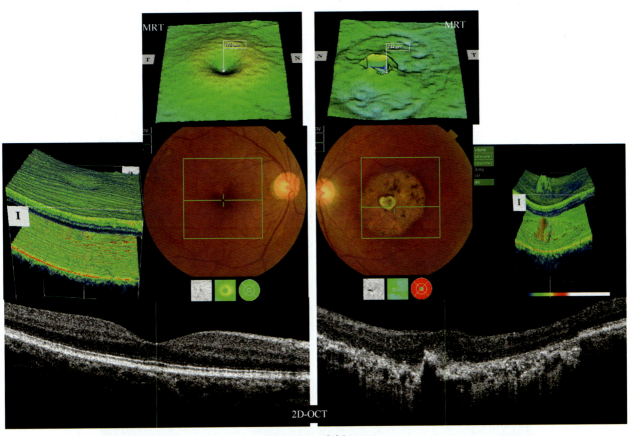

图 2-6-82　病例 79-4

MRT：右眼黄斑环形完整、色泽深红；左眼环形消失，黄斑区视网膜萎缩变薄，萎缩斑中心是机化疤痕。2D-OCT：右眼是网膜结构正常，解剖层次正常，中心上方已存在淡黄色斑，位于视网膜深层（注意三维立体分层相黄斑中心上方小块灰色斑区）。左眼视网膜外层萎缩脉络膜呈高反射，中心疤痕处有阴影，视网膜内层结构尚存，但神经节细胞层也有萎缩。

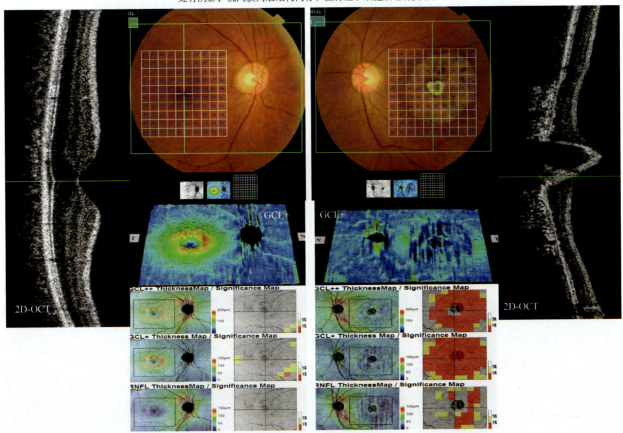

图 2-6-83　病例 79-5

mGCC：GCL+：右眼正常完整环形色泽红。左眼环形消失伴视网膜萎缩，左眼病损概率图示 GCL+、GCL++ 严重损伤，但 mRNFL 损伤较轻。
2D-OCT：右眼视网膜结构层次正常。左眼黄斑区视网膜外层萎缩，脉络膜高反射，萎缩疤痕中心机化高反射伴阴影。黄斑区外视网膜正常。

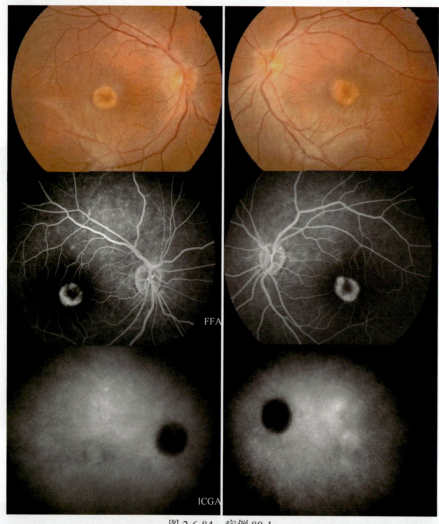

图 2-6-84　病例 80-1

Bests' 卵黄样变性③：患者，女性，22 岁双眼视力下降 2 年，造影所见（FFA 和 ICGA）：卵黄沉着物处荧光染色。

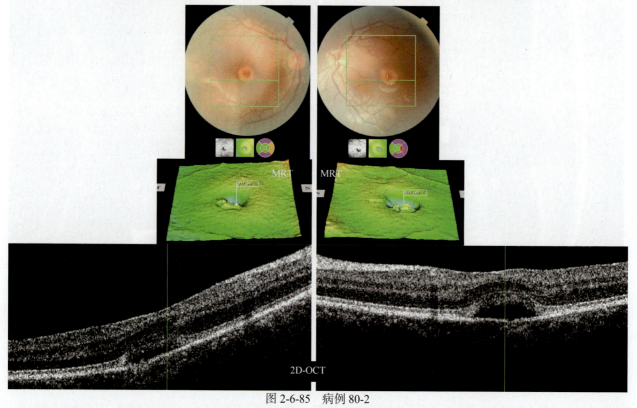

图 2-6-85　病例 80-2

MRT：双眼黄斑部对称环形完整，色泽淡黄，但黄斑正中心稍隆起，相应处似局限浆液性视网膜脱离，脱离腔隙清亮。2D-OCT：双眼黄斑中心区局限视网膜脱离，色素上皮层有断裂，卵黄积存物仅稍有反射增高。视网膜其他部位解剖层次正常。

黄斑卵黄样变性（病例 78～80）

卵黄样黄斑变性——Best 病或成人发作卵黄样黄斑变性，均属原发色素上皮变性疾病，前者发病年龄在青少年，常染色体显性遗传；后者发病年龄在中年后，可遗传或散发，也可单或双眼（常不同时）发病。

疾病早期均首先在色素上皮层，疾病晚期才发生神经节细胞层的改变，故神经节细胞复合体检查不是本病关键检查。

6.2.3 原发性视网膜色素变性

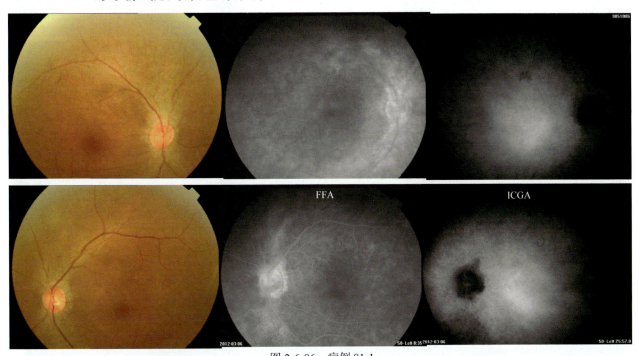

图 2-6-86　病例 81-1

RP1：患者，男性，60 岁。原发性视网膜色素变性。FFA 和 ICGA：双眼均是色素上皮窗样缺损状改变。

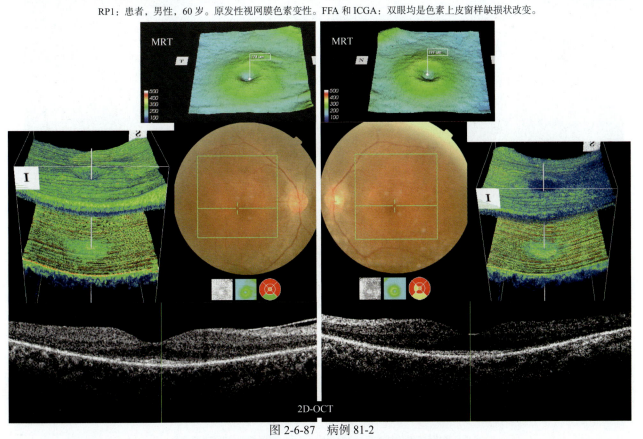

图 2-6-87　病例 81-2

MRT：双眼黄斑环形完整，色泽淡黄，但环形外围视网膜萎缩变薄。三维分层相示：黄斑中心视细胞层正常（正好相当于环形区），余视细胞均已萎缩。2D-OCT：双眼几乎对称只有黄斑区可见视细胞层（外界膜、IS/OS 带及色素上皮层），余视网膜的视细胞层大部分消失或变薄，色素上皮层内侧高反射带消失，双眼神经节细胞层基本正常。

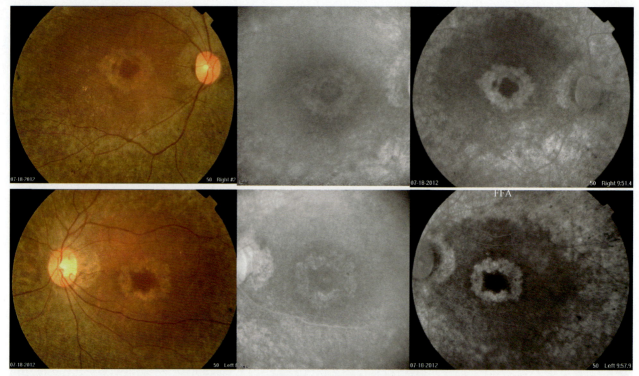

图 2-6-88 病例 82-1

RP2：患者，女性，53 岁。视力：右眼 0.2；左眼 0.4。原发性视网膜色素变性，视野右眼中心 5 度，左眼中心 10 度管视。BL-AF：蓝光激发的自发荧光相几乎不显示，表明色素上皮几乎消失。FFA：整个视网膜没有荧光素渗漏性活动病变，只有视网膜色素上皮萎缩导致的窗样缺损改变。

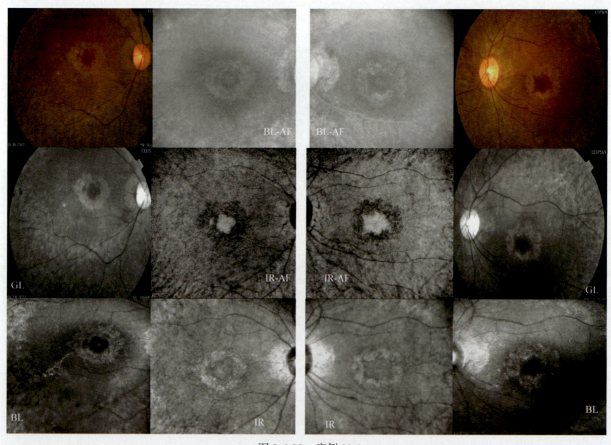

图 2-6-89 病例 82-2

各单色光相只是萎缩性改变，自发荧光不显示，说明色素上皮层几乎消失。

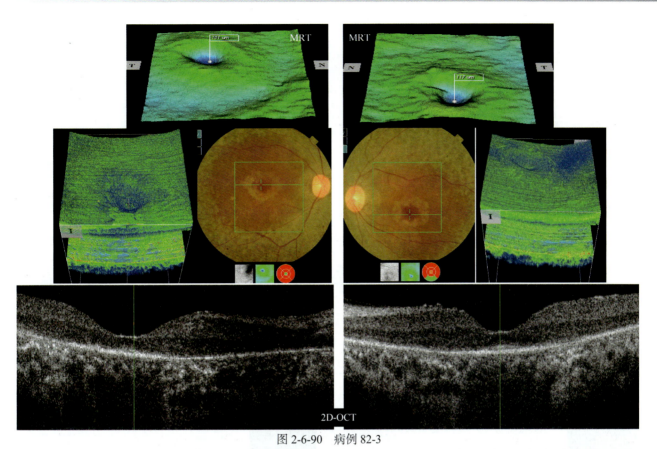

图 2-6-90 病例 82-3

MRT：双眼黄斑几乎对称环形基本完整，色泽淡黄，但正中心变薄。环形外围视网膜萎缩。2D-OCT：黄斑表面轻度前膜形成，仅剩正中心可见视细胞层（IS/OS 带及色素上皮层）余色素上皮层变薄。神经节细胞层变薄萎缩，中心外围十分明显。

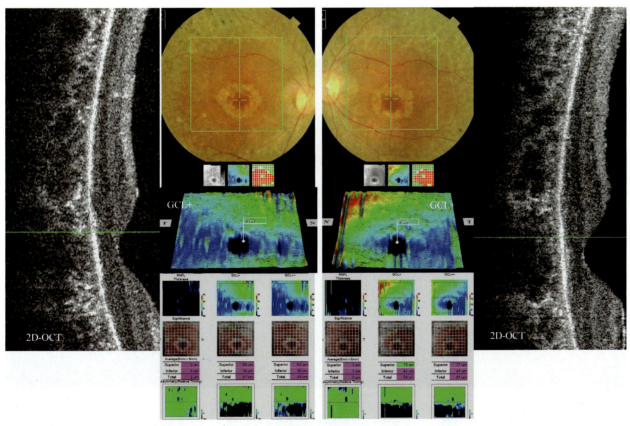

图 2-6-91 病例 82-4

mGCC：GCL+：双眼几乎对称 GCL+ 环形消失，中心萎缩区变大。病损概率图显示 mRNFL、GCL+、GCL++ 均严重损伤。2D-OCT：除黄斑区仅剩少量色素上皮层和视细胞层外，大范围的视网膜外层萎缩。神经节细胞层同样只有黄斑区少量残留。

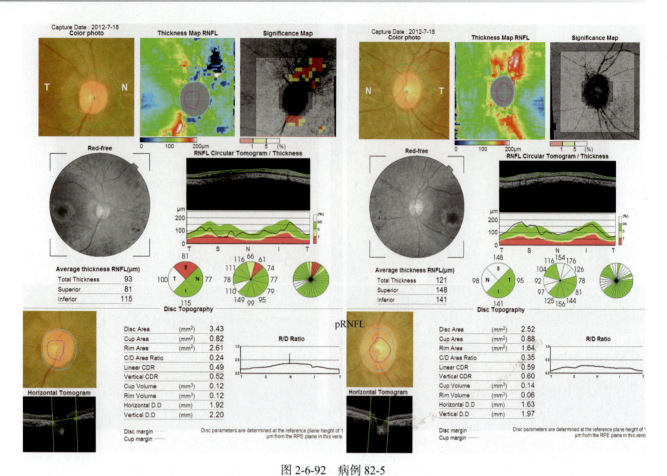

图 2-6-92 病例 82-5

pRNFL：右眼视盘鼻上和颞下神经纤维有损伤，左眼盘周纤维肿胀，目前双眼 pRNFL 没有明显萎缩表现。

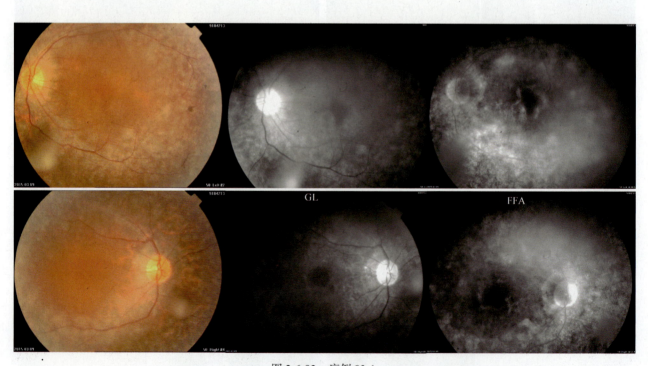

图 2-6-93 病例 83-1

RP3：患者，女性，30 岁。双眼除后极部外视网膜广泛色素紊乱，荧光相显示窗样缺损改变。

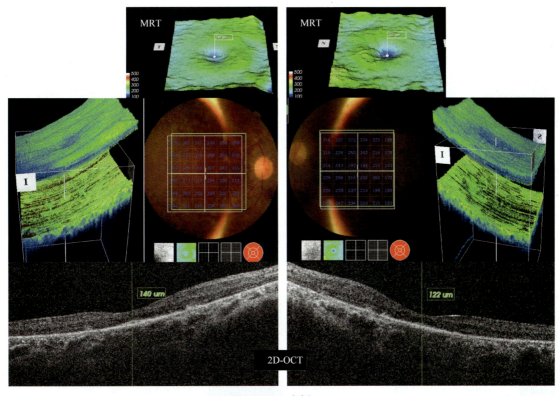

图 2-6-94 病例 83-2

MRT：双眼黄斑环形基本消失，外周视网膜变薄，正中心萎缩变薄。三维分层相：黄斑中心视细胞绝大部分萎缩变薄。2D-OCT：双侧整个视网膜变薄，仅右眼黄斑可见极少视细胞层正常。神经节细胞层明显萎缩。

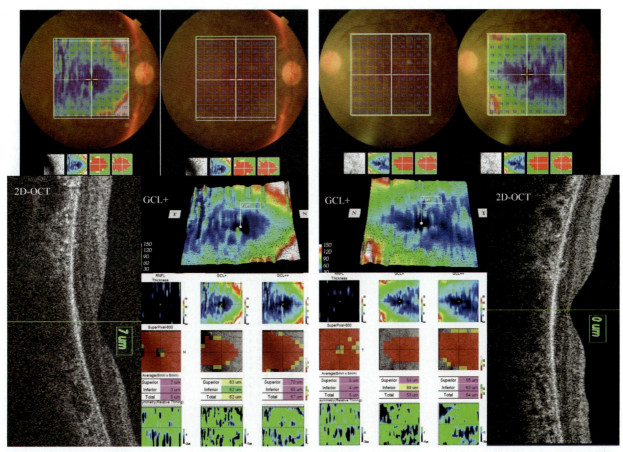

图 2-6-95 病例 83-3

mGCC：GCL+：双眼黄斑区环形消失，严重萎缩变薄，病损概率图：mRNFL、CGL+、GCL++ 均严重损伤，mRNFL 尤为重，基本对称损伤。2D-OCT：双眼黄斑中心附近隐约有些视细胞，视网膜解剖层次紊乱，神经节细胞层萎缩变薄。

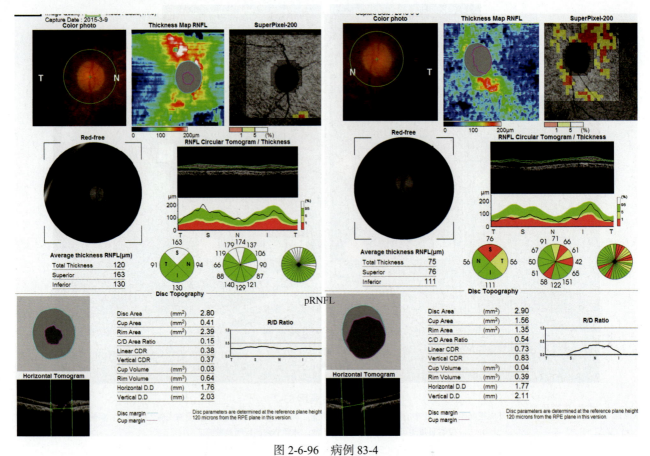

图 2-6-96　病例 83-4

pRNFL：右眼盘周纤维基本在肿胀期，但左眼已是明显萎缩期，尤其乳斑束更重，左陷凹扩大。

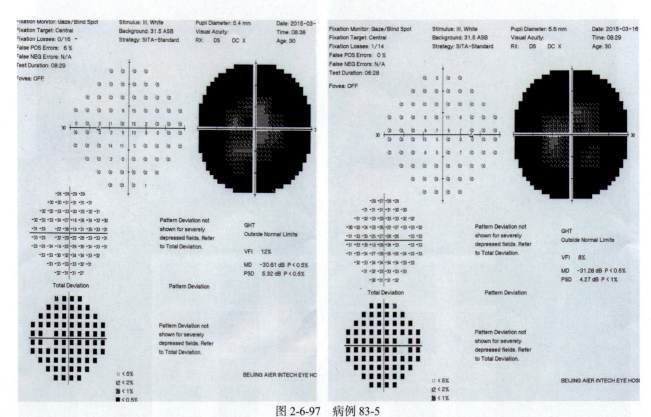

图 2-6-97　病例 83-5

视野双侧严重向心缩小，而且仅剩的中心视野也是相对性的。

原发性视网膜色素变性（病例 81～83）

原发性视网膜色素变性：早期主要是色素上皮层疾病，最后才影响到神经节细胞层，故 mGCC 检查不是本病的主要监测手段，但可以了解病情的进展程度。

6.3 其他视网膜脉络膜疾病：CSC、CNV、PCV、葡萄膜炎、激光治疗疤痕

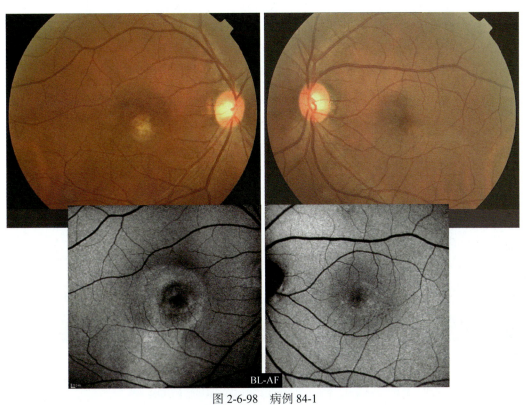

图 2-6-98　病例 84-1

患者，慢性 CSC，双侧自发荧光增强。右眼已有漏水带，相应显示自发荧光增强而广泛。

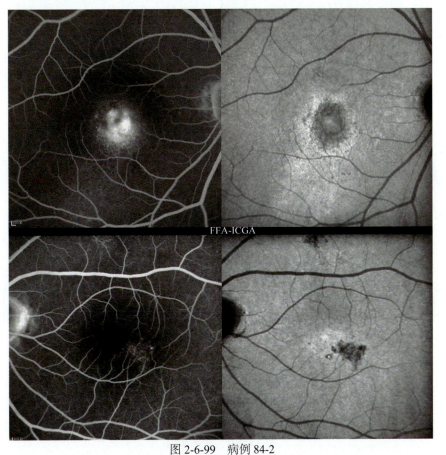

图 2-6-99　病例 84-2

FFA-ICGA：右眼存在黄斑中心区荧光素渗漏，左眼仅是轻度荧光染色。

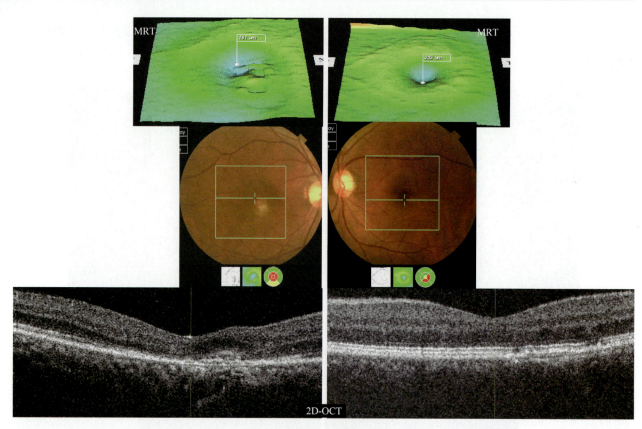

图 2-6-100　病例 84-3

MRT：双眼黄斑区环形不对称，右眼下方环形消失，下方视网膜变薄；上方变淡，左眼正常环形。2D-OCT：双眼 FFA-ICGA 及 AF 病变部位视网膜外层结构紊乱，右眼有浅的 PED。神经节细胞层似乎右眼变薄些。

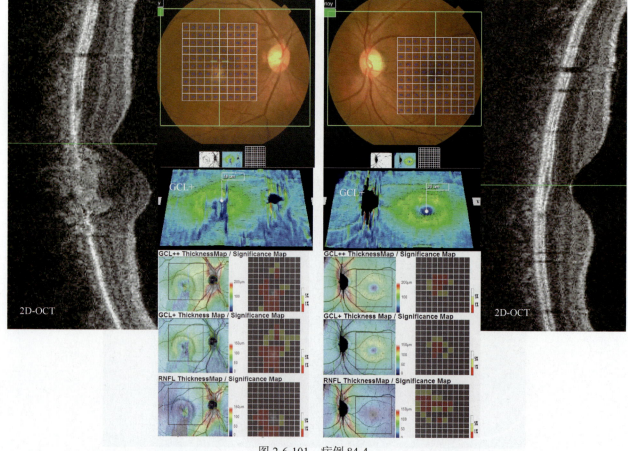

图 2-6-101　病例 84-4

mGCC：GCL+：双侧黄斑环形不完整，色泽基本正常，右下方流水带处环形缺损。病损概率图显示：双侧 mRNFL、GCL+、GCL++ 均有轻度损伤，右眼更重些。2D-OCT：右眼黄斑区小范围视网膜解剖紊乱，中心凹下方视细胞层消失，机化高反射；余双视网膜结构基本正常。

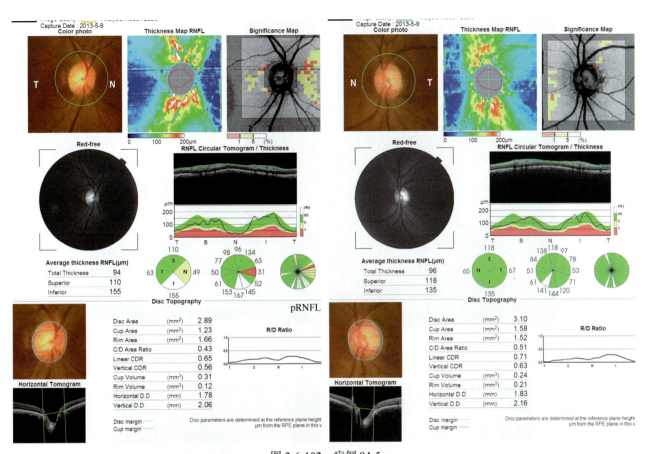

图 2-6-102　病例 84-5

pRNFL：双侧盘周纤维基本属轻度肿胀期，右鼻侧纤维有损伤，临床意义难以确定，应进一步检查。

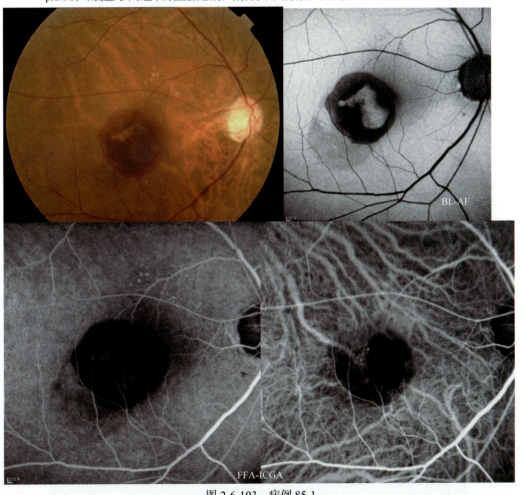

图 2-6-103　病例 85-1

患者，男性，67 岁，PCV。BL-AF：出血斑内自发荧光增强。FFA-ICGA：PDT 治疗前，可疑异常血管网，微小的血管瘤样改变。

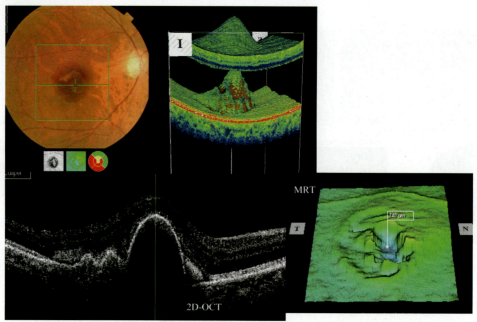

图 2-6-104　病例 85-2

MRT：黄斑区环形消失，正好病变大小（出血区）与环形一致。对侧左眼有正常环形。三维分层相：高陡 PED。2D-OCT：高陡 PED 内外有些出血，呈较高反射，视网膜解剖层次存在，神经节细胞层似乎薄些。

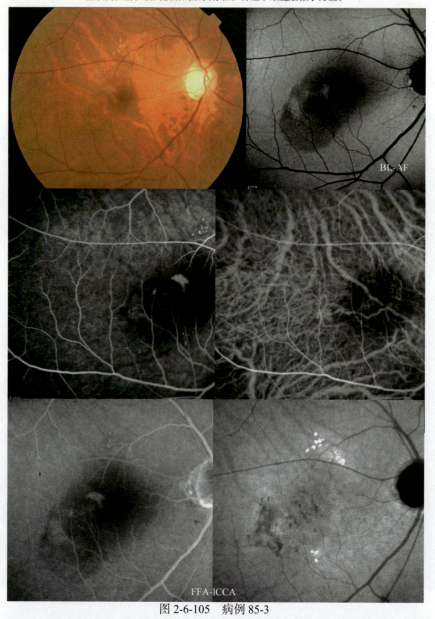

图 2-6-105　病例 85-3

PDT 术后 5 个月，视力从治疗前 0.3 到治疗后 0.8。BL-AF：明显较术前减弱。

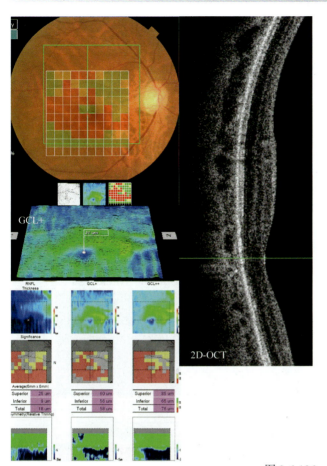
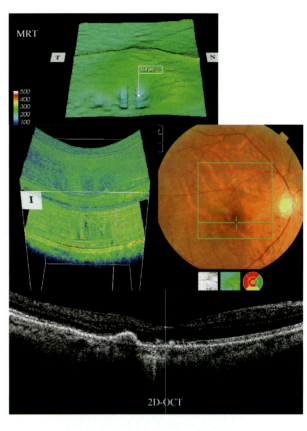

图 2-6-106　病例 85-4

PDT 术后 5 个月，视力由 0.3 升至 0.8。mGCC：GCL+ 黄斑环形消失，正中心损伤轻些，残留较多节细胞。病损概率图正中心损伤轻。2D-OCT：神经节细胞层萎缩变薄，原 PED 变小，开始机化。黄斑中心处 IS/OS 不连续。此病例是高度近视，似乎有极轻度后葡萄肿，可能原来即有节细胞不健康，上方较下方好些。

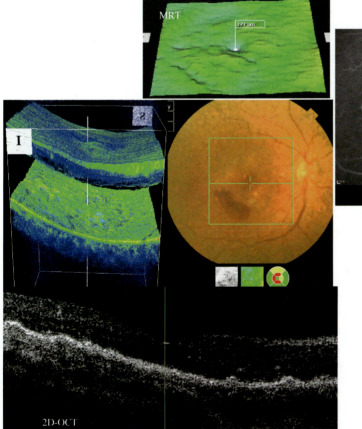
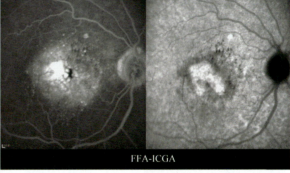

图 2-6-107　病例 86-1

患者，双眼 AMD（左眼晚期）。FFA-ICGA：右眼有玻璃膜疣，黄斑水肿和 CNV。MRT：黄斑区环形消失，视网膜变薄，凹凸不平的玻璃膜疣。三维分层相：显示凹凸不平的玻璃膜疣及视细胞的损伤。2D-OCT：视网膜层次模糊但存在，外界膜、IS/OS、色素上皮内带均不显示。

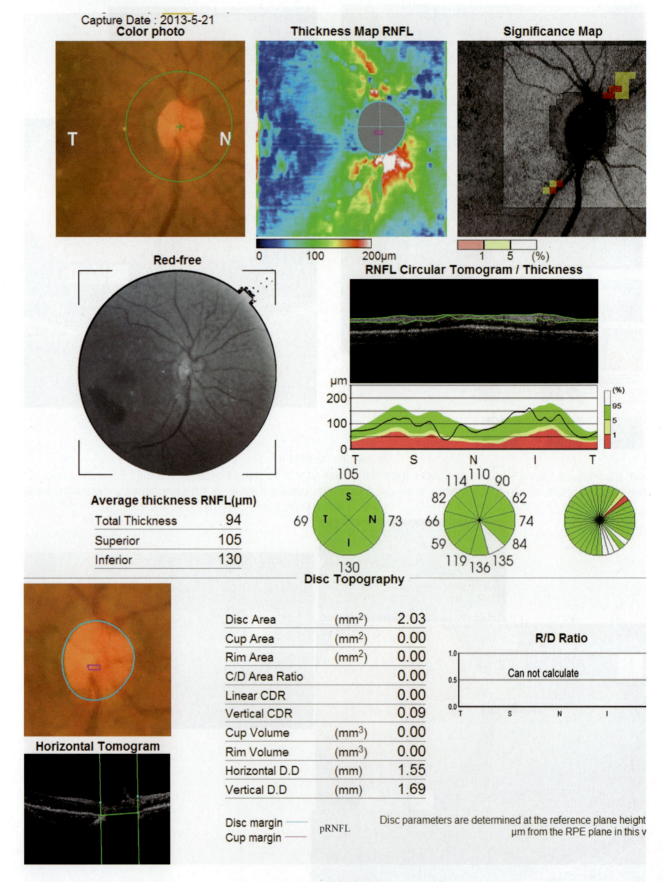

图 2-6-108 病例 86-2

pRNFL：盘周纤维基本正常。

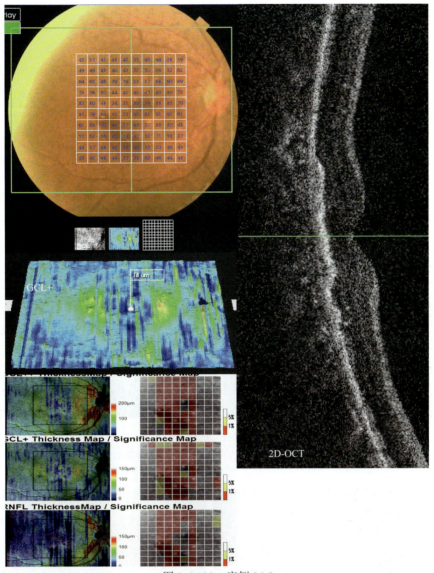

图 2-6-109　病例 86-3

mGCC：GCL+：环形不连续，病损概率图显示有损伤。2D-OCT：视网膜外层损伤为主，神经节细胞损伤较轻。

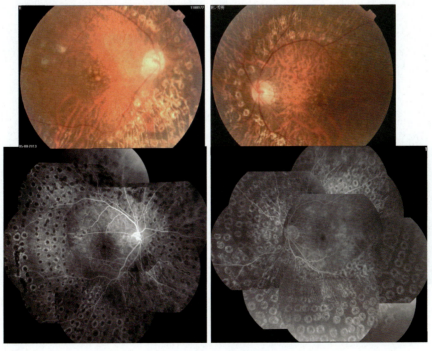

图 2-6-110　病例 87-1

患者，PDR（PRP 术后），AMD。双眼黄斑区大量玻璃膜疣。

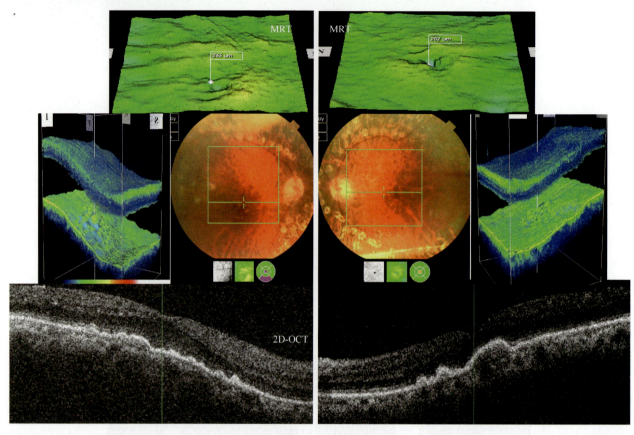

图 2-6-111　病例 87-2

MRT：双眼黄斑环形不完整，色泽尚可。三维分层相：可见色素上皮层表面很多颗粒状玻璃膜疣，视细胞层明显损伤。2D-OCT：双眼视网膜外层很多玻璃膜疣，左眼一个大的成疣样 PED,IS/OS 带不完整，神经节细胞层均变薄。

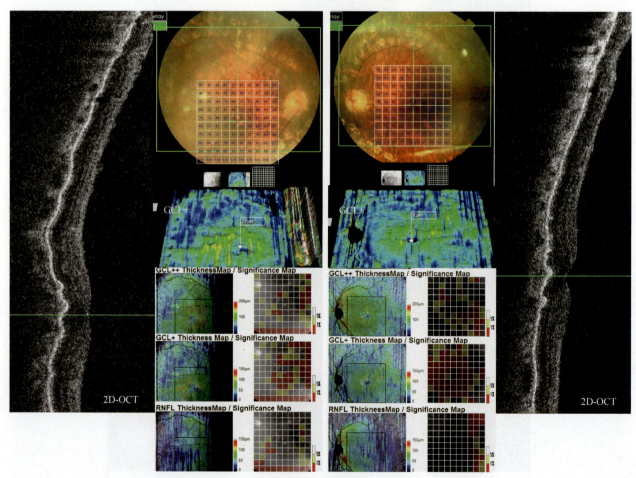

图 2-6-112　病例 87-3

mGCC：GCL+：双眼环形不完整，色泽变淡，病损概率图显示：GCL+、GCL++ 损伤，但 mRNFL 基本正常。2D-OCT：视网膜外层结构紊乱，大量玻璃膜疣，神经节细胞层均变薄。

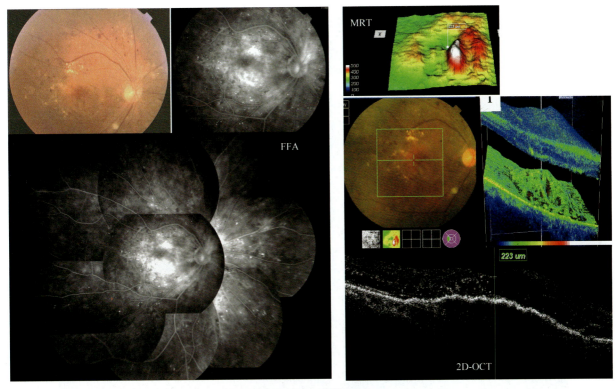

图 2-6-113　病例 88-1

2014-6-9：患者，女性，71 岁。双眼 PPDR，AMD，双眼白内障手术后 +IOL 植入术后。视力：右眼 0.25；左眼 0.20。FFA：右眼视网膜广泛水肿，大量微血管瘤，黄斑部尤为集中，CME。MRT：黄斑水肿严重，环形不明显。分层三维相：黄斑区视细胞及色素上皮损伤明显。2D-OCT：黄斑区视网膜水肿，范围大的隆起平坦的 PED，PED 后表面边缘高反射而模糊，BM 表面有机化呈稍高反射，PED 内部空间清亮。

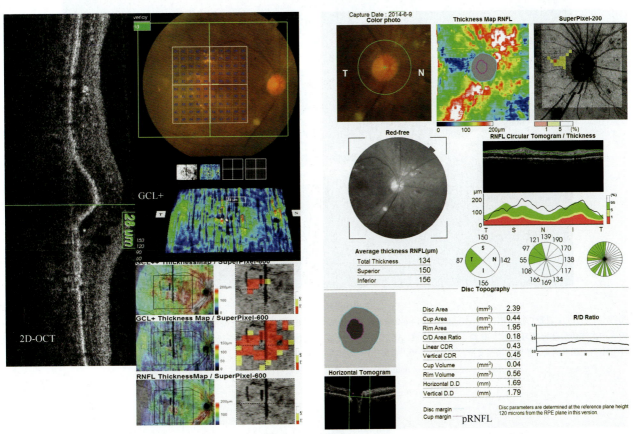

图 2-6-114　病例 88-2

2014-6-9：mGCC：GCL+：黄斑区环形消失，外围网膜 GCL+ 似乎也薄些。病损概率图显示主要是 GCL+ 的损伤，mRNFL 不显示损伤，GCL++ 损伤极轻，说明 mRNFL 是有较重的肿胀，才能发生 GCL++ 损伤不重。2D-OCT：黄斑区网膜水肿，PED，神经纤维层变薄。pRNFL：盘周纤维肿胀不萎缩。

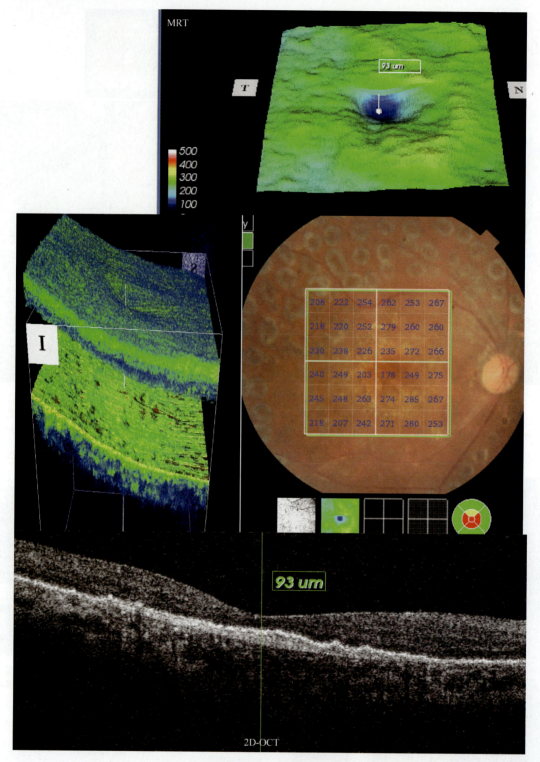

图 2-6-115　病例 88-3

2015-9-15：视力：右眼 0.3；左眼 0.12。本病例自 2014-6-9 检查开始，先后经过 PRP 和黄斑格栅光凝治疗。接着连续眼内注射 lucentis 为主的治疗 11 次，最后一次注药后联合 PDT 治疗，收到了极好的疗效，这是术后 1 个月最好的治疗结果。PED 完全消失、机化，视力保持原有的水平。MRT：黄斑环形隐约，基本消失，正中心网膜变薄。三维分层相：黄斑正中心视细胞和色素上皮保存较好，故视能有原有水平。2D-OCT：PED 全部实体化，黄斑网膜变薄，色素上皮层没有严重萎缩。

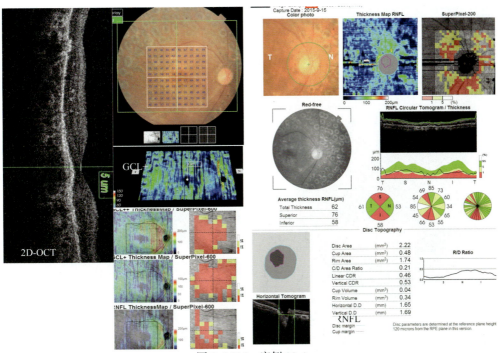

图 2-6-116　病例 88-4

mGCC：GCL+：黄斑环形消失，与 2014-6-9 比较加重一些，病损概率图示损伤也加重，因为 mRNFL 和 GCL++ 出现明显的损伤了。2D-OCT：视网膜水肿消失，PED 机化、实体化，神经节细胞层萎缩变薄，但还有部分存在。pRNFL：盘周纤维也明显萎缩了，显然较 2014-6-9 加重了。

AMD、PCV、慢性 CSC（病例 84～88）

AMD、PCV、慢性 CSC 都是脉络膜毛细血管-色素上皮-视细胞复合体疾病，病变早期都在这些部位发生，必须在疾病进展到一定时期才出现神经节细胞的病变，故 mGCC 检测不是早期诊断的主要措施，但在后期了解疾病的病程、视力预后估价有临床价值。

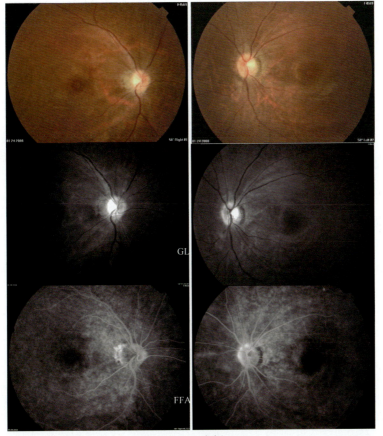

图 2-6-117　病例 89-1

2008-1-24：患者，女性，23 岁。SLE，氯喹中毒性黄斑病变。1997 年当时患者 13 岁确诊 SLE。1998～2006 年，间断服用羟氯喹。2006 年出现视力不好，就停用羟氯喹。双眼矫正视力 0.9。2009-1-9：双眼矫正视力 0.7（近视 -5.50s）。双眼黄斑色素紊乱，FFA 晚期视盘染色，黄斑区色素上皮弥漫窗样缺损。

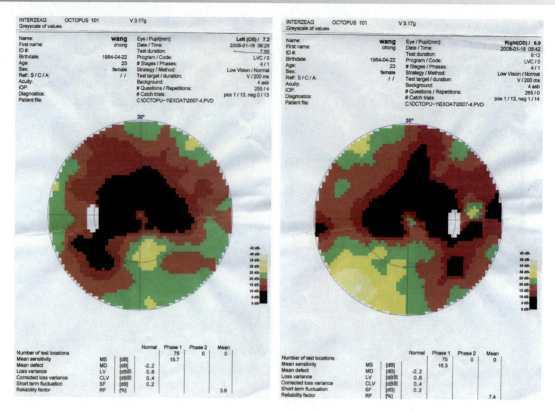

图 2-6-118　病例 89-2

2008-1-18：视野严重缺损，上方重。

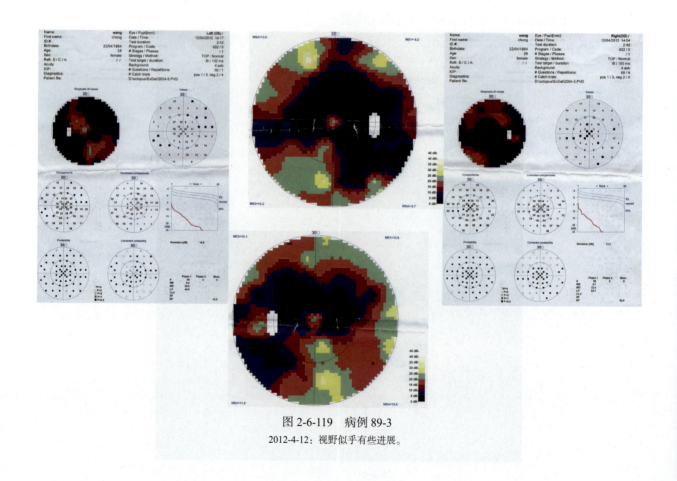

图 2-6-119　病例 89-3

2012-4-12：视野似乎有些进展。

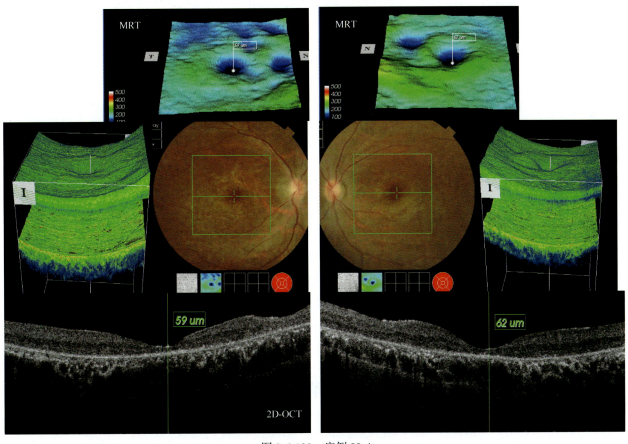

图 2-6-120 病例 89-4

2012-4-16：MRT：视网膜地图样萎缩，右眼重，右环形几乎消失，左眼似乎环形基本正常。双眼黄斑上方网膜较多局限性萎缩，是网膜局限微小动脉阻塞或重度棉絮斑导致。2D-OCT：双侧 IS/OS 带消失，视细胞复合体带变窄，神经节细胞带似乎正常。

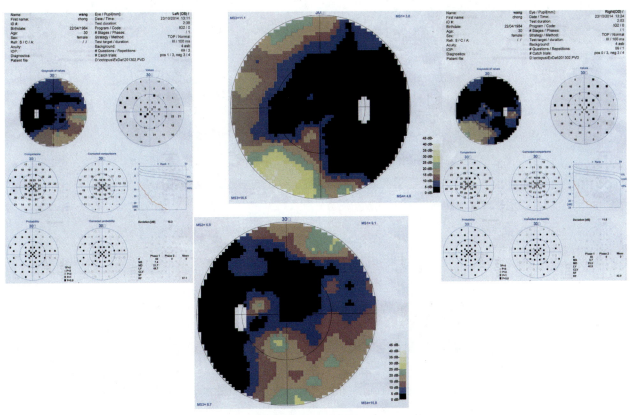

图 2-6-121 病例 89-5

2014-10-25：视力：右眼 0.3；左眼 0.25。视野与 2012 年相似。

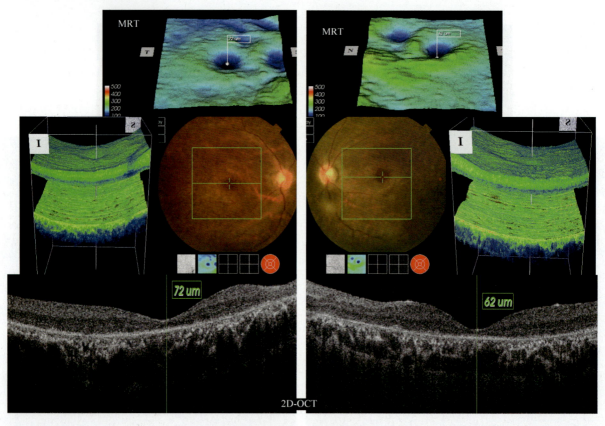

图 2-6-122　病例 89-6

2014-10-15：MRT：基本同 2012-4-16 改变。2D-OCT：大致同 2012-4-16 改变。

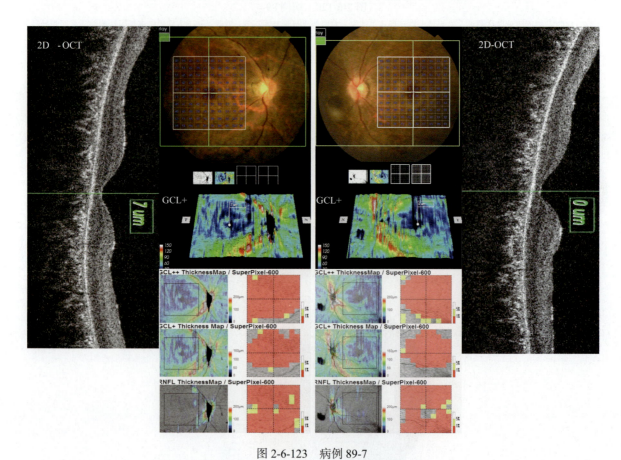

图 2-6-123　病例 89-7

2014-10-15：mGCC：双侧 mRNFL、GCL+ 和 GCL++ 几乎完全对称萎缩性改变，黄斑部 GCL+ 和 mRNFL 的萎缩更明显。

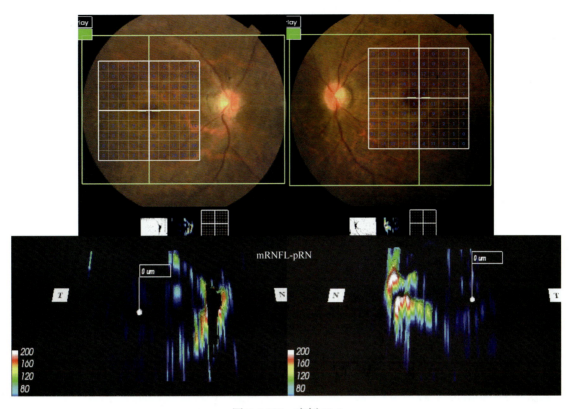

图 2-6-124　病例 89-8

mRNFL-pRNFL：双眼对称性广泛视网膜神经纤维萎缩，但视盘周围神经纤维层正常厚度。

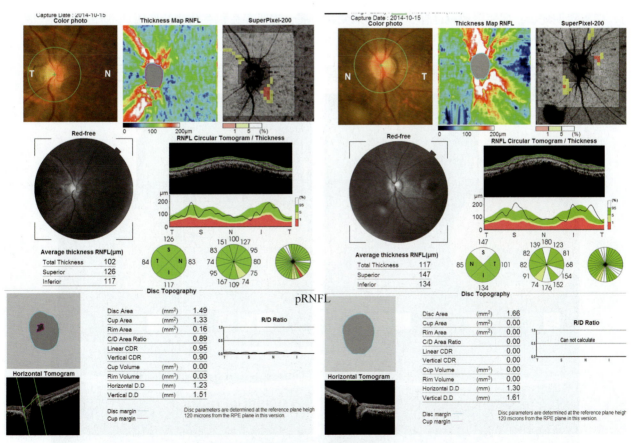

图 2-6-125　病例 89-9

双侧 pRNFL：基本尚在肿胀期改变。

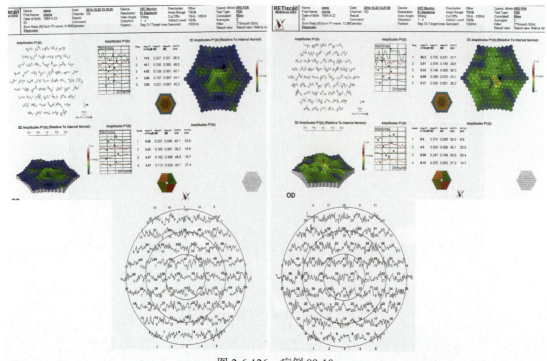

图 2-6-126 病例 89-10

2014-10-22：双眼 mfERG：所有波形态分化都不好，提示视细胞广泛受累。

羟氯喹对眼的损伤（病例 89）

1）服用羟氯喹前应作眼科详细检查：视力、视野、mGCC，必要时做电生理、眼底检查。mGCC 检测羟氯喹的毒性作用主要发生在视网膜外层——视细胞色素上皮复合体，后期侵犯神经节细胞复合体，视神经纤维的侵犯最后发生。但本病是 SLE，网膜局限微小动脉阻塞，棉絮斑极多见，导致局限网膜内层薄弱，也是本病例特点。

2）定期随诊：即使停药后也有 3～5 年病变在进展，表明存在积存药物的作用。

3）本病例视神经尚未发生明显改变，pRNFL 仍在肿胀期。

6.4 脉络膜缺血性疾病：脉络膜动脉阻塞、急进型高血压

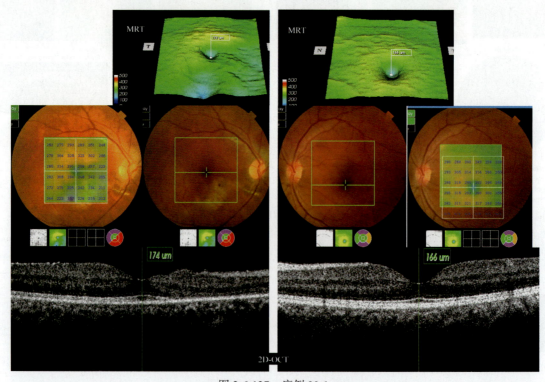

图 2-6-127 病例 90-1

2013-11-20：患者，眼球钝伤后、脉络膜破裂、脉络膜视网膜萎缩。MRT：右眼鼻下方环形色消失，其余环形色黄红；左眼环形色黄红，完整。
2D-OCT：右眼鼻侧视细胞复合体萎缩 IS/OS 消失，相应区脉络膜毛细血管萎缩及相应区反射增高；左眼正常视网膜。

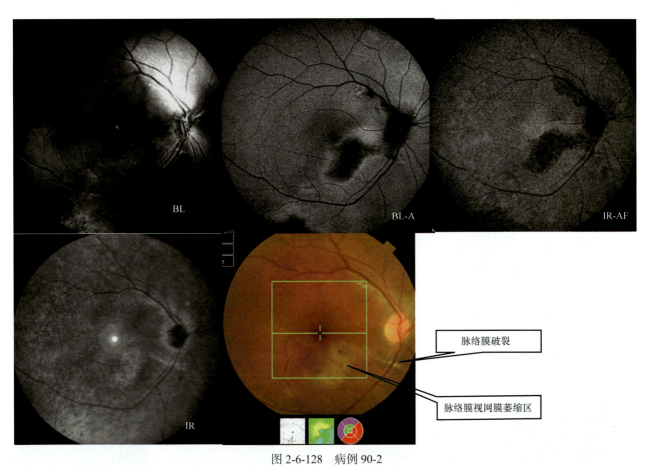

图 2-6-128　病例 90-2

不同的单色光相显示病变区的不同表现，视网膜脉络膜萎缩疤痕，边缘自发荧光增强。

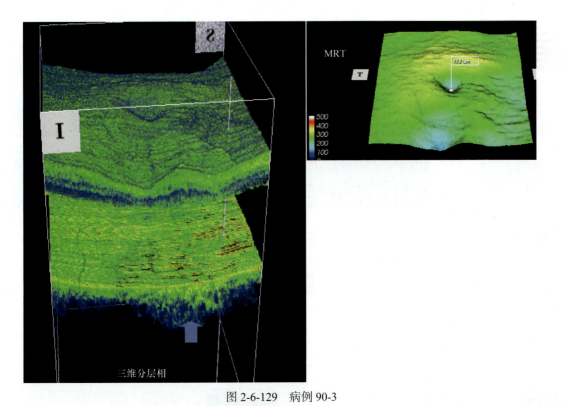

图 2-6-129　病例 90-3

三维分层相：MRT 相病损对应部位视网膜外层损伤，视细胞和色素上皮、脉络膜毛细血管的萎缩，相应区脉络膜反射增强（箭头示）。

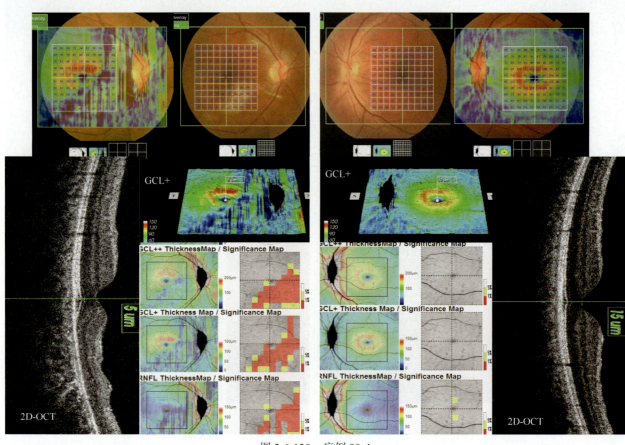

图 2-6-130　病例 90-4

mGCC：右眼 GCL+ 鼻下萎缩，病损概率图显示相应处 mRNFL、GCL+、GCL++ 均已萎缩，余 GCL+ 深红色肿胀；左眼 GCL+ 显示深红色肿胀、完整环形，概率图显示正常。2D-OCT：右眼下方神经节细胞层和视细胞层明显萎缩；左眼正常视网膜。

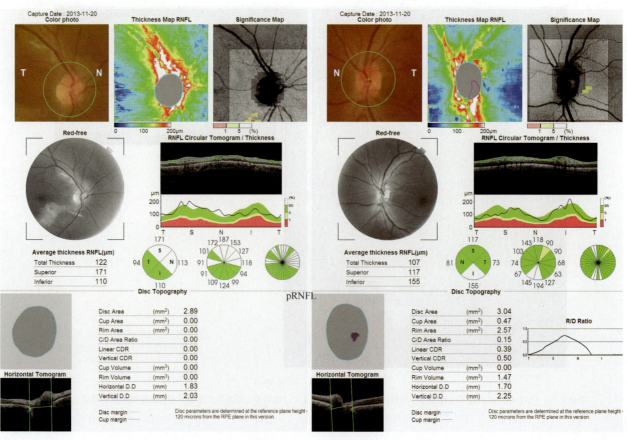

图 2-6-131　病例 90-5

双眼 pRNFL 显示肿胀高限范围。但右视盘下方神经束有损伤

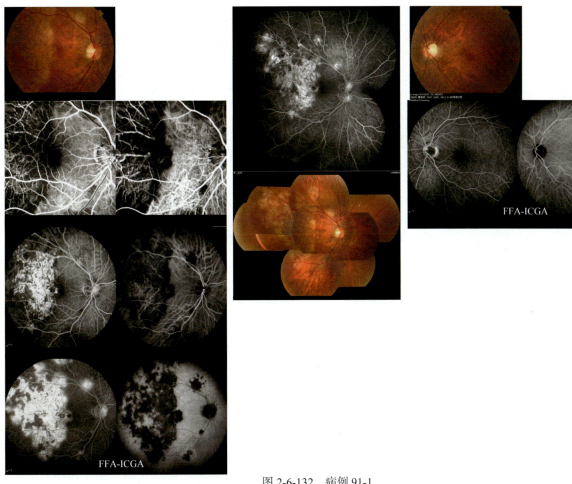

图 2-6-132　病例 91-1

2013-9-3：患者，主诉右眼拳击外伤后 1 个月。FFA-ICGA：右眼早、中、晚，脉络膜充盈缺损位于颞侧后极部到赤道部，该区域应在颞侧后睫状动脉供血区（右颞侧后睫状动脉阻塞）。晚期仍有些病灶边缘荧光素渗漏，表明病变尚未完全稳定。左眼视盘颞侧色淡，造影只有晚期视盘染色。左眼是 AION：患者未意识到此病。

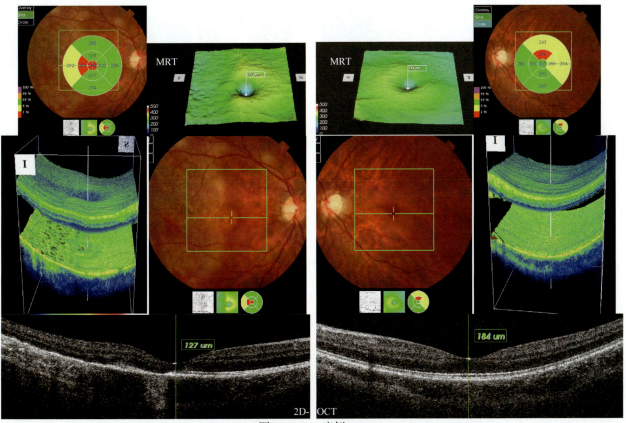

图 2-6-133　病例 91-2

MRT：右颞侧黄斑环形消失，左颞上象限环形明显变淡，余双环形色泽黄红，右侧更重些。三维分层相右黄斑及颞侧明显视细胞和色素上皮层损伤。左眼正常。

2D-OCT：右眼黄斑区及颞侧视网膜外层视细胞消失，色素上皮变薄，脉络膜反射增高。神经节细胞层颞侧似乎薄些。左眼神经节细胞层基本正常。

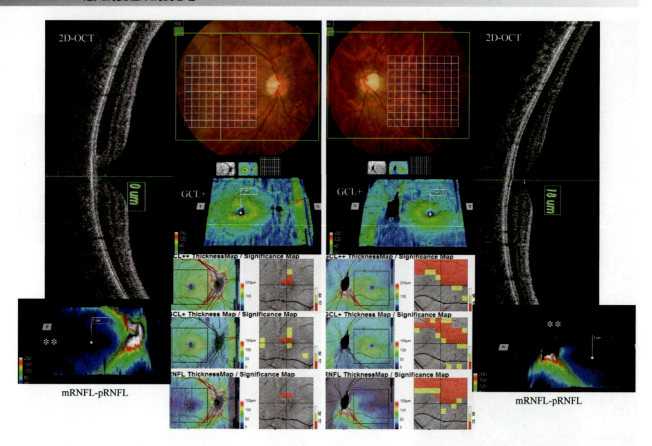

图 2-6-134　病例 91-3

mGCC：GCL+：右眼颞侧靠外环形消失，余环形正常色泽且完整；左眼颞上象限为主环形消失，余环形完整色泽正常。病损概率图示：右眼仅正中心有些损伤，左眼颞上象限明显损伤。双眼 GCL+ 改变与 MRT 所见一致。注意双眼 mRNFL pRNFL 的萎缩性改变（** 号）。2D-OCT：右眼上方视网膜外层有明显的水肿带（箭头），犹如视网膜脱离，左眼上方神经节细胞萎缩变薄。

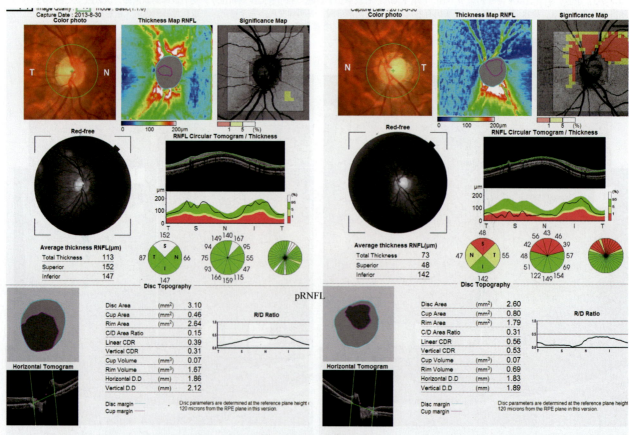

图 2-6-135　病例 91-4

pRNFL：右眼盘周纤维属肿胀期，左眼盘周纤维鼻侧及上方萎缩期，下方属肿胀期，概率图显示一致。

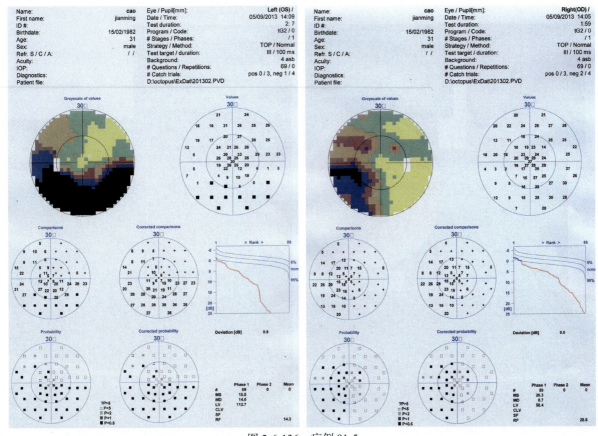

图 2-6-136　病例 91-5

视野：双眼与 mGGC 显示一致。右眼鼻侧盲与眼底颞侧脉络膜缺血，视网膜脉络膜萎缩一致。左眼下方血管神经束性缺损，与颞上神经纤维萎缩一致。

外伤致脉络膜损伤（病例 90、91）

例 90　这是眼球钝伤病例，外伤当时有脉络膜破裂，视网膜脉络膜严重钝挫伤，并发严重的脉络膜缺血（右颞侧后睫状动脉阻塞），继发视网膜缺血坏死，OCT 反映脉络膜毛细血管萎缩，相应视细胞复合体萎缩，并影响到相应 mGCC 萎缩。

例 91　同样是眼球钝伤病例，造成严重的球后睫状动脉阻塞，大范围的脉络膜缺血，导致相应区视网膜全层萎缩。本病例还有一个特点是左眼以前得 AION，视野严重下方血管神经束缺损，因为中心视力正常，患者未意识到。两种损伤不同的表现：右眼是后期一定发生全层网膜及部分脉络膜萎缩，左眼仅是 mGCC 萎缩。

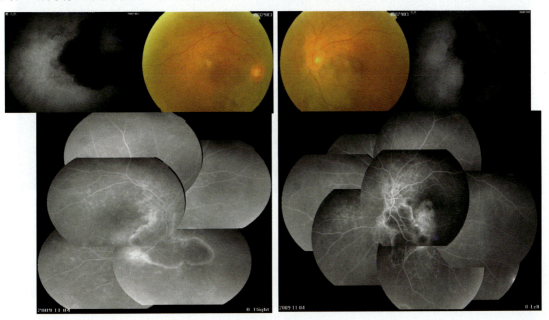

图 2-6-137　病例 92-1

患者有妊娠高血压病史，产前突然升高有关，产后急性视力下降，病变已 30 年，病情稳定。双彩色相：视盘下方视网膜色素紊乱，视网膜萎缩状。
FFA：视盘下方萎缩斑边缘染色，没有渗漏。ICGA：病损局部均是低荧光区，没有渗漏。

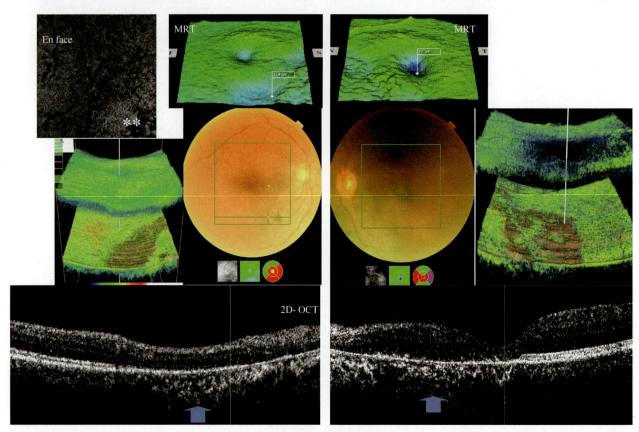

图 2-6-138　病例 92-2

MRT：右眼环形基本完整，色泽稍浅些；左眼环形不完整，色泽浅些。双环形鼻下方视网膜萎缩变薄，右眼更重。2D-OCT 和三维分层相：可见双黄斑区鼻下方脉络膜视网膜萎缩变薄区，相应区脉络膜反射增高（箭头）。En face：** 号处脉络膜血管明显见少，与 2D-OCT 箭头显示处一致。

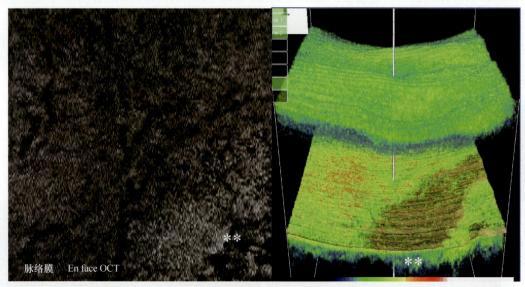

图 2-6-139　病例 92-3

右眼脉络膜缺血区血管减少（** 号），机化区高信号中夹杂低信号。

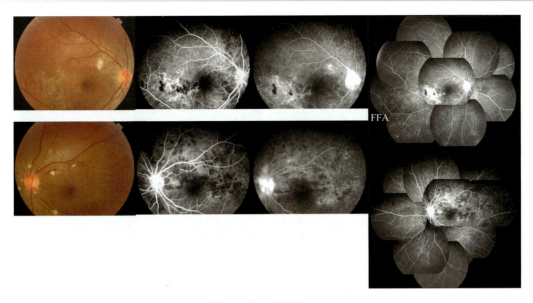

图 2-6-140　病例 93-1

2015-5-8：患者，女性，24 岁。妊高症（第一胎）。视力下降 2 天后作剖腹产手术。产后 2 周就诊，双眼视力 0.12。双眼视网膜棉絮斑左眼多发，视盘色泽红，FFA 晚期视盘染色，双眼背景荧光呈现脉络膜毛细血管小叶状充盈缺损，晚期也存在，左眼较右眼稍更重些。

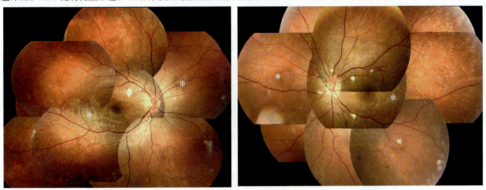

图 2-6-141　病例 93-2

2015-5-14：视力下降 2 天后作剖腹产手术，产后 2 周就诊，双眼视力 0.12。双眼视网膜散在棉絮斑，左眼更多，散在局限性视网膜脱离（红色＊号），视网膜仍有局限水肿（白色＊号）。双颞侧中周部有淡黄白色斑（可能是 Elschnig 斑，与脉络膜毛细血管小叶前小动脉阻塞缺血有关）。

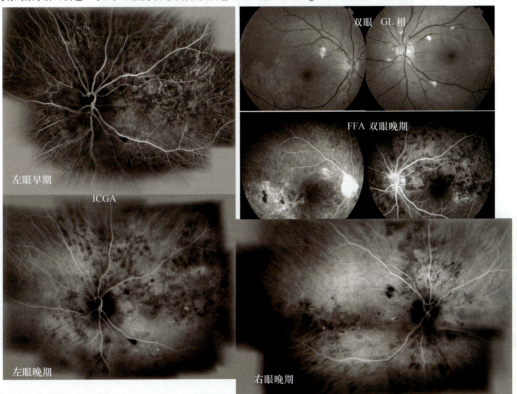

图 2-6-142　病例 93-3

2015-5-14：FFA-ICGA：双眼显示脉络膜毛细血管小叶充盈缺损。

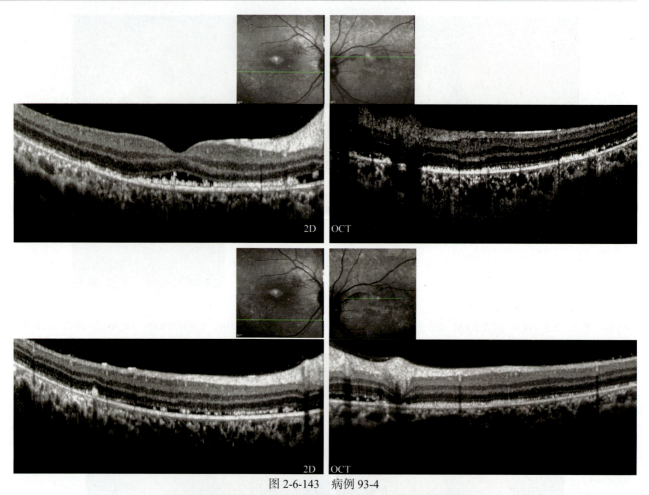

图 2-6-143　病例 93-4

2015-5-14：双眼 2D-OCT：目前只有视网膜外层的病变：局限性浆液性视网膜脱离、视细胞及色素上皮改变，视网膜内层基本正常。

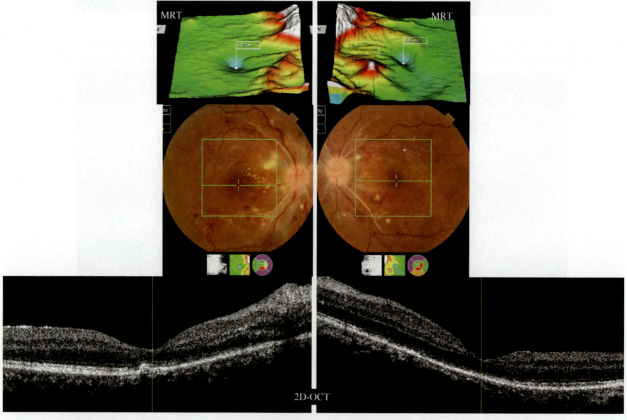

图 2-6-144　病例 94-1

2012-9-24：患者，男性，29 岁。慢性高血压病急进型发作，视网膜动脉重度硬化，肾功能衰竭。MRT：双眼视盘水肿，视盘附近视网膜水肿，双眼黄斑环形只有颞侧存在，色泽较淡，左颞下环形消失，相应处视网膜变薄。双眼视网膜色泽发灰，水肿样，散在出血及棉絮斑，少量硬性渗出。视网膜动脉白线样。2D-OCT：双中心凹处视网膜变薄，视网膜外层受损，IS/OS 和色素上皮内带不连续，双神经节细胞层变薄，尤其双眼颞侧。

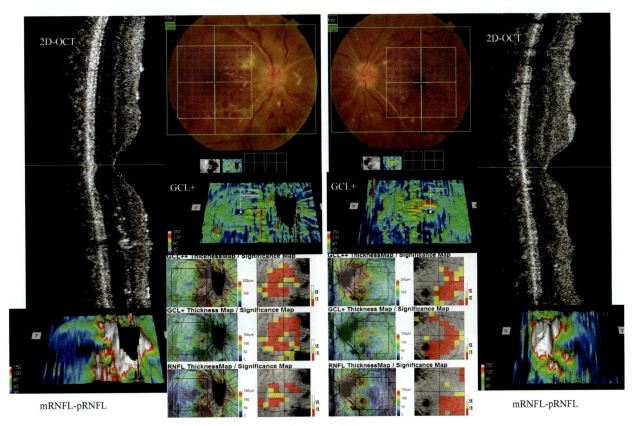

图 2-6-145 病例 94-2

2012-9-24：mGCC：GCL+：右眼环形基本消失，左眼环形大部分消失。双眼病损概率图 mRNFL、GCL+、GCL++ 均显示损伤，双侧盘周神经纤维肿胀。双眼 mRNFL-pRNFL 不对称，双眼均明显肿胀为主。2D-OCT：双眼视网膜内层呈现高反射，表明有缺血水肿存在。双眼视网膜表面呈波浪样，左眼重。视细胞层、色素上皮层结构模糊。

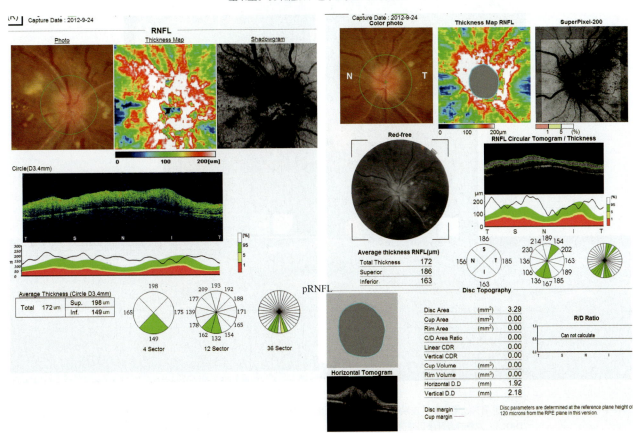

图 2-6-146 病例 94-3

2012-9-24：pRNFL：双侧视盘水肿，盘周神经纤维肿胀增厚。

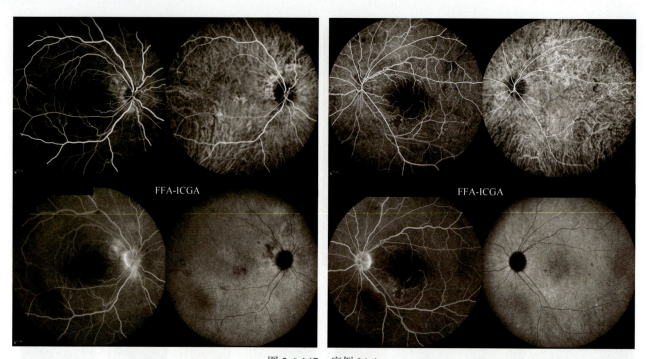

图 2-6-147　病例 94-4

2013-2-30：FFA-ICGA：双眼背景脉络膜荧光基本正常，左眼颞下视网膜小块无灌注区（R 棉絮斑区），晚期双眼视盘染色。

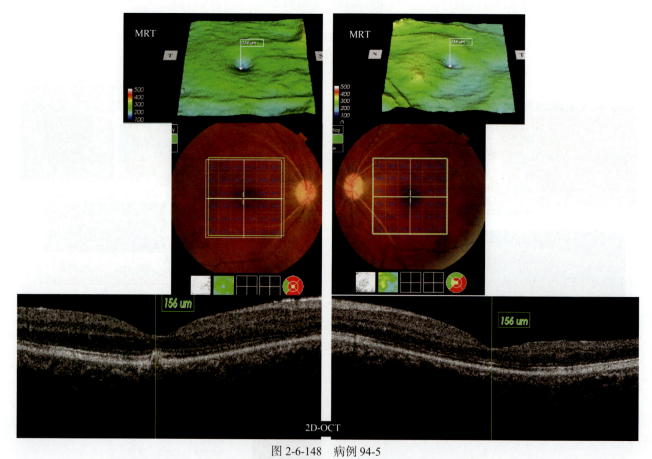

图 2-6-148　病例 94-5

2013-2-27：MRT：右眼环形近乎消失，但完整；左眼颞下环形消失，相应处网膜变薄，余环形存在，色泽淡些。双侧网膜表面波浪样改变。
2D-OCT：双侧神经纤维层变薄，左颞侧更明显。双眼 IS/OS 及色素上皮层内侧高反射带不连续。

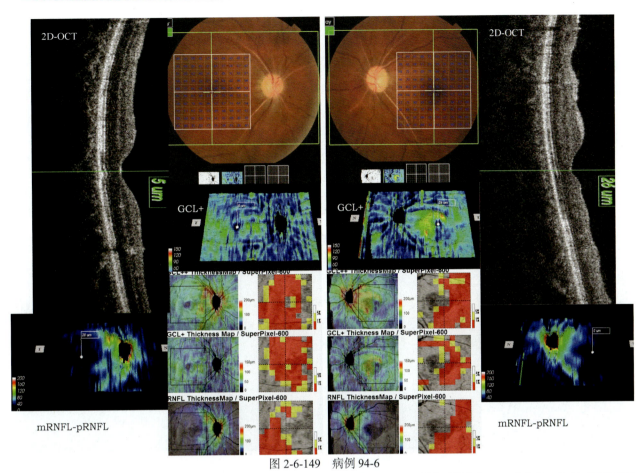

图 2-6-149 病例 94-6

2013-2-27：mGCC：GCL+：右眼环形消失，左眼主要是颞下环形消失，余环形色泽尚可。双眼病损概率图符合 GCL+ 的改变。mRNFL 的损伤主要在双眼的颞下象限。双眼 mRNFL-pRNFL 不对称，双眼均存在病变，不均匀变薄斑或短条带，右眼更重些。2D-OCT：双眼神经纤维层萎缩变薄，右眼重。外层视网膜损伤主要在下方网膜，外层结构欠清楚。

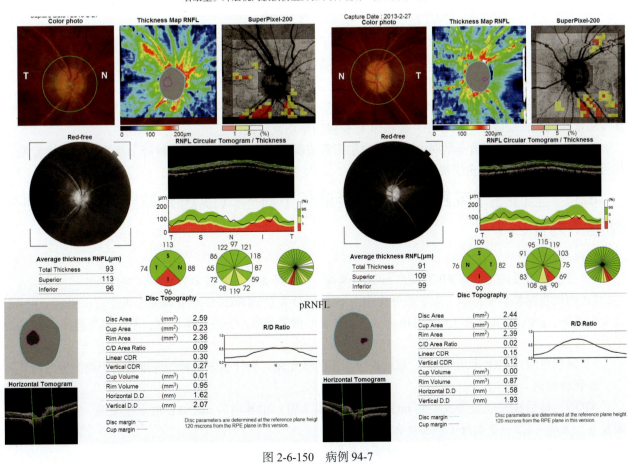

图 2-6-150 病例 94-7

2013-2-27：pRNFL：双眼盘周纤维有散在部分萎缩，主要在双眼的颞下方。

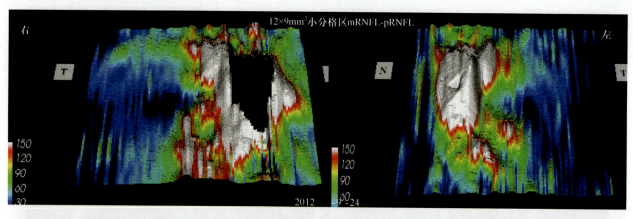

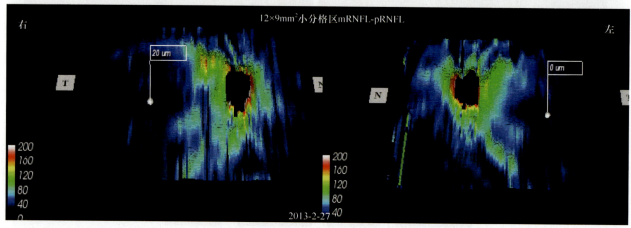

图 2-6-151 病例 94-8

双眼不同时间段（相隔 5 个月）mRNFL-pRNFL 肿胀及萎缩比较，实际 pRNFL 是刚刚出现萎缩，而 mRNFL 的局限性萎缩在 2012-9-24 已开始出现，5 个月后有加重，似乎进展十分缓慢。

急进型高血压致脉络膜缺血性病变临床特点和思考（病例 92～94）

1）脉络膜动脉缺血、阻塞原因很多，最多见于急进型高血压、妊娠高血压，尤其持续时间长者，主要损伤是视网膜外层和脉络膜层的缺血萎缩：主要是视细胞层和脉络膜层尤其脉络膜内层（病变早期），缺血严重者视网膜内层也很快发生改变。

病例 93 是慢性高血压、动脉硬化的基础，急进型高血压发作，视网膜内层缺血和脉络膜缺血同时出现，甚至可能视网膜内层缺血早已存在，故 mGCC 在疾病早期就受损。

2）单纯脉络膜缺血病变早期：视网膜内层正常或者稍有影响，不会影响神经节细胞层。病变晚期：均可影响神经节细胞层（全层视网膜受损）。

6.5 上行性（或跨）神经元萎缩和下行性（或跨）神经元萎缩区别在哪里？为什么？

1. 眼底病

1）外层视网膜病变：如 RP 发展到 mGCC 萎缩 - 视神经萎缩，常需要数十年，为什么？

2）内层视网膜病变：如（主干或分支主干支）RAO 发展到 mGCC 萎缩需要 3 周左右；稍后 mRNFL 也发生萎缩，pRNFL 萎缩在 1.5 个月即可见。为什么？但是局限小分支动脉阻塞，不影响视神经，PRNFL 不发生萎缩。

3）氩双色激光 PRP 术后 25 年：靠近视盘周围的激光斑，为什么未见神经纤维萎缩影响到视盘缘？

2. 视神经病

AION、球后视神经炎等发展到 mGCC 萎缩需要 3 周；相继稍后 mRNFL 也发生萎缩，但 pRNFL 萎缩要 6～8 周（1.5～2 个月）。为什么？

3. 原发开角型青光眼（属筛板后视神经病变）

由于无法了解发病日期和病程，不能估计发生 mGCC、mRNFL、pRNFL 萎缩时间及外侧膝状体和枕叶皮层改变需要多久？应该是很长，数年或数十年？但是从 mGCC、mRNFL、pRNFL 损伤的轻重或有无可以判断损伤发生的先后关系。

4. 交叉部病变

肿瘤压迫、炎症等，导致中垂线划界的双鼻侧 mGCC 偏盲性萎缩需要多久？与前段视神经病变比较，要发生晚一些，但一定较枕叶视皮层病变发生 mGCC 萎缩的时间少得多，因为这不是跨神经元萎缩。从 mGCC、mRNFL、pRNFL 损伤的轻重或有无可以判断损伤发生的先后关系。

5. 枕叶皮层缺血

导致中垂线划界的同名性 mGCC 偏盲性萎缩需要多久？病例 58 是外伤后 2 年 mGCC 萎缩已发生了。说明视皮质损伤导致 mGCC 萎缩（反向跨神经元萎缩）可能在 2 年或更短些时间内发生。从 mGCC、mRNFL、pRNFL 损伤的轻重或有无同样可以判断损伤发生的先后关系。

上述现象一旦成立：下行性（或下行性跨）神经元萎缩：轴突萎缩的发展速度较快。上行性（或上行性跨）神经元萎缩：轴突萎缩进展速度极慢。有待临床更多的观察，来解释这些现象。

6. 神经节细胞胞体和轴突损伤的先后关系问题的讨论或设想

1）原发轴突损伤（肿胀）在先，继发节细胞胞体肿胀在后：视路疾病起始病变均发生在神经节细胞的轴突，由于神经节细胞轴突十分长，不同部位的病变由于距离的关系，对神经节细胞胞体的影响有轻重、快慢的差别；起病的急、慢以及严重程度的不同，对胞体的影响也不同；胞体发生肿胀的程度和肿胀维持时间长短也不同。临床见到的病例如青光眼、AION、球后视神经病变、视交叉部病变、视束病变、视放射部病变和枕叶视皮层部病变发生神经节细胞胞体肿胀的程度、肿胀持续时间均有所不同。轴突有损伤就一定会发生肿胀和刺激，也会影响周围的组织和传导到本身细胞的远处，故胞体会有肿胀出现。

2）神经节细胞胞体凋亡、萎缩在先，原发肿胀的轴突萎缩在后：神经节细胞轴突受损，轴浆流动（上行或下行轴浆）一定会受到影响，一旦发生严重下行轴浆流动受阻，甚至完全阻断，胞体失去神经营养素或调理素的营养，细胞体就一定会发生变性凋亡。而肿胀的轴突由于外围着髓鞘或视网膜神经纤维外围的星形胶质细胞胶质血管鞘，这些鞘本身具有血管营养，这种特殊结构也许就导致神经节细胞轴突的萎缩发生晚于胞体的萎缩。

为了证实这种设想请观察临床病例如下：

与神经节细胞相关的视网膜病变：①代谢异常疾病：神经节细胞变性病 1 例；②视网膜动脉阻塞：3 例。

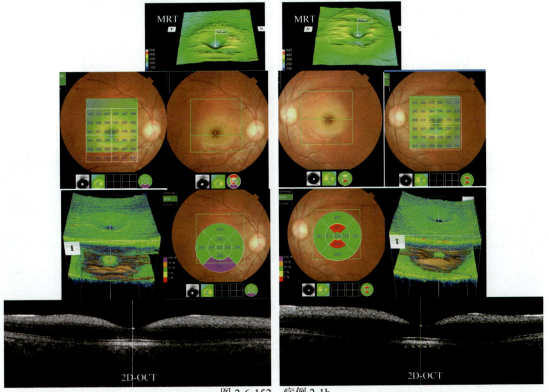

图 2-6-152　病例 2-1b

2012-6-11：患者，女性，31 岁。代谢异常性疾病，共济失调，行走不稳，神经系统疾病。双眼黄斑樱桃红点样改变。MRT：隆起的环形依然存在。视网膜厚度正常。2D-OCT：mGCC 相应处反射增高，而且有阴影，视细胞带基本正常。目前的表现要求进一步检测 mGCC。

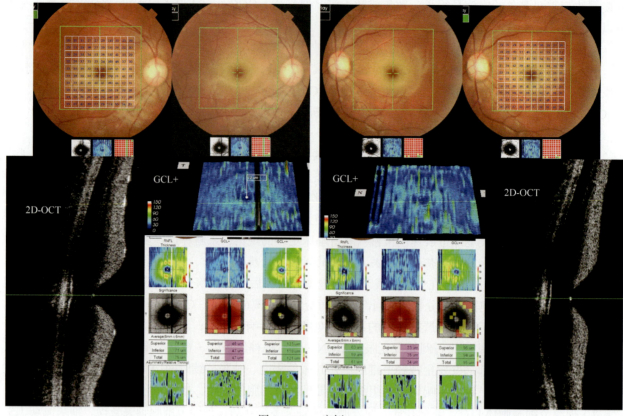

图 2-6-153　病例 2-2b

2012-6-11：mGCC 显示：GCL+ 已全部萎缩变薄，但是病损概率图显示：mRNFL 和 GCL++ 正常，说明只有 RNFL 是明显肿胀增厚的情况下，才能导致 mRNFL 加 GCL+ 等于正常厚度（GCL++ 正常）。这就表明了 mRNFL 加 GCL+ 等于 GCL++ 是代数和相加。本病例应进一步了解 pRNFL，遗憾未作。本病例充分说明 GCL+ 萎缩在先，mRNFL 出现萎缩在后。

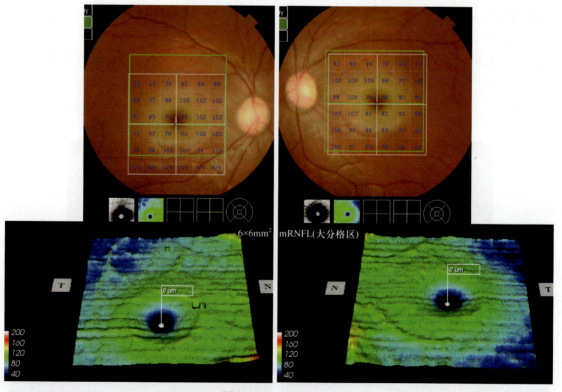

图 2-6-154　病例 2-3b

2012-6-11：严重的 mRNFL 肿胀：正中心 1 格区在一般正常人 mRNFL 的厚度 0～20μm，而本病例 70～80μm，是正常人的 3～4 倍，说明 mRNFL 有明显的肿胀。与前述的正常人 mRNFL 厚度相明显不同。

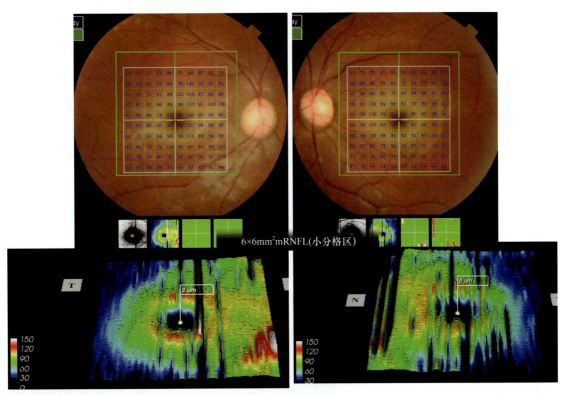

图 2-6-155　病例 2-4b

2012-6-11：严重的 mRNFL 肿胀：正中心 1 格区在一般正常人 mRNFL 的厚度 0～20μm，而本病例 20～30μm，是正常人的 2～3 倍，说明 mRNFL 有明显的肿胀。与前述的正常人 mRNFL 厚度相明显不同。

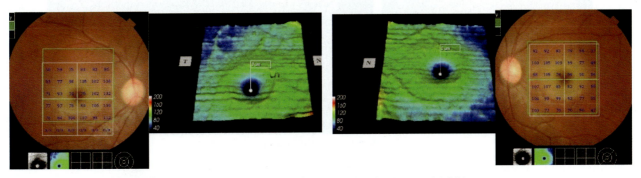

严重的 mRNFL 肿胀：正中心 1 格区在一般正常人 mRNFL 的厚度 0～20μm，而本病例 70～80μm，是正常人的 3～4 倍，说明 mRNFL 有明显的肿胀。（大分格区平均厚度失真大些）

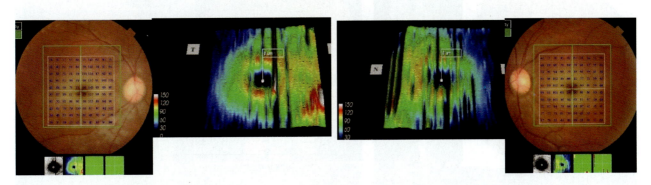

严重的 mRNFL 肿胀：正中心 1 格区在一般正常人 mRNFL 的厚度 0～20μm，而本病例 20～30μm，是正常人的 2～3 倍，说明 mRNFL 有明显的肿胀。（小分格区，平均厚度失真较小）

图 2-6-156　病例 2-5b

mRNFL 厚度的测量中：分格区大小不同即使测量的范围大小相同（6×6mm²），中心 1 格区的数值不同。分格区越小，失真性相对较小，数值更可靠些。故下图显示较上图更清楚些。本病例充分说明 GCL+ 萎缩在先，mRNFL 萎缩在后（实际目前还是肿胀期阶段）。

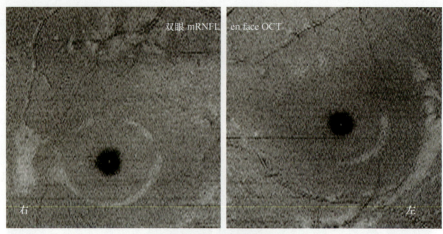

图 2-6-157　病例 2-6b

2012-6-11：双眼 mRNFL En face OCT：双眼黄斑区视网膜神经纤维弥漫肿胀（反射信号弥漫增强），而且无正常人黄斑区神经纤维的弧形走形的结构。两种不同扫描方式测量 mRNFL 厚度：分格区大小的不同，得出的平均值有差异，分格越小，数值应该越精确些。mGCC 损伤特点：本病例神经节细胞胞体已有显著的萎缩，但是 mRNFL 却是显著地肿胀增厚，充分证明了两者的先后关系，至于 pRNFL 肯定在更后发生萎缩。

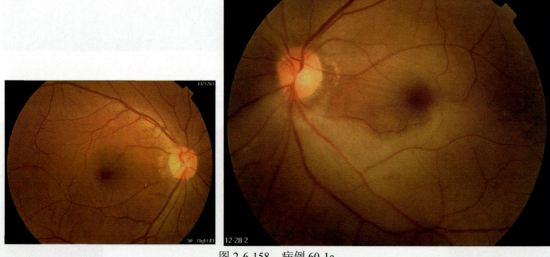

图 2-6-158　病例 60-1a

2011-12-28：患者左眼 CRAO（颞下主干支重）。

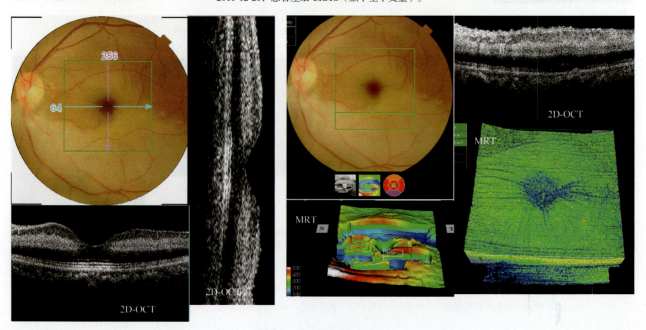

图 2-6-159　病例 60-2a

2011-12-28：患者 CRAO，主要在视网膜深层阻塞（高反射带主要在双极细胞层带），MRT 水肿增厚，网膜表面皱褶形成。

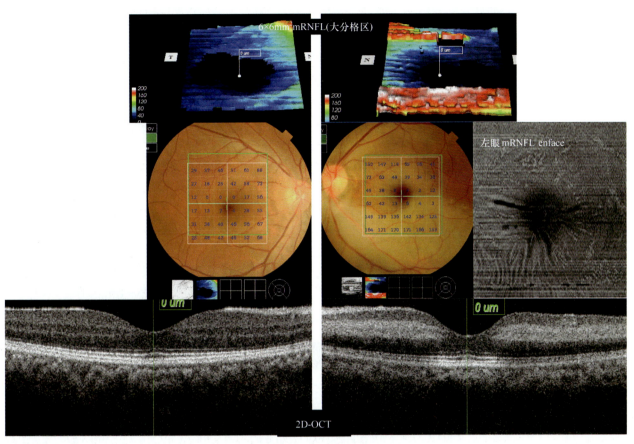

图 2-6-160　病例 60-3a

2011-12-28：CRAO 急性期，血管阻塞区主要在内丛层、双极细胞层和部分外丛层，呈现高反射。视网膜神经纤维层明显水肿，尤其是黄斑区下方。En face 显示网膜表面皱褶形成，下方为主，可见颞侧神经纤维走形结构。

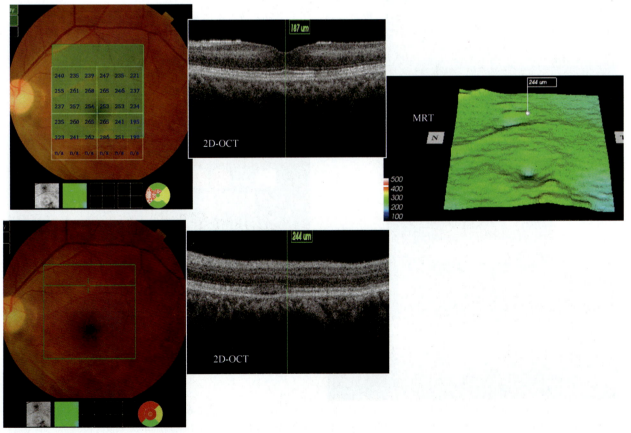

图 2-6-161　病例 60-4a

2012-2-13：阻塞后 1.5 个月，视网膜水肿仍未完全消退，视网膜深层仍有高反射和黄斑局限浆液网膜脱离，颞下方似可见视网膜神经纤维萎缩带。

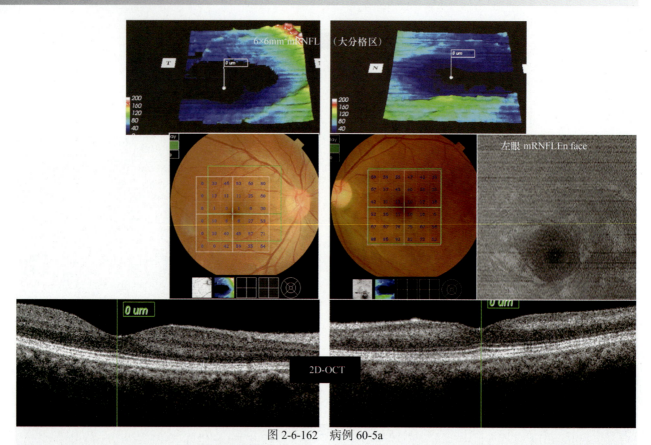

图 2-6-162　病例 60-5a

2012-2-13：发病后 1.5 个月，双眼比较，左眼内丛层及神经节细胞层变窄（mGCC 已有萎缩），呈高反射带。黄斑区尤其是下方神经纤维层仍是肿胀（但比发病时水肿明显减退），左视盘颞下色泽变浅相应网膜有神经萎缩带。En face 仍然可见到神经纤维走形结构，没有丢失。（萎缩带不在扫描区内）

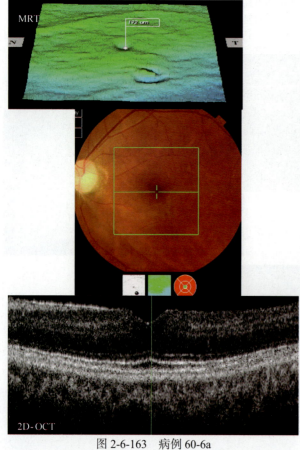

图 2-6-163　病例 60-6a

2012-8-29：发病后 8 个月余，视力 0.6。MRT：黄斑区环形消失，下方更重，中心区网膜仍较厚。神盘颞下神经束萎缩带已十分明显。

2D-OCT：神经节细胞层变薄，黄斑颞侧变薄更重。

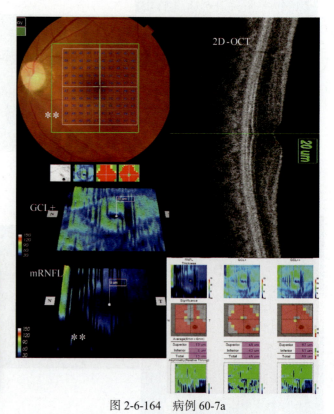

图 2-6-164　病例 60-7a

2012-8-29：左眼 mGCC：GCL+：环形消失。病损概率图显示：mRNFL、GCL+、GCL++ 三者均显示萎缩，中心损伤轻些，下方重。mRNFL 的萎缩几乎与 GCL+ 的萎缩程度相同。** 号处神经束萎缩带。2D-OCT：节细胞层和双极细胞层均变薄，下方远端（黄斑区下方外围）近乎消失。

第 6 章　mGCC 与视网膜脉络膜疾病 · 331 ·

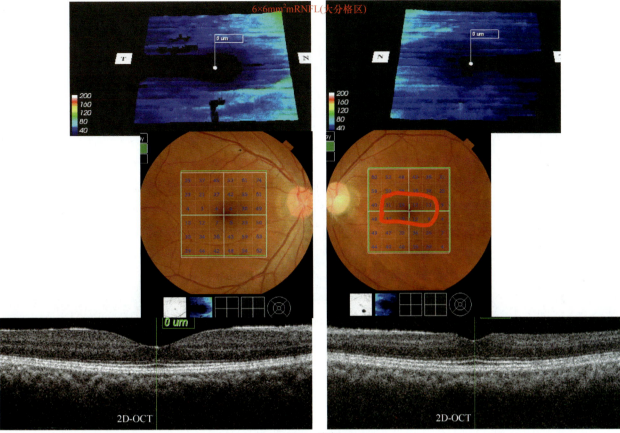

图 2-6-165　病例 60-8a

2012-8-29：发病后 8 个月，2D-OCT 双眼比较：注意左眼内丛层的高反射仍然有些，双极细胞层和神经节细胞层的变窄。mRNFL：黄斑中心及外围神经纤维层大部分萎缩或接近对侧厚度（图形形态基本对称），但有少数尤其中心区是肿胀的（红色圈内）。

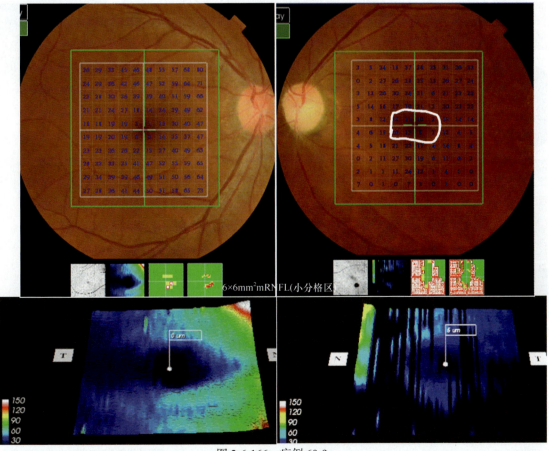

图 2-6-166　病例 60-9a

2012-8-29：发病后 8 个月，mRNFL 图形形态双眼比较：双眼明显的不对称，左眼普遍的萎缩变薄，尤其是远离黄斑中心的下方萎缩重，左黄斑正中心区蓝色浅于正常的右眼，说明左眼中心仍较肿胀增厚（红色圈区）。

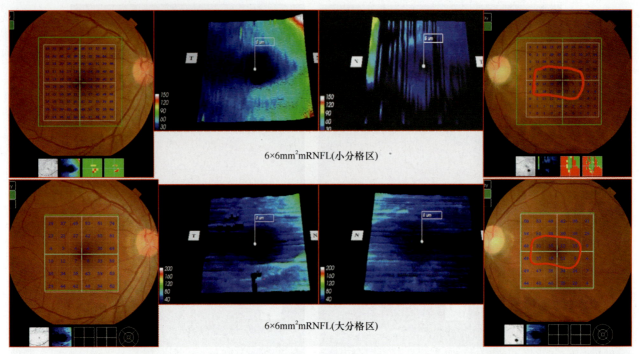

图 2-6-167　病例 60-10a

2012-8-29：发病后 8 个月：似乎说明 mRNFL 的萎缩还未稳定（是否视网膜水肿影响？）。注意：小分格区扫描图形（上图）对比性更好些。

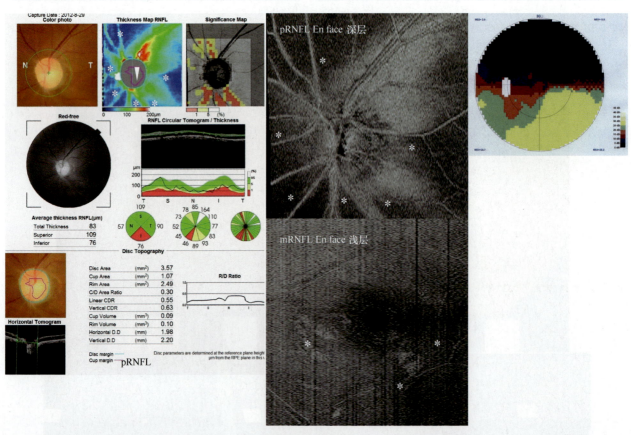

图 2-6-168　病例 60-11a

本病例发病后 8 个月 pRNFL 已可见接近视盘缘的神经束萎缩带，发病后 1.5 个月 mRNFL 已是肿胀和萎缩混杂存在，说明 mRNFL 的萎缩远远先于 pRNFL 的萎缩。2012-8-29：左眼 pRNFL：仅视盘颞上纤维肿胀，余均萎缩，注意下方萎缩重，相对应视网膜神经束缺损（**号）的视盘陷凹扩大（箭头），实际除视盘颞上方正常外，视盘周围均存在部分萎缩（*号）。左眼 pRNFL En face 信号减少或丢失部位见 *号，与 pRNFL 厚度图所见一致。左眼 mRNFL En face 主要在黄斑颞下方反射信号减少（*号），符合 pRNFL 厚度图所见一致。视野改变符合视盘周围神经纤维缺失改变。

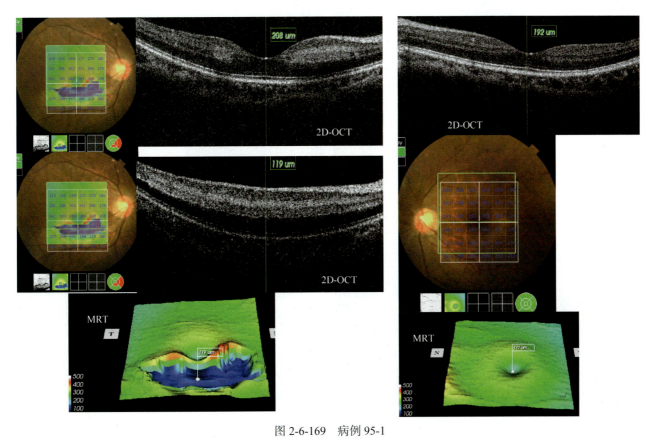

图 2-6-169 病例 95-1

2015-4-22：患者右眼 BRAO（颞下主干支的分支）2 天。MRT：右眼黄斑外围环形上方完整，色泽黄红，与左眼完整的环形色泽一致。右眼环形下方严重肿胀。2D-OCT：右眼主要在视网膜深层阻塞，呈高反射带；左眼正常视网膜层次结构。

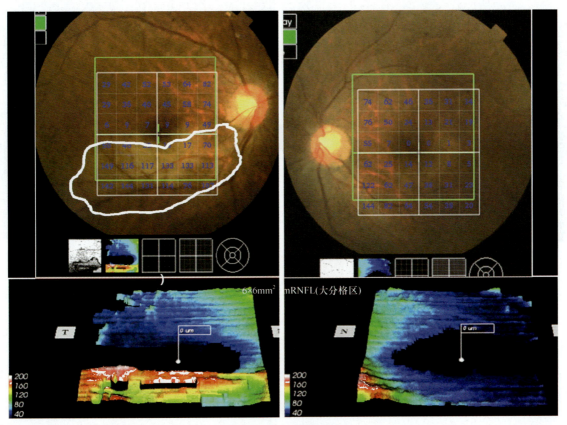

图 2-6-170 病例 95-2

2015-4-22：发病后 2 天，黄斑下方视网膜水肿发灰白区 mRNFL 水肿增厚（白色圈内对应区 RNFL 增厚发红色），显然与正常左眼不对称。

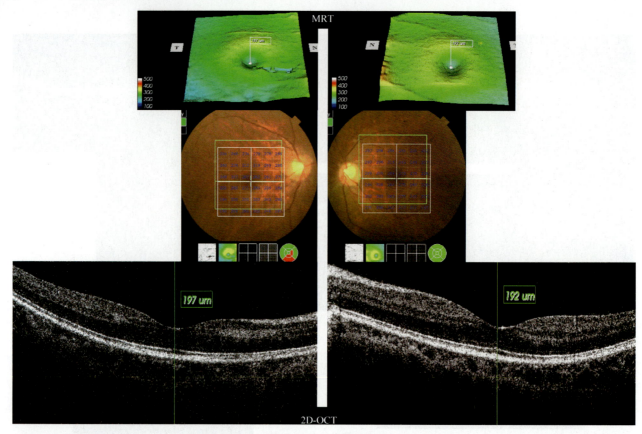

图 2-6-171　病例 95-3

2015-5-27：发病后 37 天（2015-4-20 发病），右眼 MRT：黄斑区下方环形已消失，视网膜变薄，但 2D-OCT：可见阻塞区组织还有高反射带，可能与机化有关。

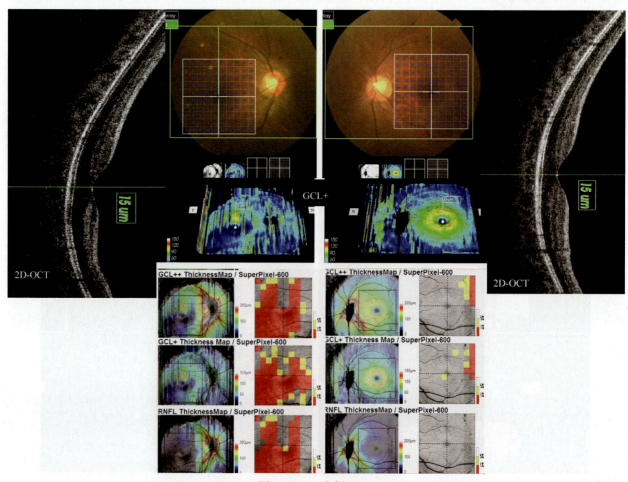

图 2-6-172　病例 95-4

2015-5-27：右眼 GCL+ 环形下方消失，变薄呈深蓝色。病损概率图示 GCL+、mRNFL、GCL++ 均是下方萎缩（图中上方的改变系不理想摄像造成）。左眼 mGCC 正常。

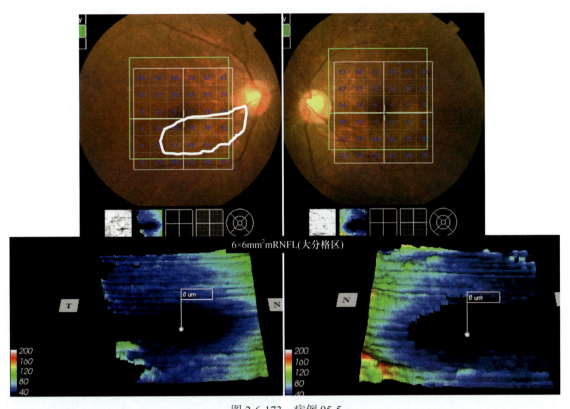

图 2-6-173　病例 95-5

2015-5-27：mRNFL 图形形态显示与左眼比较厚度基本相似，黄斑中心偏下厚些（白色圈内）。

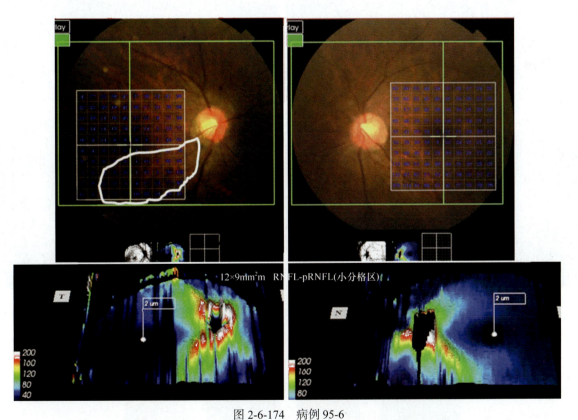

图 2-6-174　病例 95-6

2015-5-27：mRNFL 图形形态显示与左眼比较厚度基本相似，黄斑中心偏下薄些（白色圈内对应区比对侧眼更发蓝些）。

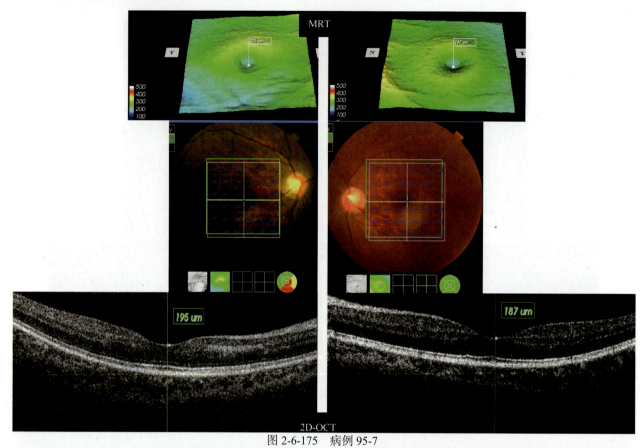

图 2-6-175　病例 95-7

2015-7-1：MRT：右眼黄斑下方 MRT 更薄了，视网膜更蓝些，注意 2D-OCT 还存在层间的高反射带。

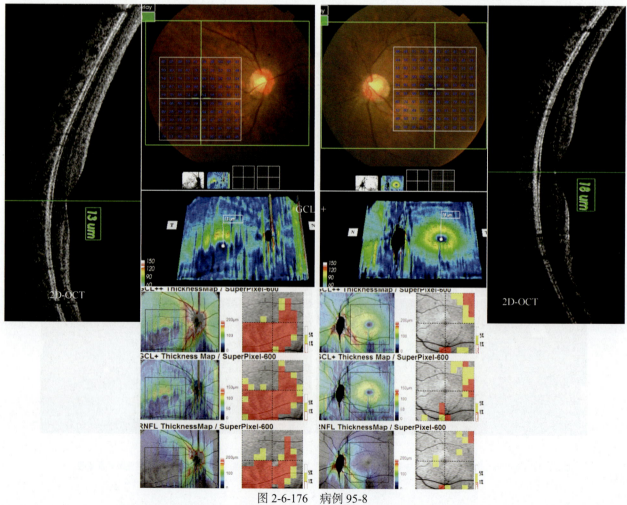

图 2-6-176　病例 95-8

2015-7-1：右眼 GCL+ 环形下方消失，萎缩呈深蓝色，病损概率图示黄斑下方尤其颞下方变薄（上方的改变仍属不理想摄像导致）。左眼 mGCC 正常（摄像也不很满意）。

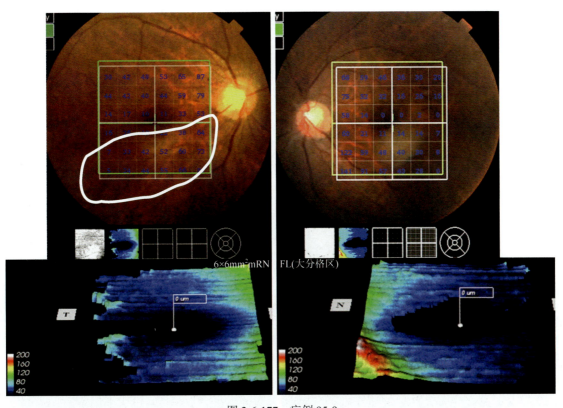

图 2-6-177　病例 95-9

2015-7-1：基本上双眼 mRNFL 厚度图形形态对称，但外围尤其黄斑颞下方似乎变薄不明显（白色圈内）。

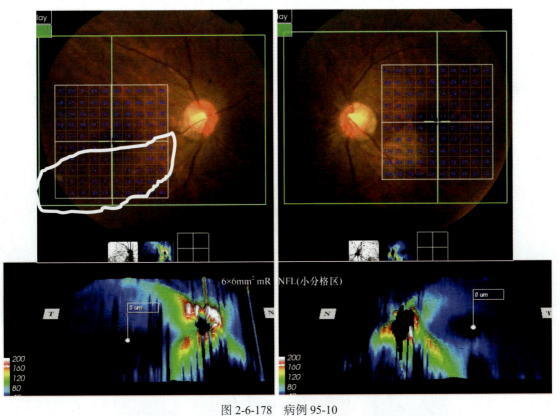

图 2-6-178　病例 95-10

2015-7-1：右眼黄斑下方 mRNFL，尤其黄斑外围颞下方似乎变薄（白色圈内对应区较左眼更蓝些）。双视盘颞侧缘附近及双黄斑上方对称。

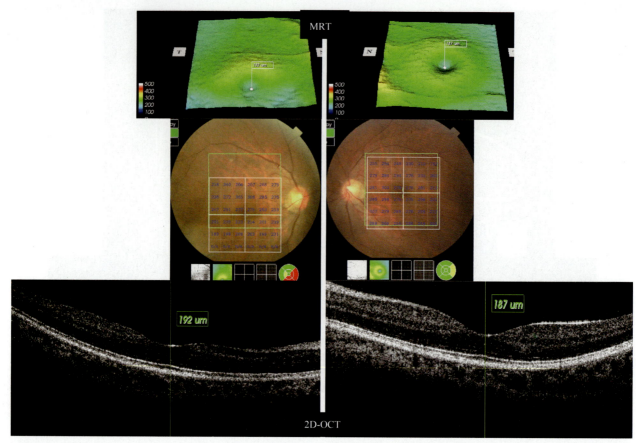

图 2-6-179　病例 95-11

2015-11-9：右眼 MRT 黄斑下方更薄，层间高反射似乎基本消失。

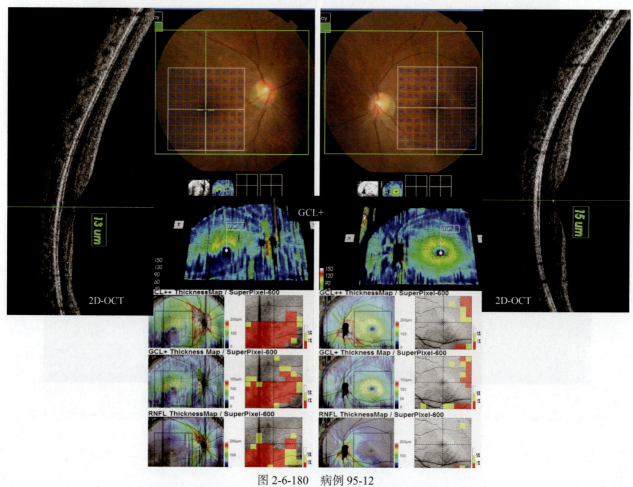

图 2-6-180　病例 95-12

2015-11-9：右眼 mGCC 改变与 2015-7-1 相似。

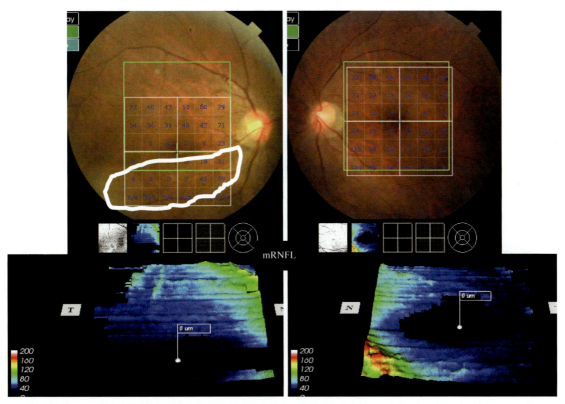

图 2-6-181　病例 95-13

2015-11-9：mRNFL：双侧图形形态上方基本对称，右眼黄斑下方 mRNFL 数值变小了（白色圈内），萎缩变薄。

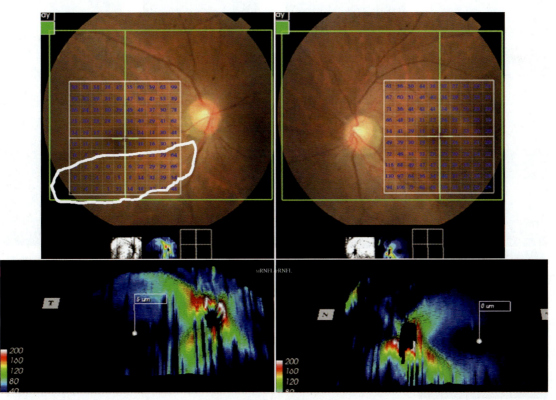

图 2-6-182　病例 95-14

2015-11-9：mRNFL 双侧图形形态上方基本对称，右眼黄斑下方不对称，mRNFL 数值变小，明显萎缩变薄（白色圈内）。注意双视盘颞侧缘图形形态仍然对称。

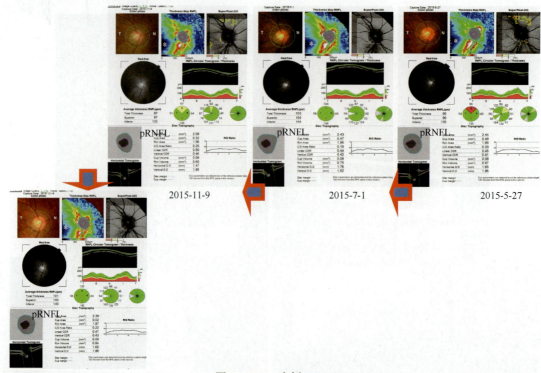

图 2-6-183　病例 95-15

2015-12-16：发病后 8 个月差 4 天，注意 * 号的 RNFL 尖端与视盘边缘距离几乎不变，视盘下方神经纤维层仍然肿胀。2015-5-27：发病后 37 天，右眼已明显存在 mGCC 萎缩。但视盘下方纤维肿胀。GCL+ 已明显存在萎缩。mRNFL 似乎也显萎缩（实际此时右相应区 mRNFL 厚度比对侧眼仍稍厚些。直到 2015-7-1 才似乎见到 mRNFL 有萎缩，厚度似乎变薄）。结论：神经节细胞胞体萎缩最早，接着相应 mRNFL 似乎变薄，本病例 8 个月差 4 天还未出现 pRNFL 萎缩。2015-11-9：发病后 6 个月 20 天，视盘下方神经纤维仍然肿胀。2015-12-16：发病后 8 个月差 4 天，视盘下方神经纤维仍然肿胀，注意 * 号的 RNFL 尖端与视盘缘距离几乎不变。说明 RNFL 的萎缩不进展，只在病变局部。

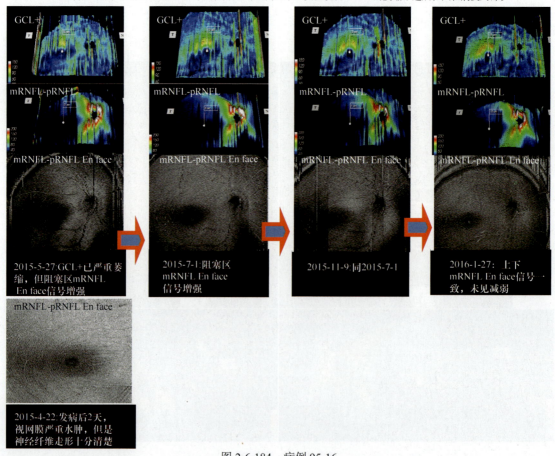

图 2-6-184　病例 95-16

BRAO 阻塞后 2 天（2015-4-22），黄斑区 En face 神经纤维走形十分清楚（反射信号较强）。发病后九个月（2016-1-27）：阻塞区 mRNFL En face 未检查到明显的神经纤维缺损区，但在 mGCC 病损概率图中在 2015-5-27 mGCL+ 和 mRNFL 已肯定存在萎缩。但在发病后 9 个月，En face 图像信号不减弱，视盘周围神经纤维层厚度正常，En face 浅到深层图像也正常，两者不吻合，似乎难以解释。可能本病例动脉阻塞支是颞下主支的一个分支有关。但至少可说明：可查见的 mRNFL 萎缩是发生在 GCL+ 萎缩之后。还可说明网膜疾病导致的 RNFL 上行性萎缩是不进展，只在病变局部，前提条件是视神经不受小动脉阻塞的影响时，才能保持 RNFL 萎缩不进展。

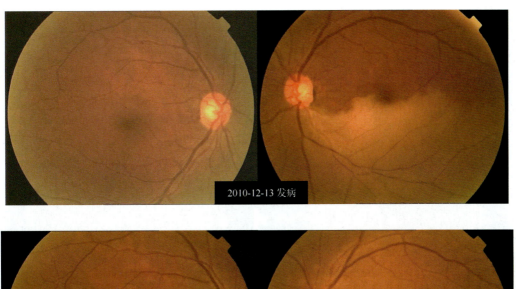

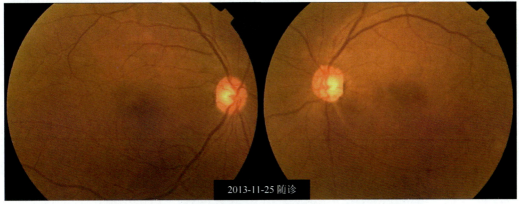

图 2-6-185　病例 96-1

患者，左眼 BRAO（颞下主干支），2010-12-13 发病，2013-11-25 随诊。

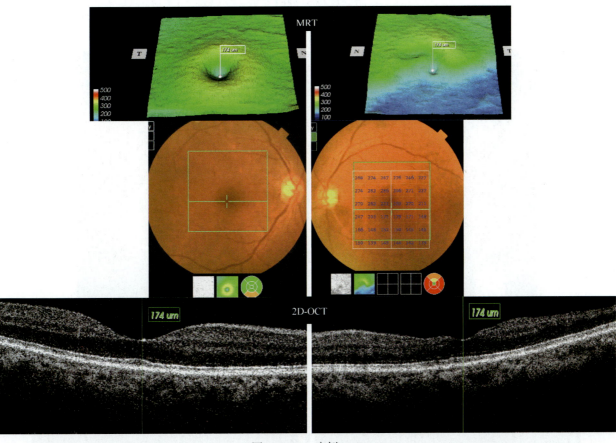

图 2-6-186　病例 96-2

2013-11-25：MRT：左眼上方环形基本正常，下方环形消失，下方视网膜萎缩变薄呈深蓝色，但中心凹处损伤轻些。

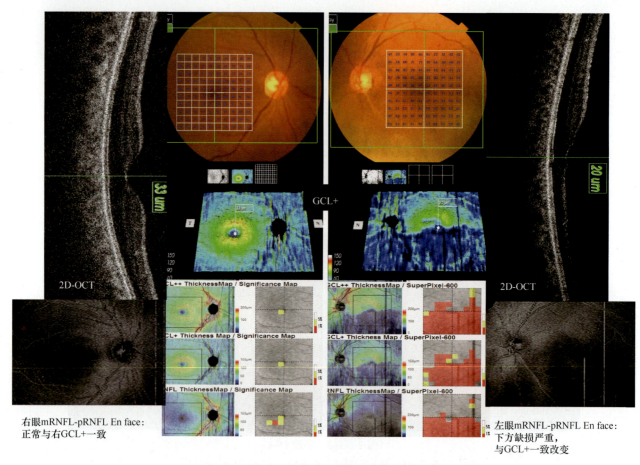

图 2-6-187 病例 96-3

2013-11-25 mGCC：GCL+：左眼上方环形部分消失，色泽变淡，下方环形完全消失，左眼下方全部 GCL+ 萎缩损伤。病损概率图显示下方损伤，水平线划界，左眼 mRNFL En face 显示与 GCL+ 萎缩一致部位的神经纤维信号丢失。2D-OCT：左眼下方视网膜内层萎缩变薄。（神经节细胞层和双层细胞层）

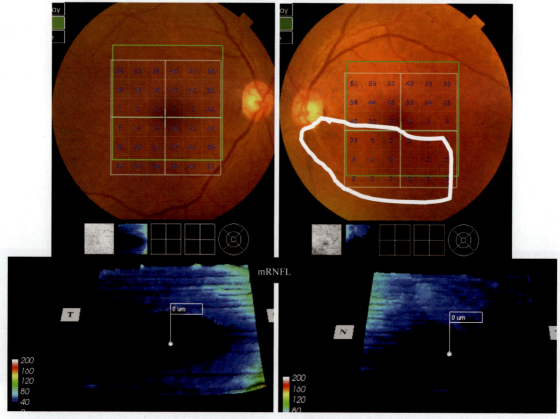

图 2-6-188 病例 96-4

2013-11-25：mRNFL 双眼不对称，左眼黄斑下方明显萎缩变薄。

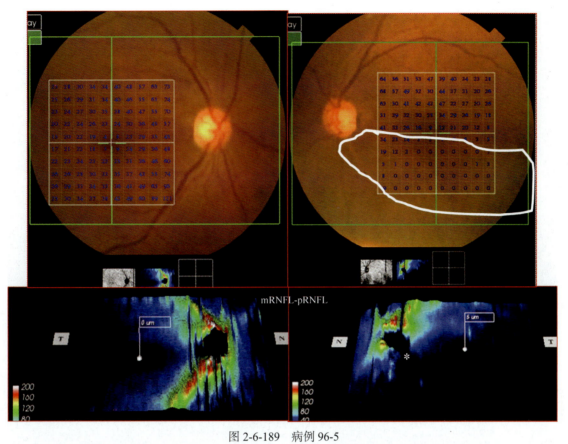

图 2-6-189 病例 96-5

2013-11-25：mRNFL 双眼不对称，左眼下方明显萎缩变薄（白色圈），视盘颞下神经束缺损带与视盘相连接（＊号）。

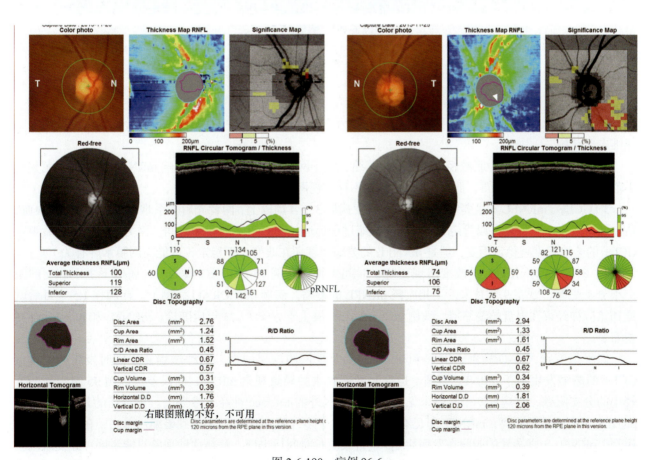

图 2-6-190 病例 96-6

2013-11-25：pRNFL：病程 3 年，BRAO 阻塞支相应视盘神经束缺损，而且陷凹扩大（箭头）。

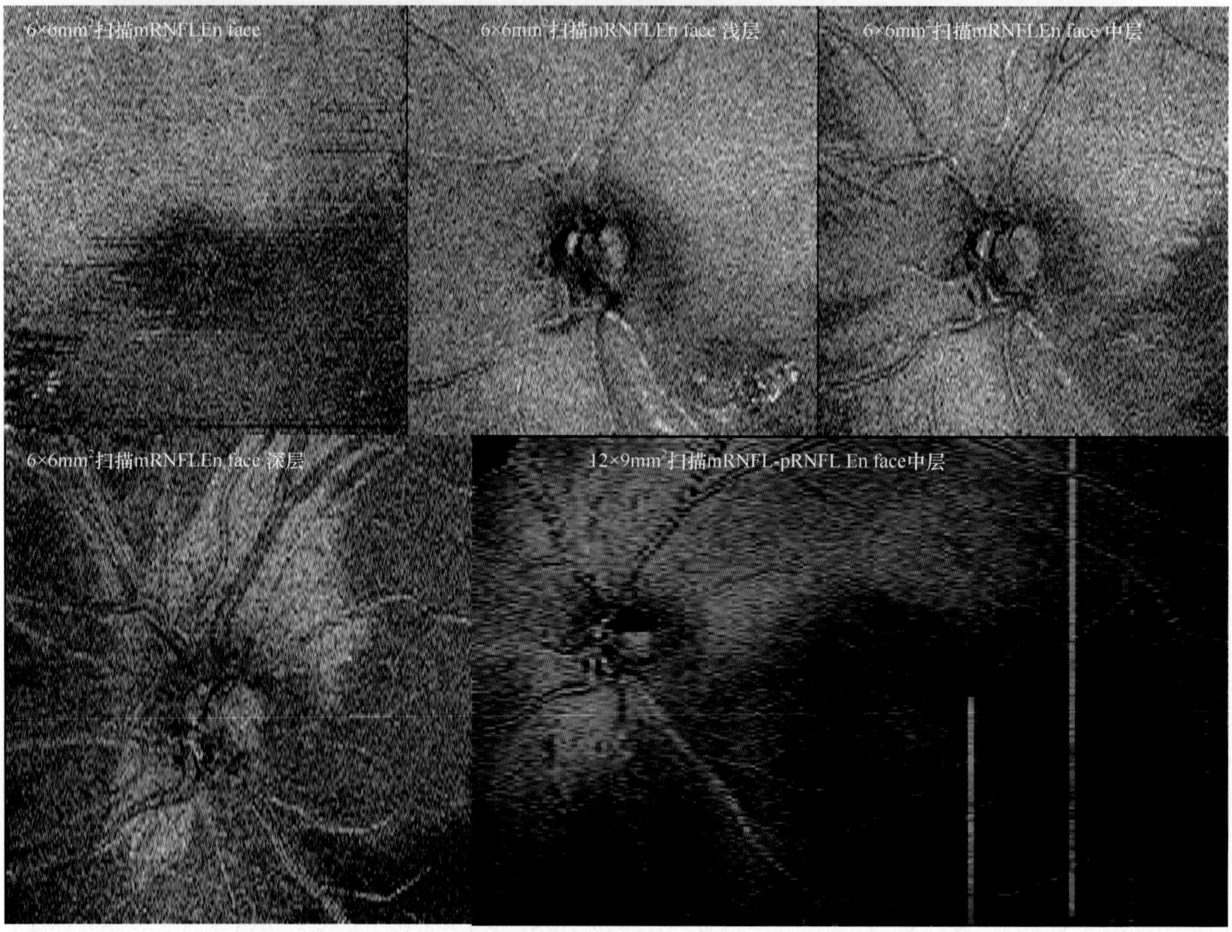

图 2-6-191 病例 96-7

2013-11-25：左颞下支 BRAO 后 3 年，阻塞区神经纤维层 En face 图像。上述所有图像均显示视盘颞下神经纤维丢失，En face 图像信号减低，越向深层，信号丢失越明显、越多。宽屏扫描相当于视盘周中层深度，可见广泛范围的信号低下区。

RAO 病例 mGCC 演变特点

1）发病初期 RAO 阻塞区视网膜肿胀（内层为主，外层也有水肿）。En face 显示可以清楚见到神经纤维走形结构。

2）3～4 周视网膜肿胀减轻，内层网膜萎缩。由于网膜水肿缓慢消退，影响 mRNFL 的测量，尤其是小范围的 mRNFL 测量更难。此期 En face 显示不存在视网膜表面神经纤维丢失。

3）GCL+、mRNFL 发生萎缩的时间估计在发病后 3～4 周以上，两者先后关系难以肯定（因为是缺血，估计同时发生）。但是可以肯定 mRNFL 的萎缩过程远远长于 GCL+ 的萎缩时间。因为 2～3 个月后观察 GCL+ 的萎缩程度就稳定不变，但是 mRNFL 的萎缩程度还在改变，不稳定（可能与网膜水肿有关）。

4）RAO 病例 pRNFL 的改变出现更晚，时间更长：病例 95（BRAO 病例），属颞下主干分支的一个小分支阻塞，观察 9 个月未发生相应区 pRNFL 的萎缩。病例 60（CRAO 病例），在病程 1.5 个月后就见到相应神经束在视盘的萎缩带。病例 96（BRAO，属主干分支），3 年后随诊，mRNFL 和 pRNFL 存在萎缩带。

似乎很特殊，RAO 病例 mGCC 和 mRNFL 都是视网膜内层缺血，这种过程几乎同时发生，但是，GCL+ 的萎缩发生早于 mRNFL 萎缩，也许是视网膜水肿导致观察 mRNFL 的误差。病例 95 因为是一个较小的分支阻塞，在病程 9 个月时未见到病变萎缩区外的 En face 神经纤维丢失。更奇怪的是 mRNFL 与 pRNFL 只有极短的距离，mRNFL 早已有萎缩，而 9 个多月后，pRNFL 未见到萎缩。总之，在主干 CRAO 病例，pRNFL 出现萎缩的时间在发病后 1.5 个月或更长时间后出现。解释这种现象只能说明：原发视网膜缺血导致神经节细胞胞体死亡后，轴突的萎缩只发生在病变局部，不扩展。但是原发视神经（神经节细胞轴突）的疾病，导致神经节细胞胞体的死亡萎缩，是由于下行轴浆流受阻断，胞体营养不良而首先凋亡死亡，继而是病变的轴突上行性轴突萎缩，此时轴突萎缩的速度较快。

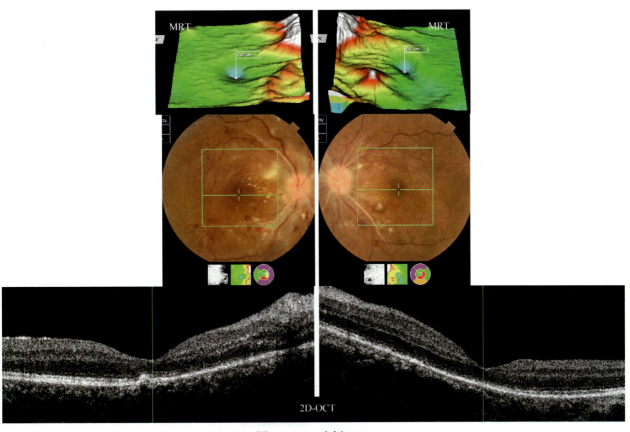

图 2-6-192　病例 94-1a

2012-9-24：患者男性，29 岁。慢性高血压病急进型发作，视网膜动脉重度硬化，肾功能衰竭。MRT：双眼视盘水肿，视盘附近视网膜水肿，双黄斑环形只有颞侧存在，色泽较淡，左颞下环形消失，相应处网膜变薄。双视网膜色泽发灰，水肿样，散出出血及棉絮斑，少量硬性渗出。视网膜动脉白线样。2D-OCT：双中心凹处视网膜变薄，视网膜外层受损，IS/OS 和色素上皮内带不连续，双眼神经节细胞层变薄，尤其双眼颞侧。

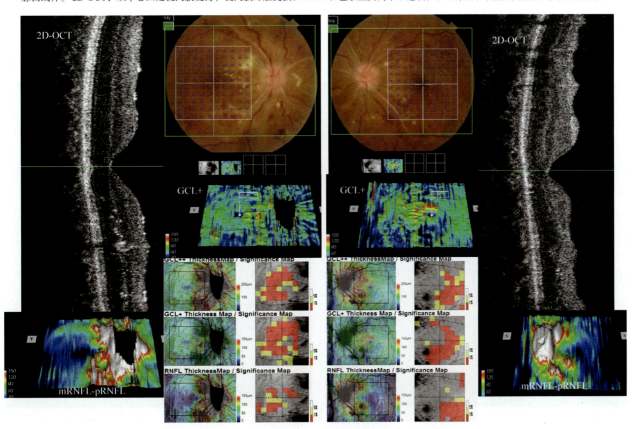

图 2-6-193　病例 94-2a

2012-9-24：mGCC：GCL+：右眼环形基本消失，左眼环形大部分消失。双眼病损概率图 mRNFL、GCL+、GCL++ 均显示损伤，双侧盘周神经纤维肿胀。双眼 mRNFL-pRNFL 不对称，双眼均明显肿胀为主。2D-OCT：双眼视网膜内层呈现高反射，表明有缺血水肿存在。双眼网膜表面高低不平，呈波浪样。视细胞层、色素上皮层结构模糊。

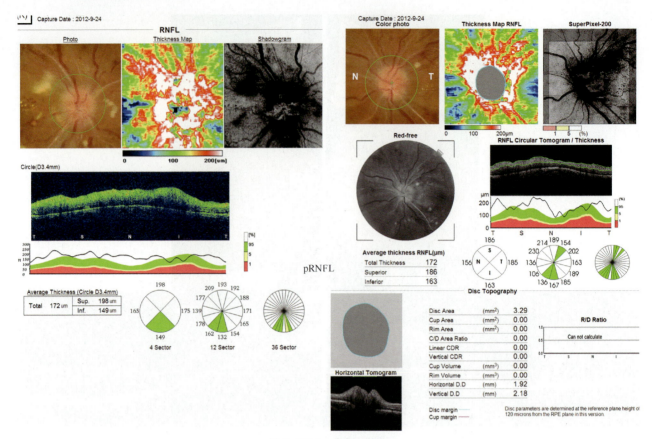

图 2-6-194　病例 94-3a

2012-9-24：pRNFL：双侧视盘水肿，盘周神经纤维肿胀增厚。

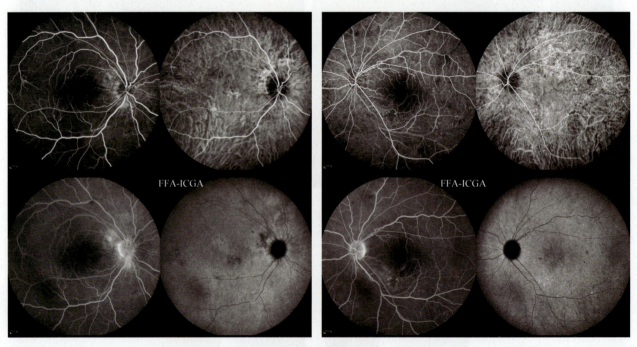

图 2-6-195　病例 94-4a

2013-2-30：FFA-ICGA：双眼背景脉络膜荧光基本正常，双眼棉絮斑区呈视网膜小片无灌注区，晚期双眼视盘染色。

第6章 mGCC与视网膜脉络膜疾病 · 347 ·

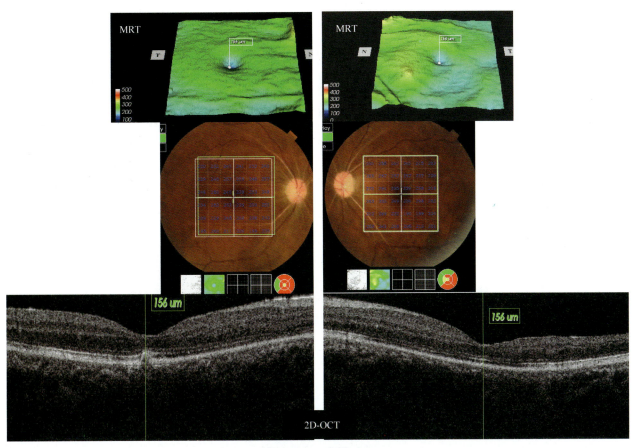

图 2-6-196 病例 94-5a

2013-2-27：MRT：右眼环形近乎消失，但完整；左眼颞下环形消失，相应处网膜变薄，余环形存在，色泽淡些。双眼网膜表面呈波浪样，尤其左眼。
2D-OCT：双侧神经纤维层变薄，左颞侧更明显。双眼 IS/OS 及色素上皮层内侧高反射带不连续。

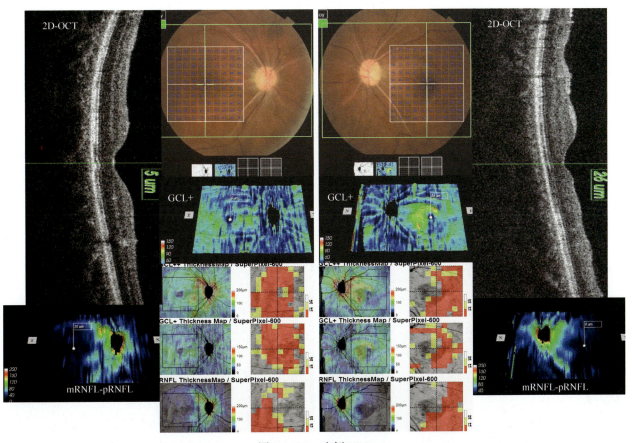

图 2-6-197 病例 94-6a

2013-2-27：mGCC：GCL+：右眼环形消失，左眼主要是颞下环形消失，余环形色泽尚可。双眼病损概率图符合 GCL+ 的改变。mRNFL 的损伤主要在双眼的颞下象限。双眼 mRNFL-pRNFL 不对称，双眼均存在病变，右眼更重些。2D-OCT：双眼神经纤维层萎缩变薄，右眼重。外层视网膜损伤主要在下方网膜，外层结构欠清楚。

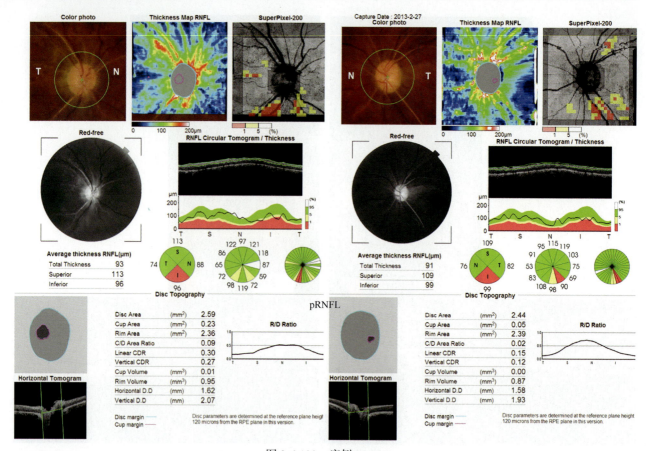

图 2-6-198　病例 94-7a

2013-2-27：pRNFL：双眼盘周纤维有散在部分萎缩，主要在双眼的颞下方。

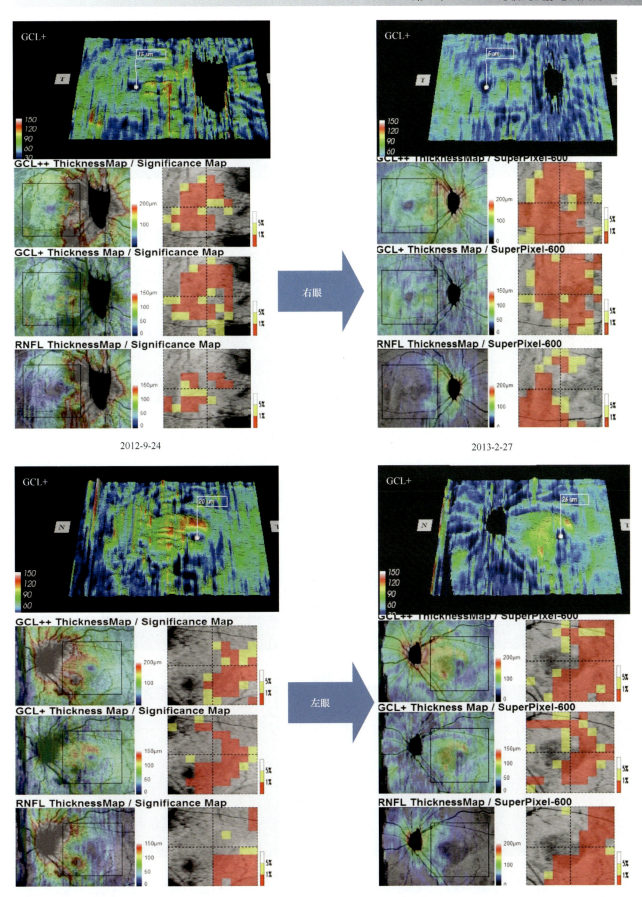

图 2-6-199 病例 94-8a

mGCC 的萎缩 5 个月内加重十分缓慢，尤其是 mRNFL 的进展相当的缓慢。

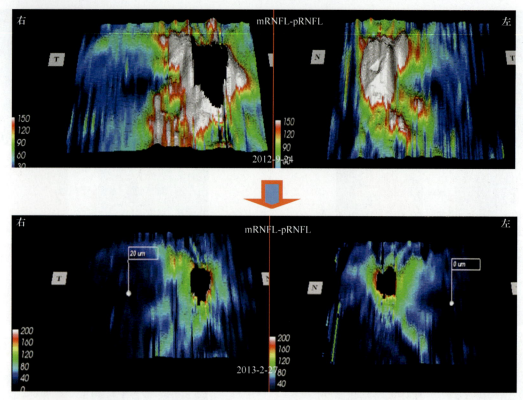

图 2-6-200　病例 94-9a

双眼不同时间段（相隔 5 个月）mRNFL 和 pRNFL 肿胀及萎缩比较，实际 pRNFL 是刚刚出现萎缩，而 mRNFL 的萎缩在 2012-9-24 已开始出现，5 个月后有加重，似乎进展十分缓慢。

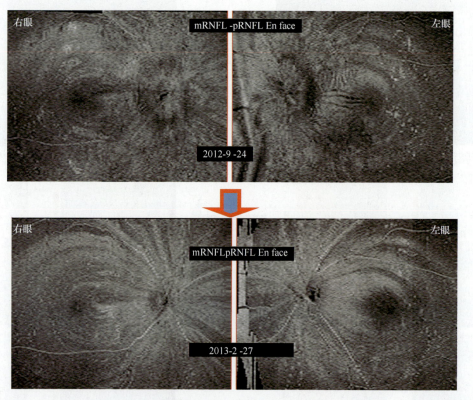

图 2-6-201　病例 94-10a

2012-9-24：双眼 mGCC 已经明显萎缩变薄了，但是神经纤维层 En face 纤维丢失仅是较轻度，尤其右眼。双眼还有网膜表面皱褶，左眼重些，这是视盘水肿、网膜水肿导致。2013-2-27：发病后 5 个月：双眼出现弧形神经纤维层明显的缺损带，尖端向着视盘，似乎右眼较左眼重些。缺损带的尖端右眼已经接近视盘缘，左眼较右眼轻些。其实这些改变在 2012-9-24 已存在，目前由于网膜水肿已消退，故弧形缺损带显露更清楚了。本病例目前可说明 GCl+ 萎缩发生早于 mRNFL，神经纤维的萎缩，并没有进展。

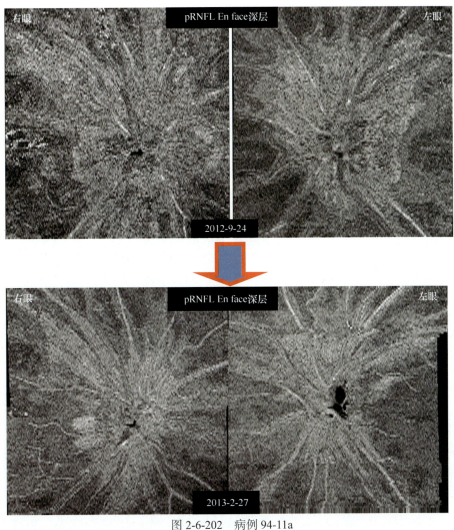

图 2-6-202　病例 94-11a

发病 5 个月余，视盘周围深层神经纤维层 En face 图像未见明显进展，pRNFL En face 形态基本相似。

病例 94 的特点

1）本病例是原有慢性高血压，视网膜动脉重度硬化，伴发急进型高血压、肾功能衰竭。

2）本病例 mGCC 的特点：急进型高血压发作期即已存在 mGCC 萎缩，说明本例早就存在视神经的缺血致神经节细胞轴突损伤。（En face 图像中细长的尖端向着视盘的神经束带即是）

3）本病例存在视网膜重度动脉硬化，一定有视网膜供血不良，一定存在对神经节细胞层的影响，但不是 RAO，对视网膜双极细胞层的影响较小。

4）2012-9-24 和 2013-2-27 的 mGCC 萎缩性改变：经过 5 个月缓慢的加重，mRNFL 萎缩早已存在，pRNFL 的萎缩发生不十分明显。说明本病例大量窄的楔形神经束带是视神经微小供养动脉阻塞导致。

视盘、视神经疾病：前部缺血性视神经病变（AION）：1 例；球后视神经炎：1 例；烟中毒弱视：1 例；青光眼：1 例。

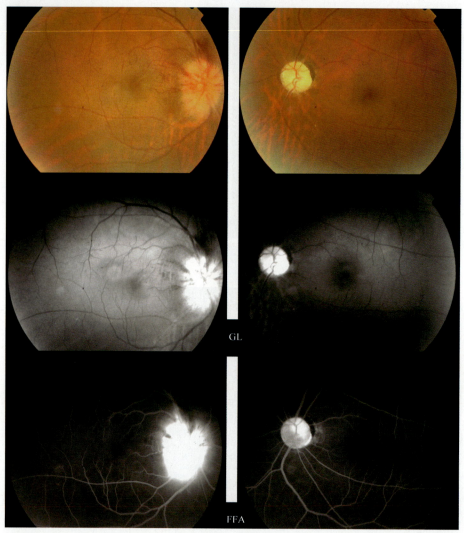

图 2-6-203　病例 15-1a

2014-5-8：患者，男性，59 岁。双眼 AION。视力：右眼 0.1；左眼 0.5。1 年前左眼犯病，右眼突然视力下降 1 周。

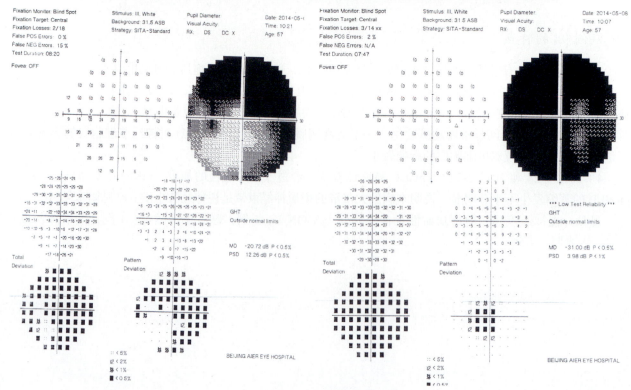

图 2-6-204　病例 15-2a

2014-5-8：双眼视野。视力：右眼 0.1；左眼 0.5。

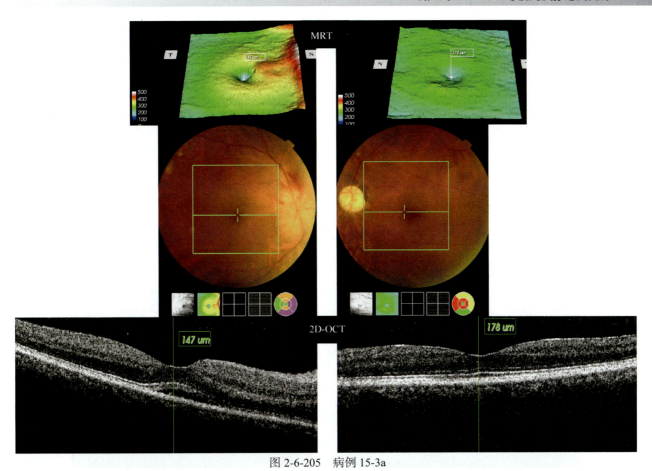

图 2-6-205　病例 15-3a

2014-5-12：MRT：左眼环形消失，几乎看不到环形；右眼环形较红，鼻侧尤重（视盘水肿影响导致）。2D-OCT：右眼视盘水肿，伴少量出血，局限浆液黄斑脱离，视网膜解剖层次正常。左眼神经节细胞层萎缩变薄，余视网膜层次正常，视盘萎缩，色泽淡黄。

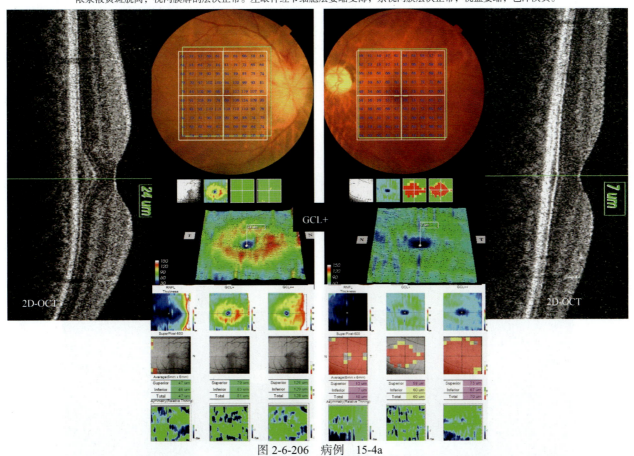

图 2-6-206　病例　15-4a

2014-5-12：mGCC：右眼 GCL+ 环形肿胀色泽红，不均匀但不缺损；左眼 GCL+ 环形消失，中心萎缩区扩大。病损概率图右眼正常；左 GCL+ 完全消失，mRNFL、GCL+、GCL++ 均显示损伤，mRNFL 损伤更明显。2D-OCT：右眼视网膜层次正常，但黄斑局限浆液局限脱离；左眼神经节细胞层萎缩变薄，余结构正常。

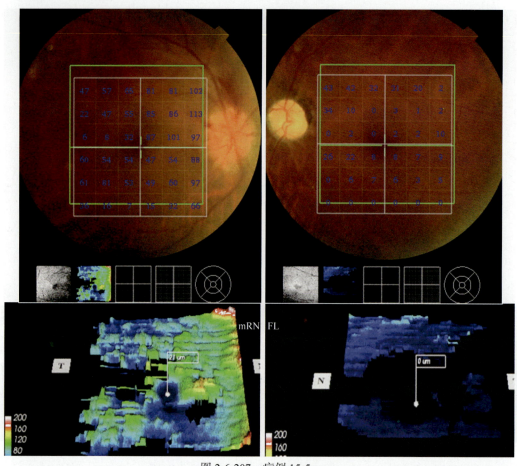

图 2-6-207 病例 15-5a

2014-5-12：mRNFL：右眼肿胀，左眼广泛萎缩。

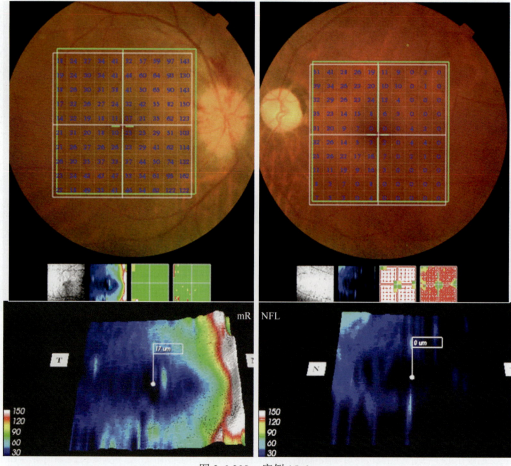

图 2-6-208 病例 15-6a

2014-5-12：mRNFL：右眼肿胀，左眼广泛萎缩，中心损伤轻些。

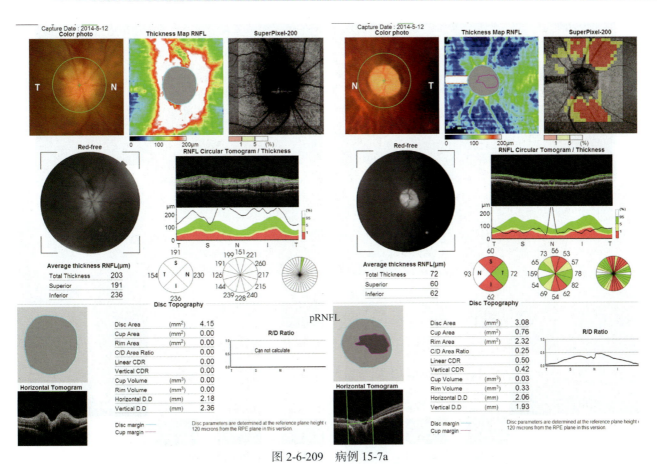

图 2-6-209　病例 15-7a

2014-5-12：pRNFL：右眼肿胀，左眼上下血管弓部位神经束缺损带。

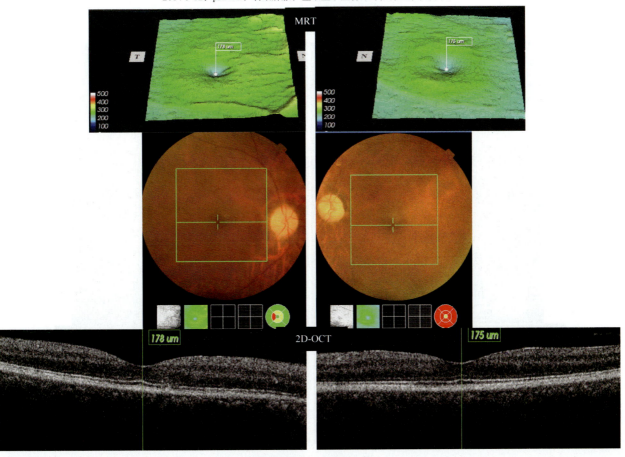

图 2-6-210　病例 15-8a

2014-6-9：发病 1 个月后，右眼 MRT：环形萎缩，接近左眼萎缩情况，视盘色泽浅，也接近左眼色泽。2D-OCT：双眼神经节细胞层萎缩变薄。余视网膜结构正常。

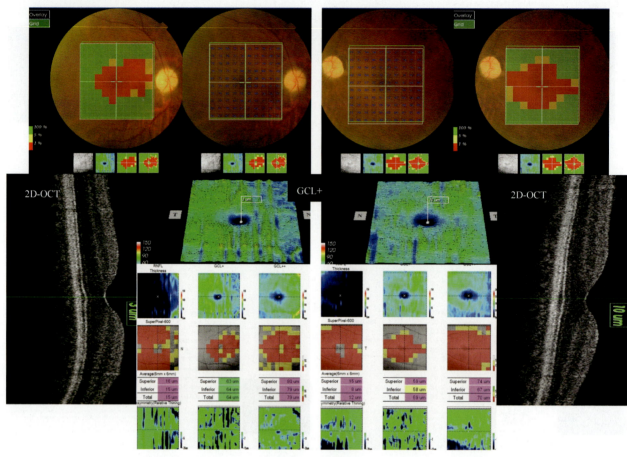

图 2-6-211 病例 15-9a

2014-6-9：发病 1 个月后，双侧 GCL+ 基本接近相同萎缩程度，mRNFL、GCL+、GCL++ 均有萎缩，而且双侧 mRNFL 均萎缩重。正中心小范围 mGCC 损伤较轻。

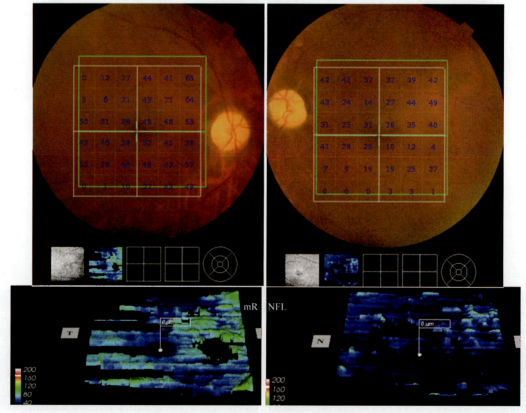

图 2-6-212 病例 15-10a

2014-6-9：mRNFL：双眼萎缩，但右眼仍较肿胀（双眼不对称）。

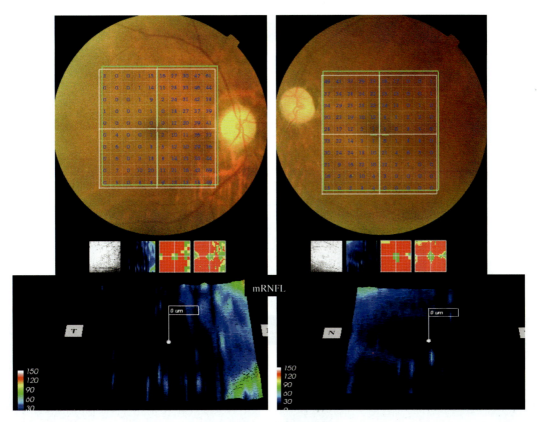

图 2-6-213　病例 15-11a

2014-6-9：mRNFL：双眼萎缩，但右眼仍较肿胀（双侧不对称）。

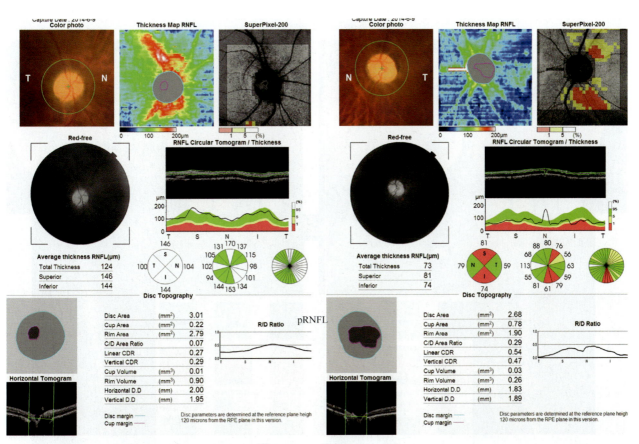

图 2-6-214　病例 15-12a

2014-6-9：pRNFL：右眼肿胀，陷凹小，左眼神经束缺损带在上下血管弓区，陷凹扩大。

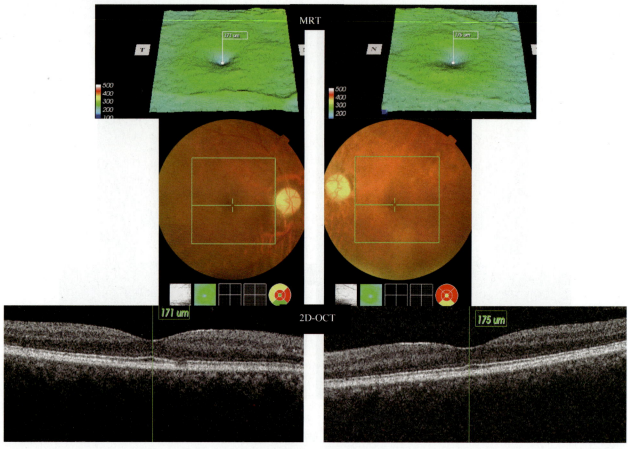

图 2-6-215　病例 15-13a

2014-8-11：双眼视力 0.5，与 2014-6-9 基本相似。右眼 MRT：环形萎缩，接近左眼萎缩情况，视盘色泽浅，也接近左眼色泽。2D-OCT：双眼神经节细胞层萎缩变薄。余视网膜结构正常。

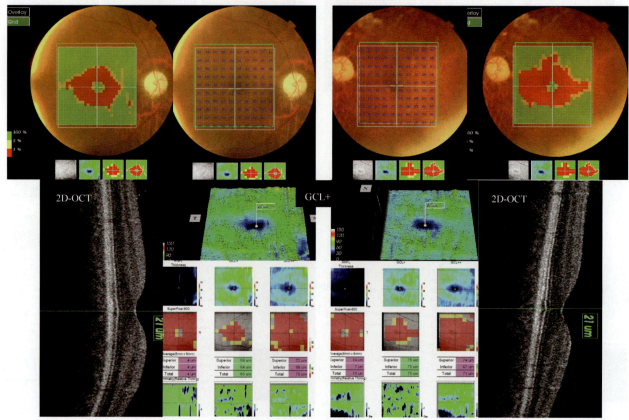

图 2-6-216　病例 15-14a

2014-8-11：与 2014-6-9 发病 1 个月后相似，双侧 GCL+ 基本接近相同萎缩程度，mRNFL、GCL+、GCL++ 均有萎缩，而且双侧 mRNFL 均萎缩重。正中心小范围 mGCC 损伤较轻。

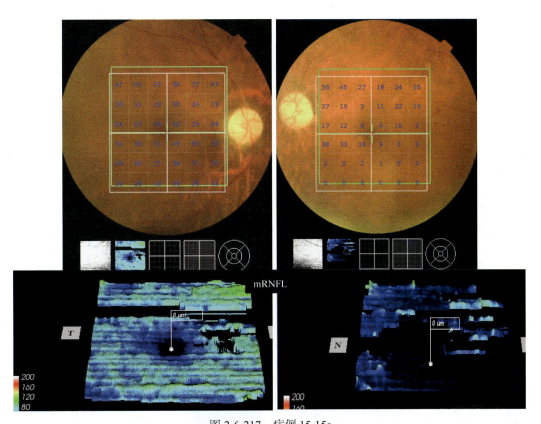

图 2-6-217　病例 15-15a

2014-8-11：mRNFL：双眼萎缩，但右眼仍较肿胀（两眼不对称）。

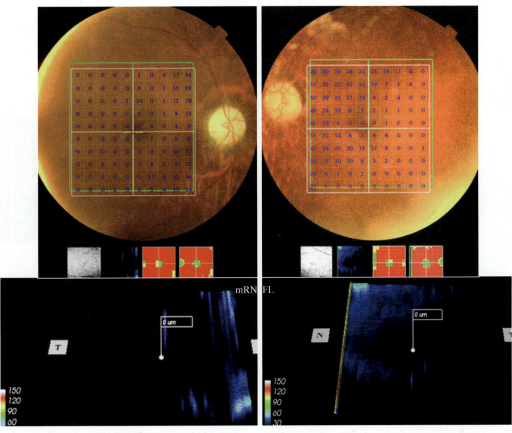

图 2-6-218　病例 15-16a

2014-8-11：mRNFL：双眼萎缩，但右眼仍较肿胀（双眼不对称）。

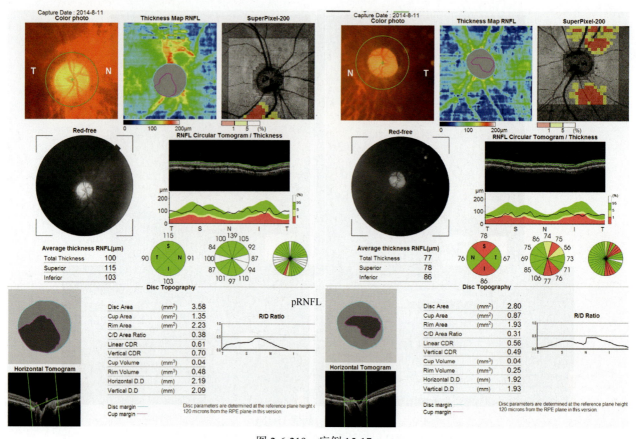

图 2-6-219　病例 15-17a

2014-8-11：pRNFL：右眼神经束萎缩带出现，陷凹扩大（左眼陷凹早就扩大）。

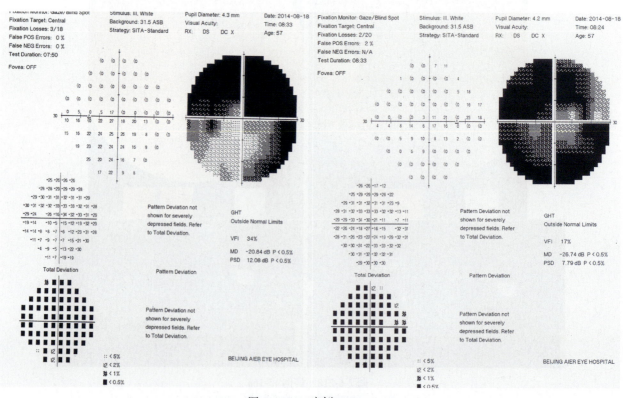

图 2-6-220　病例 15-18a

2014-8-18：双眼视野改变，双眼视力 0.5（犯病时右眼 0.1）。

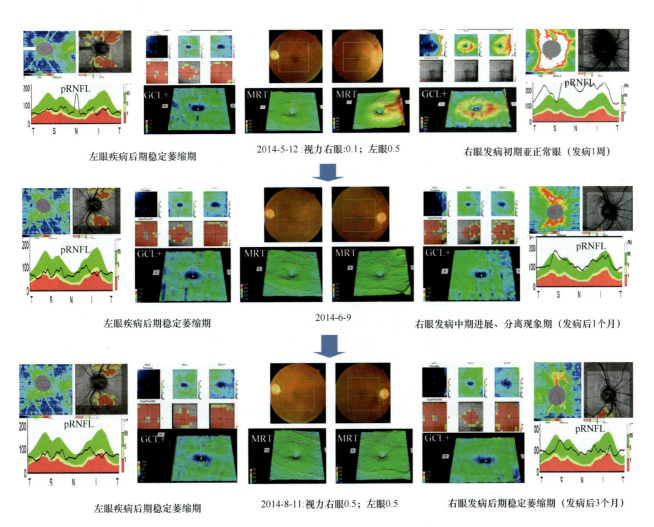

图 2-6-221 病例 15-19a（双眼不同时间段 MRT、mGCC、pRNFLA 变化比较）

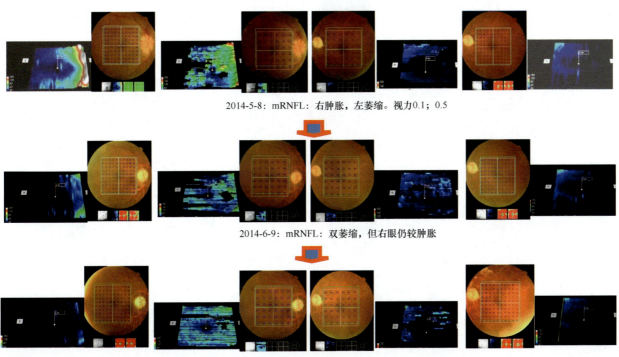

图 2-6-222 病例 15-20a

2014-8-11：mRNFL：双眼萎缩，但右眼仍较肿胀。双眼视力 0.5。此时视力、视野基本稳定，但 mRNFL 尚未达到与左眼那样的萎缩程度，似乎 mRNFL 的肿胀程度尚未稳定。mRNFL：右眼：伴随 GCL+ 的萎缩，mRNFL 也相应发生萎缩，但是似乎 mRNFL 的萎缩稍晚、慢些（可能与视网膜水肿影响测量厚度有关？）。左眼：病变稳定期，mRNFL 不随右眼的治疗而发生变化。AION 特点：mGCC 肿胀期约 3 周，然后进入萎缩期。mRNFL 厚度测量受到视网膜水肿的影响，但可肯定 mRNFL 的萎缩较 GCL+ 萎缩要晚。pRNFL 发生萎缩是在发病后 6～8 周。这种现象较 RAO 发生时间基本相仿。

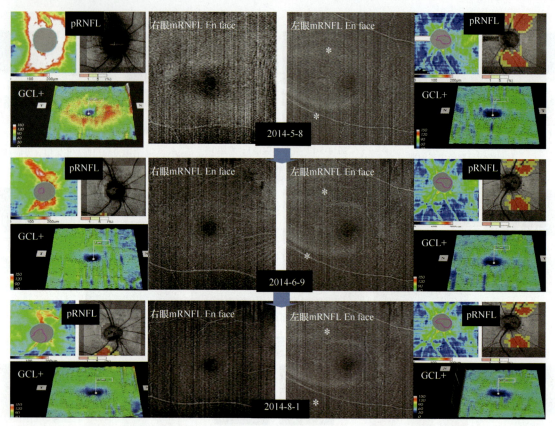

图 2-6-223 病例 15-21a

2014-5-8：右眼 mRNFL En face：黄斑外围纤维反射信号较高，尤其乳斑束纤维。2014-6-9 和 2014-8-11 弥漫性明显信号有减弱，但中心区黄斑信号较黄斑外围更强些。mRNFL En face：右眼明显与左眼不对称，左眼 3 个时间段表现一致，在左眼黄斑区中心部位基本正常，上下 * 号层面弧形向外周信号丢失减弱区。说明左眼是陈旧稳定病变。而右眼尚未稳定，神经纤维明显弥漫丢失，右眼的 En face 图像改变与右眼的 mRNFL 和 pRNFL 厚度图像比较是一致吻合。本例可见到 GCL+ 萎缩在先，其次是 mRNFL，最后是 pRNFL 萎缩。

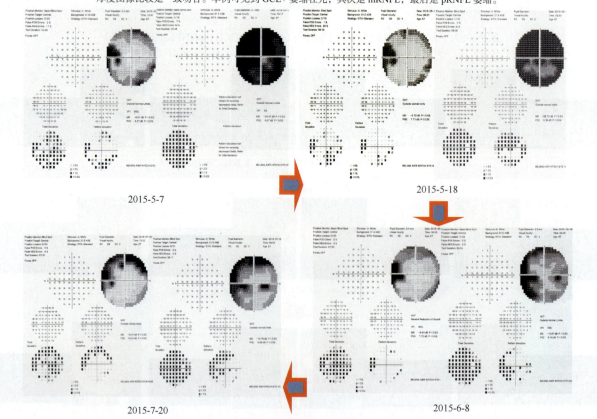

图 2-6-224 病例 31-1a

伴随病程的进展、疾病的转归，视野的改变：2015-5-7：患者，男性，66 岁。隐源性机化性肺炎、右球后视神经炎。右眼视力下降发病 1 天，右眼视力 0.25。2015-5-18：发病后 12 天。2015-6-8：发病后 33 天，右眼视力 0.5～0.6。2015-7-20：发病后 74 天，右眼视力 0.5。

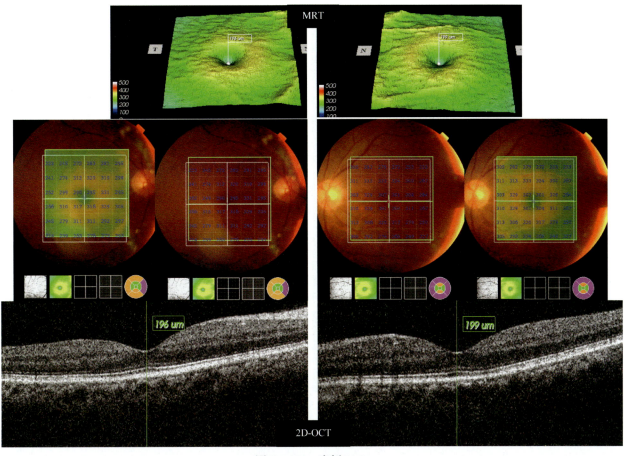

图 2-6-225　病例 31-2a

2015-5-11：双侧亚正常眼，右眼发病后 5 天，视力 0.25。MRT：双侧环形完整，色泽深红，双侧色泽基本一致。2D-OCT：双眼视网膜结构正常。

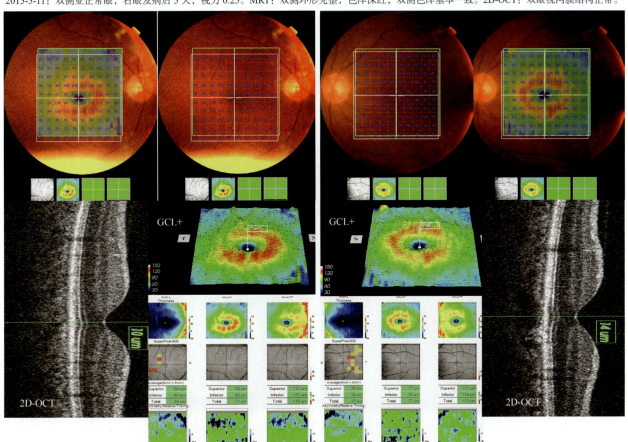

图 2-6-226　病例 31-3a

2015-5-11：右眼发病初期亚正常眼，左眼临床前期亚正常眼（右眼 GCL+ 肿胀重于左眼）。双侧病损概率图不显示病变。

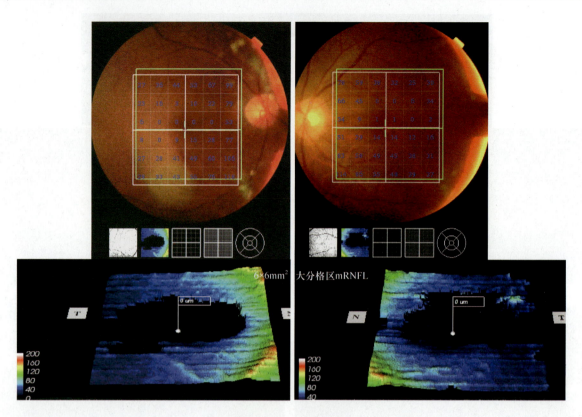

图 2-6-227　病例 31-4a
2015-5-11：mRNFL 双侧对称。

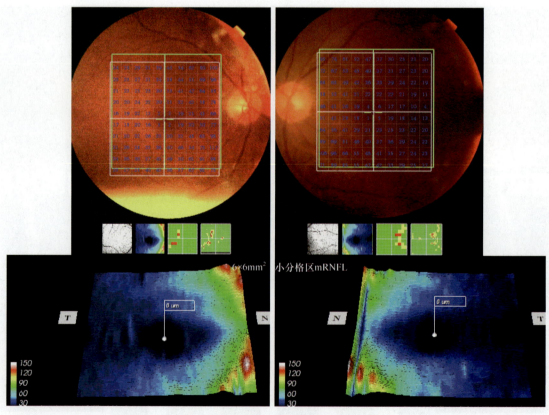

图 2-6-228　病例 31-5a
2015-5-11：mRNFL 双侧对称。

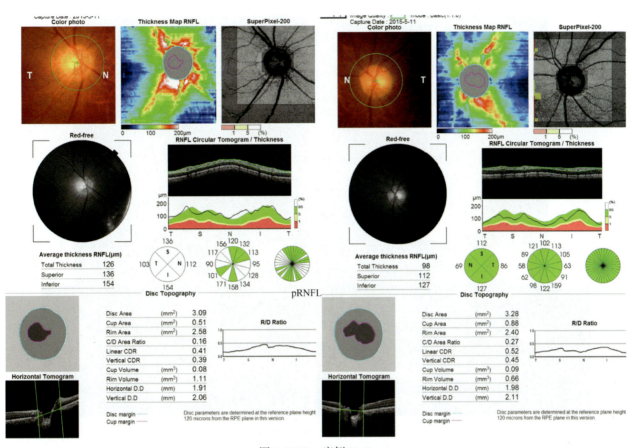

图 2-6-229　病例 31-6a

2015-5-11：pRNFL：双眼肿胀期、右眼重些。

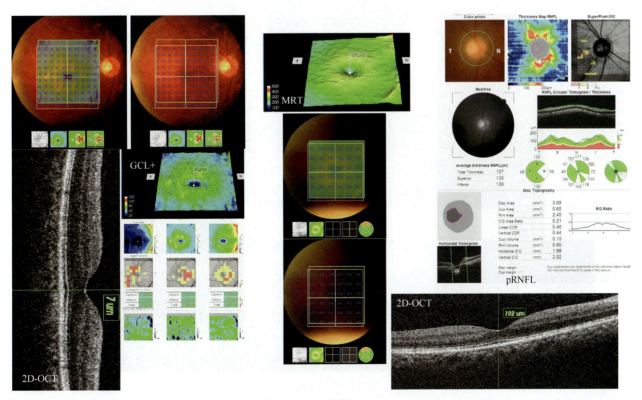

图 2-6-230　病例 31-7a

2015-5-25：右眼发病中期进展、分离现象期。发病后 19 天，视力 0.6。MRT：存在环形，但较发病初期色泽变淡。mGCC：GCL+ 环形不完整，病损概率图显示鼻侧乳斑束已有损伤，但不重，包括 mRNFL。2D-OCT：神经节细胞层基本正常。pRNFL：仍然肿胀，但似乎也有些损伤的趋势。

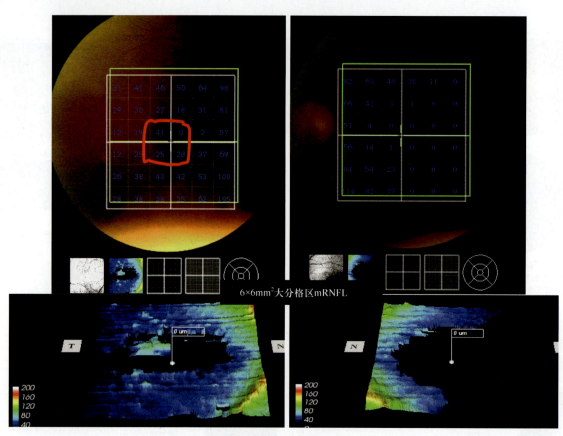

图 2-6-231 病例 31-8a
2015-5-25：双侧基本对称，右侧中心偏厚（可能摄像不理想缘故）。

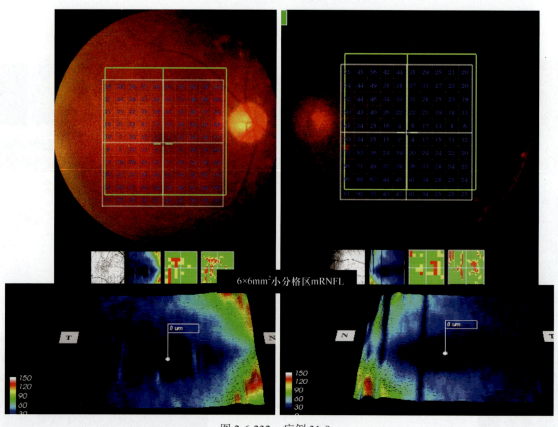

图 2-6-232 病例 31-9a
2015-5-25：双侧基本对称。

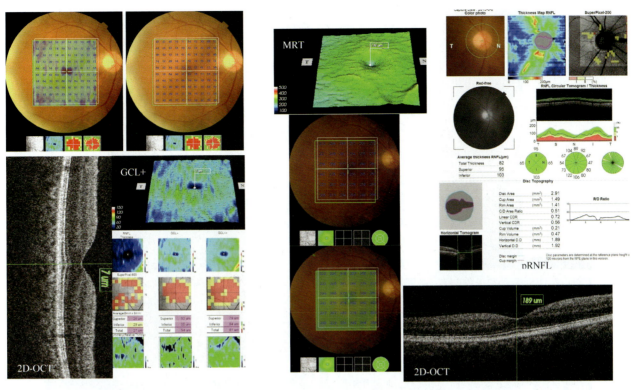

图 2-6-233　病例 31-10a

2015-6-8：右眼发病晚期盘周神经纤维萎缩期。右眼发病后 33 天，视力 0.5，陷凹扩大。MRT：黄斑环形已基本消失。mGCC：GCL+ 环形消失，病损概率图示整个 mGCC 损伤存在，mRNFL 也明显出现损伤。2D-OCT：神经纤维层萎缩变薄。pRNFL：明显出现损伤，尤其是黄斑鼻侧纤维，但概率图仍是可疑损伤。

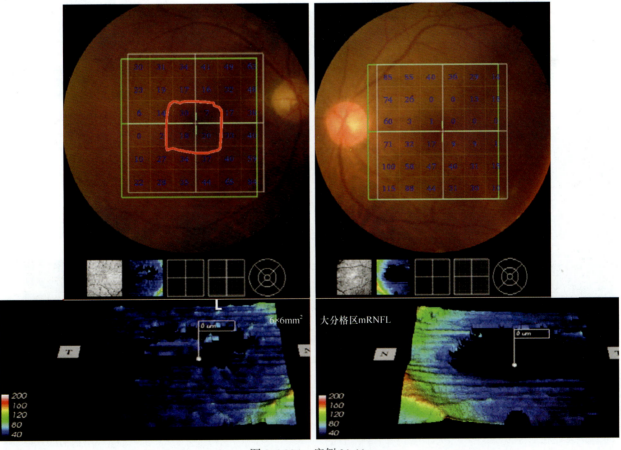

图 2-6-234　病例 31-11a

2015-6-8：mRNFL 双侧明显不对称，右眼范围扩大，正中心偏厚（摄片有差？），外围厚度变薄了。

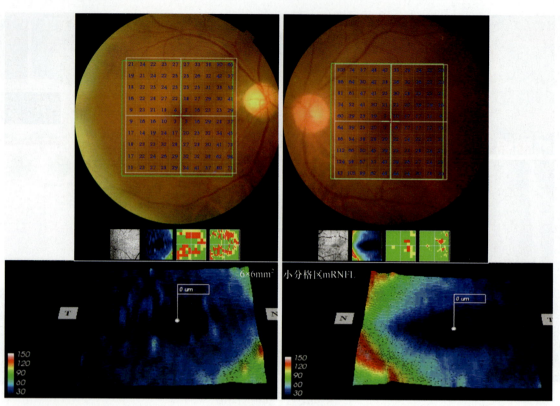

图 2-6-235　病例 31-12a

2015-6-8：mRNFL 双侧明显不对称，右眼黄斑外围厚度变薄，范围扩大。

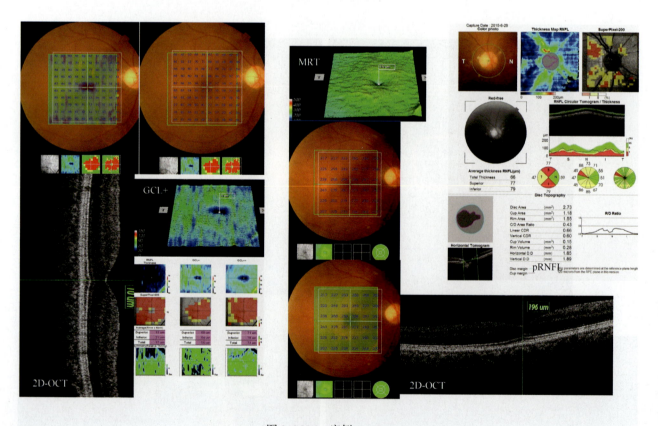

图 2-6-236　病例 31-13a

2015-6-29：右眼发病晚期盘周神经纤维萎缩期。右眼发病后 54 天，视力 0.3，陷凹扩大。MRT：黄斑环形消失。mGCC：GCL+ 环形消失，mRNFL、GCL+、GCL++ 均有明显损伤，而且 mRNFL 更明显。2D-OCT：神经节细胞层萎缩变薄。pRNFL：明显的萎缩，尤其血管弓上下著名。

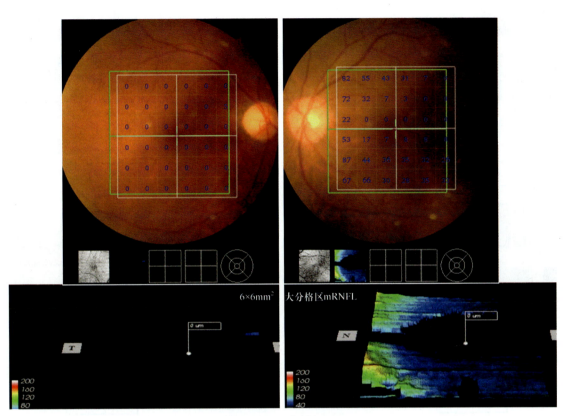

图 2-6-237　病例 31-14a

2015-6-29：双侧明显不对称，右眼明显萎缩变薄。

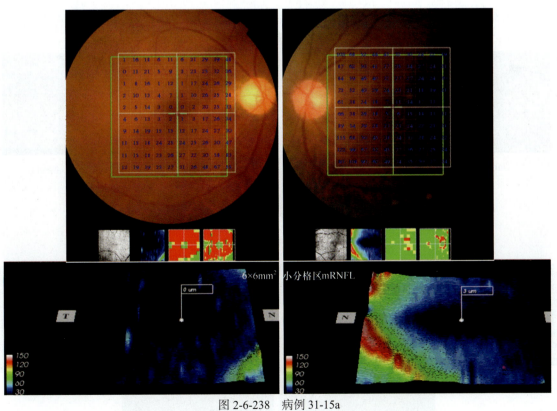

图 2-6-238　病例 31-15a

2015-6-29：右眼整个黄斑区弥散损伤，变薄了，较 2015-6-8 明显范围扩大了。

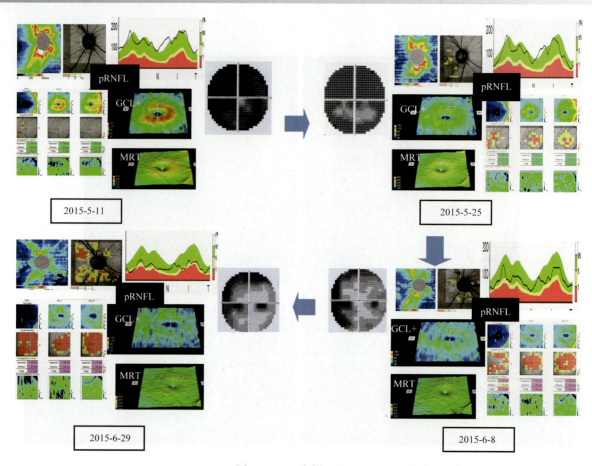

图 2-6-239　病例 31-16a

病程各阶段 MRT、mGCC、pRNFL 及视野变化关系的比较：2015-5-11：右眼发病早期亚正常眼。发病后 5 天，视力 0.25。2015-5-25：右眼发病中期进展、分离现象期。发病后 19 天，视力 0.6。2015-6-8：右眼发病后期盘周神经纤维萎缩期。右眼发病后 33 天，视力 0.5～0.6，陷凹扩大。2015-6-29：右眼发病后期盘周神经纤维萎缩期。发病后 54 天，视力 0.3，陷凹扩大。球后视神经病变 mGCC 演变特点：与 AION 基本相似。

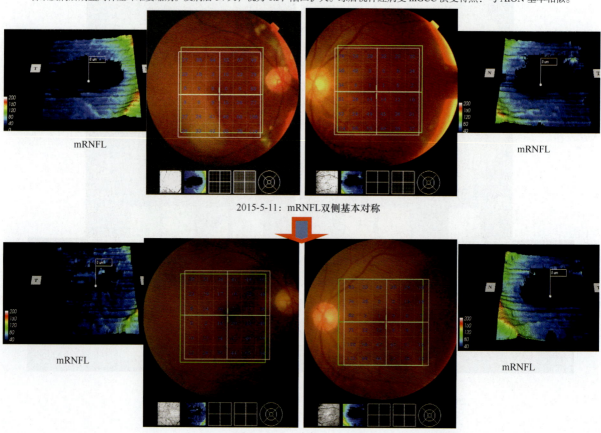

图 2-6-240　病例　31-17a

$6\times6mm^2$ 扫描，大分格区 mRNFL 双侧明显不对称，右眼范围扩大，正中心偏厚（摄片不理想造成？），外围厚度变薄了。

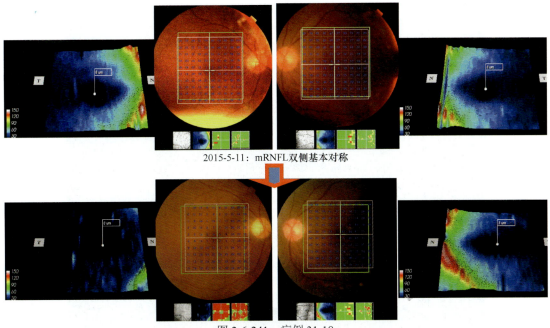

图 2-6-241 病例 31-18a

2015-6-29：6×6mm² 扫描小分格区，mRNFL 右眼整个黄斑区弥散损伤，变薄了，较 2015-6-8 明显范围扩大了。本病例特点：①发病时双眼属亚正常眼；② 19 天后右眼 mGCC 萎缩；③ 33 天 mRNFL 可以肯定出现萎缩，pRNFL 似乎也出现轻微萎缩；④ 54 天明显较多的 pRNFL 萎缩。

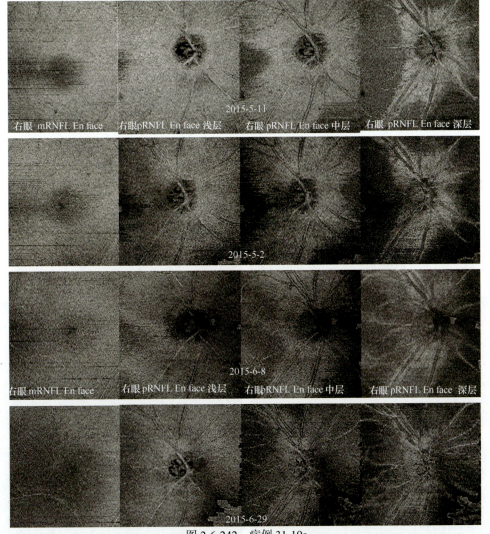

图 2-6-242 病例 31-19a

病程各阶段黄斑和视盘周神经纤维层 En face 图像比较。2015-5-11：发病后 5 天，GCL+ 明显肿胀。mRNFL 和 pRNFL En face 图像完全正常。2015-5-25：发病后 9 天，GCL+ 已有明显萎缩。mRNFL 和 pRNFL En face 图像基本正常。2015-6-8：发病后 33 天，mGCC 明显萎缩。mRNFL 似乎普遍信号稍低，纤维走形结构不清楚。pRNFL 浅层和中层也似乎信号减低。深层信号明显减低。说明远周纤维已丢失（符合 pRNFL 厚度地形图改变）。2015-6-29：发病后 54 天，已是病程后期萎缩期。视盘和黄斑区神经纤维均发生萎缩，视盘周深层萎缩重于视盘周浅层。总之 pRNFL 纤维的萎缩是由深处向浅表进行。

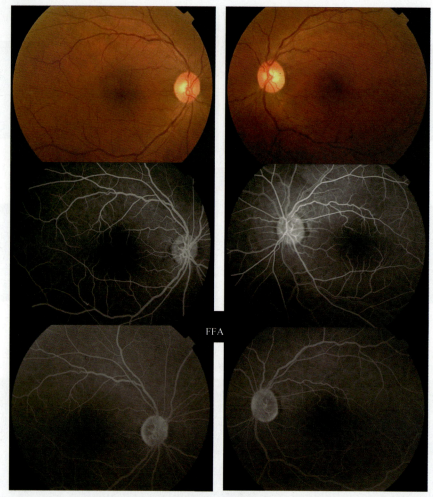

图 2-6-243　病例 41-1a

2015-7-17：患者，男性，55 岁。烟中毒弱视，双眼渐进性视力模糊 10 个月，双眼视力 0.25。体检发现色觉异常。既往体健，饮酒 400～500ml/d、香烟 3 包/日。FFA：造影晚期双视盘染色。

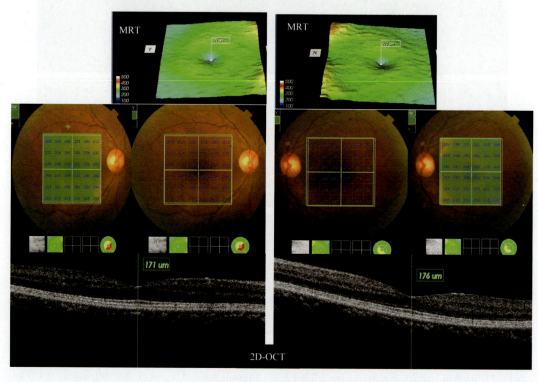

图 2-6-244　病例 41-2a

2015-7-14：双侧 MRT：黄斑区环形变淡些，视细胞层正常，神经节细胞层似乎基本正常。

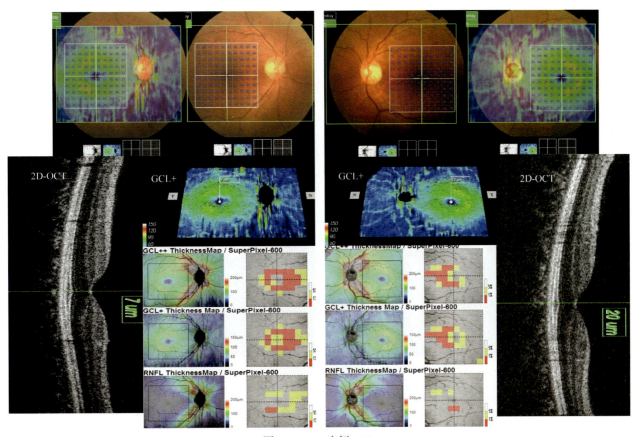

图 2-6-245　病例 41-3a

2015-7-14：双侧 mGCC：几乎对称性双侧 GCL+萎缩变薄，以鼻侧纤维为主，隐约见环形，mRNFL 受损极轻度，尤其左眼。GCL+和 GCL++基本是 2、3、格区环形损伤，中心损伤轻些。2D-OCT：目前尚看不出明显神经节细胞层变薄。

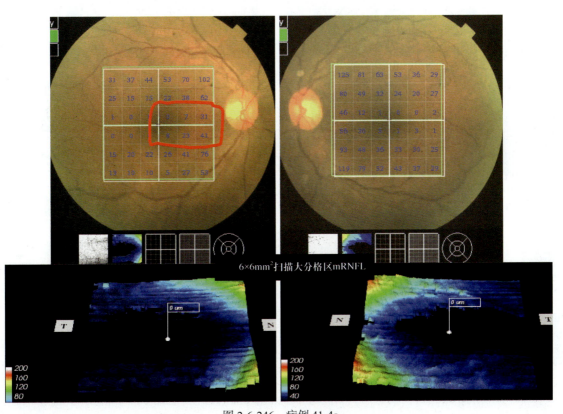

图 2-6-246　病例 41-4a

2015-7-14：mRNFL 图形形态基本对称，似乎右眼萎缩更重些（红圈）。

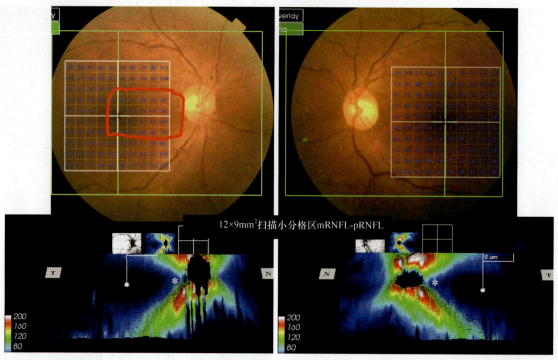

图 2-6-247 病例 41-5a

2015-7-14：mRNFL 图形形态基本对称，似乎右眼重些（红圈），视盘附近 mRNFL-pRNFL 图形双眼对称，但是双眼不正常，注意 * 号似乎与盘缘相连接，表明黄斑鼻侧 mRNFL 有萎缩。

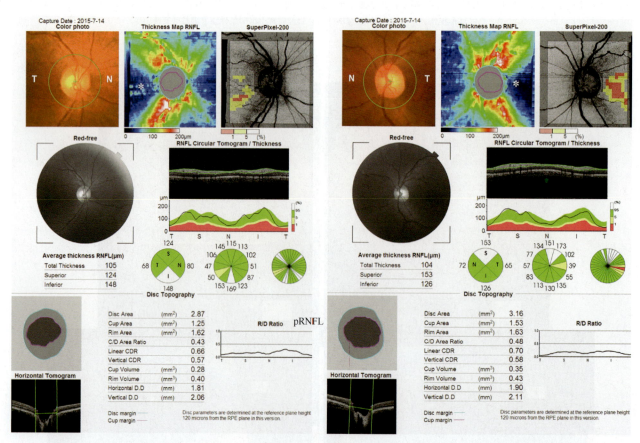

图 2-6-248 病例 41-6a

2015-7-14：pRNFL：双侧乳斑束 GCC 萎缩（鼻侧重 * 号），病损概率图已有显示。其余部位神经纤维肿胀（正常高限范围）。视盘陷凹可能有稍扩大。

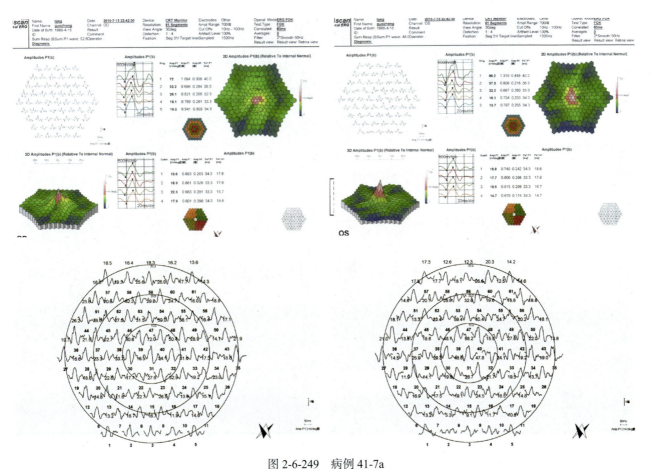

图 2-6-249 病例 41-7a

2015-7-13：双侧 mfERG：（治疗前）黄斑峰值受到影响，但中心 ERG 图形形态正常。

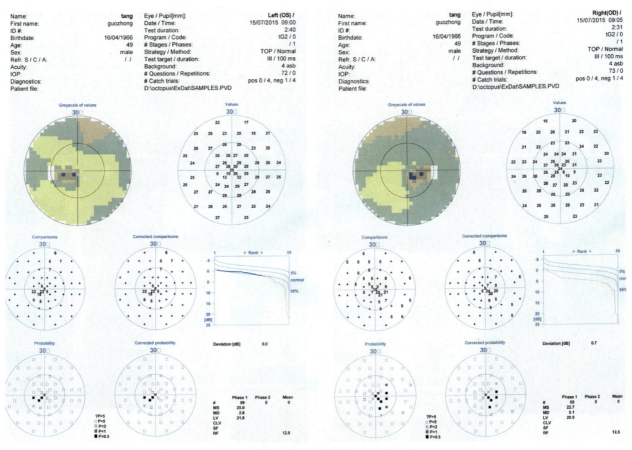

图 2-6-250 病例 41-8a

2015-7-15：双侧乳斑束间哑铃状暗点，伴有核心。

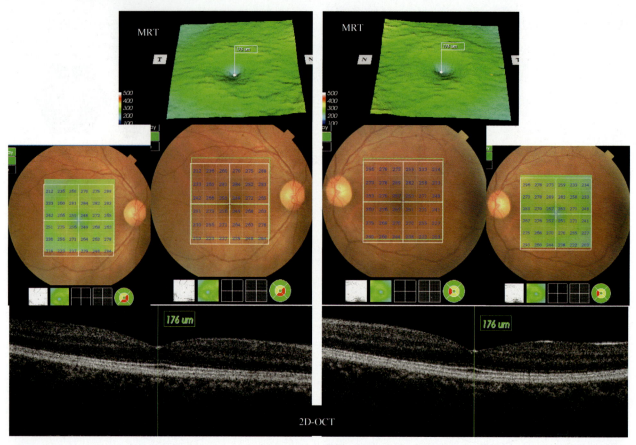

图 2-6-251　病例 41-9a

2015-8-25：经过治疗 1 个月后，双眼视力 0.6，自觉带老花镜后可以清楚看书。MRT：双眼环形隐约，色泽淡些。2D-OCT：双侧神经节细胞层基本正常。

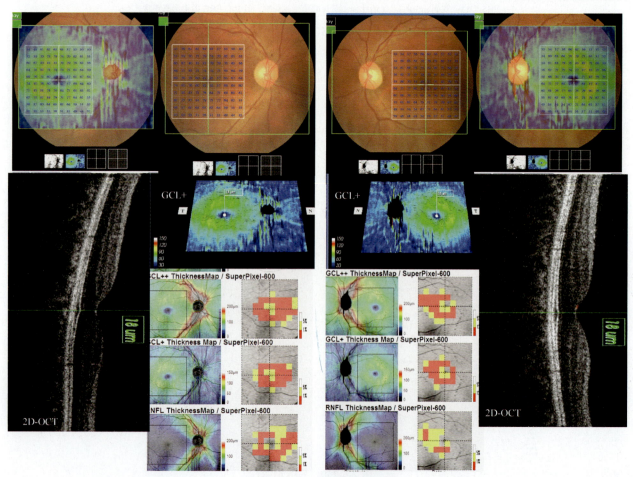

图 2-6-252　病例 41-10a

2015-8-25：经过治疗 1 个月后，双眼视力 0.6，自觉带老花镜后可以清楚看书。mGCC：GCL+ 环形极不完整，色泽淡；病损概率图显示 mGCC 萎缩较 2015-7-14 稍有进展，鼻侧重。

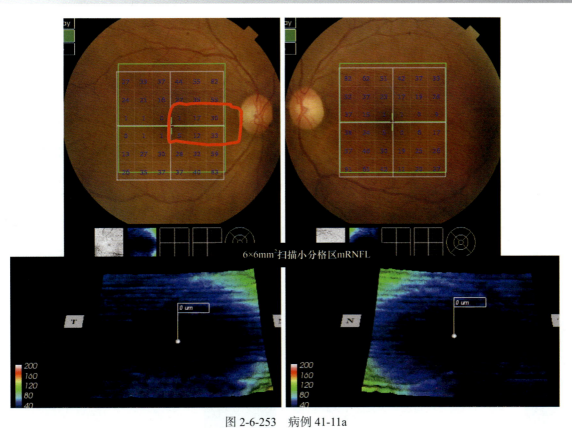

图 2-6-253 病例 41-11a

2015-8-25：mRNFL 双侧基本对称，右眼红圈内较左眼薄些，但 mRNFL 图形形态基本一致。

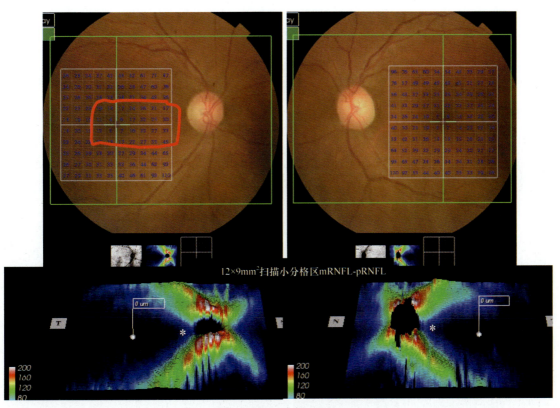

图 2-6-254 病例 41-12a

2015-8-25：mRNFL 双侧基本对称，右眼红圈内较左眼薄些，视盘附近 mRNFL-pRNFL 图形形态对称，*号处属异常，一般此处与视盘缘不连接，与 2015-7-14 比较加重了，因为与视盘缘完全相接了。

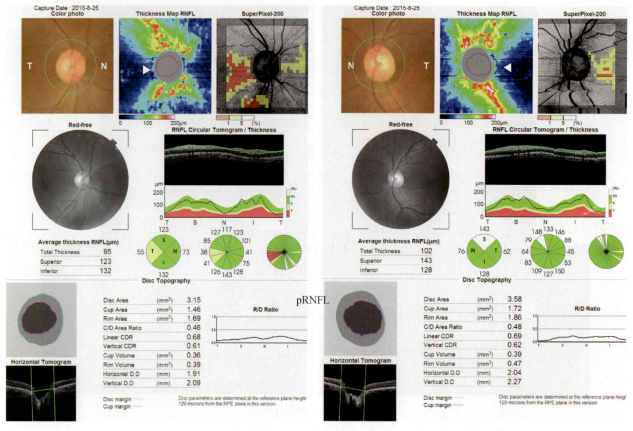

图 2-6-255　病例 41-13a

2015-8-25: pRNFL：双侧乳斑束鼻侧GCC萎缩（▶样萎缩），较初诊2015-7-14稍加重，概率图显示也加重，其余部位神经纤维肿胀（正常高限范围），陷凹扩大不好比较。

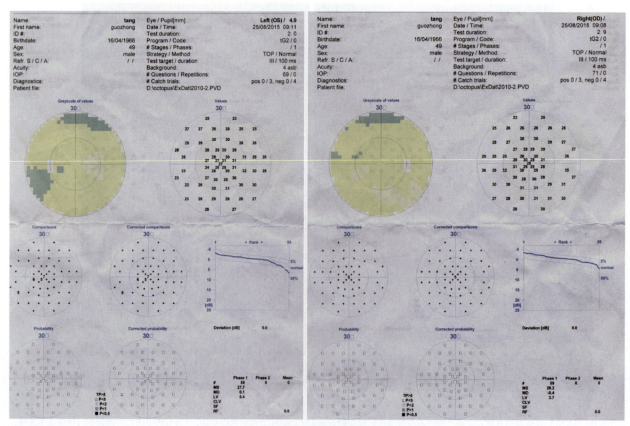

图 2-6-256　病例 41-14a

2015-8-25：视野：双侧哑铃状暗点消失，说明较初诊2015-7-14有好转，仅左眼中心仍存在极轻度缺损。也说明标准视野计的敏感度不高。

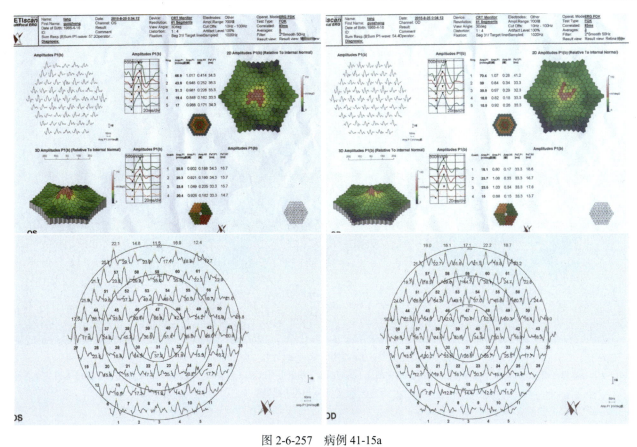

图 2-6-257　病例 41-15a

2015-8-25：mfERG（治疗后 1 个月），双侧似乎较 2015-7-14 稍重些，但 ERG 图形形态基本正常。

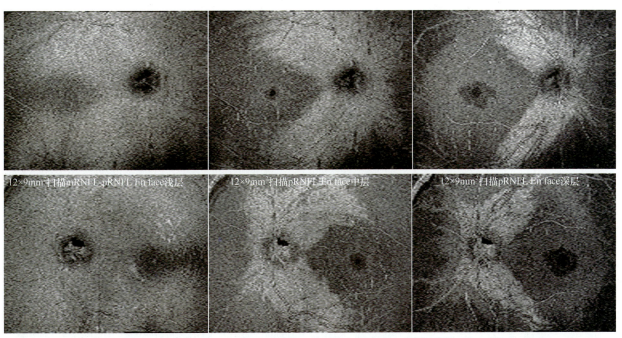

图 2-6-258　病例 41-16a

2015-7-14：双眼宽屏扫描 mRNFL-pRNFL En face 浅层：图像正常。双眼宽屏扫描 pRNFL En face 中层：视盘颞上下纤维信号、形态正常，但整个乳斑束信号极低下，尖端接近视盘缘。双眼宽屏扫描 pRNFL En face 深层：视盘颞上下纤维信号、形态正常。本病例主要是乳斑束神经纤维损伤，这种轻度乳斑束损伤病例，单凭 En face 图像十分难以判断。

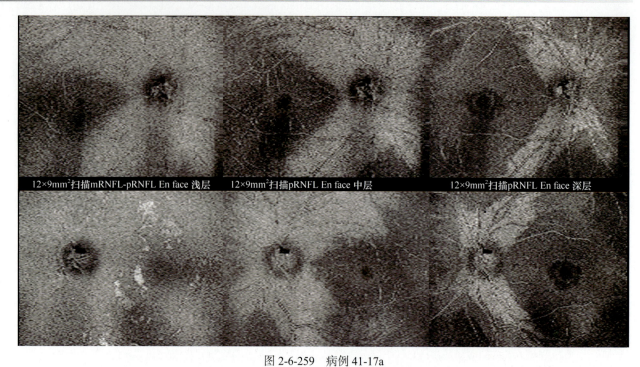

图 2-6-259　病例 41-17a

2015-8-25：本患者确诊治疗后 1 个月自觉视力提高，看书阅读不感到困难，视野也有改善。上述神经纤维 En face 图像几乎与 2015-7-14 完全对称一致改变。（右眼摄相不理想）

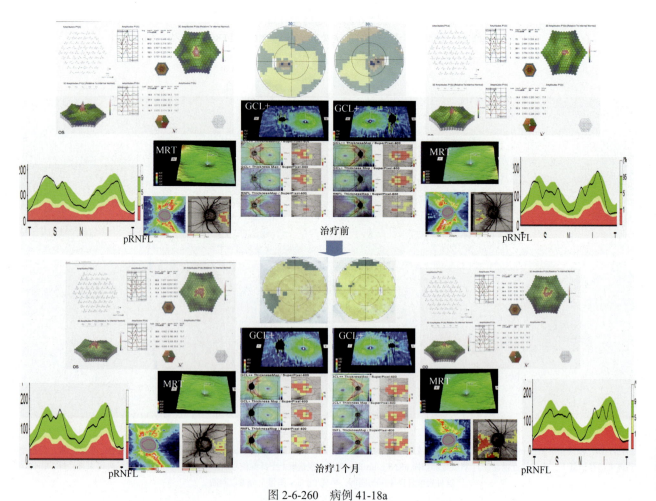

图 2-6-260　病例 41-18a

治疗前后：视力、视野明显改善、mGCC 的萎缩稍稍进展，尤其 mRNFL 损伤更明显。说明 GCL+ 损伤早于 mRNFL。

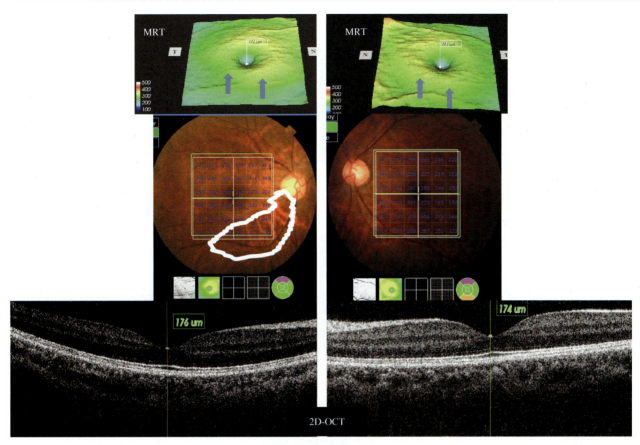

图 2-6-261 病例 10-1a

2015-4-16：患者，男性，33 岁。正常眼压青光眼。MRT：双侧黄斑环形下缘是锐边缘（箭头指示），尤其右眼，余环形色泽深红，较均匀。右下方视网膜较薄（白色圈范围色泽和数字）（与右眼上方和左眼比较）。2D-OCT：右眼颞侧神经纤维层较薄鼻侧正常。左眼正常。

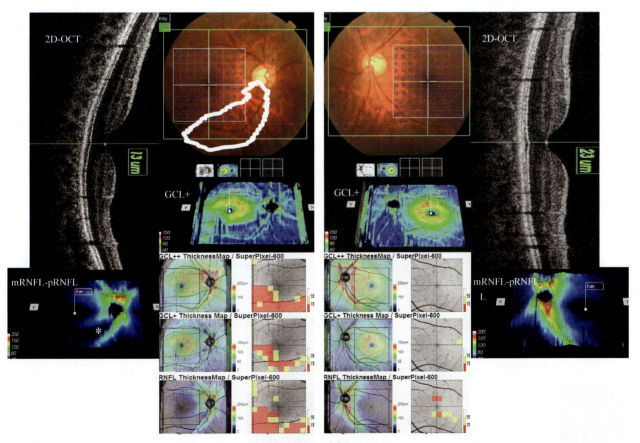

图 2-6-262 病例 10-2a

mGCC：GCL+：右眼颞下方环形缺损，视盘颞下神经束缺损 * 号和白色圈（mRNFL）。右眼病损概率图示黄斑下方及颞下损伤。左眼 GCL+ 环形正常，mRNFL 正常，概率图示正常。

$12\times9mm^2$扫描小分格区mRNFL-pRNFL

$6\times6mm^2$扫描大分格区mRNFL

图 2-6-263　病例 10-3a

双眼 mRNFL 图形形态不对称，右眼重，存在神经束缺损。30 度外的视网膜损伤在大范围扫描（mRNFL-pRNFL）更清楚（上图）。右眼早中期青光眼：上图小格分区和下图大格分区，均有神经束损带（＊号和白色圈）但上图清晰。左眼早期青光眼：上图小格分区和下图大格分区，形态大致相似，基本正常。

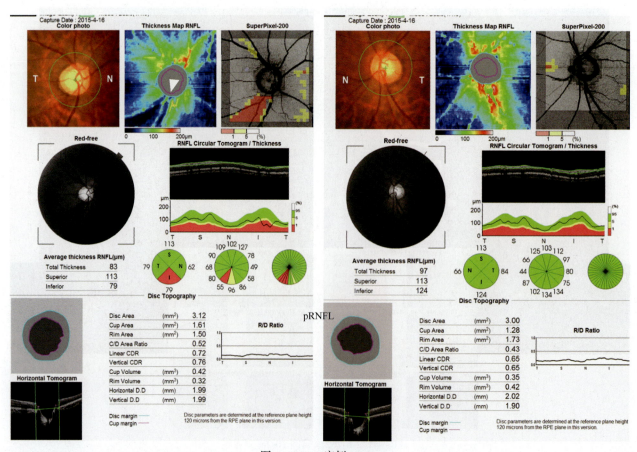

图 2-6-264　病例 10-4a

pRNFL：右眼视盘颞下神经束缺损，对应视盘陷凹扩大（箭头示）；左眼盘周纤维正常。

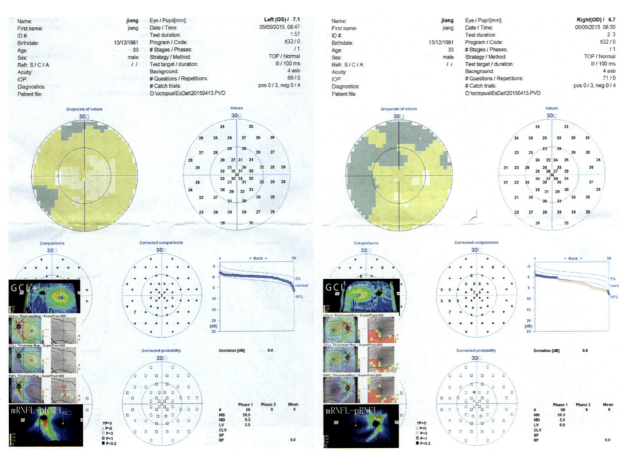

图 2-6-265　病例 10-5a
双侧视野改变与 mGCC 改变符合。

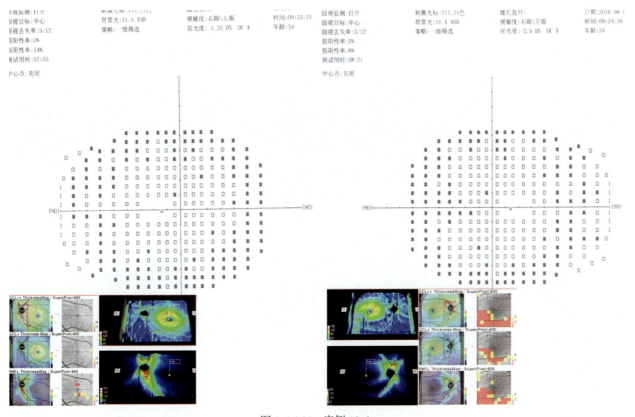

图 2-6-266　病例 10-6a

2016-6-1：双侧周边视野：双眼鼻侧视野均有异常，右眼有阶梯形成。右眼符合上下周边神经纤维均有损伤及部分颞下黄斑纤维损伤改变。左眼主要损伤在上下周边神经纤维，黄斑区神经节细胞层正常。左眼只有查周边视野才能发现视野异常。

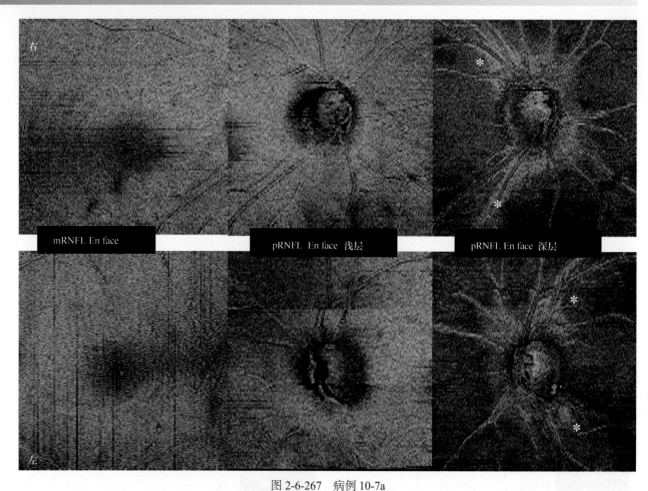

图 2-6-267 病例 10-7a

2015-1-28：双眼 mRNFL 和 pRNFL 浅层 En face 均是正常所见，但是双眼 pRNFL 深层 En face 均有明显的颞上下神经纤维缺失，信号丢失（*号）。

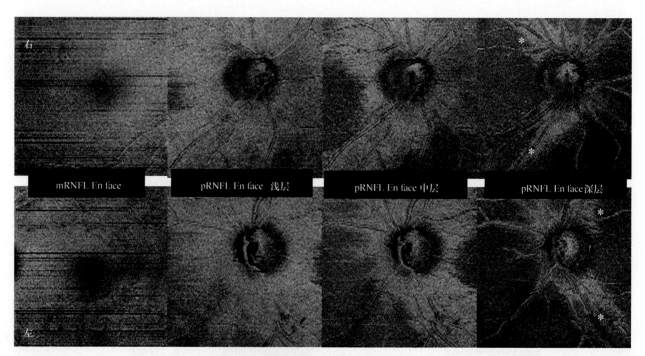

图 2-6-268 病例 10-8a

2015-6-1：同 2015-1-28 所见。经典青光眼的早期损伤是在视网膜颞上下中周部神经纤维层开始，视野表现为鼻侧上下的凹陷或阶梯；黄斑中心外围环形隆起表现上或下方边缘成锐边缘。mGCC 检查所见：GCL+ 为肿胀或肿胀萎缩混杂或水平缝为界的萎缩，本病例 GCL+ 环形隆起左眼完全正常，右眼颞下方有缺损，主要在环形外有神经纤维损伤，这种情况在青光眼相当多见。这种病例的诊断似乎以视盘周围神经纤维层深层的损伤最为敏感（也许可能是早期诊断青光眼的一个指标性检查）。

视盘－球后视神经前段 mGCC 损伤演变特点

1) 视盘疾病和球后视神经疾病损伤演变过程基本一致：烟中毒弱视难以了解发病日期，无法估计 mGCC 损伤发生时间，但可以从 mRNFL 的损伤轻于 GCL+，说明先后关系。青光眼同样是慢性发病过程，无法了解 mGCC 损伤发生的时间，但可以观察到 mGCC 萎缩发生在 pRNFL 萎缩之前。

（1）AION 和急性球后视神经炎病例：mGCC 肿胀维持时间约 3 周。

（2）mGCC 萎缩发生时间：发病后 3 周左右。

（3）mRNFL 萎缩可能与 mGCC 萎缩发生时间相仿或稍迟后一些。

（4）pRNFL 出现神经纤维束萎缩时间：6～8 周后出现。

2) 视神经疾病与 RAO 在 mGCC 损伤过程的差别表现

	急性视神经疾病	RAO（主干支或主干分阻，视神经供血受累）
损伤解剖层次	仅限神经节细胞层	神经节细胞层＋双极细胞层（视网膜内层）
发生 mGCC 萎缩时间	3 周左右	3 周左右
发生 mRNFL 萎缩时间	可能 3～4 周	可能 3 周左右
发生 pRNFL 萎缩时间	6～8 周	1.5 个月后，（与阻塞支的大小和视神经受累与否有关）

视交叉部病变：垂体瘤 4 例；脑膜瘤 1 例；视交叉部发育异常 1 例。

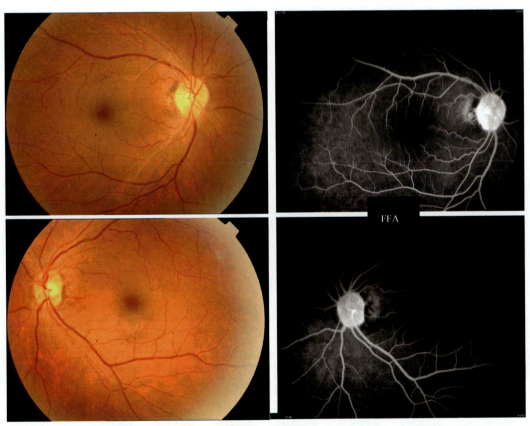

图 2-6-269　病例 47-1a

2014-7-10：患者，女性，58 岁。垂体瘤，左眼急性视力下降 1 周就诊。视力：右眼 1.0；左眼 0.08。FFA：晚期视盘染色。

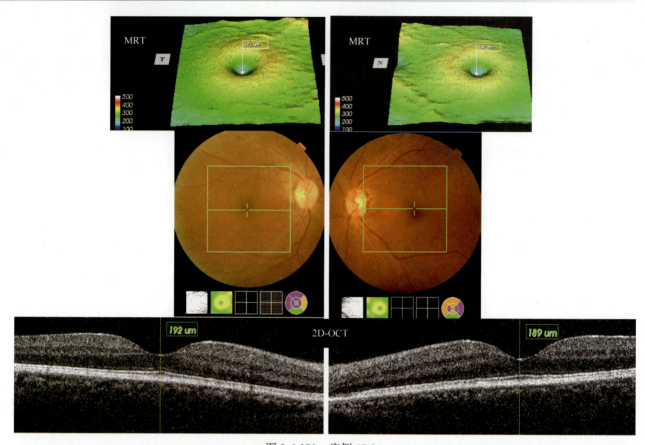

图 2-6-270　病例 47-2a

2014-7-10：MRT：双侧对称黄斑环形完整、深红色，属亚正常眼。2D-OCT：双侧对称正常视网膜结构。

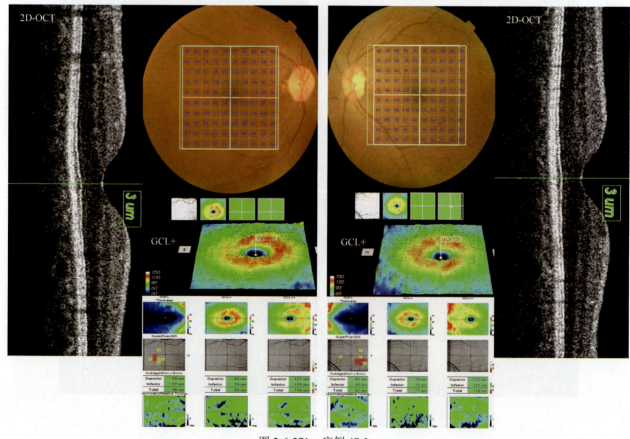

图 2-6-271　病例 47-3a

2014-7-10：mGCC：双侧 GCL+ 环形基本完整、深红色较一般病例色泽高（亚正常眼）。双侧病损概率图：mRNFL、GCL+、GCL++ 对称，未显示病变。2D-OCT：双侧视网膜结构正常。

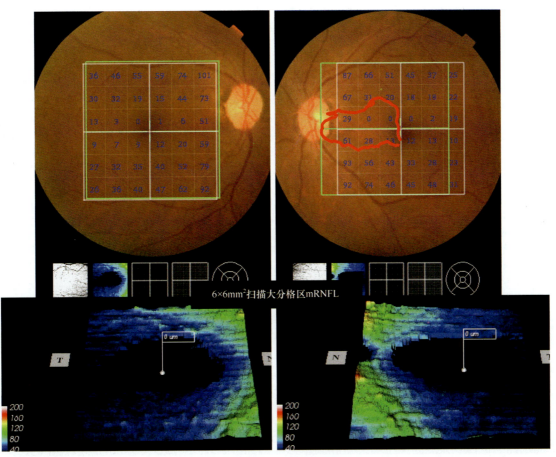

图 2-6-272 病例 47-4a

2014-7-10：mRNFL：双眼基本对称，左眼乳斑束更薄些（红圈内）。

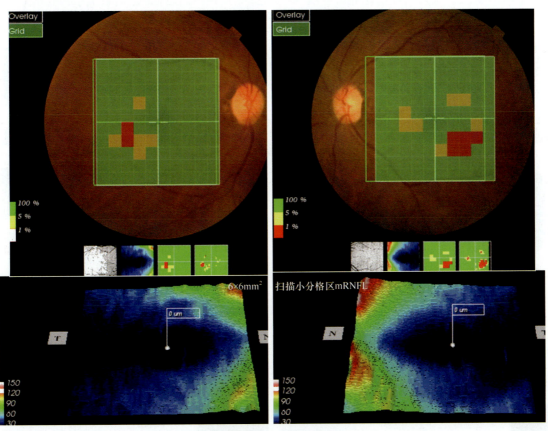

图 2-6-273 病例 47-5a

2014-7-10：mRNFL：双眼基本对称。

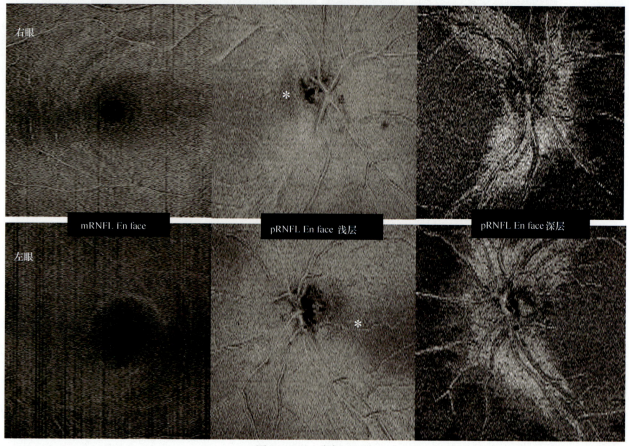

图 2-6-274　病例 47-6a

本病例是发病初期亚正常眼期，双眼神经纤维肿胀，En face 图像可以看到弧形纤维走形，唯有左 pRNFL 的 En face 图像浅层可见视盘颞侧缘的黄斑鼻侧 mRNFL 轻度纤维丢失（＊号），与相应厚度图像所见一致；但是深层盘周神经纤维 En face 很难鉴别黄斑区信号改变是否有病理意义，因为颞上下神经纤维无缺损失，仅黄斑区大小及信号难以判断。

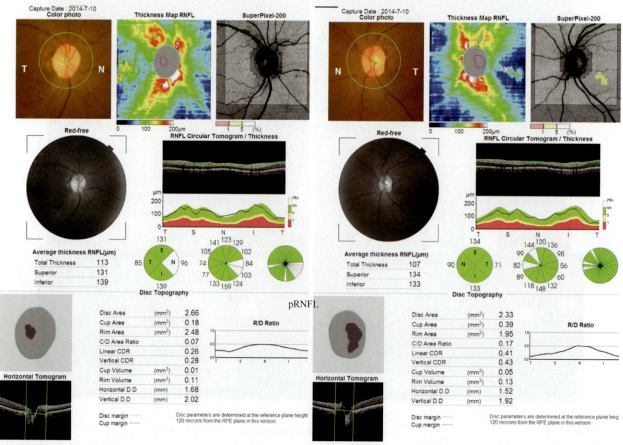

图 2-6-275　病例 47-7a

2014-7-10：pRNFL：双侧盘周神经纤维肿胀，但是左眼鼻半 mRNFL 有轻度损伤（＊号的尖端向视盘接近，相应右眼是可疑），左眼病损概率图显示极轻微。

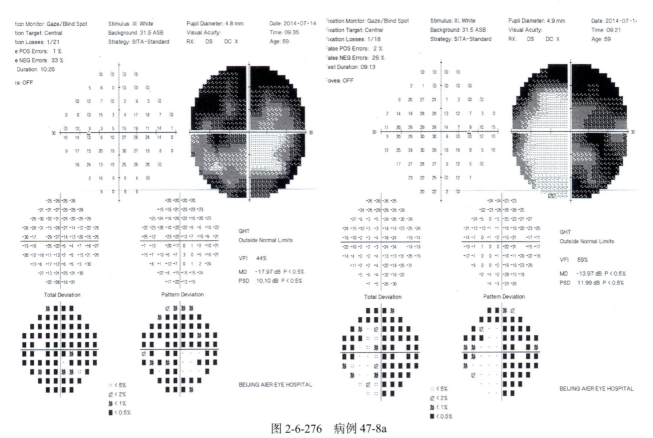

图 2-6-276　病例 47-8a

2014-7-14：视野双颞侧偏盲，根据视野追问病史，患者儿子诉说 2012 年 9 月当地医院确诊垂体瘤，因没有症状，肿瘤小，决定观察，也未向患者讲病情。

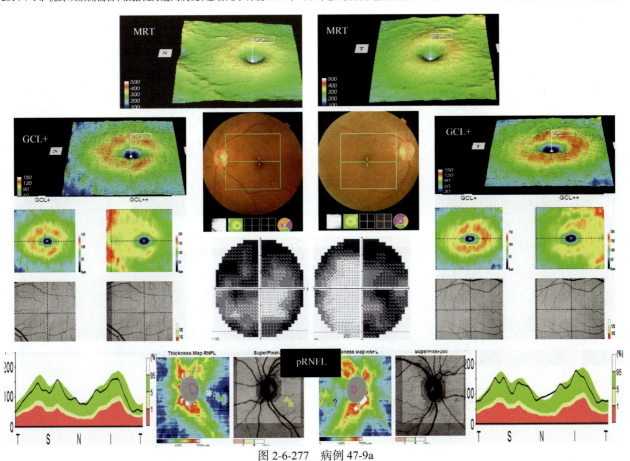

图 2-6-277　病例 47-9a

2012-9-30：当地医院确诊垂体瘤，没有视力下降症状——潜伏期亚正常眼。2014-7-10：急诊主诉左视力下降 1 周，潜伏期亚正常眼长达近 2 年，目前是发病初期亚正常眼表现。视力下降、视野异常，但 mGCC 和盘周神经纤维肿胀。本病例特点是慢性疾病的基础上，有急性发作。尽管病程处在发病早期亚正常眼，但可见左眼鼻侧 mRNFL 已存在萎缩（*号），右眼可疑（？号）。

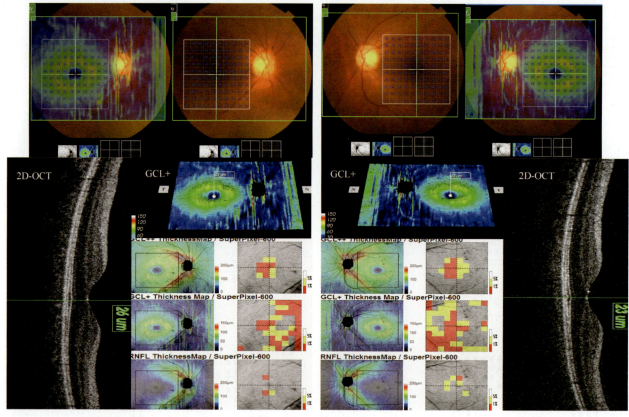

图 2-6-278　病例 48-1a

2015-6-18：患者，女性，61 岁。视力：右眼 0.6；左眼 0.8。主诉于 10 年前在北京天坛医院急诊垂体手术（突然双眼近乎失明），术后放射治疗一疗程，目前病情稳定，这次来复查眼底和视野。mGCC：双侧 GCL+ 环形存在但不完整，色泽不匀，基本正常为主。病损概率图显示：双侧 mRNFL 基本正常，GCL+ 和 GCL++ 以鼻侧 mGCC 损伤为主，颞侧 mGCC 稍有损伤。2D-OCT：双侧对称存在，似乎变薄些。

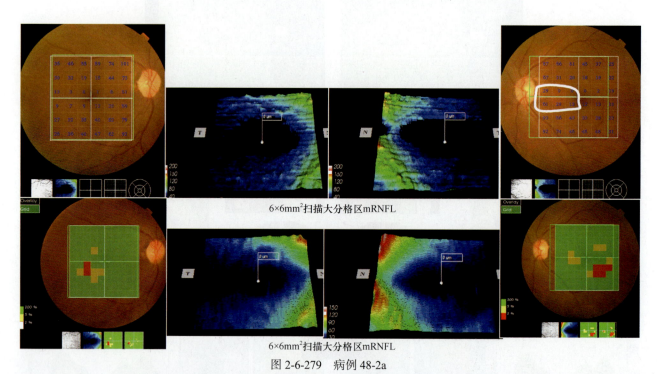

图 2-6-279　病例 48-2a

2015-6-18：mRNFL：图形形态双眼基本对称，但左眼鼻侧乳斑束纤维变薄，应属异常。符合该眼的 pRNFL 损伤。本病例病程较短，亚正常眼。左眼鼻侧乳斑束值得怀疑。

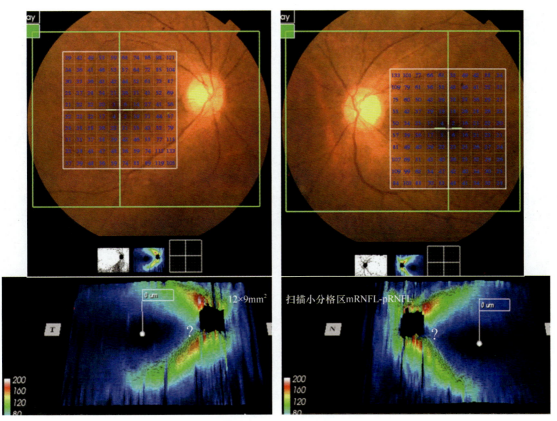

图 2-6-280　病例 48-3a

2015-6-18：mRNFL-pRNFL：双眼 mRNFL-pRNFL 图形形态基本对称，但"？"号处应注意尤其是左眼，因为此处一般不应与视盘缘连接。

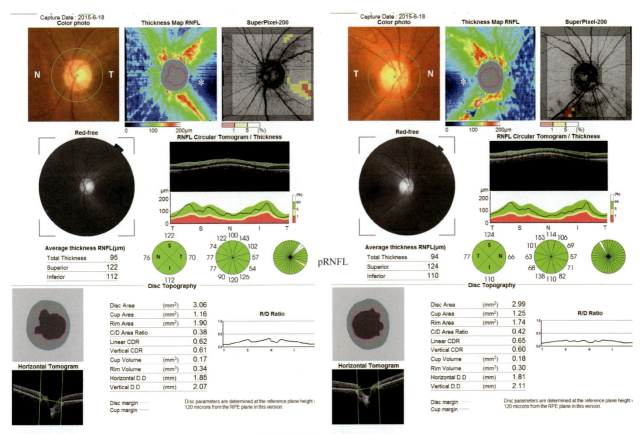

图 2-6-281　病例 48-4a

2015-6-18：pRNFL：（注意双眼视盘颞侧＊号处）也是鼻侧 mRNFL 萎缩，尖端已接近视盘缘尤其左眼。余双侧 pRNFL 基本在正常范围。

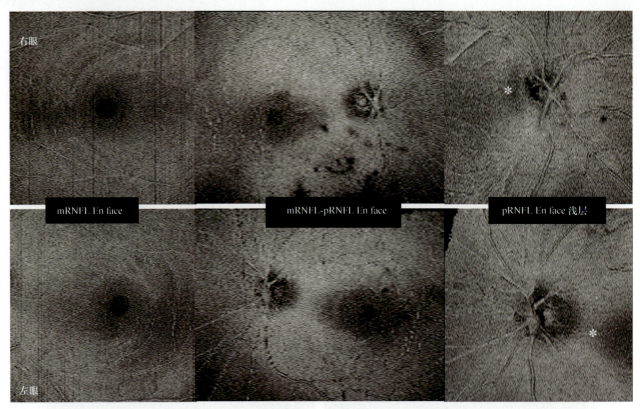

图 2-6-282　病例 48-5a

2015-6-18：双眼 mRNFL En face OCT 图像正常。双眼 mRNFL-pRNFL 图像正常。双眼 pRNFL En face 图像：视盘颞侧缘的黄斑鼻侧 mRNFL 轻度视神经纤维丢失（*号），与相应厚度图像一致。

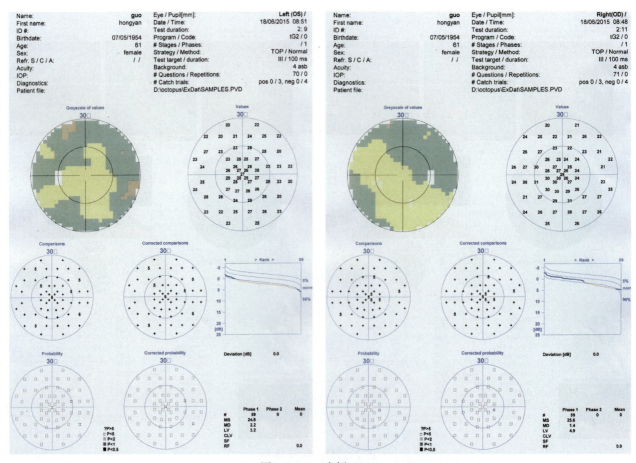

图 2-6-283　病例 48-6a

2015-6-18：视野：有双侧颞侧偏盲的基础，左眼鼻侧也有影响。

病例 47、48 的临床表现特点及思考

1）这两例均是垂体瘤，均有慢性发病的病程（病程并不长，而且在病程的偏早期），又有急性发作的病史。

2）mGCC 检查：属发病初期亚正常眼期——mGCC 和 pRNFL 肿胀期，只有这一期神经纤维没有萎缩的肿胀阶段，属功能性改变，尚未发生明显器质性改变，这一阶段及时解除病因，视力预后较好。

3）病例 47 检查得到了手术前 mGCC 和 pRNFL 肿胀性改变的检查结果，没有得到手术后有好的视力恢复的结果。

病例 48 得到了手术后 10 年的 mGCC 和 pRNFL 检查结果及较好的视力恢复的结果，但是没有发病早期的检查结果，只是有病人诉说病史及治疗过程。

似乎这两例一前一后的结果组成了一个完整的病例，得出了一个结论：病程较短的垂体瘤，具有急性发作病史的病例，及时早期发现和治疗，视力预后较好，因为神经节细胞没有进入明显的萎缩阶段，而是在肿胀的功能障碍阶段。另外 GCL+ 的损伤重于 mRNFL，说明 GCL+ 的损伤早于 mRNFL，更早于 pRNFL 的损伤。

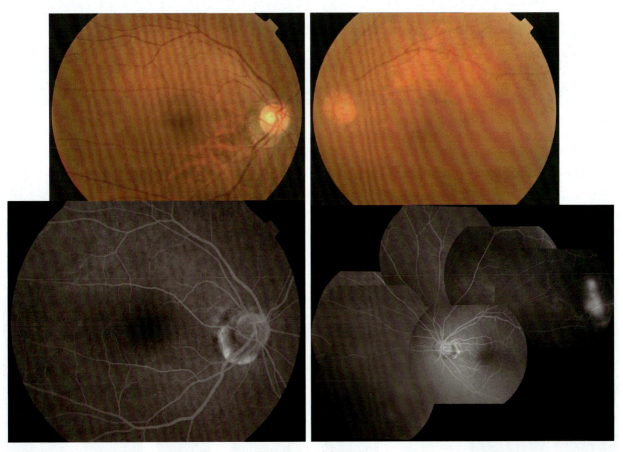

图 2-6-284　病例 49-1a

2013-1-9：患者，女性，63 岁。左眼视物不清、外院诊断玻璃体浑浊 5 个月就诊。左颞侧远周视网膜孔，继发玻璃体出血、轻度玻璃体混浊。FFA：左眼颞侧周边部视网膜破口处玻璃体视网膜有牵引，荧光素渗漏。晚期视盘染色。

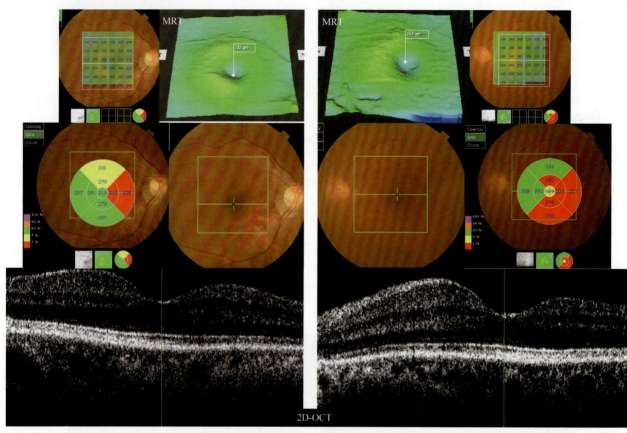

图 2-6-285　病例 49-2a

2013-1-18：MRT 和 2D-OCT：双侧 MRT 存在中垂线划界的右侧同向性 mGCC 萎缩的改变。追问病史，5 年前作脑膜瘤手术。视网膜神经节细胞层黄斑右侧萎缩变薄。EDTRS Grid 显示图形形态与上方具有中垂线和水平线的概率图图形不一致，说明 ETDRS Grid 图表的失真严重，需要修改。

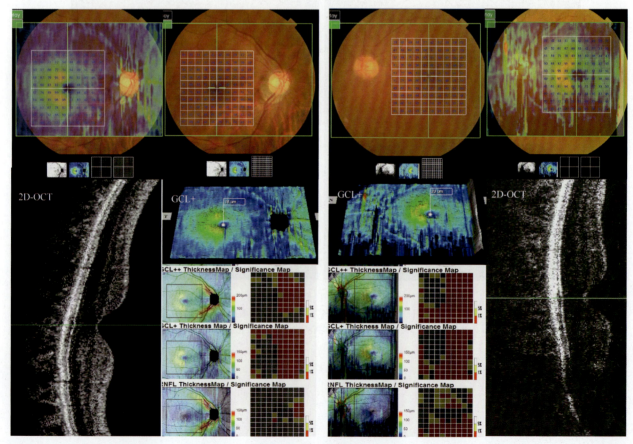

图 2-6-286　病例 49-3a

2013-1-18：mGCC：双侧 GCL+（右鼻侧、左颞侧）同向性萎缩，中垂线划界，其余 GCL+ 环形正常。病损概率图显示：右眼鼻侧、左眼颞侧为主，鼻下受损的萎缩（左眼有越中线）。mRNFL 右眼仅鼻侧较轻受损。2D-OCT：双侧对等神经节细胞层变薄。

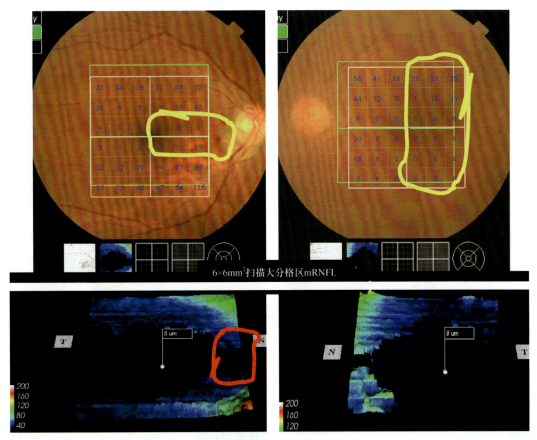

图 2-6-287 病例 49-4a

2013-1-18: mRNFL: 右眼视盘颞侧缘与左眼相同处不对称（红圈），说明左眼该处正常，右眼不正常。上述黄圈变薄: 说明右鼻侧纤维、左颞侧纤维变薄。

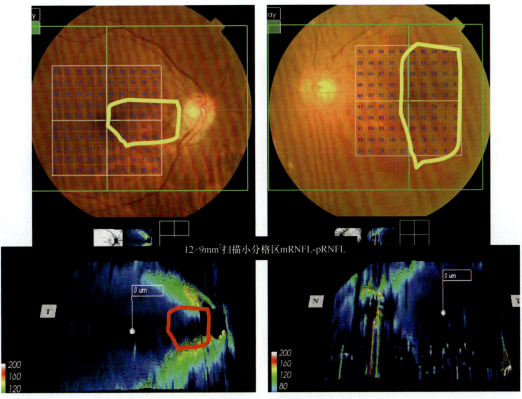

图 2-6-288 病例 49-5a

2013-1-18: mRNFL-pRNFL: 右眼视盘颞侧缘与左眼相同处不对称（红色圈），右眼宽宽的纤维缺损与视盘缘连接（萎缩造成），左眼相应处不连接（正常不萎缩区）。上述小格分区黄色圈内萎缩变薄与下图红色圈萎缩区一致。本病例病程 5 年，mRNFL 萎缩可以充分显示真实情况。

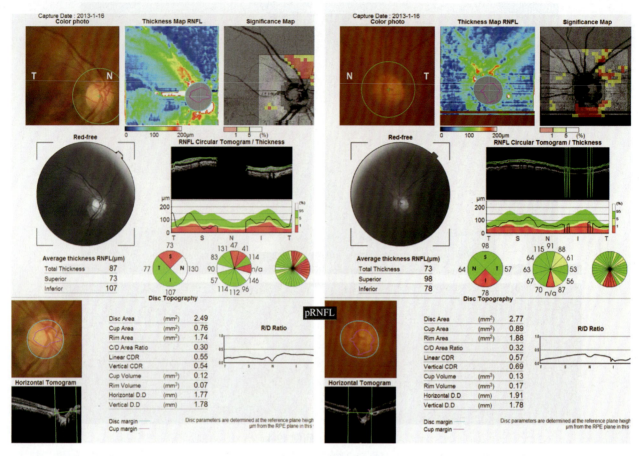

图 2-6-289　病例 49-6a

2013-1-18：pRNFL：右鼻侧受损，含鼻侧 mRNFL；左鼻侧、颞侧均有损伤。（双眼 pRNFL 摄片不理想，但基本可以反映病损）。病程已 5 年，pRNFL 一定存在萎缩纤维。

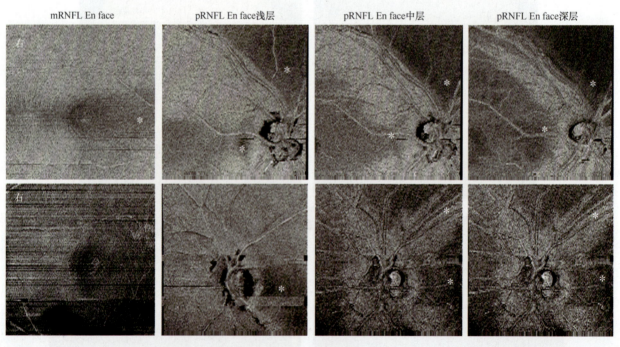

图 2-6-290　病例 49-7a

双眼神经纤维层 En face 图像均是鼻侧纤维损伤为主，但是左眼颞上纤维也轻度受损了（*号）。神经纤维层 En face 检查符合 mGCC 和视野所见。

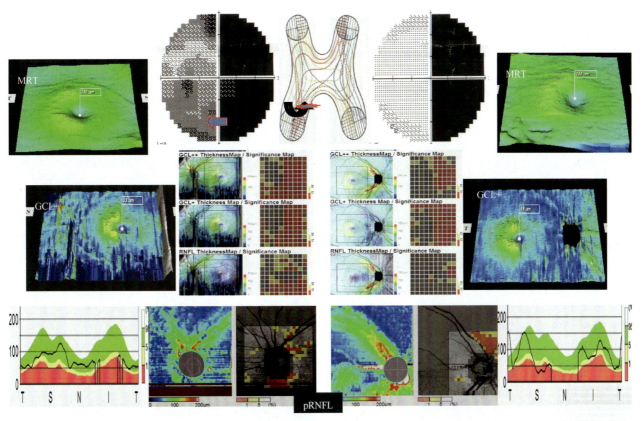

图 2-6-291　病例 49-8a

左侧交叉部后交界处脑膜瘤（手术后 5 年），左颞侧纤维已受到侵犯。右眼只是鼻侧纤维受损。晚期萎缩稳定期。

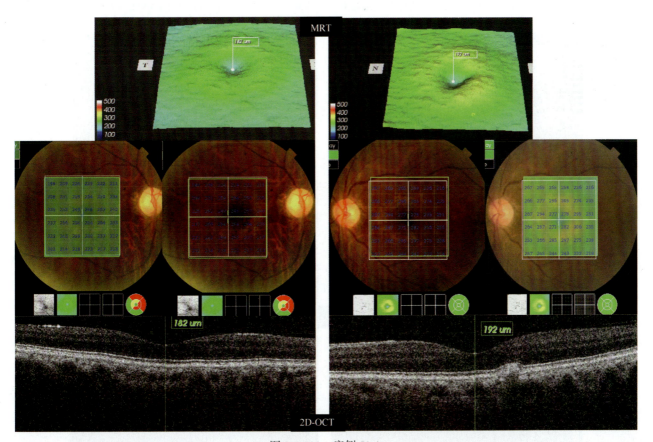

图 2-6-292　病例 51-1a

2015-1-23：患者，男性，66 岁。右眼渐渐视力不好 3～4 年，近 2 年加重就诊。视力：右眼 0.01；左眼 0.3。眼科根据 mGCC 图像显示交叉部病变，右侧侵犯重，左眼存在中线界。进一步检查视野、MRI、FFA。MRT：右眼环形基本消失，左存在中线划界，鼻侧环形淡，颞侧环形色深。2D-OCT：右眼神经节细胞层萎缩变薄；左眼鼻侧和颞侧不等厚，鼻侧薄些。

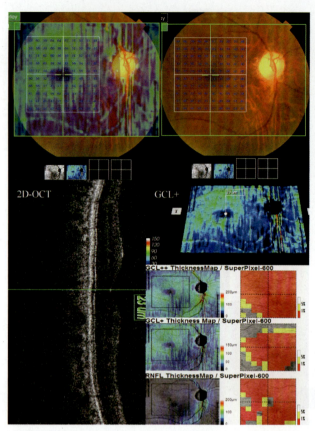
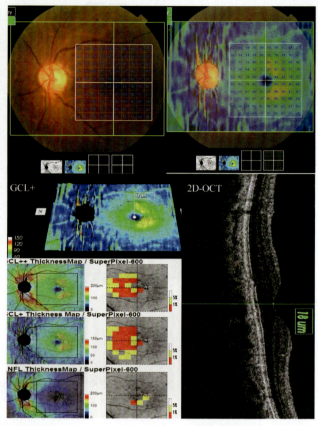

图 2-6-293 病例 51-2a

2015-1-23：mGCC 改变符合视交叉部病变特征。左眼损伤较右眼轻，左眼只限鼻侧 GCL+ 萎缩，mRNFL 几乎正常，说明胞体萎缩在先。mGCC：GCL+：右黄斑环形消失，左鼻侧半环形消失，中垂线划界。病损概率图显示双眼病损不对称，右重左轻，左眼 mRNFL 基本正常。2D-OCT：双侧神经节细胞层萎缩，右重左轻。

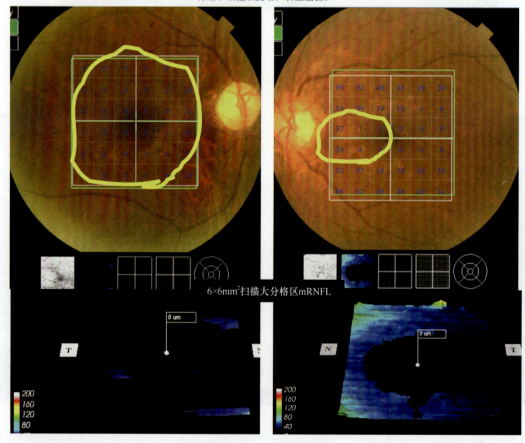

图 2-6-294 病例 51-3a

2015-1-23：mRNFL：双侧不对称，右眼晚期，mRNFL 几乎全部萎缩。左眼较早期，基本正常（因没有对照，是否变薄不好肯定）。

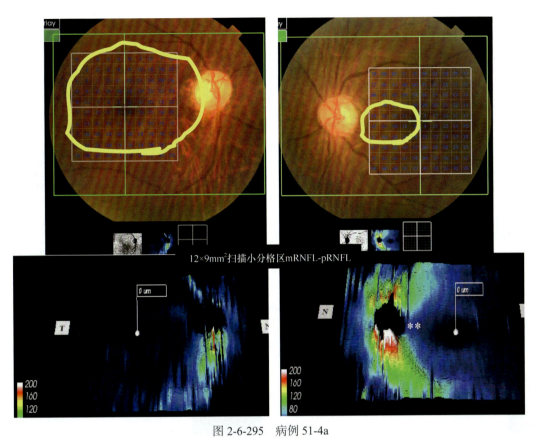

图 2-6-295　病例 51-4a

2015-1-23：mRNFL-mRNFL：双侧不对称，右眼晚期，mRNFL 几乎全部萎缩。左眼较早期，基本正常，但 ** 号示多般异常（pRNFL 已明确显示）与视盘颞侧缘相连接，萎缩面很宽广（右眼极宽广）。

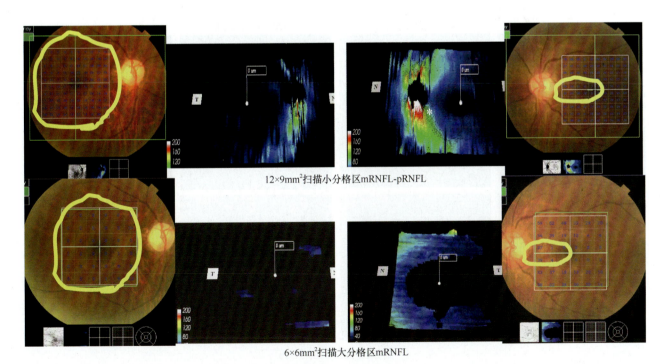

图 2-6-296　病例 51-5a

2015-1-23：mRNFL：双侧不对称，右眼晚期，mRNFL 几乎全部萎缩。左眼是极早期异常（* 号），说明 mRNFL 的萎缩晚于胞体的萎缩。

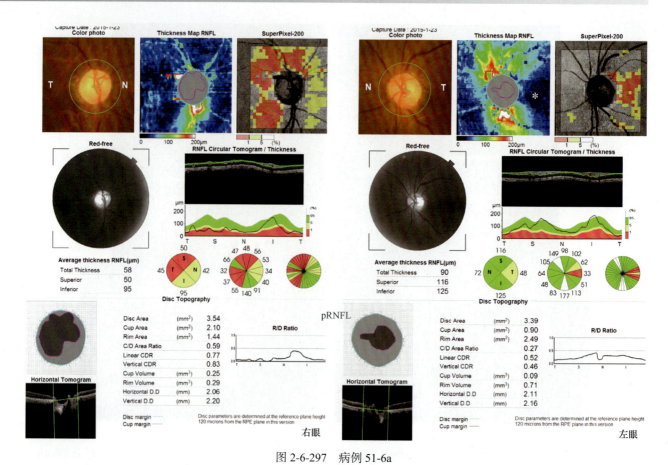

图 2-6-297 病例 51-6a

右眼鼻侧、颞侧均受损伤，视盘陷凹扩大。左眼只是鼻侧受损（*号），盘周纤维部分肿胀，视盘陷凹稍有扩大。双眼 pRNFL 损伤明显不同，与视野改变一致

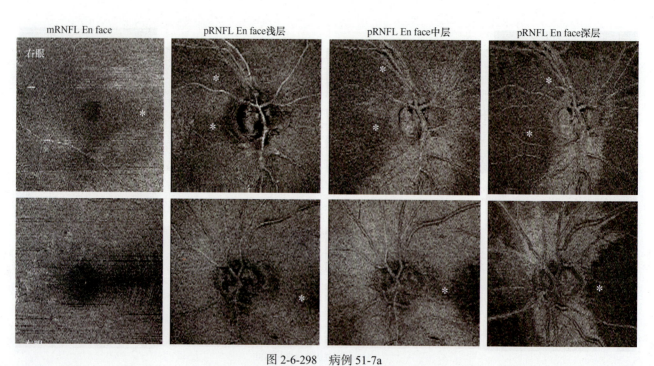

图 2-6-298 病例 51-7a

双眼神经纤维层 En face 图像比较。双眼 mRNFL En face：右眼鼻侧 mRNFL 有丢失，反射信号较低些（*号）；左眼正常 mRNFL En face 图像。双眼 pRNFL En face：右眼鼻侧 mRNFL 和视盘颞上神经纤维由浅层到深层均有缺损（*号），En face 图像信号低下。左眼视盘周围神经纤维由浅层到深层，只有鼻侧乳斑束有缺损（*号），En face 图像显示黄斑区信号低下区变大，信号丢失增多。本病例黄斑、视盘神经纤维层 En face 检查显示右眼明显较左眼严重，符合视野和 mGCC 检查所见。

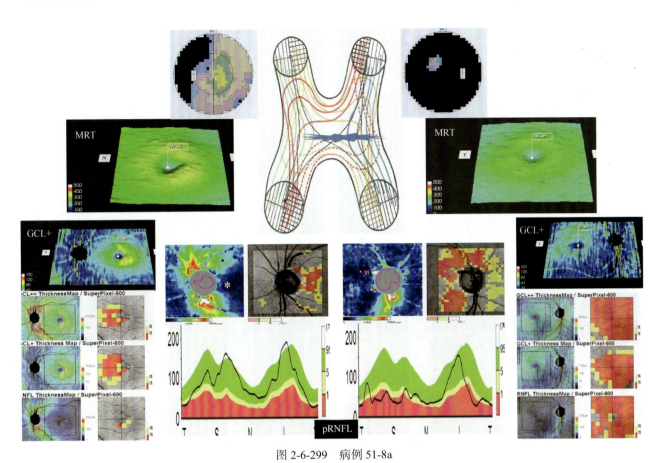

图 2-6-299　病例 51-8a

患者，男性，66 岁。右眼渐渐视力不好 3～4 年，近 2 年加重就诊。视力：右眼 0.01；左眼 0.3。视野、GCC 和头颅 MRI 改变确诊垂体瘤。肿物位于视交叉体部偏右侧，右眼近乎盲，左眼仅限黄斑交叉纤维损伤，几乎未越中线，mRNFL 损伤不明显但是 pRNFL 明确显示鼻侧纤维已经损伤（见 * 号）。

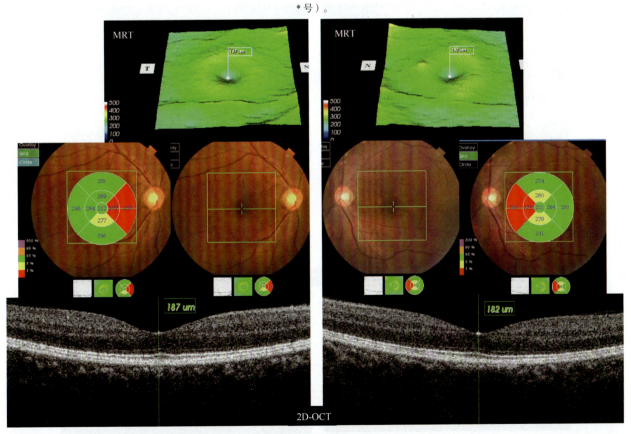

图 2-6-300　病例 52-1a

2014-1-29：患者，男性，29 岁。根据 OCT 中垂线划界的图像，眼科初诊即明确诊断早期视交叉部病变。MRT：双鼻侧黄斑环形变浅淡，中垂线划界。2D-OCT：双鼻侧神经节细胞层变薄，颞侧正常厚度。（注意 ETDRs Grid 显示图像失真严重）

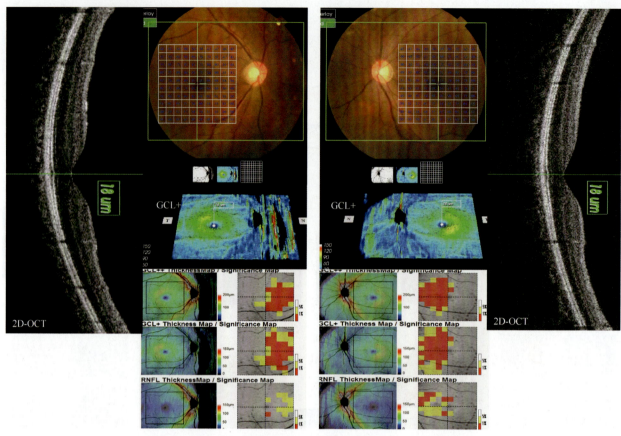

图 2-6-301　病例 52-2a

2014-1-29：mGCC：双侧黄斑鼻侧 GCL+ 萎缩，中线划界说明病变一定在视交叉部，而且是较早期病变，因未越中线。2D-OCT：双神经节细胞层变薄。本病例病变对称，病变位于中线。GCL+ 损伤显著重于 mRNFL 的损伤，说明胞体萎缩早于纤维萎缩。

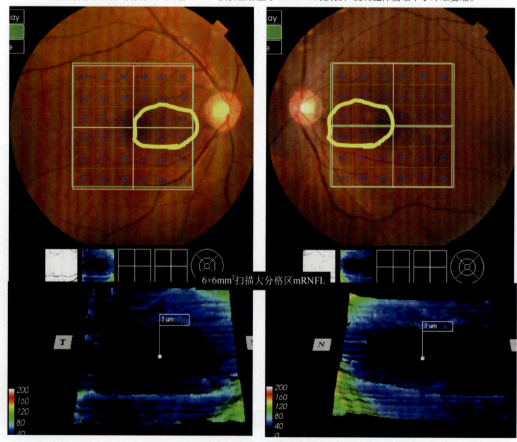

图 2-6-302　病例 52-3a

2014-1-29：mRNFL 双侧对称。

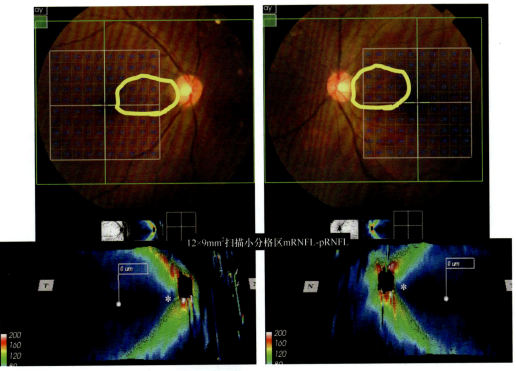

图 2-6-303　病例 52-4a

2014-1-29：mRNFL-pRNFL：双侧对称，但 * 号处要注意鉴别，病理性或正常均有可能是这种改变。本病例属异常改变——神经纤维萎缩与视盘缘相连接，尤其左眼。

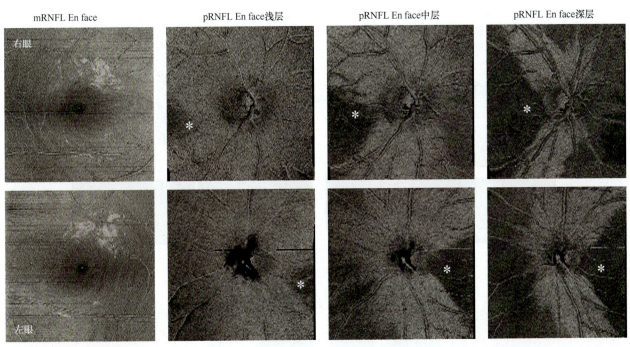

图 2-6-304　病例 52-5a

2014-1-29：双眼不同部位视网膜神经纤维 En face 比较：双眼 mRNFL En face：双正常 En face 图像。双眼 pRNFL En face：双眼视盘浅层到深层视盘颞侧的鼻侧信号低下由弱到强，越深层信号丢失多，黄斑暗区明显扩大，主要损伤黄斑下方纤维为主。本病例是极早期的垂体瘤，神经纤维层 En face 图像说明神经纤维损伤是从交叉纤维的下方周边纤维开始，逐渐向浅表鼻侧黄斑纤维和上方进展。这一点是符合垂体瘤生长进展规律。

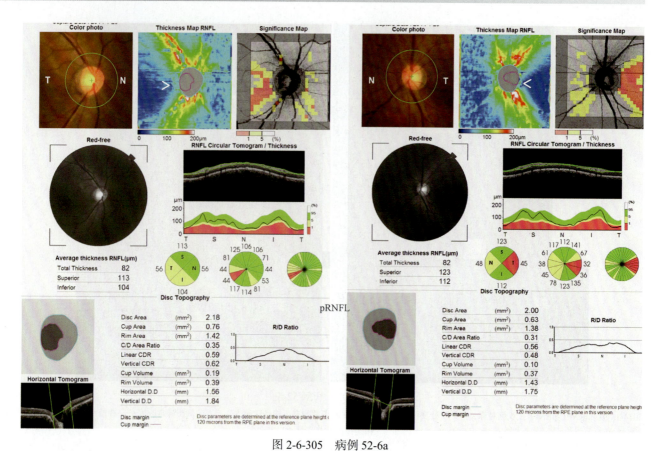

图 2-6-305　病例 52-6a

2014-1-29：pRNFL：双眼除双视盘颞侧缘的鼻侧半 mRNFL 及视盘鼻侧轻度萎缩外（注意双黄斑鼻侧 mGCC 萎缩尖端接近颞侧视盘缘，箭头示），余神经纤维层正常。双侧陷凹中央扩大。

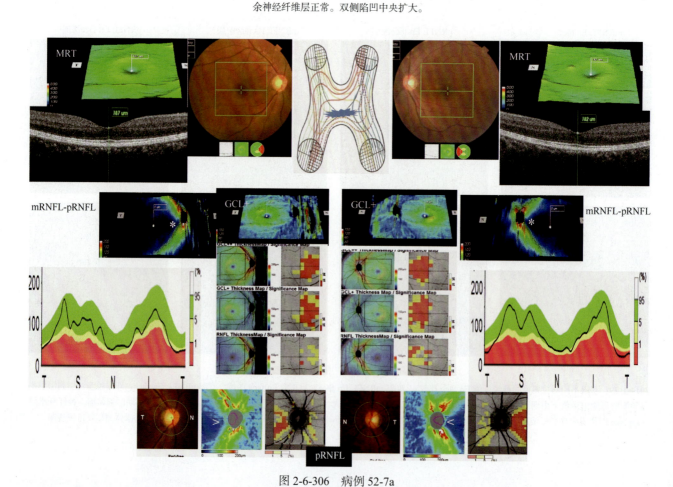

图 2-6-306　病例 52-7a

不查视野可以定位视交叉部病变，而且可以肯定病变在交叉部体部靠后的黄斑鼻侧交叉纤维部位。注意 mRNFL-pRNFL 和 pRNFL 图中的 * 号和箭头，都表明双鼻侧黄斑纤维的损伤。但必须做 MRI，才能确定病变性质。患者在外院作 MRI 并手术，术后诊断垂体瘤。

病例 49、51、52 的特点

1）病例 49 是周边部视网膜破孔、玻璃体出血就诊。是 mGCC 检查发现视交叉部病变，追问病史确诊交叉部左后交界处病变，特点是先发生同侧性 mGCC 萎缩（视野呈同侧性偏盲），接着发生病变侧眼的交叉纤维损伤（病变侧眼的视野颞侧出现缺损）。病例 51、52 是视交叉部体部病变，临床出现中线病变典型的双颞侧偏盲（对应 mGCC 双鼻侧萎缩），然后跨越中垂线向两侧发展，即对 mGCC 的损伤是从双鼻侧 mGCC 萎缩开始，向两侧颞侧不交叉纤维（颞侧 mGCC）发展。

2）单纯 mGCC 萎缩伴有中垂线划界，只能定位病变位于在交叉部及其后的视路。但当具有双鼻侧 mGCC 萎缩伴中线划界，可定位病变一定在视交叉部的体部。一旦是 mGCC 的同侧性萎缩，即一眼鼻侧，另一眼颞侧，那么病变定位在视交叉部的后交界处或视束及其后的视路（视放射、枕叶视皮层），此时一定要根据视野、头颅 MRI 的检查结果，综合分析定位病变部位。病例 49 就是这种情况的临床表现。病例 51、52 是典型视交叉部中线病变表现，故一开始即可定位病变部位。

3）所有中线病变在分析 mGCC 图像时一定要注意双眼鼻侧的 mRNFL 萎缩现象，因为其早期就发生，尤其是亚正常眼病例（病例 47），轻度的早期萎缩被表面看来 GCL+ 是肿胀现象所掩盖，但在 pRNFL 的检查中可以看到视盘颞侧缘黄斑鼻侧的 mRNFL 存在萎缩（病例 47 的左眼十分明确，而右眼也是可疑）。

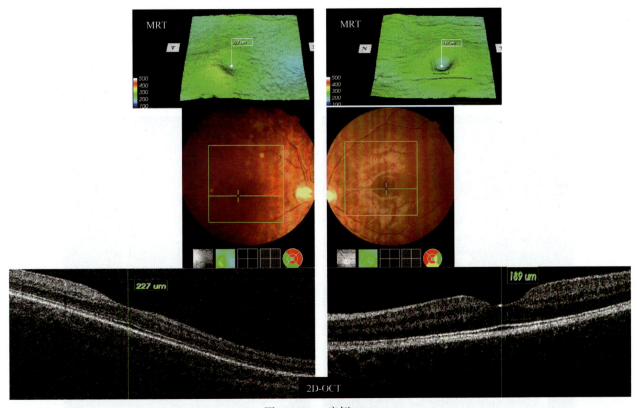

图 2-6-307　病例 53-1a

2014-8-30：患者，男性，5 岁。3 岁时发现外斜视。外院诊断：双眼视神经萎缩。视力：右眼 0.12；左眼 0.8。双侧视盘陷凹大、色泽浅淡。视交叉部发育不良导致视神经和视盘发育不良：CT 显示垂体小，蒂上脑室扩大，透明隔缺如，胼胝体膝部发育不良。MRT：双侧鼻侧环形消失，颞侧正常，中垂线划界。右眼黄斑鼻侧视网膜明显变薄。2D-OCT：双鼻侧神经节细胞层萎缩变薄。本病例是由于 OCT 的异常表现才去检查神经科，头颅影像学检查，明确了诊断。

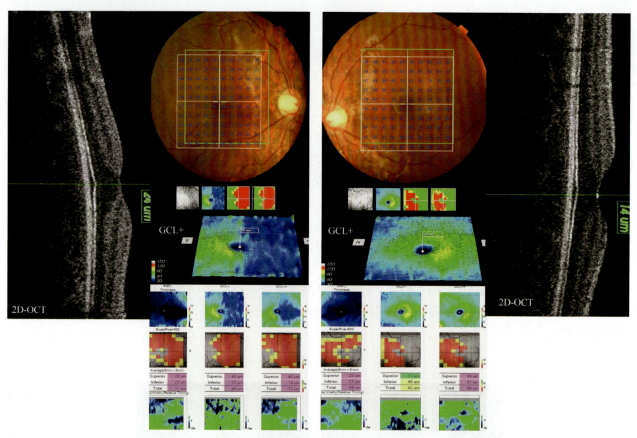

图 2-6-308　病例 53-2a

2014-8-30：mGCC：GCL+ 双鼻侧萎缩，右眼更严重，中线划界又有越中线，双颞侧也受损伤，也是右眼重于左眼。病损概率图显示与 GCL+ 一致改变，而且是 mRNFL、GCL+ 和 GCL++ 均已有损伤，这些损伤均是右眼重于左眼。2D-OCT：双侧神经节细胞层萎缩变薄，右侧重于左侧。

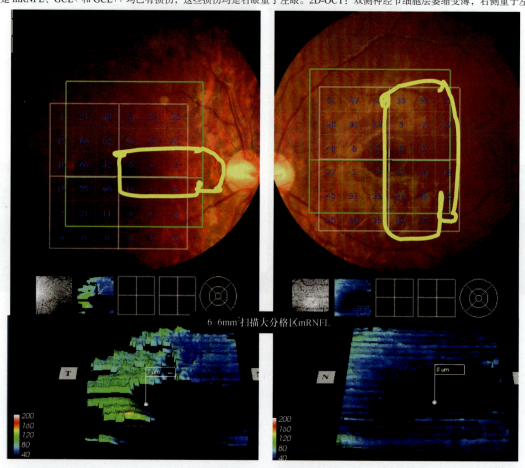

图 2-6-309　病例 53-3a

2014-8-30：mRNFL：双侧不对称，有价值，尤其右眼萎缩和增厚明显。

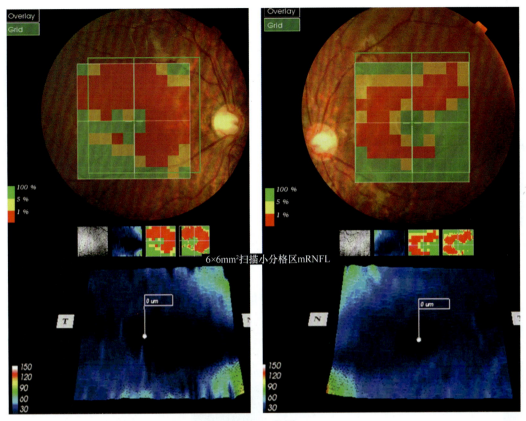

图 2-6-310　病例 53-4a

2014-8-30：mRNFL：双侧不对称，有价值，双侧以鼻侧损伤重。本病例是先天性病变，mRNFL 的改变有价值。

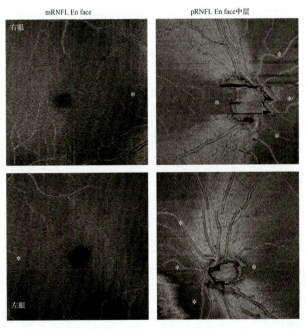

图 2-6-311　病例 53-5a

2014-8-30：双眼鼻侧视网膜神经纤维层损伤（含黄斑鼻侧纤维），pRNFL 的 En face 图像更清晰（*号显示）。

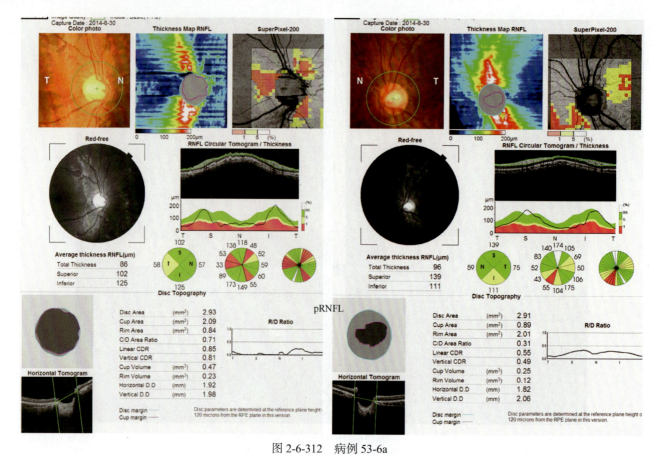

图 2-6-312　病例 53-6a

2014-8-30：pRNFL：双侧均是鼻侧萎缩为主，颞侧有受损，右眼更重。右眼视盘陷凹极大，左眼稍大。

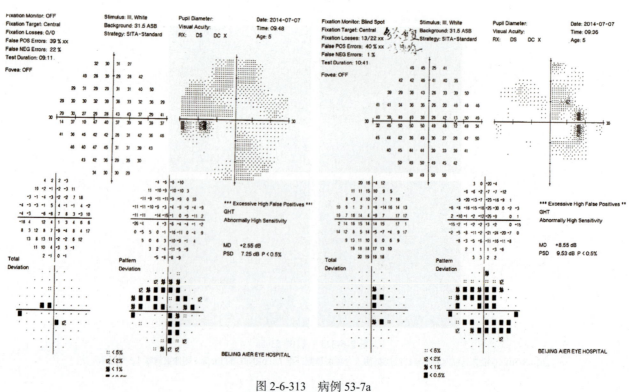

图 2-6-313　病例 53-7a

视野具有双颞侧盲改变，且有越中垂线。

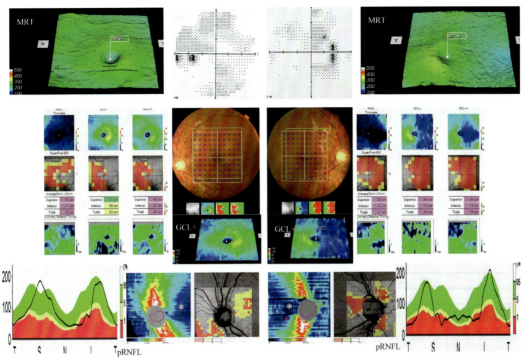

图 2-6-314　病例 53-8a

5 岁小孩视野基本符合双颞侧盲，与下列检查所见符合。MRT：双侧黄斑中心区环形的鼻侧半缺损，似有越中线，尤其右眼。mGCC：双侧 GCL+ 鼻侧半环不存在，病损概率图双以鼻侧半损伤为主，右眼更严重，双眼颞侧也受损。双视盘中心色淡。双侧 pRNFL：注意双眼视盘颞侧的鼻侧 mGCC 损伤的三角区（*号），表明双侧黄斑鼻侧 GCC 损伤或不存在（尤其右眼）。视网膜鼻侧纤维也受损。

病例 53 的临床特点

1）这是一位儿童、视神经萎缩病例，这种病例误诊率很高，只有在 mGCC 检测的同时，再作头颅 CT 和 / 或 MRI 才能发现这种头颅视交叉中线部位先天发育不良病例。其实这种情况在成人同样有存在的可能。本病例正确诊断属视神经和视盘发育不良或视盘缺损。

2）对于小孩，诊断弱视、视神经萎缩都应慎重。对于各种检查结果都应综合考虑可靠性和正确性。

枕叶皮层病变：3 例。

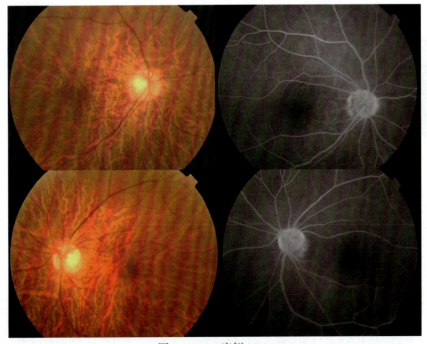

图 2-6-315　病例 55-1a

患者，女性，65 岁。反复口腔溃疡 40 余年，没有皮肤针眼反应。经常头痛头晕一过性脑缺血发作 1 分钟左右意识不清。东北插队时有手指关节痛，未查出风湿。周身健康，没有高血压和糖尿病，40 岁结婚未生育。2000 年因常头疼头晕，MRI 显示左枕叶脑软化。2002 年视野右侧同名偏盲。2010 年和 2014 年 MRI 同上且有其他处软化，视野同上。2014-9-26：双颞侧视盘中央苍白些。FFA：晚期视盘染色。

图 2-6-316　病例 55-2a

先后 3 次颅 MRI：均显示左侧枕叶缺血、萎缩。

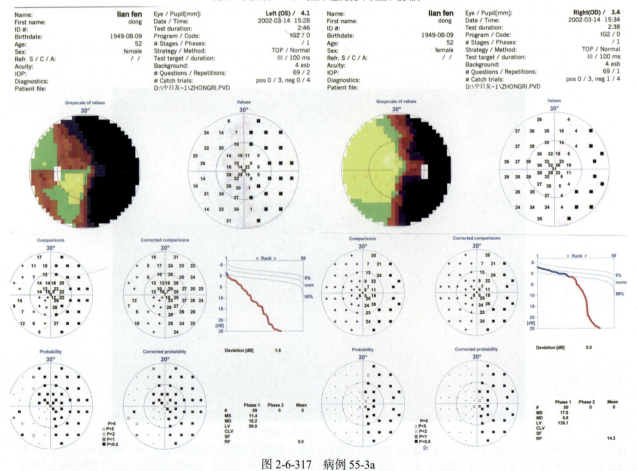

图 2-6-317　病例 55-3a

2002-3-14：视野：右眼同侧性偏盲，黄斑回避。

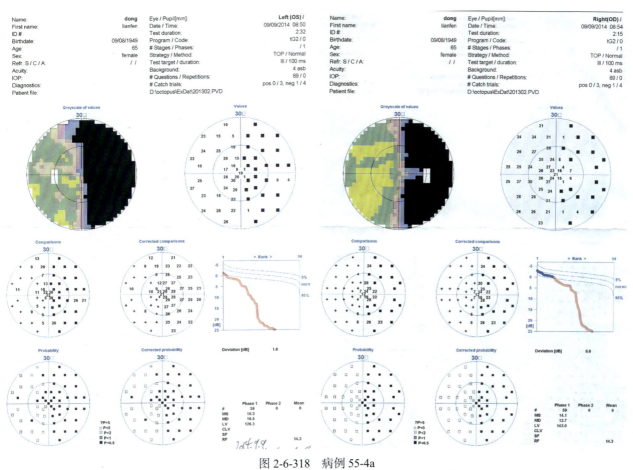

图 2-6-318 病例 55-4a

2014-9-9：视野：右眼同侧性偏盲、黄斑回避。

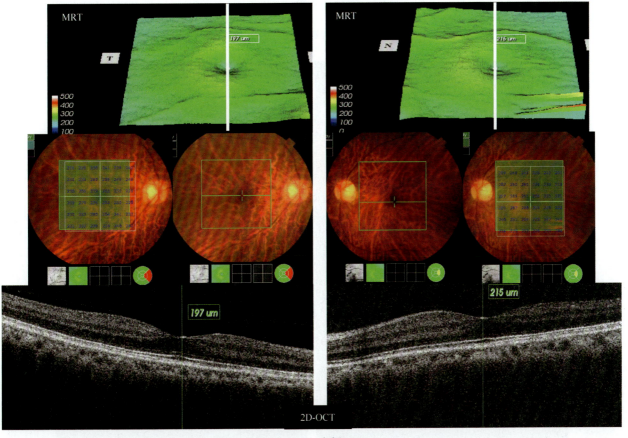

图 2-6-319 病例 55-5a

2014-9-5：MRT：黄斑右侧半环形消失，左侧半环形存在，中垂线划界。2D-OCT：右侧半神经节细胞层萎缩变薄，左侧半正常厚度。

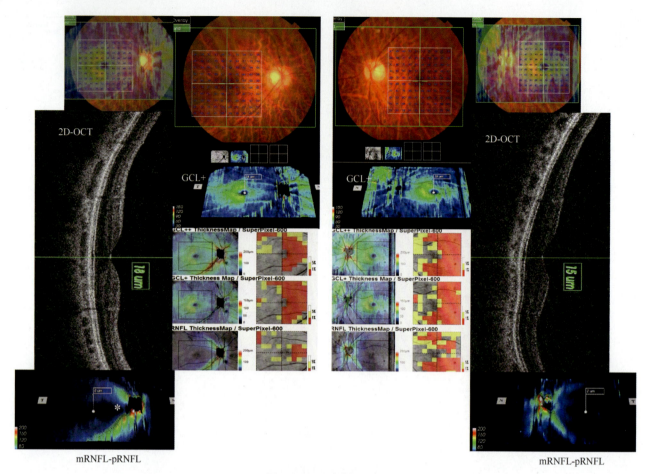

图 2-6-320　病例 55-6a

2014-9-5：mGCC：GCL+ 双眼右侧萎缩（右鼻侧、左颞侧），左侧 mGCC 厚度色泽正常。病损概率图显示：右侧 mRNFL、GCL+、GCL++ 均受损，但 mRNFL 右眼损伤轻些，右眼鼻侧 mRNFL 与右视盘颞侧缘宽广相连接（*号）。而且本病例似有超越中线的趋向，应密切随诊。2D-OCT：神经节细胞层难以判断是否萎缩变薄（似乎变薄了）。

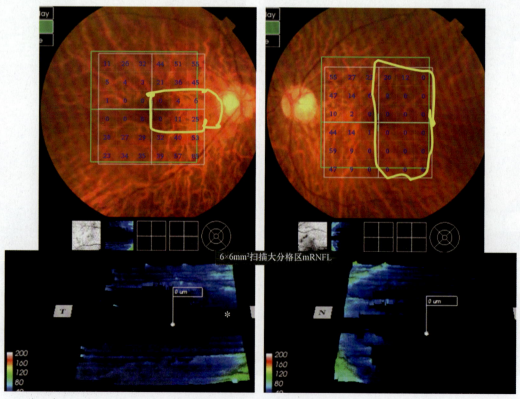

图 2-6-321　病例 55-7a

2014-9-5：mRNFL：双侧大体基本对称，但右鼻侧乳斑束（*号处及黄色圈）较左眼似乎更薄些。上述黄色圈是 GCL+ 萎缩相对应。

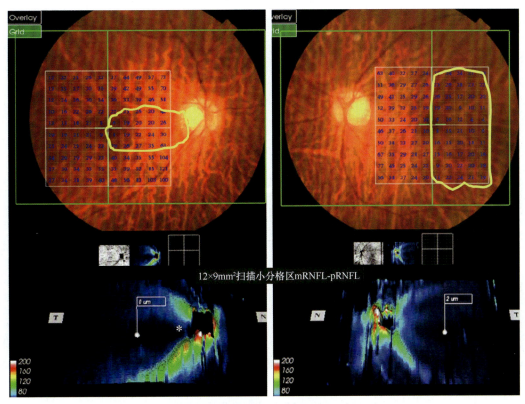

图 2-6-322 病例 55-8a

2014-9-5：mRNFL-pRNFL：双侧不对称，与 GCL+ 萎缩区对应。黄斑右侧同名 mGCC 萎缩（右鼻侧、左颞侧），中垂线划界。相应 mRNFL 也有萎缩，注意右眼 * 号与左眼同部位不一致，说明右鼻侧 mRNFL 萎缩与视盘颞侧缘连接。

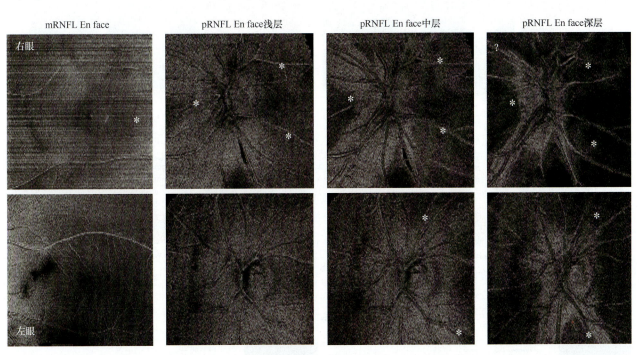

图 2-6-323 病例 55-9a

2014-9-5：右眼 mRNFL En face 图像鼻侧纤维损伤（* 号示）。左眼 mRNFL En face 图像正常。右眼 pRNFL En face：由浅层到深层，均显示鼻侧（含黄斑鼻侧）神经纤维丢失，En face 信号低下（* 号）。（注意右眼视盘颞上神经纤维似有损伤）。左眼 pRNFL En face：黄斑区及视盘浅层 En face 图像正常，而 pRNFL En face 中层和深层显示颞侧纤维缺损。符合视野右侧同名偏盲。

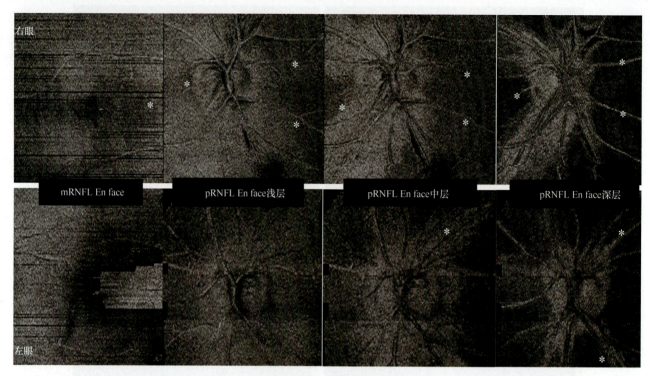

图 2-6-324　病例 55-10a

2015-9-1 与 2014-9-5 所见相同。表明目前病情稳定。

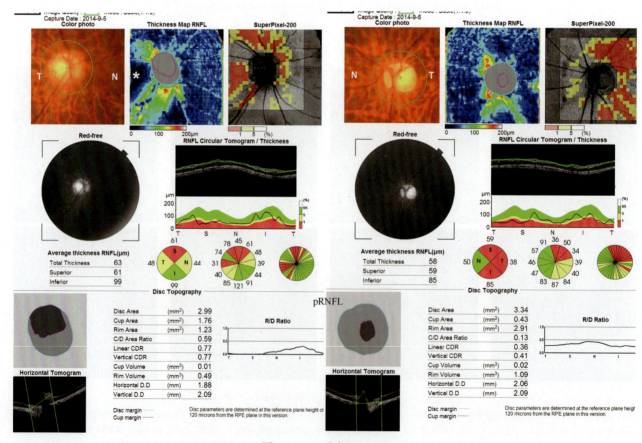

图 2-6-325　病例 55-11a

2014-9-5：pRNFL：右眼鼻侧纤维萎缩及黄斑鼻侧纤维（*号），左眼颞侧纤维萎缩，与 mGCC 萎缩改变一致。

第6章 mGCC与视网膜脉络膜疾病

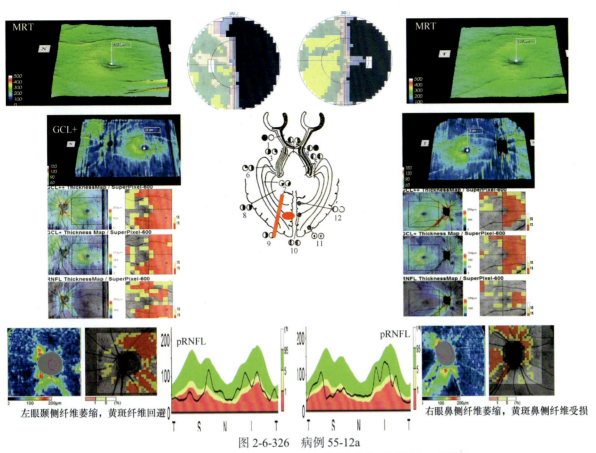

左眼颞侧纤维萎缩，黄斑纤维回避　　　　　　　　　　　　　右眼鼻侧纤维萎缩，黄斑鼻侧纤维受损

图 2-6-326　病例 55-12a

左侧视放射后部或距状裂中部缺血梗塞、萎缩——右侧同名偏盲，黄斑回避，双眼视力 1.0。

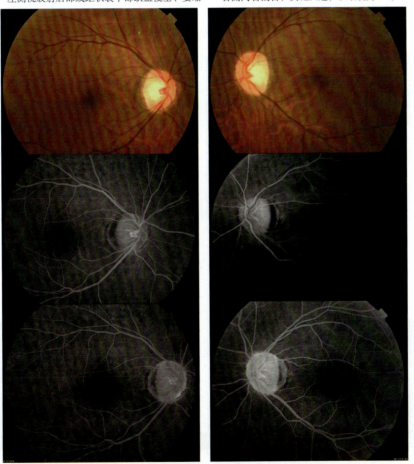

图 2-6-327　病例 56-1a

2014-1-6：患者，男性，52 岁。本病例因高血压住院治疗，来眼科检查视野和眼底发现。视野：左侧同名偏盲，黄斑回避，双眼视力 1.0。病变定位：右侧视放射后段或距状裂中部视皮层缺血。头颅 MRI：右侧枕叶缺血萎缩，视盘中心色泽淡，陷凹较大，双侧 FFA 晚期视盘染色。这个病例尚未发生 mGCC 萎缩，而是肿胀，说明本病例发病时间较短，下行性跨神经元萎缩尚未发生，具体多长时间发生，还待临床观察。

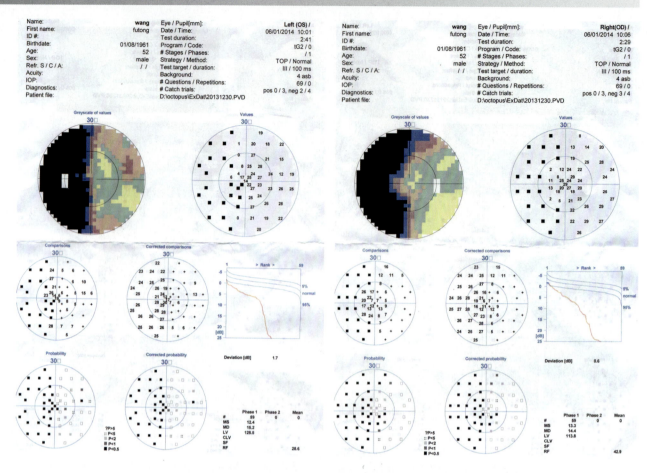

图 2-6-328　病例 56-2a

2014-1-6：视野：左侧同名偏盲，黄斑回避，双眼视力 1.0。

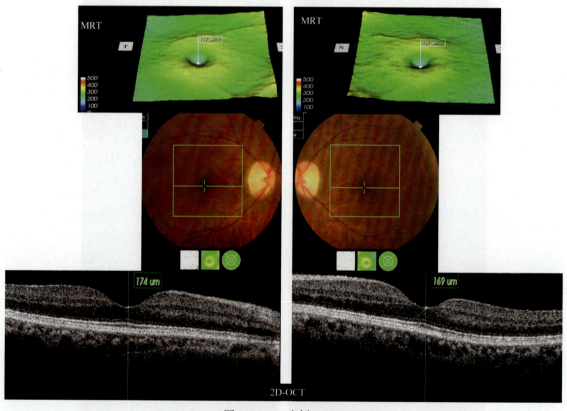

图 2-6-329　病例 56-3a

2014-1-7：MRT：双侧黄斑环形完整，色泽较深。2D-OCT 双侧神经节细胞层对称，厚度正常。

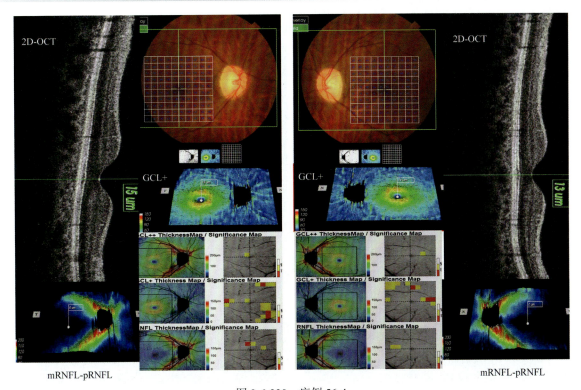

图 2-6-330　病例 56-4a

2014-1-7：mGCC：双侧 GCL+ 环形完整色泽较红，病损概率图显示正常。双侧 2D-OCT 视网膜结构正常。

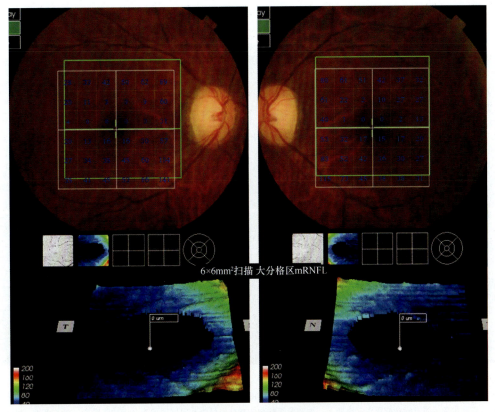

图 2-6-331　病例 56-5a

2014-1-7：mRNFL：双眼基本对称，难以说明问题：①没有正常值参考；②蓝黑对比极难。

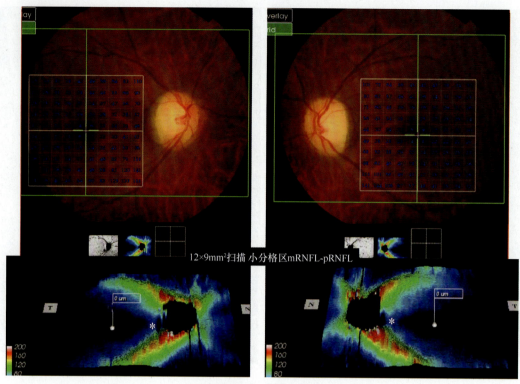

图 2-6-332　病例 56-6a

2014-1-7：mRNFL-pRNFL：双侧基本对称，未见明显异常。注意 * 号在本病例可能属正常（或左眼是异常），因少数正常人可以与视盘缘相连。

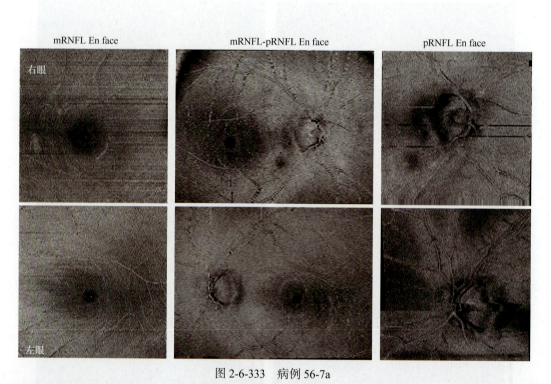

图 2-6-333　病例 56-7a

2014-1-7：双眼黄斑 - 视盘神经纤维层 En face 未见明显异常（左眼视盘摄像不理想，似乎上方图像的鼻侧纤维有丢失，这与病损吻合）。因为本病例是黄斑区 mGCC 是肿胀期（属发病初期亚正常眼期），神经节细胞胞体和神经纤维在厚度图像尚显示肿胀阶段，没有萎缩，故 En face 图像可显示正常。本病例是头颅 MRI 诊断右侧枕叶缺血萎缩，尚在病程早期，属发病初期亚正常眼（mGCC 和 pRNFL 均是肿胀期）。

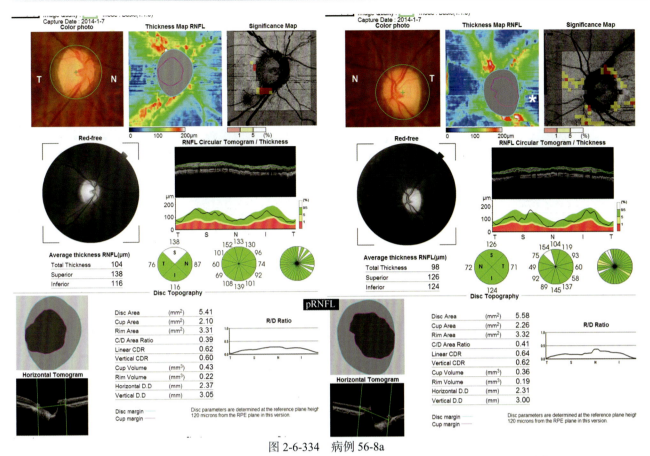

图 2-6-334　病例 56-8a

2014-1-7：pRNFL：双侧基本正常厚度，注意 * 号处（左鼻侧 mRNFL 变薄？）左眼视网膜鼻侧 RNFL 也变薄。

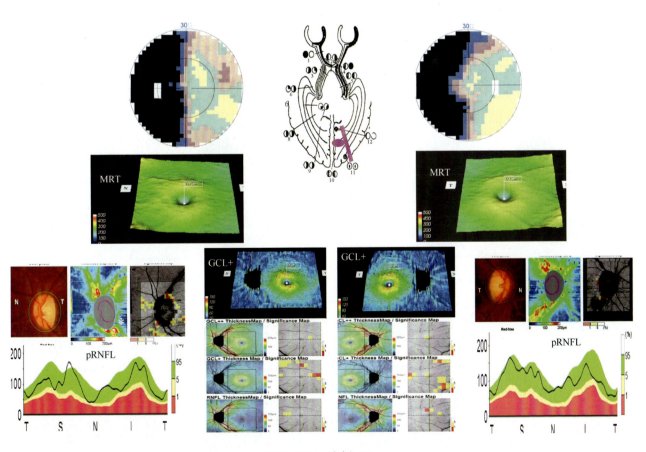

图 2-6-335　病例 56-9a

视野：左侧同名偏盲，黄斑回避。双眼视力 1.0。双侧 mGCC 和 pRNFL 轻度肿胀。病变部位：右侧视放射后段或距状裂中部病变（MRI 确诊），视野已有改变（纤维传导功能改变），尚未发生纤维器质性萎缩改变。事实上左眼鼻侧及黄斑鼻侧 RNFL 已变薄（pRNFL 中 * 号）。

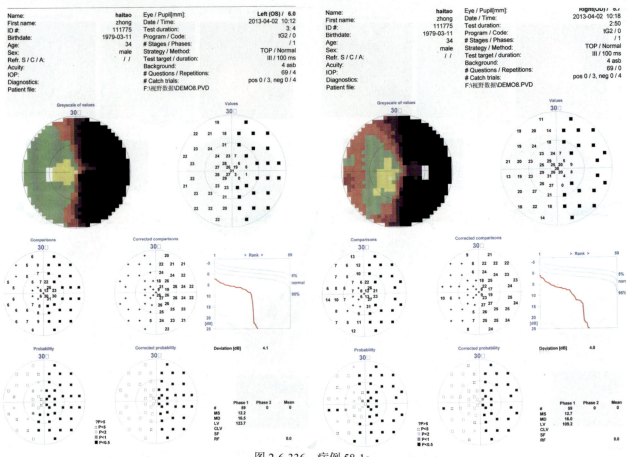

图 2-6-336　病例 58-1a

2013-3-10：患者，男性，34 岁。骑摩托车跌倒，右侧前额部着地，皮肤不破、左手臂骨折，钢板固定，伤后右侧看不见。2015-4-2：双眼矫正视力 1.0。2013-4-2：视野：外伤后 3 周多，右侧同名偏盲，黄斑回避，双眼视力 1.0。

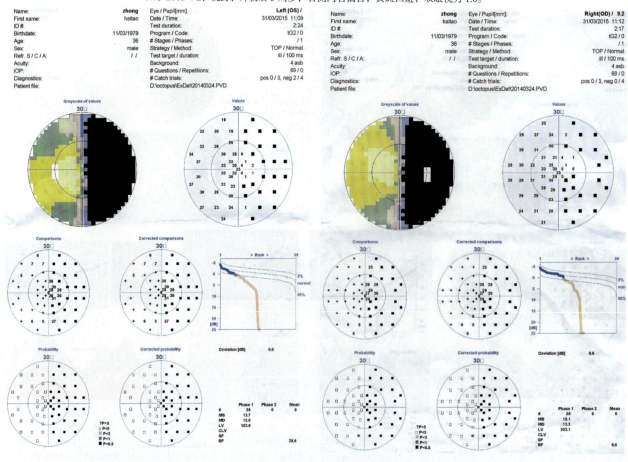

图 2-6-337　病例 58-2a

2015-3-31：视野：较 2 年前发病初期黄斑中心区视野基本相似。

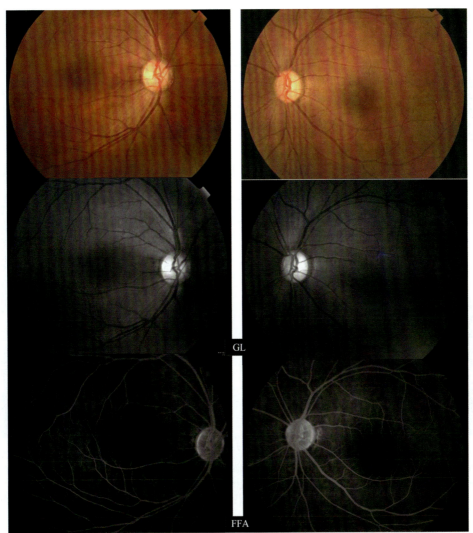

图 2-6-338　病例 58-3a

2015-4-8：外伤后 2 年多，双侧视盘颞侧色淡。FFA：双侧视盘染色。

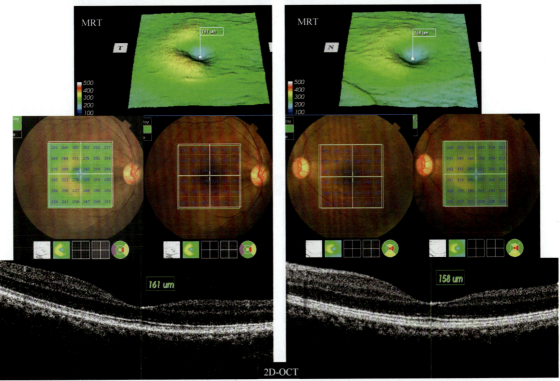

图 2-6-339　病例 58-4a

2015-3-31：MRT：中垂线划界，双侧黄斑右侧环形消失，左侧环形肿胀，尤其右眼明显色泽红（肿胀）。本病例黄斑正中心视网膜较薄，可能是正常发育造成。2D-OCT：神经节细胞层右侧变薄，左侧正常。

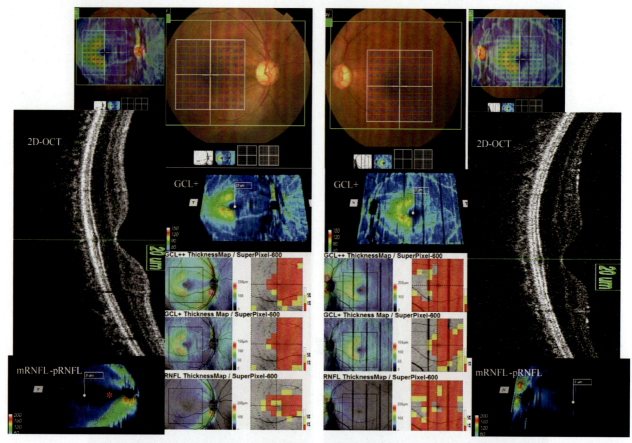

图 2-6-340　病例 58-5a

2015-3-31：mGCC：GCL+ 示右侧半环形消失，左侧半环形正常（右眼鼻侧纤维萎缩、左眼颞侧纤维萎缩），色泽稍红（肿胀）。中垂线划界。病损概率图显示与 GCL+ 相似改变：右侧半节细胞萎缩，黄斑中心处超出中线，可能与本病例黄斑中心本来就较薄有关。2D-OCT：双侧神经节细胞层较薄，余视网膜结构正常。注意左眼 mRNFL-pRNFL 中黄斑鼻侧 mRNF 萎缩（红色*号）与视盘颞侧缘相连接，左眼相应处正常。

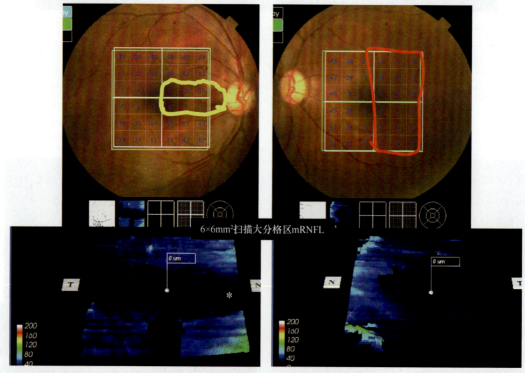

图 2-6-341　病例 58-6a

2015-3-31：mRNFL：右眼鼻侧 mRNFL 似较左眼薄些（黄色圈区及*号），左眼颞侧 mRNFL 较右眼更薄些（红色圈区）。

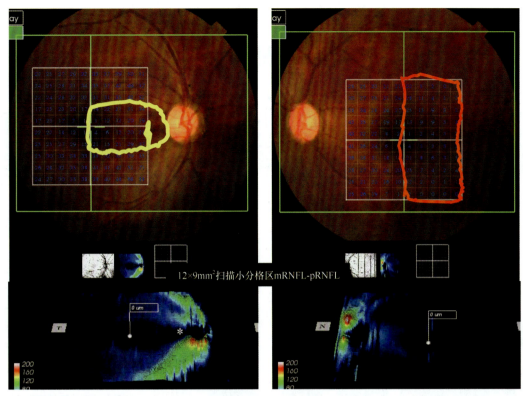

图 2-6-342　病例 58-7a

2015-3-31：mRNFL-pRNFL：双侧不对称，尤其右黄斑鼻侧 mRNFL 萎缩已连接视盘边缘，左眼没有这现象（见右眼 * 号与黄色圈），双侧 GCL+ 萎缩处对应 mRNFL 也已萎缩。（与 mRNFL 一致改变）。

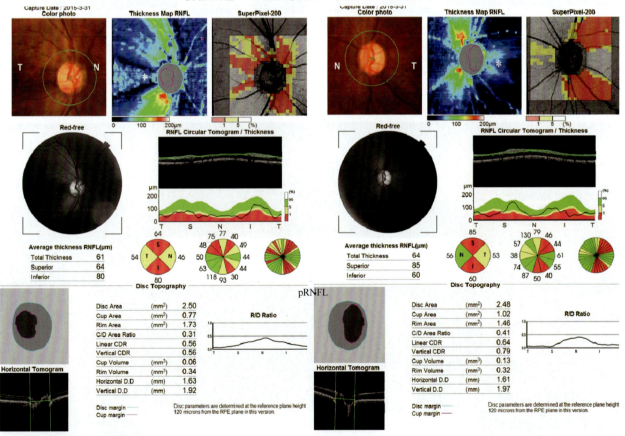

图 2-6-343　病例 58-8a

2015-3-31：pRNFL 右鼻侧视网膜纤维萎缩（含黄斑鼻侧 mRNFL），左颞侧视网膜纤维萎缩。注意双侧 * 号处不对称，右眼鼻侧 mRNFL 有损伤，左眼基本正常。本病例外伤后 2 年，说明逆行跨神经节细胞轴突萎缩在 2 年内即可发展到视盘周围神经纤维萎缩。

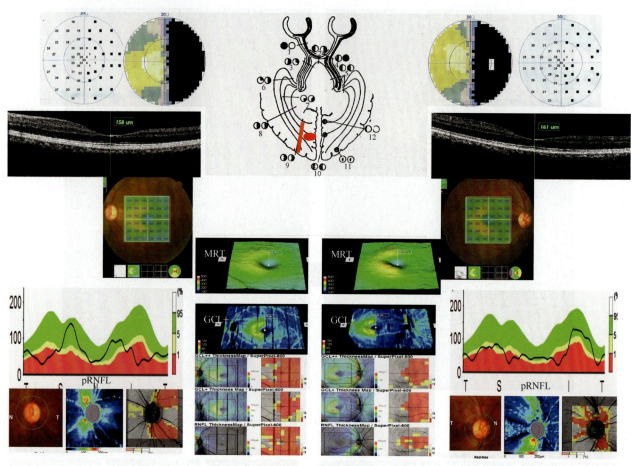

图 2-6-344　病例 58-9a

2013-3-10：骑摩托车摔倒，头部击地。2015-3-31：视野右侧同侧性偏盲，黄斑回避，视力 1.0。定位病变：左侧视放射后段或距状裂中部缺血性病变（外伤后大脑后动脉阻塞导致）。

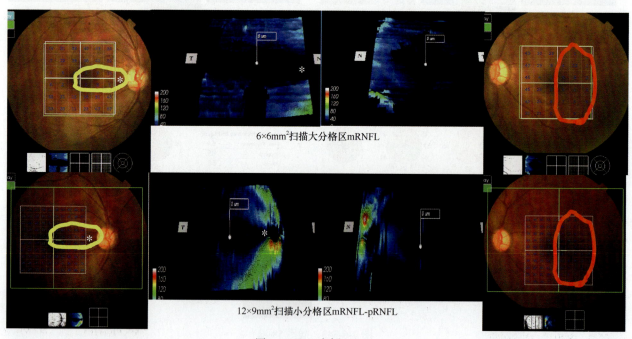

图 2-6-345　病例 58-10a

注意黄斑鼻侧乳斑束厚度的意义是有其重要性。扫描区分格的厚度也很重要（小分格区扫描对比性更好）。病程可能在 2 年左右出现较明显的差别（时间上的差异说明 mRNFL 萎缩较胞体萎缩晚些）。pRNFL 较 mRNFL 厚度像显示神经纤维厚度更有价值，敏感性高。

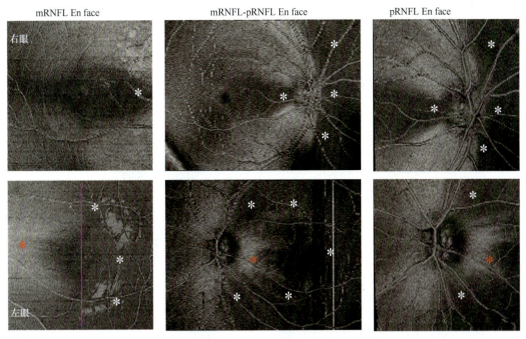

图 2-6-346　病例 58-11a

双眼不同部位视网膜神经纤维层 En face：白色 * 号所示区均是神经纤维丢失区。本例的 En face 图像所见与相应部位的神经纤维厚度图像显示一致吻合。右眼（上图）：视网膜鼻侧半纤维（含黄斑鼻侧半纤维）丢失区（* 号显示）。左眼（下图）：视网膜颞侧半纤维丢失区，可见到左眼通过黄斑中心的中垂线（红色线）。可见到左眼黄斑鼻侧纤维存在（红色 * 号）。本病例是头颅外伤后 2 年，左侧大脑后动脉阻塞导致视放射后部或距状裂中部病损，说明下行性跨神经元萎缩 2 年内一定发生。

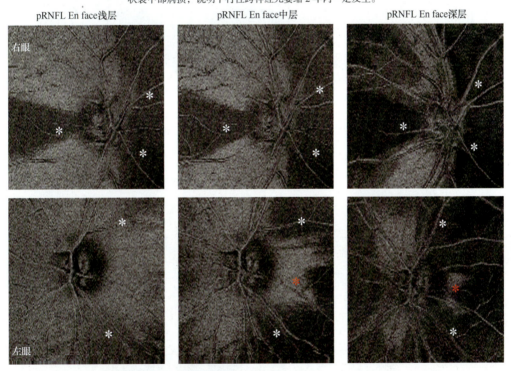

图 2-6-347　病例 58-12a

双眼 pRNFL En face 所见完全与前图（图 2-6-347）一致。

视交叉及其后视路疾病（病例 55、56、58）mGCC 损伤过程特点

1）与视神经疾病一样也具有 mGCC 肿胀阶段，表明尚在疾病的早期或较早期。

2）mGCC 损伤均是以中垂线划界，表明此时已不是早期，已具有不可恢复的器质性损伤。

3）损伤顺序：mGCC 肿胀，此时有明确视野改变。

（1）中垂线划界的 mGCC 萎缩：GCL+ 首先萎缩（此期 mRNFL 损伤轻或无），与视野改变一致。

（2）mRNFL 萎缩：晚于 GCL+ 的萎缩（此时期 pRNFL 处在肿胀期）。

（3）pRNFL 萎缩：晚于 mRNFL 的萎缩。病例 58 头颅外伤者，有视野改变，根据视野定位病变部位

在枕叶皮层病变，2年以内发生pRNFL萎缩。

4）视交叉部及其后视路病变：病程长短有时难以确定、规律随诊是关键。

一例有NVD的PDR病例，氩蓝绿激光PRP术后25年随诊，观看激光斑对视网膜神经纤维的影响。

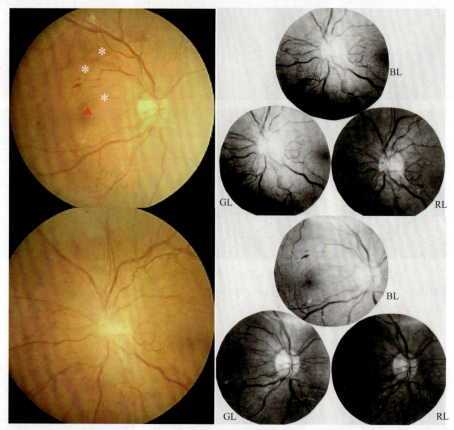

图2-6-348 病例97-1

1990-6-16：患者，女性，21岁。发现糖尿病10年。单色光相：蓝光相（BL）、绿光相（GL）、红光相（RL）显示视盘新生血管（NVD），左眼NVD明显较右眼重。右眼彩色眼底相：白色*号处神经束缺损带；红色▲号处局限网膜萎缩，正好位于神经束萎缩的顶端（黄斑环形的U形缺口）。

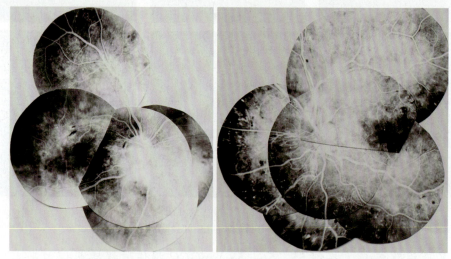

图2-6-349 病例97-2

1990-6-16：双眼：FFA视网膜水肿明显，没有无灌注区，双眼视盘新生血管明显，左眼十分多。

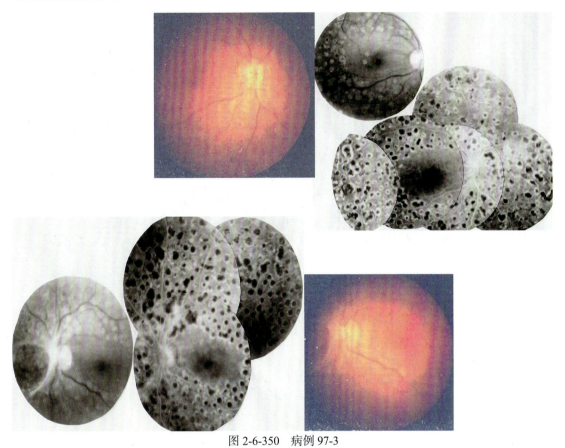

图 2-6-350　病例 97-3

1997-12-4：双眼 PRP 术后随诊。左眼视力下降为 0.6；右眼视力为 1.2。左眼视盘表面机化膜牵引黄斑水肿。

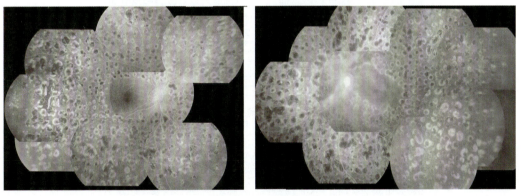

图 2-6-351　病例 97-4

2001-9-10：FFA：右眼颞侧远周边似有新生血管形成，左眼视盘机化膜牵引导致黄斑水肿。

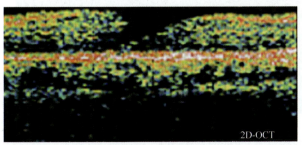

图 2-6-352　病例 97-5

2001-10-22：左眼玻璃体切除撕膜术后 1 个月。

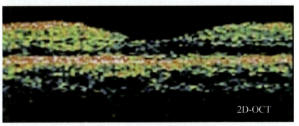

图 2-6-353　病例 97-6

2002-9-8：左眼玻璃体切除撕膜术后 1 年随诊。

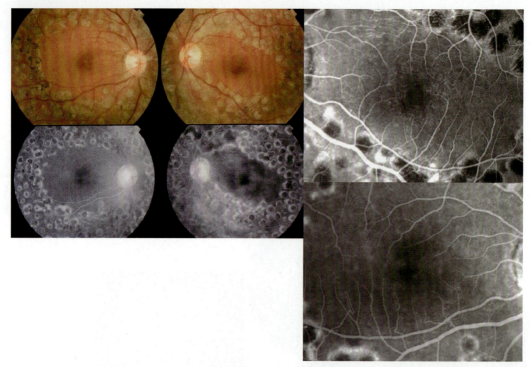

图 2-6-354　病例 97-7

2002-7-26：FFA：双眼晚期视盘染色。左眼视盘机化膜已手术切除，但左眼晚期黄斑仍有些轻度水肿。

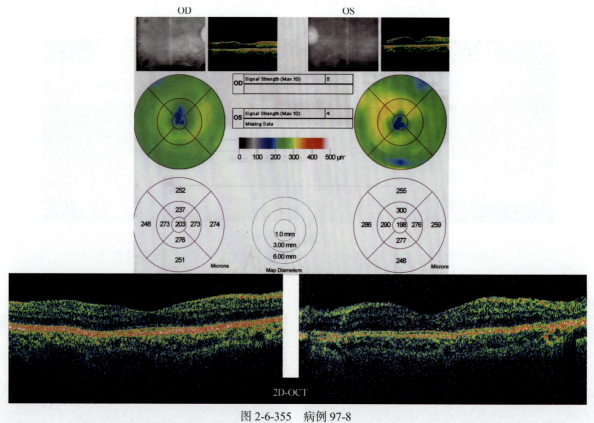

图 2-6-355　病例 97-8

2007-10-23：左眼黄斑环形深红色泽，说明仍然较肿胀，颞下环形不完整。右眼上方环形不完整，犹如"U"形环，余环形正常色泽。

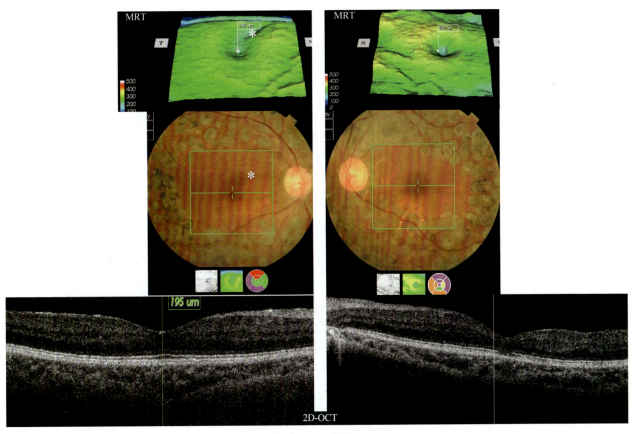

图 2-6-356 病例 97-9

2011-5-17：MRT：右黄斑"U"形环形上方有缺口，对应彩色相上有神经束带缺损（＊号），环形色泽浅淡些。左眼环形色泽深黄，基本完整。
2D-OCT：左黄斑中心下有小的 IS/OS 缺损，余双视网膜层次正常。

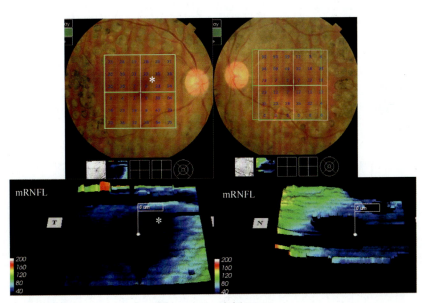

图 2-6-357 病例 97-10

2011-5-17：mRNFL（大分格区扫描）双侧上方不对称，位于前图像"U"形缺口＊号处。

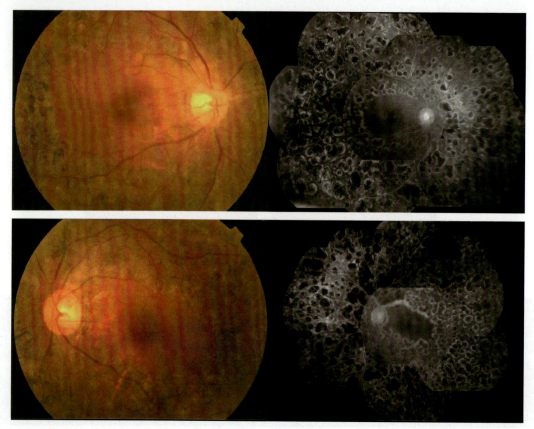

图 2-6-358 病例 97-11

2015-7-16：FFA 图像。

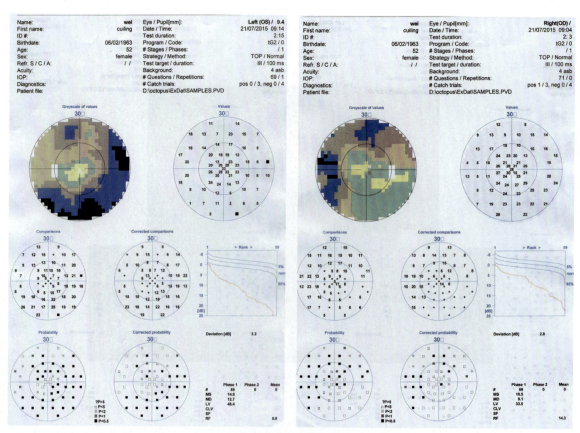

图 2-6-359 病例 97-12

2015-7-21：视野双侧不规则向心缩小。

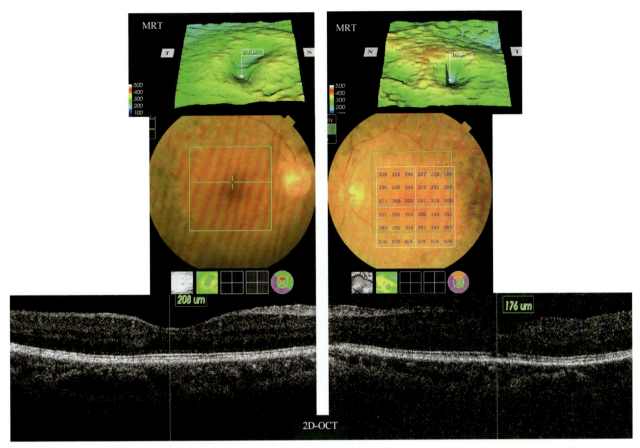

图 2-6-360　病例 97-13

2015-7-16：与 2011-5-17 基本一致。但是右眼玻璃体有少量出血，可能与激光斑与网膜局限粘连牵引导致，只是药物治疗，出血渐渐吸收了。

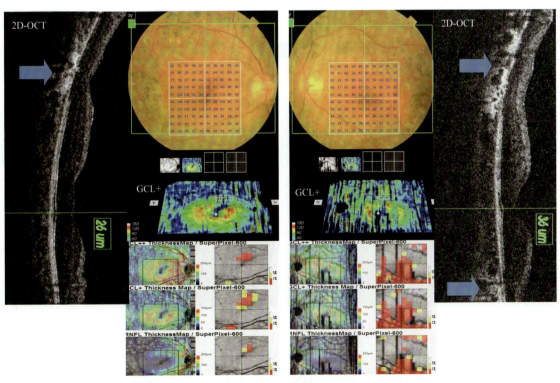

图 2-6-361　病例 97-14

2015-7-16：右眼 GCL+ 环形除上方缺损外，色泽红；左眼 GCL+ 有不规则缺损，残存区也较红。病损概率图示：右眼上方缺损，余正常；左眼不规则缺损，同时有摄像导致的改变。2D-OCT：右眼上、左上下可见全层视网膜变薄，脉络膜高反射区，这是激光斑的作用，以视网膜内层萎缩为主，视网膜内层表面成波浪样。

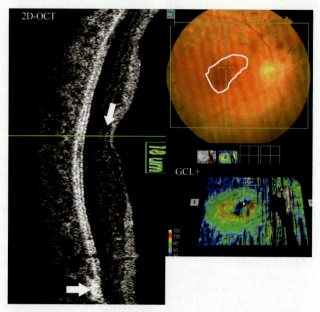

图 2-6-362　病例 97-15

黄斑 GCL+ 的环形上方"U"形缺口是由于一支网膜微小动脉阻塞导致，该处双极细胞层和神经纤维层明显萎缩变薄，层次不清（小箭头）相应处视网膜外层正常。下方大箭头是激光斑处。（网膜全层损伤）

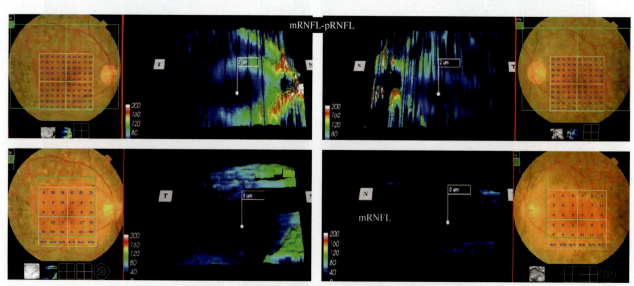

图 2-6-363　病例 97-16

2015-7-16：下图右眼与 2011-5-17 基本一致改变。下图左眼与 2011-5-17 不能比较，摄像不理想。上图摄像范围较广包含视盘，双眼中心区对称，双上方和下方不对称与激光斑损伤有关，左眼黄斑区正常网膜范围较小，激光斑较多，视网膜萎缩变蓝的区域较多。右眼宽屏 * 号：激光前就有的神经束萎缩带。

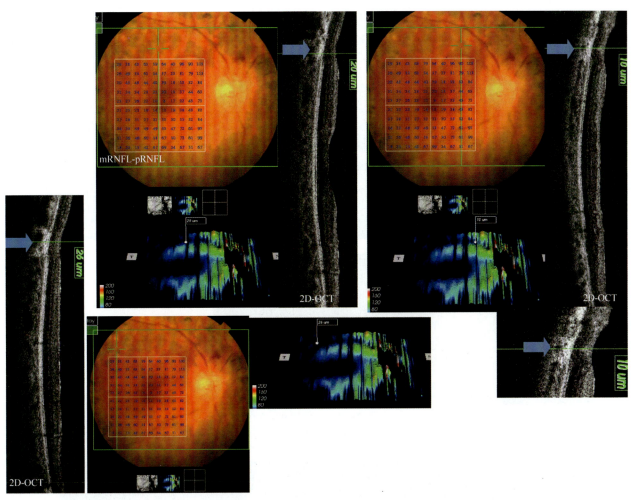

图 2-6-364 病例 97-17

2015-7-16：平行 3 个不同部位级光斑对应分析视网膜层次和神经纤维层萎缩带（箭头示）：视网膜全层萎缩，以浅层损伤为重，因为氩蓝绿混合光损伤以内层为主。但有一个现象：RNFL 萎缩带的尖端 25 年还没有明显到达视盘边缘。说明激光斑并没有加重原来的纤维萎缩带，激光斑损伤局限不扩展。

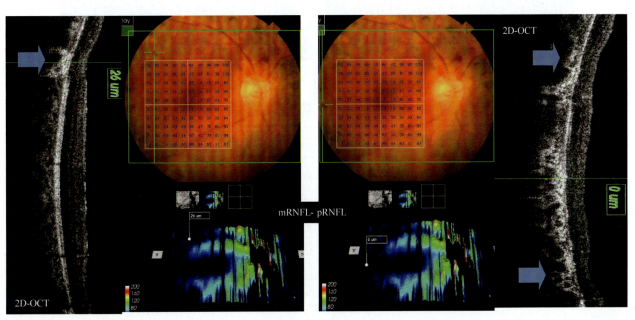

图 2-6-365 病例 97-18

2015-7-16：左图：右眼黄斑区颞上光斑损伤，与前图几乎在同一水平，全层视网膜损伤。右图：右眼黄斑区颞侧上下一条光斑融合区，也是全层视网膜萎缩。

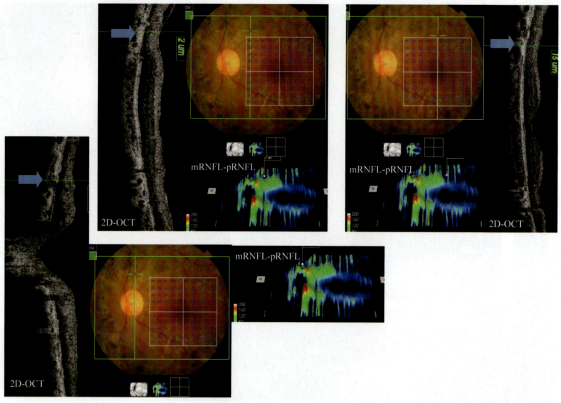

图 2-6-366　病例 97-19

2015-7-16：左眼上方近乎同水平的 3 个光斑的视网膜损伤，同样均是视网膜全层损伤，这符合氩激光蓝绿混合光的损伤。

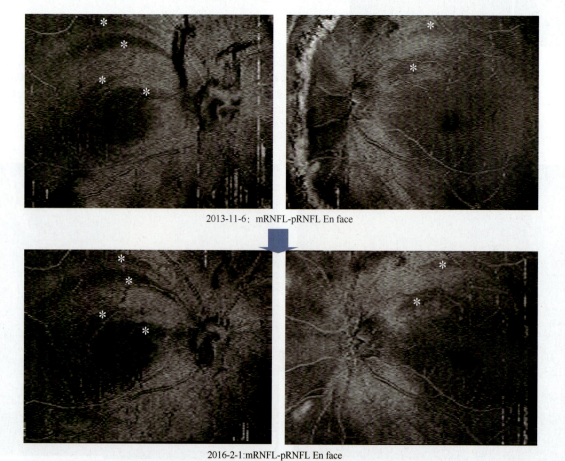

图 2-6-367　病例 97-20

间隔 2 年多，双眼"*"号对应着神经纤维丢失的 En face 缺损信号，几乎看不出进展。由于神经纤维萎缩尖端均远离视盘缘，故 pRNFL 图像未显示视盘周围神经纤维萎缩。这些神经束缺损带激光前即存在，这是糖尿病视神经病变引起的。

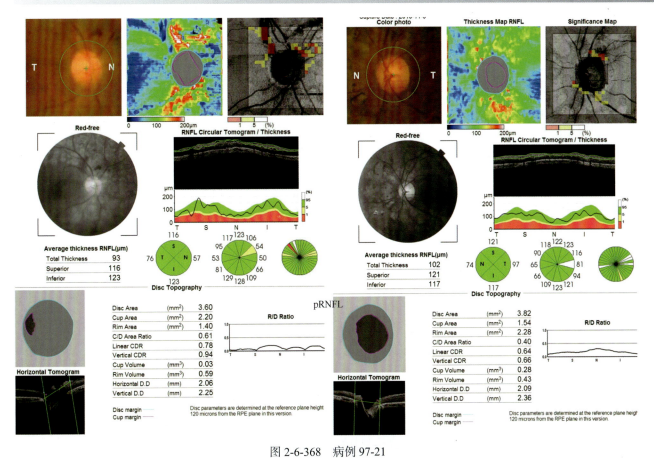

图 2-6-368　病例 97-21

2015-7-16：双眼 pRNFL 基本在正常范围，25 年内没有在视盘周围发生神经纤维萎缩。

病例 97 的临床表现特点和思考

1）本病例是具有 NVD 的高危 PDR 病例，经过 PRP 治疗，病情基本稳定，随诊 25 年。左眼由于视盘新生血管机化膜牵引导致黄斑水肿，虽然行玻璃体切除、撕膜，解除了视力下降的病因，但由于治疗不及时，视力未恢复原样。末次随诊裸眼视力：右眼 0.8；左眼 0.3（矫正：右眼 1.0；左眼 0.6）。

2）本病例是氩蓝绿混合激光作 PRP：氩激光是 70% 蓝光，30% 绿光，主要作用在视网膜层，尤其是视网膜浅层，故一定有神经节细胞层和神经纤维层的萎缩性损伤。25 年后激光斑的损伤：视网膜全层均存在萎缩变薄，但是还是以视网膜内层神经节细胞层和神经纤维层为主。光斑大小有一定扩大，似乎也不是无限制进展。更特殊的是靠近视盘或黄斑外围的光斑，并未见到神经纤维萎缩向视盘进展，25 年视盘周围神经纤维层厚度仍然基本正常。这应该考虑为什么激光斑的神经纤维萎缩只局限在局部、而没有逐年扩展？这可能与损伤的范围大小有关？还是有其他某些机制？

3）联想到视网膜动脉阻塞，也是视网膜内层损伤，也是具有神经节细胞层和神经纤维层萎缩变薄，前述的病例 60 是在 1.5 个月后才见到神经纤维束缺损带到达视盘缘，而病例 95 观察 9 个月不发生视神经纤维的萎缩。这两个病例区别是：前者是主干动脉阻塞，后者是次分支动脉阻塞。说明前者影响视神经供血，后者不影响视神经供血。

4）单纯孤立的视网膜脉络膜病变，不影响或不伴发视神经受累时，神经纤维萎缩只局限在病变局部，不进展。而一旦伴发视神经受累，一定发生视神经萎缩。

结论

枕叶视皮层 - 视放射神经元 - 神经节细胞损伤、萎缩顺序如下图。

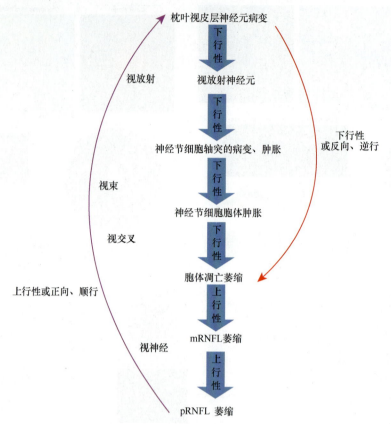

图 2-6-369 枕叶视皮层 - 视放射神经元 - 神经节细胞损伤、萎缩顺序

说明：①单纯视网膜脉络膜病变，只发生病变局部神经纤维萎缩。②伴发视神经受累的视网膜脉络膜病变，一定会发生视神经萎缩。③视路病变（含青光眼）一定会发生视神经萎缩。

第 7 章 几个特殊病例 mGCC 分析

病例 98、99、100 另立介绍，着眼点主要是为了对 2 个诊断以上病变的分析考虑，这 3 个病例诊断上的困难主要是发病早期没有看到，也没有任何资料参考。仅靠 OCT 分析，可能存在问题或错误。

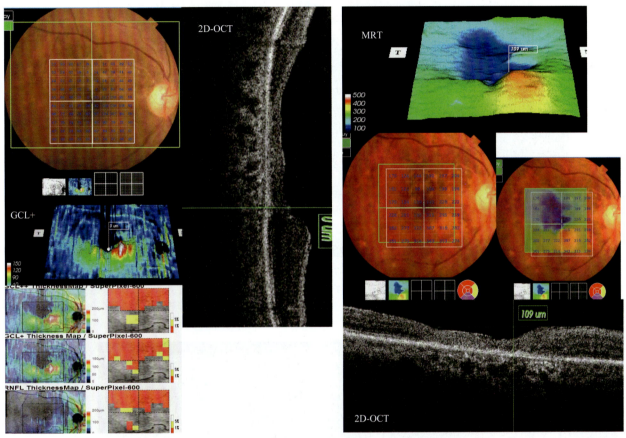

图 2-7-1 病例 98-1

2013-3-28：患者，女性，83 岁。右眼视力下降半年左右。视力：右眼 0.4；左眼 0.12（左眼角膜斑翳，年轻时眼病后就不好了）。体健没有高血压和糖尿病史。发病初期右眼视力更差些，外院治疗。MRT：黄斑中心上方局限性视网膜萎缩，呈深蓝色；黄斑环形消失仅剩鼻下小岛隆起深红色泽，肿胀样。视盘颞上方一支小动脉似成白线状，相应支配区视网膜色素紊乱，与重度网膜萎缩区相连接，相应视盘颞上方色泽浅淡。2D-OCT：黄斑上方深蓝色萎缩区全层网膜萎缩变薄无结构，相应区脉络膜高反射，浅层脉络膜无血管结构。（说明脉络膜有缺血损伤）mGCC：黄斑区上方 GCL+ 全部萎缩变薄呈深蓝-黑色，下方节细胞层残留，鼻下方肿胀呈红白色。病损概率图：mRNFL、GCL+、GCL++ 均是上半侧损伤。

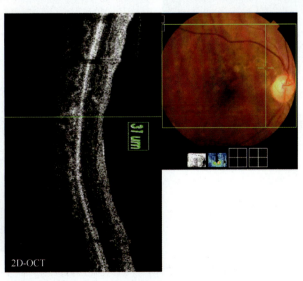

图 2-7-2 病例 98-2

2013-3-28：本病例在视盘颞上小动脉白线区仍然隐约存在双极细胞核层，但双极细胞层变窄了，主要是神经节细胞层和神经纤维层的萎缩，而且相应区有明显的神经纤维萎缩带（图 2-7-3 示）。说明本病例应该存在 PION（后部缺血性视神经病变）。

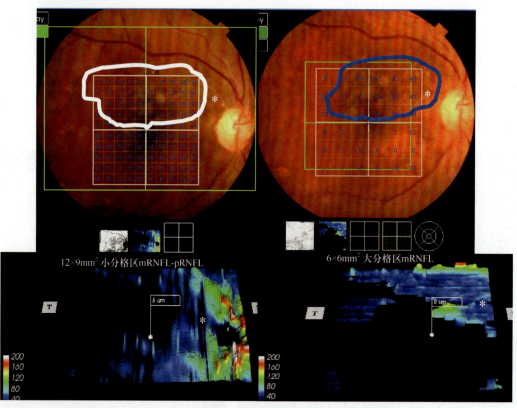

图 2-7-3　病例 98-3

2013-3-28：左图小分格区且扫描范围大，明显上半侧 mRNFL 变薄了。右图大分格区扫描范围小，可见上方 mRNFL 既有萎缩又有局部肿胀。另外视盘颞上方相应处有一支小动脉呈白线状，位于视神经束缺损区内（左侧 mRNFL-pRNFL 图中 * 号），右侧图因扫描范围小，图中 * 号就左图 * 号的缺损带，不匀的浅蓝色-黑色萎缩区，相当于绿色卷内区域。

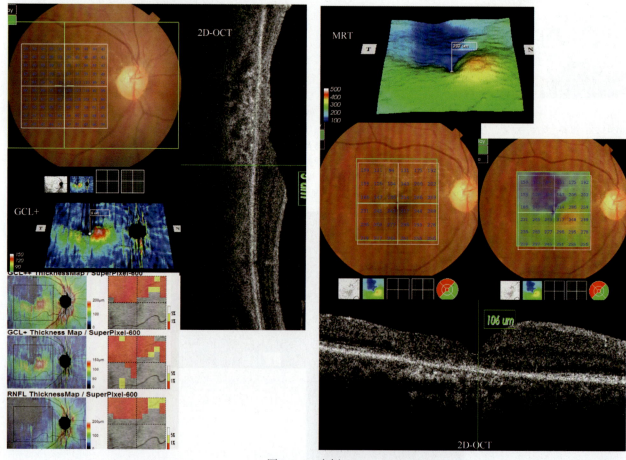

图 2-7-4　病例 98-4

2013-9-26：与 2013-3-28 十分相似。只是 GCL+ 鼻下方的肿胀减轻些。

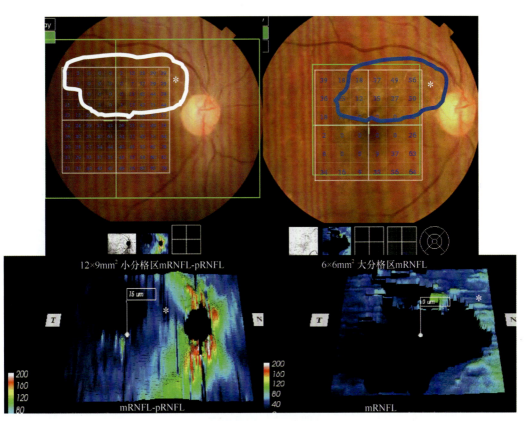

图 2-7-5 病例 98-5

2013-9-26：与 2013-3-28 相似。颞上神经束萎缩带更明显了，右下图的上方 mRNFL 也更薄些了。

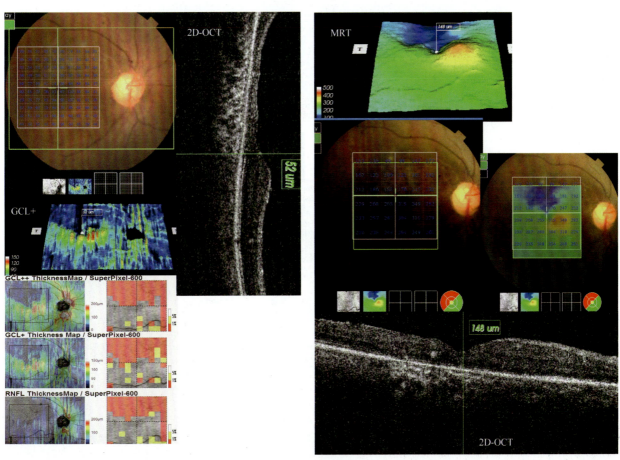

图 2-7-6 病例 98-6

2015-4-3：与 2013-9-26 基本一致。

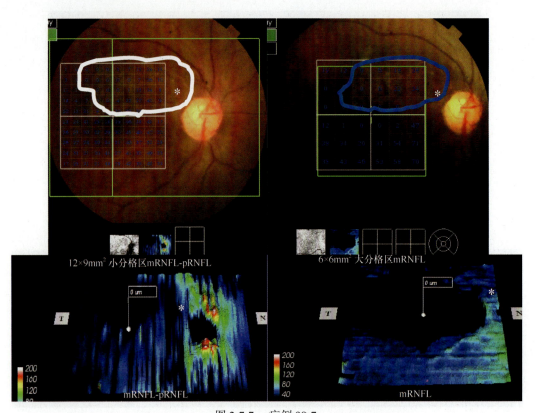

图 2-7-7　病例 98-7

2015-4-3：与 2013-9-26 基本一致，右下图上方 mRNFL 更加萎缩变薄了。

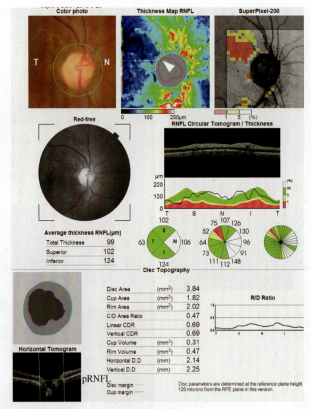

图 2-7-8　病例 98-8

pRNFL：这张图片最可靠，符合实际病理改变。视盘颞上神经束缺损，视盘陷凹相应扩大（箭头），视盘其余部位神经纤维层正常。符合缺血性视神经病变。

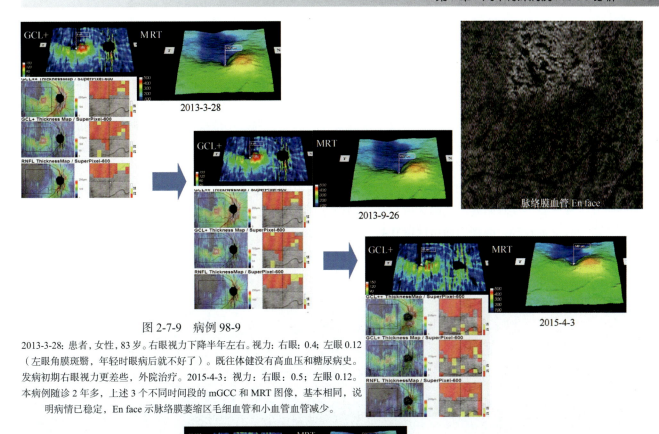

图 2-7-9　病例 98-9

2013-3-28：患者，女性，83 岁。右眼视力下降半年左右。视力：右眼：0.4；左眼 0.12（左眼角膜斑翳，年轻时眼病后就不好了）。既往体健没有高血压和糖尿病史。发病初期右眼视力更差些，外院治疗。2015-4-3：视力：右眼：0.5；左眼 0.12。本病例随诊 2 年多，上述 3 个不同时间段的 mGCC 和 MRT 图像，基本相同，说明病情已稳定，En face 示脉络膜萎缩区毛细血管和小血管血管减少。

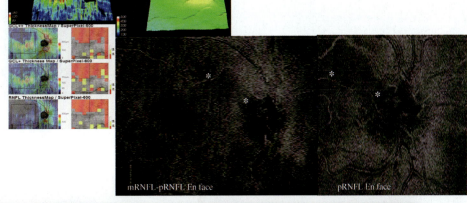

图 2-7-10　病例 98-10

mRNFL-pRNFL En face：视盘颞上方神经纤维层萎缩，呈明显低反射（*号），并与视盘边缘相连接，与 MRT、mGCC 图形改变相吻合。

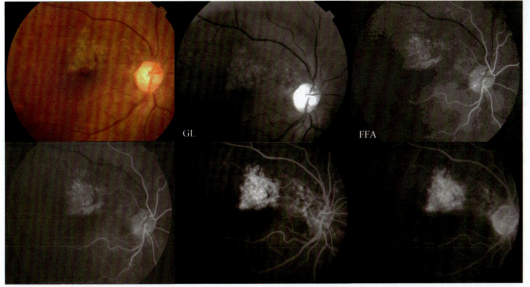

图 2-7-11　病例 98-11

2015-4-7：FFA：视盘颞上色泽浅淡些，相应区一支小动脉似成白线状，相应区视网膜色素紊乱，且视网膜变薄，该支小动脉荧光素充盈迟缓，早期脉络膜背景荧光充盈迟缓。病变区呈窗样缺损样荧光改变，不渗漏，晚期荧光在减退，视盘染色。

病例 98 的特点

1）本病例病变区有视网膜小支动脉阻塞，相应视盘萎缩，陷凹扩大。（单纯动脉阻塞导致陷凹扩大）同时具有相应区脉络膜萎缩，OCT 显示视网膜全层萎缩和脉络膜浅层萎缩。说明本病例右眼存在局限性的脉络膜缺血。

动脉阻塞只发生视网膜内层萎缩，不发生视网膜外层病变；局限小范围的脉络膜缺血（后短睫状动脉阻塞）可致相应区脉络膜缺血萎缩，发病早期可致局限部分脉络膜小血管萎缩和外层视网膜萎缩，半年以内不会发生内层视网膜萎缩，病程长后才可致视网膜内层萎缩。

本病例在发病后半年左右即有视网膜内层萎缩和视网膜外层萎缩及脉络膜内层萎缩，说明本病例开始即同时发生视网膜小动脉阻塞和局限区后（短）睫状动脉阻塞同时还伴发后部缺血性视神经病变（PION）。可能黄斑中心受损较轻，故视力尚可保留 0.4。

2）本病例发病早期不在我院看病，来院就诊时病情已趋向稳定，只有 OCT 检查，缺乏造影、视野等资料，给诊断增添难度。

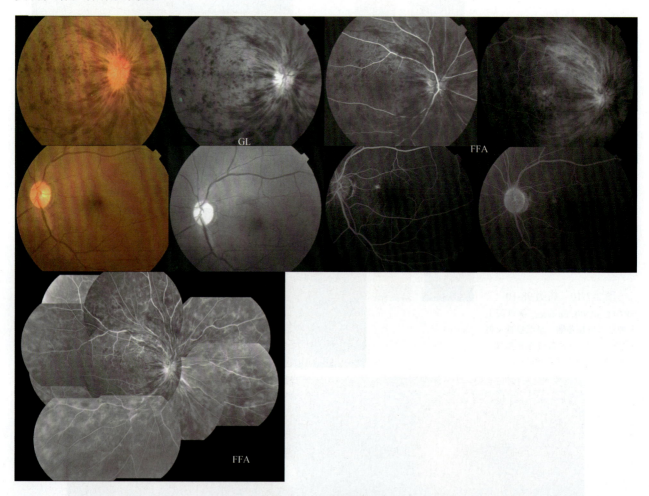

图 2-7-12 病例 99-1

2014-10-27：患者，女性，68 岁。右眼视力下降 2 周。视力：右眼 0.04；左眼 0.8。2 年前乳癌根治术后，术后化疗一个疗程。有高血压病史，目前血压控制满意。双眼底视网膜动脉有轻度铜丝样光泽，右眼重。右眼底广泛视网膜深浅层出血，视盘轻度水肿，视盘外围火焰状出血著名。FFA：血管充盈时间正常，右眼视盘轻度水肿渗漏，视网膜毛细血管轻度渗漏，晚期双眼视盘染色。初诊诊断右眼 CRVO。

2014-11-20：1st lucentis，0.5mg，右眼球内注射。

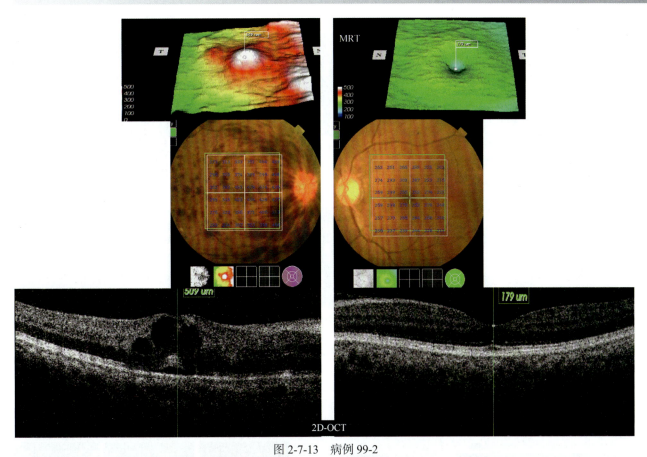

图 2-7-13　病例 99-2

2014-11-3：MRT：右眼黄斑水肿显著，伴浆液脱离（2D-OCT）；左眼正常 MRT，环形存在完整，色泽淡黄。视网膜解剖层次基本正常。

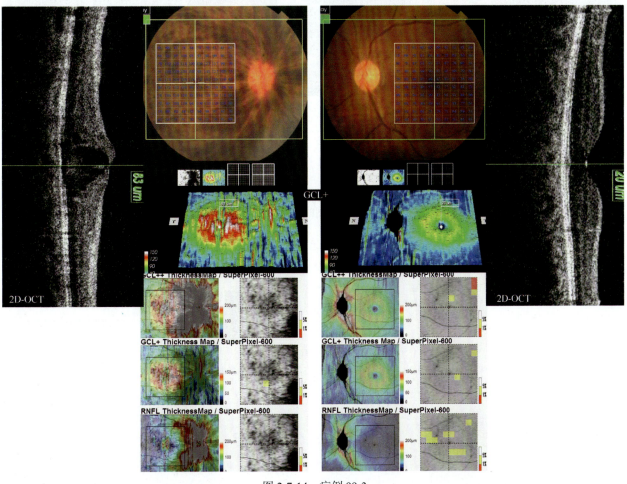

图 2-7-14　病例 99-3

2014-11-3：右眼 GCL+ 重度肿胀，看不到环形，病损概率图未显示病变。左眼 GCL+ 正常，病损概率图未显示病变。2D-OCT：除了右眼黄斑水肿外，余视网膜层次正常。

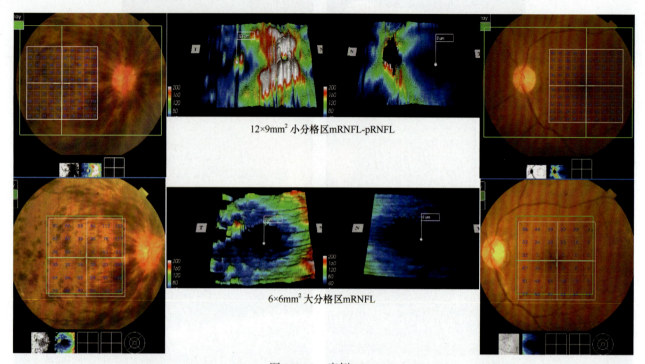

图 2-7-15　病例 99-4

2014-11-3：右眼视网膜神经纤维层水肿增厚，左眼正常。mRNFL 图形双眼明显不对称。

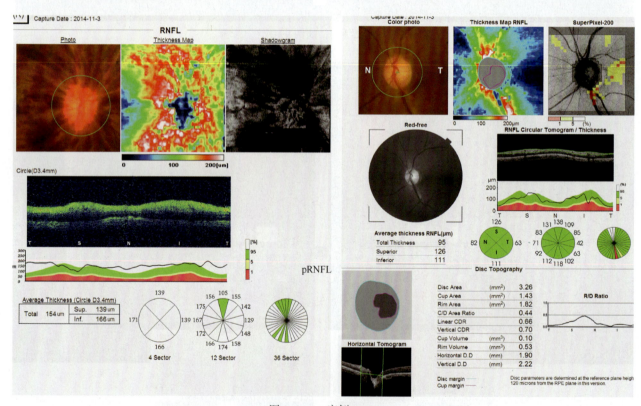

图 2-7-16　病例 99-5

2014-11-3：pRNFL：左眼正常，右眼重度水肿期。

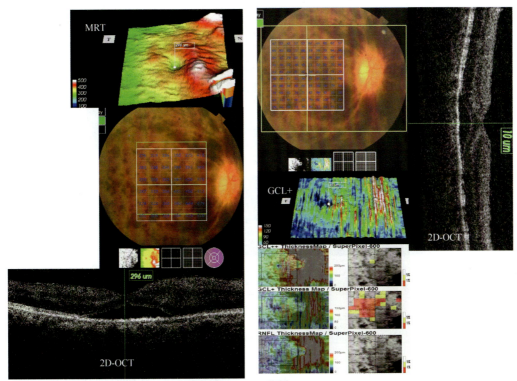

图 2-7-17 病例 99-6

2014-12-10：MRT：1st lucentis 注药后 20 天，视网膜出血程度减轻些，水肿程度明显减轻，但右眼浆液网脱仍存在。右眼视力 0.08。mGCC：GCL+ 黄斑环形消失，病损概率图显示 GCL+ 出现损伤，但 mRNFL、GCL++ 正常，说明 mRNFL 有较严重的水肿。2D-OCT：似乎神经节细胞层变薄些，反射高些。黄斑浆液性脱离存在。

2014-12-16：2nd lucentis，0.5mg，右眼球内注射。

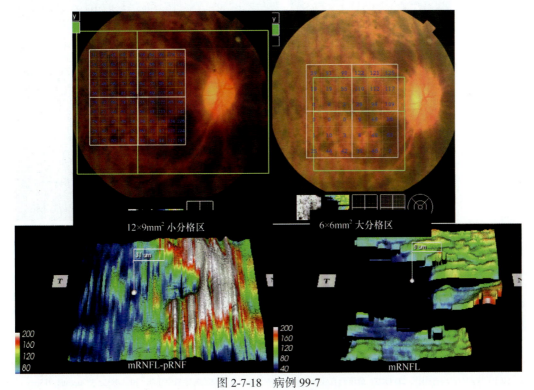

图 2-7-18 病例 99-7

2014-12-10：前述 GCL+ 环形消失，但黄斑区 mRNFL 仍然肿胀增厚，但主要在乳头黄斑之间水肿。

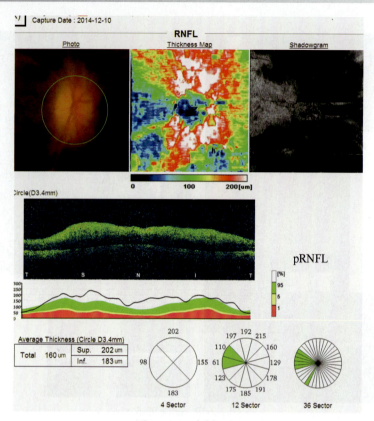

图 2-7-19　病例 99-8

2014-12-10：pRNFL：视盘周围神经纤维肿胀增厚。

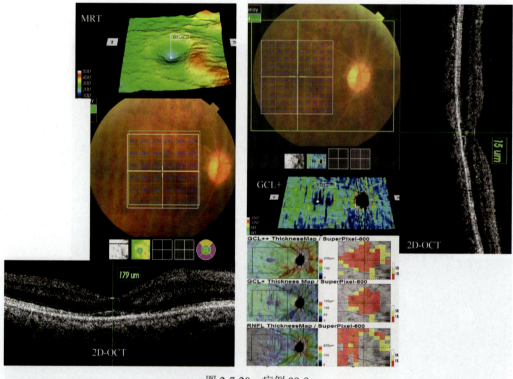

图 2-7-20　病例 99-9

2015-1-7：MRT：2nd lucentis 注药后 3 周，黄斑环形明显变浅，色泽淡。鼻下方视网膜局限水肿。右眼视力 0.12。mGCC：黄斑 GCL+ 环形消失，病损概率图显示 mRNFL、GCL+、GCL++ 均有损伤。2D-OCT：黄斑仍有极浅浆液性脱离，神经节细胞层明显萎缩变薄。2015-1-15：3rd lucentis，0.5mg，右眼球内注射。

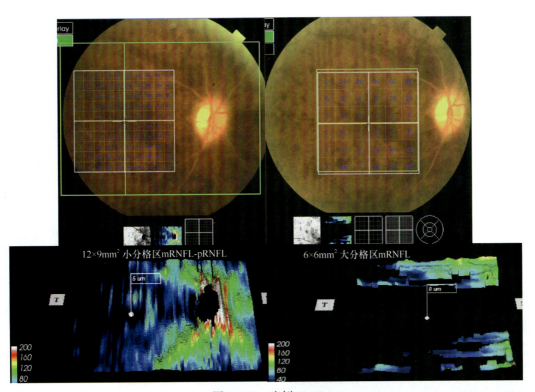

图 2-7-21　病例 99-10

2015-1-7：mRNFL 十分明显进一步萎缩变薄。

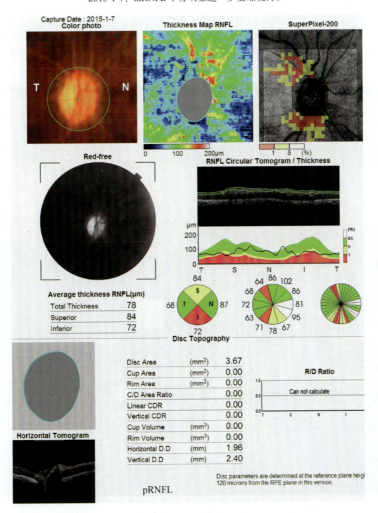

图 2-7-22　病例 99-11

2015-1-7: pRNFL：已出现颞上、下神经纤维萎缩（患者于 2014 年 10 月中旬发病，病程已 2 个月多，盘周纤维萎缩一定会出现，这是符合 AION 发病规律）。

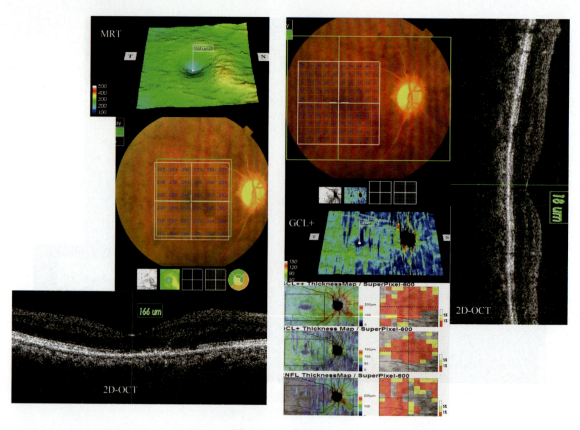

图 2-7-23　病例 99-12

2015-2-4：MRT：黄斑环形大部分消失，鼻下视网膜仍有些水肿。视盘边界基本清楚，视盘色泽变浅。视网膜仍有深层出血，视网膜血管犹如铜丝样。
2D-OCT：神经节细胞层已萎缩变薄，双极细胞层正常存在。黄斑区视细胞局限萎缩，IS/OS 及色素上皮内侧高反射带局限缺损。mGCC：GCL+、mRNFL、GCL++ 均萎缩加重。

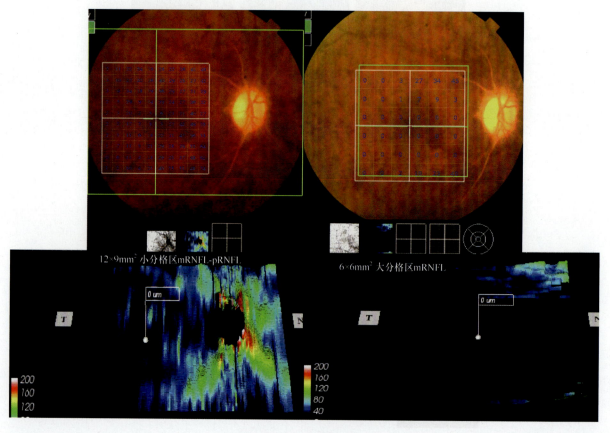

图 2-7-24　病例 99-13

2015-2-4：黄斑区 mRNFL 萎缩更加重。

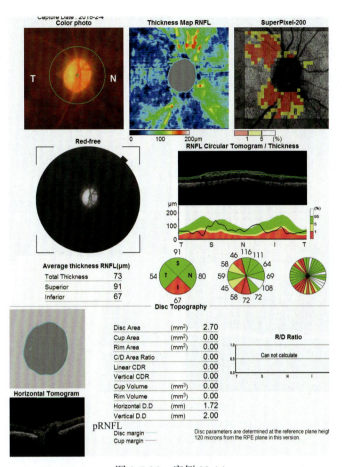

图 2-7-25 病例 99-14

2015-2-4：pRNFL：视盘颞上下萎缩更加重。

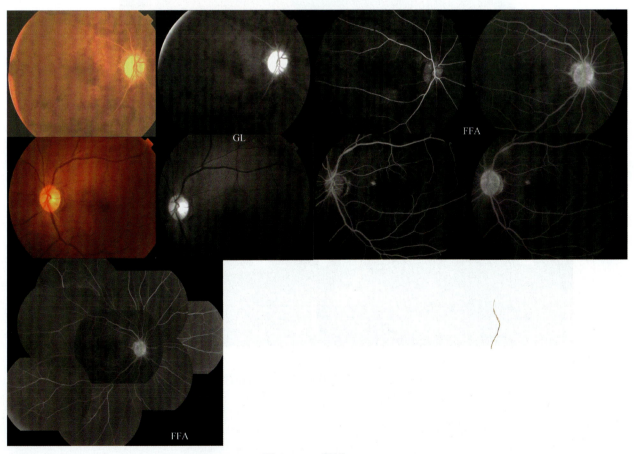

图 2-7-26 病例 99-15

2015-2-11：视力：右眼：0.12；左眼 0.6。右眼视盘色泽浅淡，颞侧萎缩明显。双眼 FFA 晚期视盘染色。

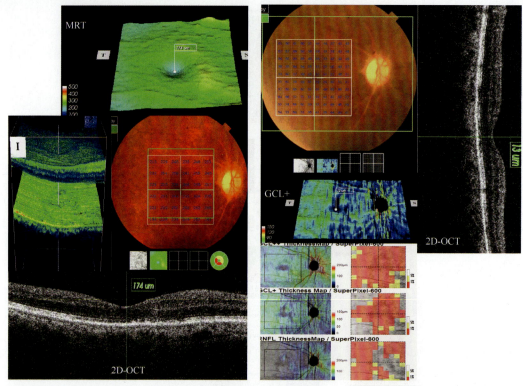

图 2-7-27　病例 99-16

2015-3-25：MRT：最后一次随诊，黄斑环形仅鼻侧残剩。第 3 次注射 lucentis 后 2 个月余。2D-OCT：神经节细胞层萎缩，双极细胞层正常存在，黄斑区视细胞有轻微损伤。mGCC：GCL+、mRNFL、GCL++ 似乎与 2014-2-4 相似或稍重些，说明病情到此基本稳定。

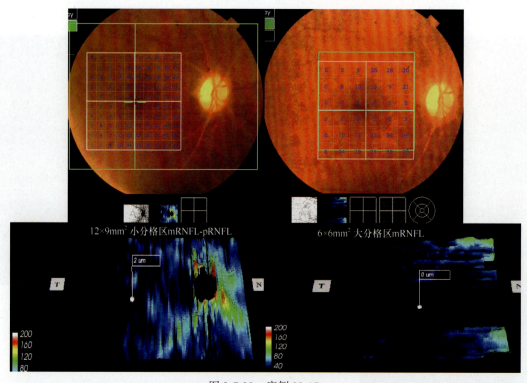

图 2-7-28　病例 99-17

2015-3-25　mRNFL 萎缩程度基本与 2014-2-4 相似或稍重些。

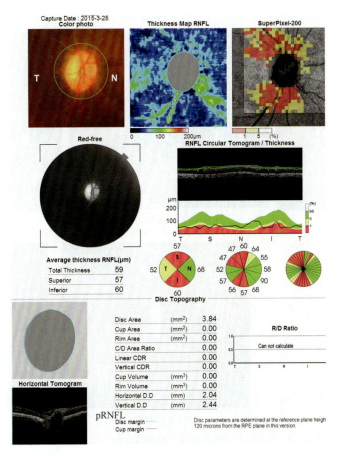

图 2-7-29　病例 99-18

2015-3-25：pRNFL 与 2014-2-4 比较，萎缩稍重些。

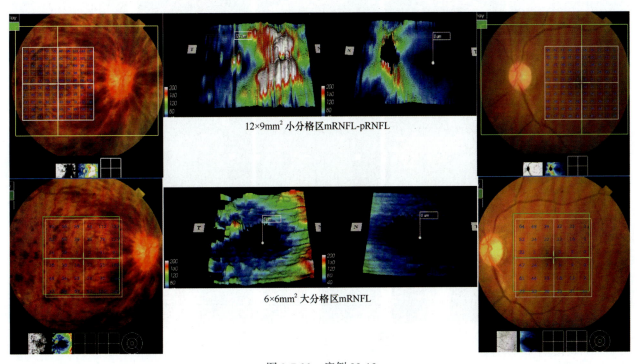

图 2-7-30　病例 99-19

2014-11-3：mRNFL-pRNFL 和 mRNFL 双眼不同扫描方式的比较：请注意图形色泽、形态、范围改变、分格区内数值的改变，同一眼上下、左右对称性比较，双眼对称性比较

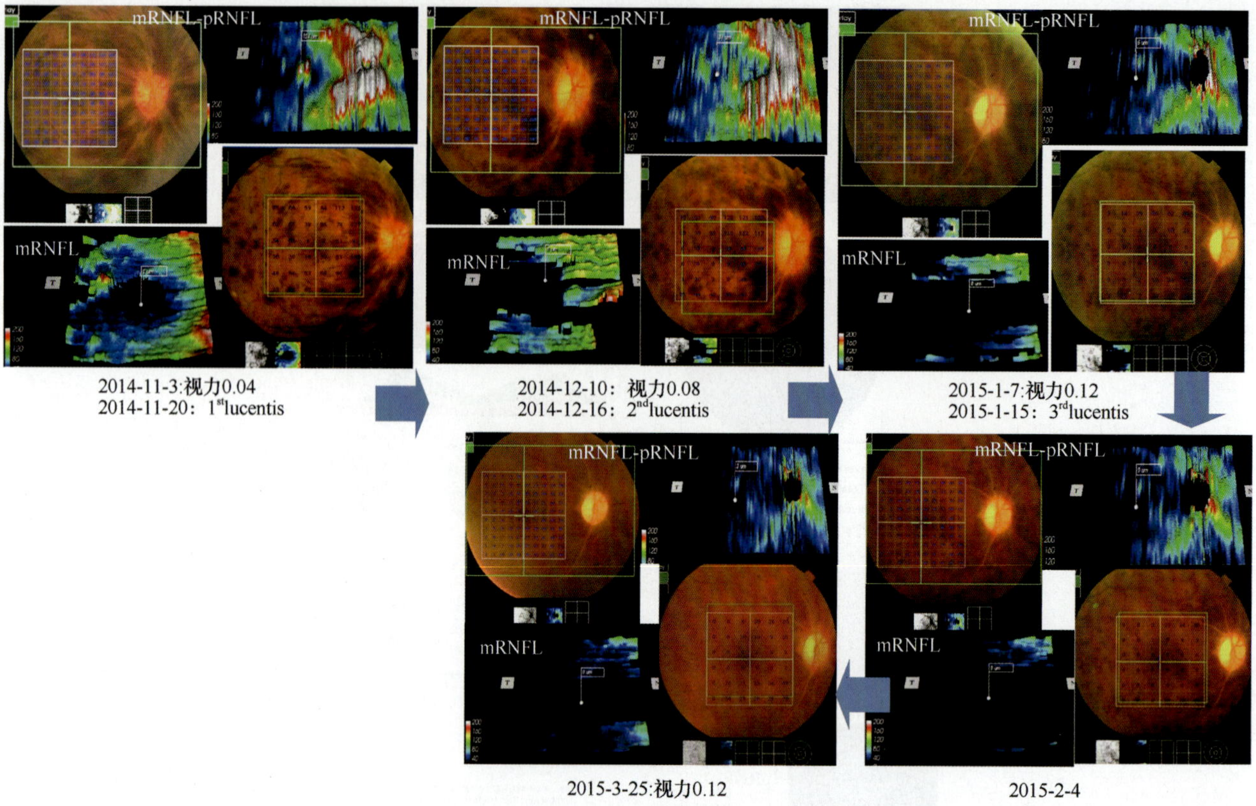

图 2-7-31　病例 99-20

mRNFL-pRNFL 和 mRNFL 同一眼不同时间段比较：请注意图形色泽、形态、范围的改变、分格区内数值的改变、同一眼上下、左右对称性比较。
2015-3-25 与 2-4 比较，基本相似，说明病情基本稳定。

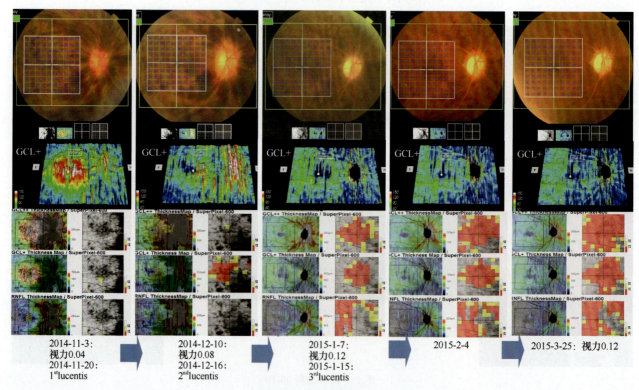

图 2-7-32　病例 99-21

不同时间段 mGCC 变化比较：视网膜出血吸收情况、视盘形态色泽变化程度和 GCL+、mRNFL、GCL++ 的地形图、病损概率图变化过程。
2015-2-4：与 2015-3-25 比较基本相似，病情基本稳定。整个病程 3 个月病情基本稳定。右眼视力 0.12。

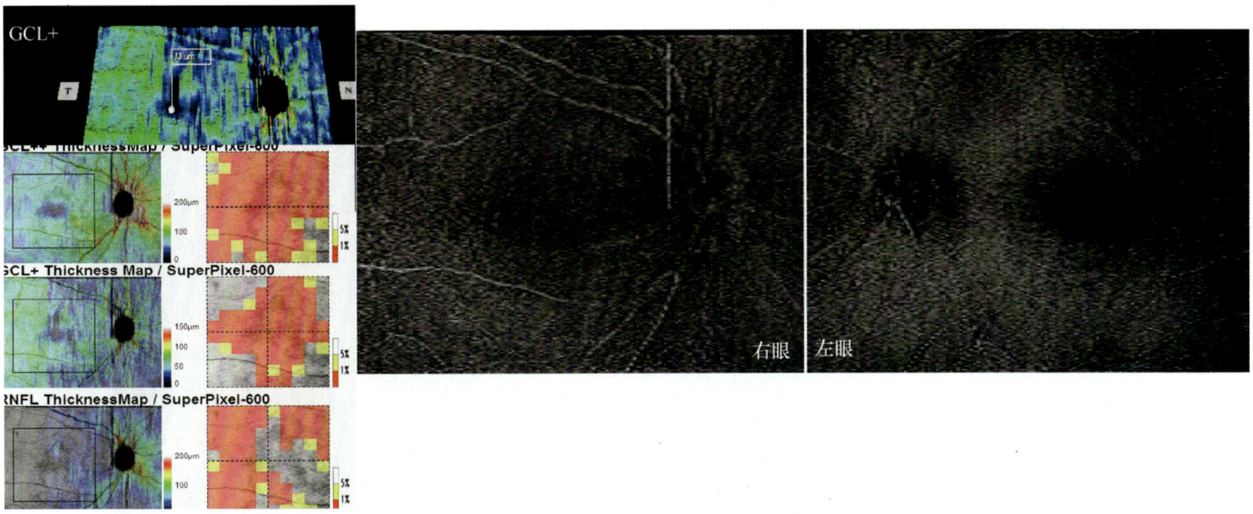

图 2-7-33 病例 99-22

2015-3-25：右眼视力 0.12，双眼 mRNFL-pRNFL En face：双眼明显不对称，左眼是正常图像。右眼 En face 显示黄斑区及视盘周围神经纤维层弥散普遍极低反射信号，与 mGCC 改变一致吻合。

病例 98 的特点和诊断

1）临床眼底表现主要是出血性 CRVO；但实际病情的表现是 AION 或 PION 的病程、只损伤神经节细胞层，不影响双极细胞层（表明不存在明显的视网膜动脉缺血）。故正确诊断：AION 或视神经缺血（PION）伴发 CRVO。

2）3 个月病程：单纯 CRVO，3 个月内出血完全吸收几乎不可能，而 AION 整个病程一般只 3 个月。

3）本病例是乳癌术后 + 化疗后 2 年，对本病例视神经内的动脉或视神经的供血可能是有影响的。

4）本病例双眼有动脉硬化表现，发生视网膜血管病变似较自然的。可能由于视网膜中央动脉的一过性缺血导致 CRVO 和 AION 或 PION。是 CRVO 掩盖了视神经缺血的诊断，也忽略了视野的检查。

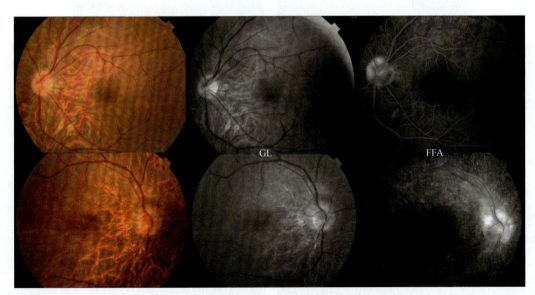

图 2-7-34 病例 100-1

2013-12-9：患者，男性，34 岁。病程近 1 年（2013 年 1 月发病）。右眼视力进行性下降。矫正视力：右眼：0.02；左眼 1.2。右眼视盘上缘网膜深层似乎隐约有薄薄出血（造影相未证实），双脉络膜血管反射增强。FFA：晚期双侧视盘边缘染色，右侧略渗漏。

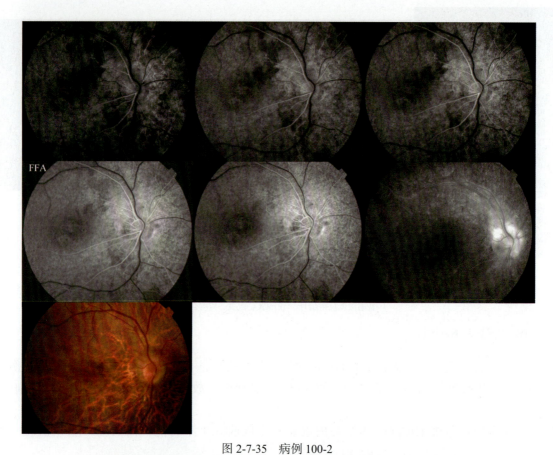

图 2-7-35　病例 100-2

2013-12-9：FFA：右侧背景荧光和视网膜动脉荧光充盈迟缓，造影晚期视盘边缘染色略渗漏，尤其上方缘更明显。

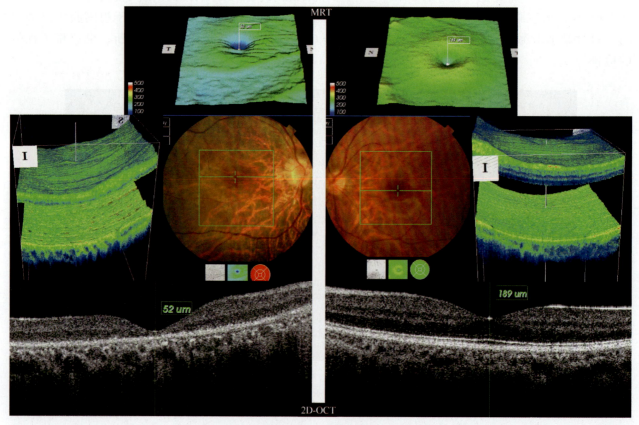

图 2-7-36　病例 100-3

2013-12-4：MRT：双眼不对称，左正常环形，完整色泽淡黄；右环形消失，外围视网膜变薄发淡蓝色，正中心网膜萎缩变薄（深蓝色），黄斑区中央横行视网膜皱褶。2D-OCT：左眼视网膜解剖层次正常。右眼神经纤维层萎缩变薄，双极细胞层存在，IS/OS 带消失，外界膜存在，右黄斑中心极度变薄。色素上皮内带似乎不完整。脉络膜反射增高。三维分层像示右视细胞有散在损伤。

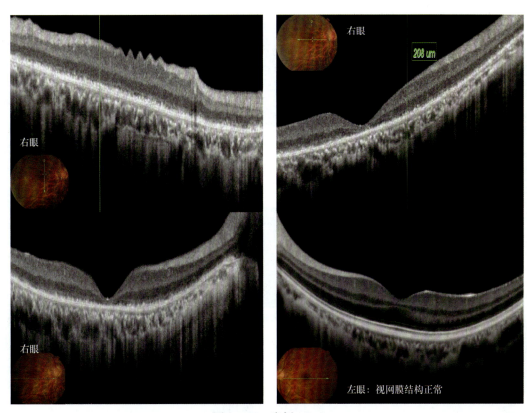

图 2-7-37　病例 100-4

2013-12-4：2D-OCT：右眼 IS/OS 缺损（外界膜存在）、神经纤维层萎缩（双极细胞层和外丛层存在）、鼻侧黄斑区网膜皱褶。

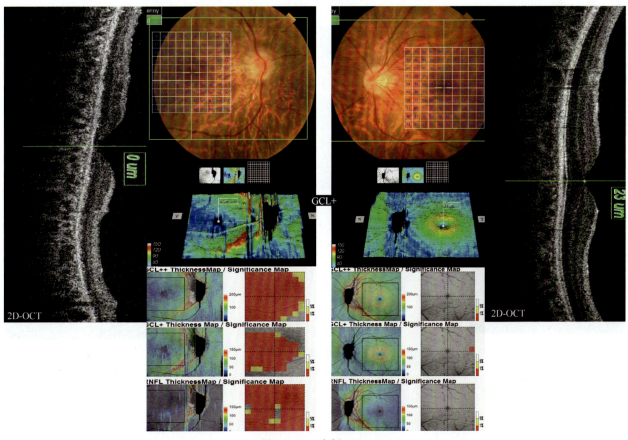

图 2-7-38　病例 100-5

2013-12-4：mGCC：双侧 GCL+ 极不对称，左眼完全正常。右眼 GCL+、mRNFL、GCL++ 均有损伤，注意 mRNFL 的萎缩仅限黄斑中心区较小范围，黄斑区更外围的神经纤维还是正常或肿胀。

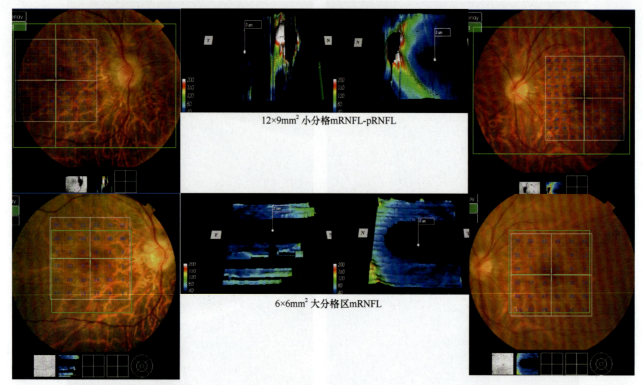

图 2-7-39　病例 100-6

2013-12-4：mRNFL：双眼不对称，右眼中心区萎缩，外围肿胀。

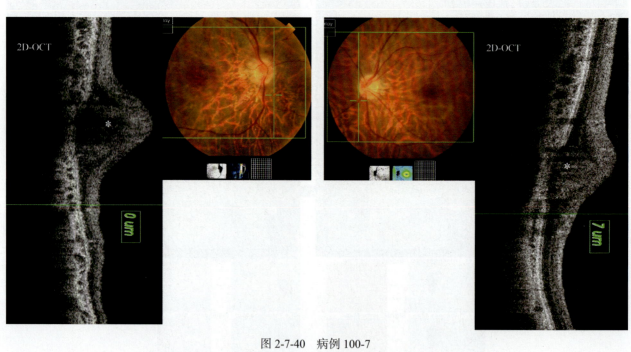

图 2-7-40　病例 100-7

2013-12-4：双眼视盘埋藏疣（＊号）。

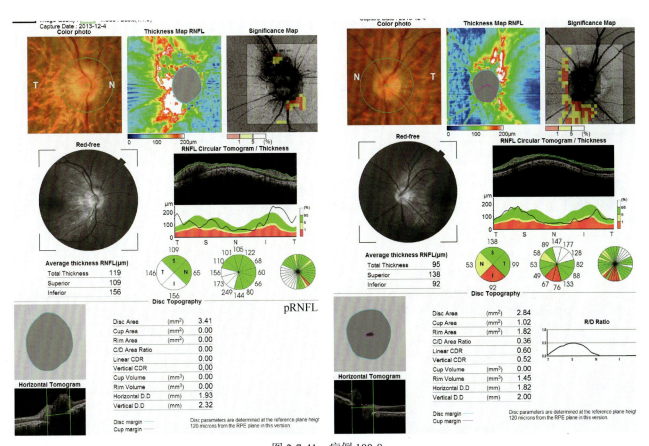

图 2-7-41 病例 100-8

2013-12-4：pRNFL：双侧基本属肿胀期，右眼原来有视盘水肿，尚未进入视神经萎缩。

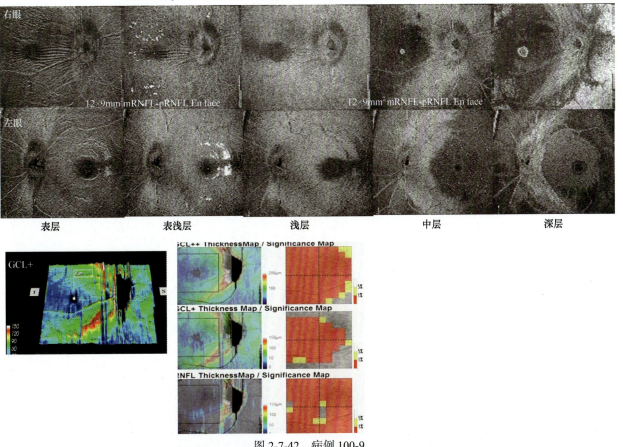

图 2-7-42 病例 100-9

2013-12-4：双眼宽屏视网膜神经纤维层不同层次 En face 图像比较：左眼：各层 En face 图像正常。右眼：主要异常图形是表层和表浅层，黄斑中心区 En face 信号普遍低下，同时还存在明显的视网膜皱褶，再加上中心区视细胞层基本已消失。中心神经纤维受损和视细胞的消失就足以导致视力严重丧失。右眼的 En face、mGCC 分析一致。

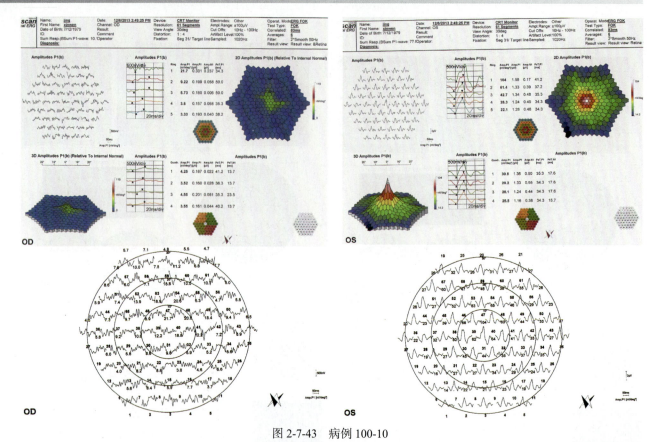

图 2-7-43 病例 100-10

2013-12-5：mfERG：左侧正常，右侧失去中心峰值，而且 ERG 波形极不正常。

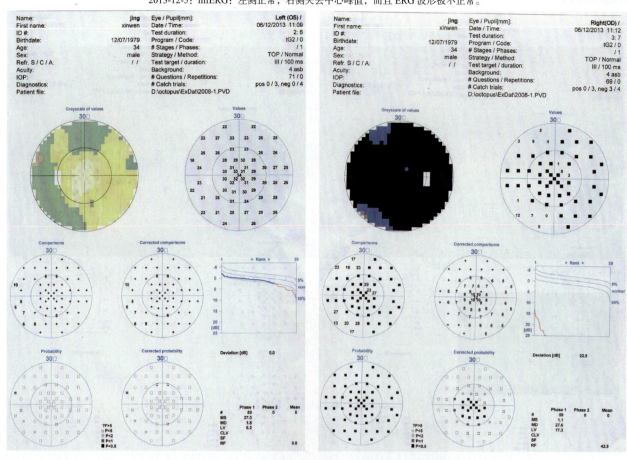

图 2-7-44 病例 100-11

视野：右眼仅是眼前手动，严重中心视力消失。目前左眼视野基本正常。

病例 100 的诊断讨论

诊断 1：视盘埋藏疣导致 AION 伴视盘水肿，继发浆液性黄斑视网膜脱离：可以解释神经节细胞层萎缩（双极细胞层不受影响）、黄斑区视网膜皱褶（视盘水肿严重、持续时间长所致），较长期的视网膜脱离导致黄斑区视细胞萎缩。但这么严重时功能丧失，实属少见。病例 21，视盘埋藏疣导致较严重视力、视野丧失，但与本病例比较，病例 21 还是相对较轻。

诊断 2：视盘埋藏疣并发视乳头网膜炎（伴发视盘水肿，继发浆液性黄斑脱离）。主要根据是本病例神经纤维层 En face 图像，本病例主要是表层和表浅层纤维丢失，严重丧失中心视力。中层和深层神经纤维是正常，故诊断 AION 不成立。

第8章 到底是缺血性视神经病变（AION 或 PION）？还是正常眼压青光眼？

把缺血性视神经病变（ION）和正常眼压青光眼单独列出，就是为了说明这两个病在临床鉴别诊断中的困难性。有时甚至很难鉴别。

这一组病例的特点是眼压多次检查均在正常范围，临床表现有很多相似之处，首先这类病例常常不存在临床发病症状，患者不知道，常是常规检查（常规健康查体或外眼有病查眼底发现或者是一眼眼底有病发现另一眼也有病），意外发现。视野和 OCT 检查所见也有很多相似之处。故如果是缺血性视神经病变，PION 可能性较大；如果是青光眼，正常眼压青光眼可能性较大。唯一鉴别点就是看病情发展速度，就要用很长的时间（常是数年）观察，才能见到差别。还要经常观察眼压尤其是 24 小时眼压曲线，很多病例不乐意接受。单双眼的差别也要注意考虑，因为青光眼是双眼（但有先后），缺血性视神经病变多数是单眼（但少数有双眼发病）。

强调下列 2 个检查，有利于疾病的诊断：

1）强调神经纤维层 En face 检查，尤其强调视盘周围神经纤维浅层、中层和深层不同层次的检查和比较，强调深层神经纤维是代表视网膜周边部纤维，是青光眼的损伤最多见部位，也许这是一条检查和发现青光眼线索的有用的检查方法。

2）强调中心和周边视野同时检查，不要单查中心视野，尤其对青光眼更应重视周边视野。本书中有相当数量的病例就是缺少周边视野造成诊断的难度。

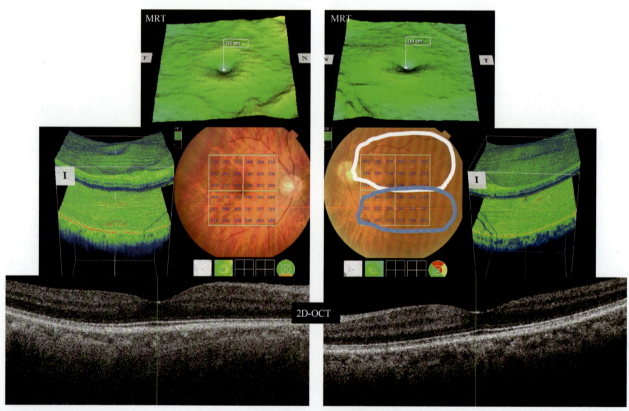

图 2-8-1 病例 14-1a

2012-8-19：患者，男性，68 岁。本病例是右眼 10 年前视网膜脱离，下方破口，住院手术，同时发现左眼有病。左眼一直误诊正常眼压青光眼，并按青光眼治疗。双眼视细胞层正常（2D-OCT 和三维分层相）。右眼 MRT 正常，中心环形隆起、色泽正常；左眼 MRT 颞上变薄，相应部位环形隆起消失。2D-OCT：左眼节细胞层厚度颞侧变薄，余双眼正常。注意：白色圈和蓝色圈数值不对称，及与右眼的比较有明显的差异。自 2012 年初停用抗青光眼药物。

第 8 章 到底是缺血性视神经病变（AION 或 PION）？还是正常眼压青光眼？ ·461·

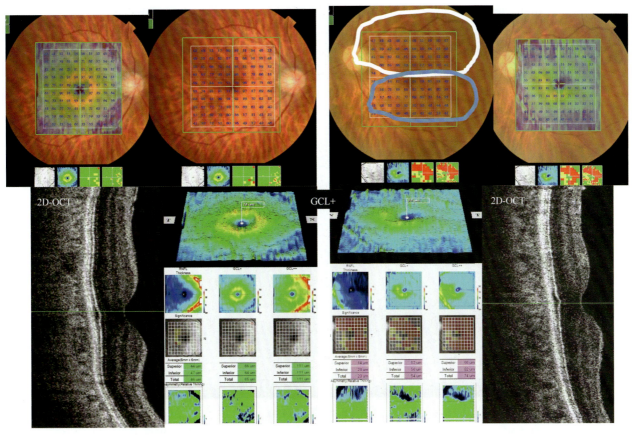

图 2-8-2 病例 14-2a

2012-8-19：mGCC 显示：右眼 GCL+ 正常淡黄色环形，概率图未显示病损。左眼 GCL+ 环形不完整，上方环形消失，下方尚存不完整环形，具有水平缝划界，与病损概率图损伤显示一致。双侧 mRNFL 图形不对称：右眼正常，左眼明显萎缩变薄（上方重，下方以颞下为主）。与视野改变一致。
2D-OCT：右眼正常，左眼神经节细胞层萎缩，上方重。注意：白色圈和蓝色圈数值不对称，及与右眼的比较有明显的差异。

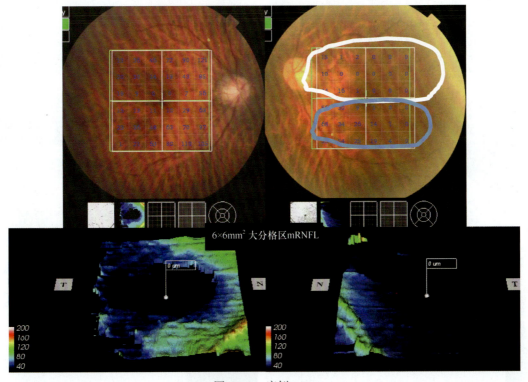

图 2-8-3 病例 14-3a

2012-8-19：双眼 mRNFL 不对称，右眼正常；左眼整个黄斑区 mRNFL 萎缩，上方重，下方轻。注意左眼上方（白圈）下方（蓝圈）数值上的差异，及与右眼相应部位的比较明显变薄。

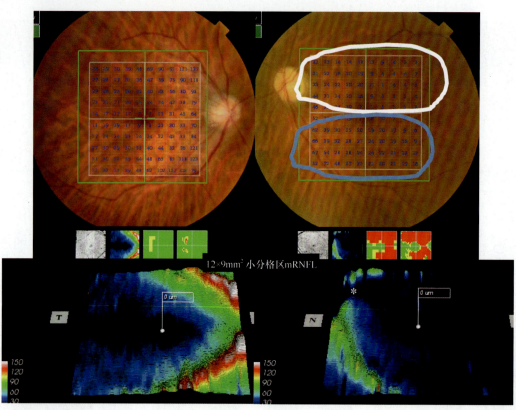

图 2-8-4 病例 14-4a

2012-8-19：双眼 mRNFL 不对称，右眼正常，左眼整个黄斑区 mRNFL 萎缩，上方重，下方轻，*号处与视盘缘相连接。注意左眼上方（白圈）下方（蓝圈）数值上的差异，及与右眼相应部位的比较明显变薄。

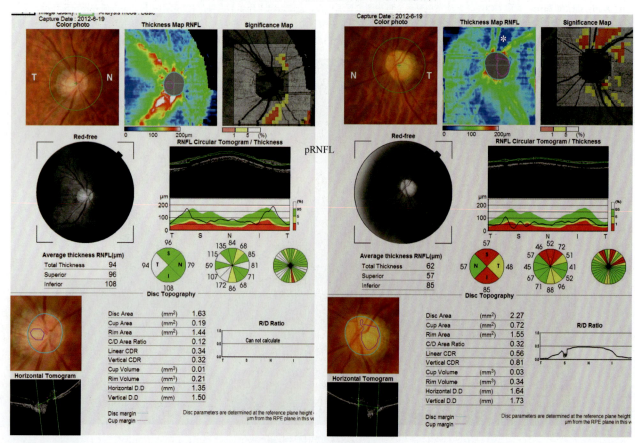

图 2-8-5 病例 14-5a

2012-8-19：左眼 pRNFL：萎缩主要在视盘颞上方，*号示神经束萎缩，右眼 pRNFL：基本正常（下方有缺损，与下方破口，视网膜脱离手术有关或屈光不正导致照相质量有关）陷凹扩大仅限左眼（神经束缺损对应）。

第8章 到底是缺血性视神经病变（AION 或 PION）？还是正常眼压青光眼？

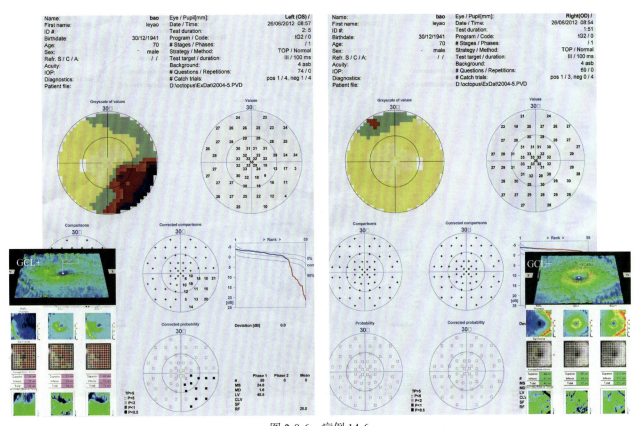

图 2-8-6　病例 14-6a

2012-6-26：视野改变：右眼视网膜脱离手术吻合，左眼上方神经束缺损相符。

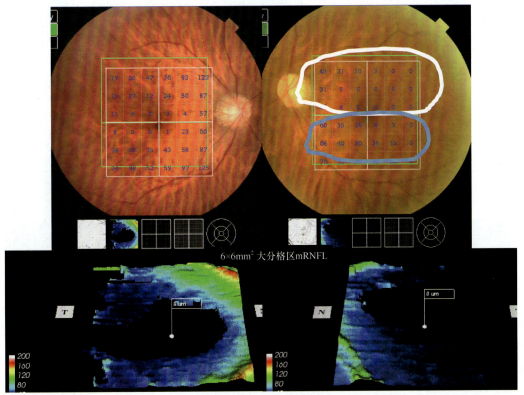

图 2-8-7　病例 14-7a

2013-7-16：与 2012-8-19 相符。

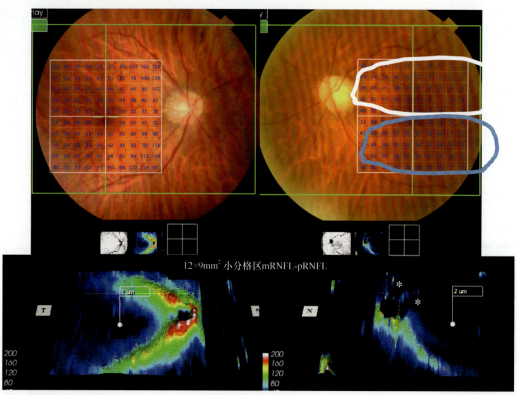

图 2-8-8　病例 14-8a

2013-7-16：与 2012-8-19 相符，注意 * 号是神经束缺损，而且可以见到上方神经束缺损全部与视盘缘相连接。注意白圈和蓝圈内数值不对称的比较。

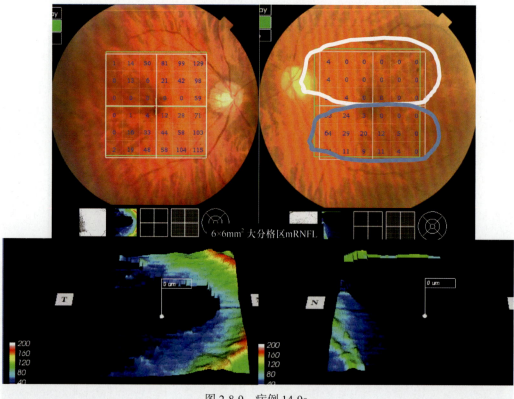

图 2-8-9　病例 14-9a

2014-7-29：与 2012-8-19 相似。

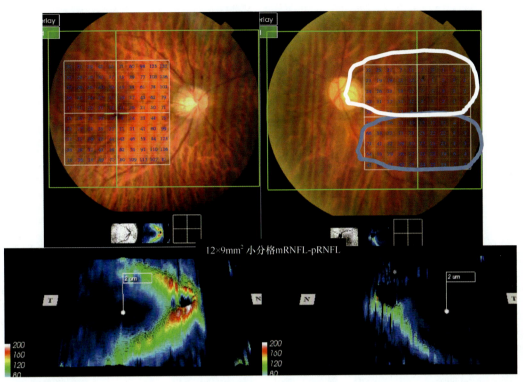

图 2-8-10　病例 14-10a

2013-7-16：与 2012-8-19 相符，注意 * 号是神经束缺损，而且可以见到上方神经束缺损全部与视盘缘相连接，注意白圈和蓝圈内数值不对称的比较。

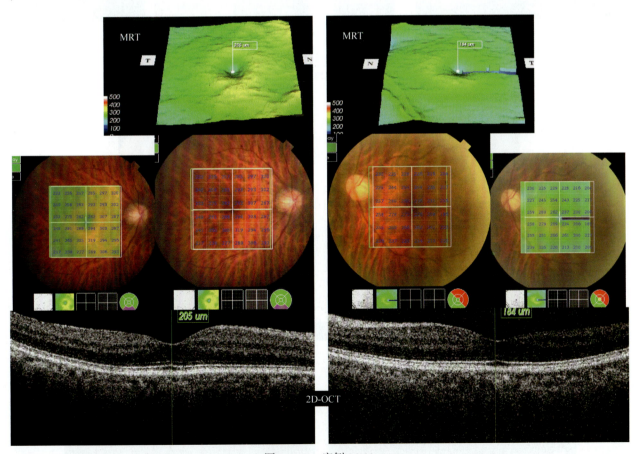

图 2-8-11　病例 14-11a

2015-6-16：与 2012-8-19 相似。

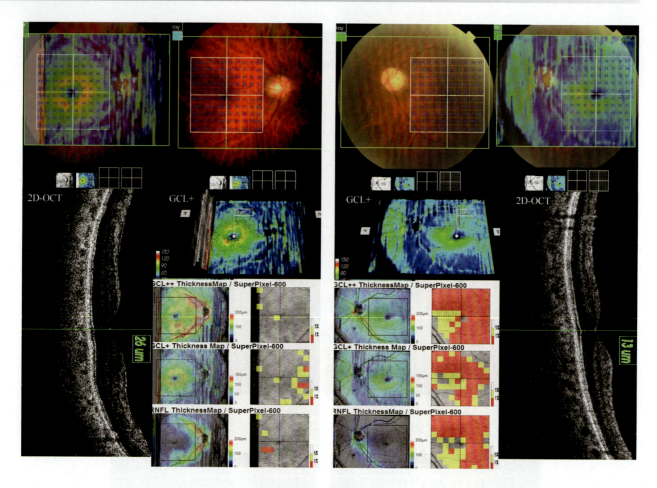

图 2-8-12　病例 14-12a
2015-6-16：与 2012-8-19 相似。

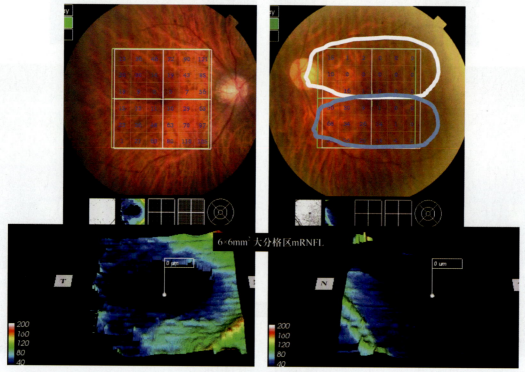

图 2-8-13　病例 14-13a
2015-6-16：与 2012-8-19 相似。

第 8 章 到底是缺血性视神经病变（AION 或 PION）？还是正常眼压青光眼？

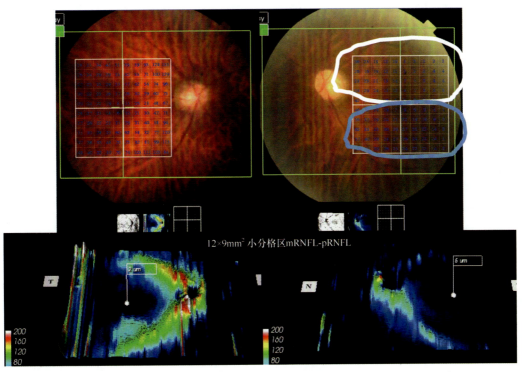

图 2-8-14 病例 14-14a
2015-6-16：与 2012-8-19 相似。

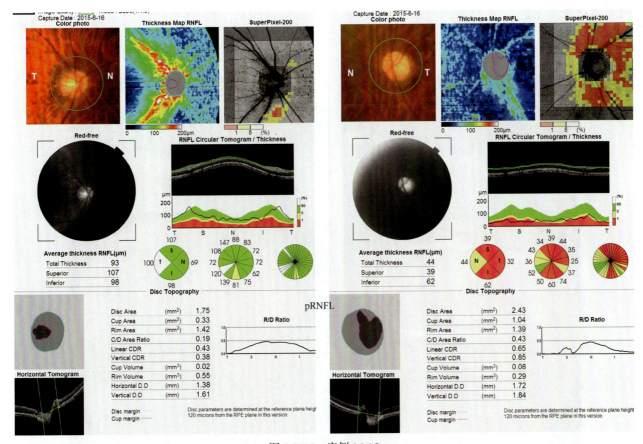

图 2-8-15 病例 14-15a
2015-6-16：与 2012-8-19 相似。

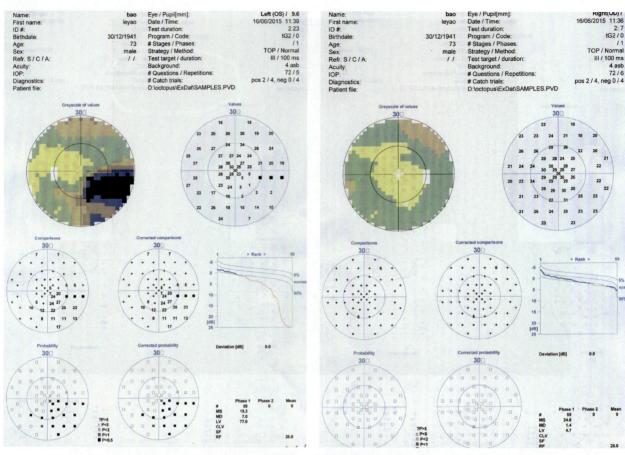

图 2-8-16 病例 14-16a

2015-6-16：视野。与 2012-6-26 图 2-8-6 一致。

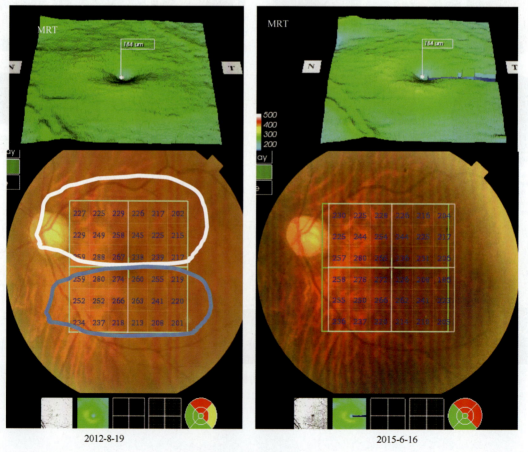

图 2-8-17 病例 14-17a

抗青光眼药物停用后这两个时间段对应视网膜厚度基本一致相同，没有变化。

第8章 到底是缺血性视神经病变（AION或PION）？还是正常眼压青光眼？

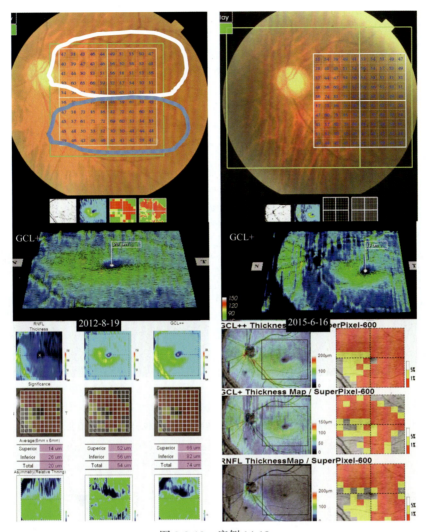

图 2-8-18　病例 14-18a
抗青光眼药物停用后这两个时间段对应 mGCC 厚度基本一致相同，没有变化。

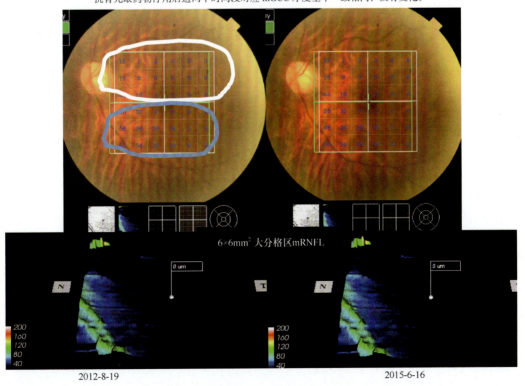

图 2-8-19　病例 14-19a
抗青光眼药物停用后这两个时间段对应 mRNFL 厚度基本一致相同，没有变化。

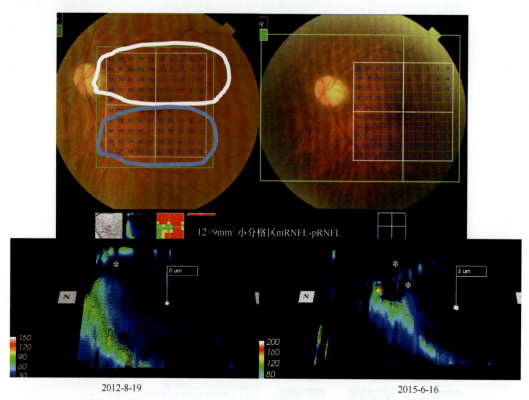

图 2-8-20　病例 14-20a

抗青光眼药物停用后这两个时间段对应 mRNFL 厚度基本一致相同，没有变化。

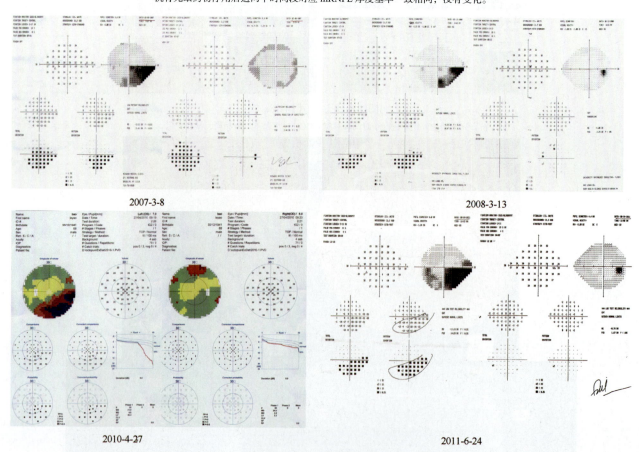

图 2-8-21　病例 14-21a

不同时间段视野检查，右眼视网膜脱离住院手术，发现左眼视野不好。双眼矫正视力 1.0。

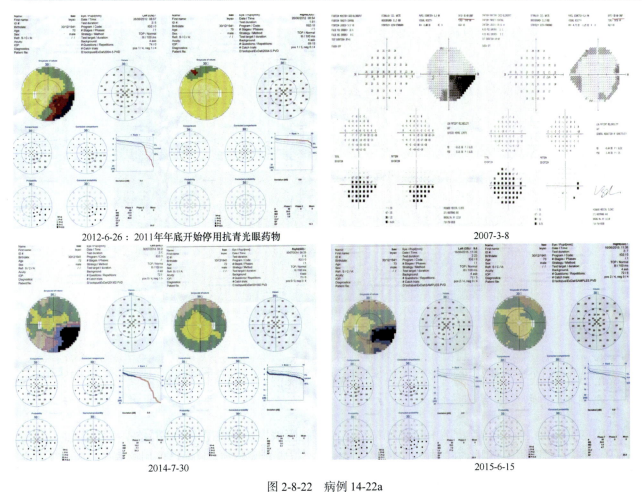

图 2-8-22 病例 14-22a

不同时间段视野检查：右眼视网膜脱离住院手术，发现左眼视野不好。双眼矫正视力 1.0。

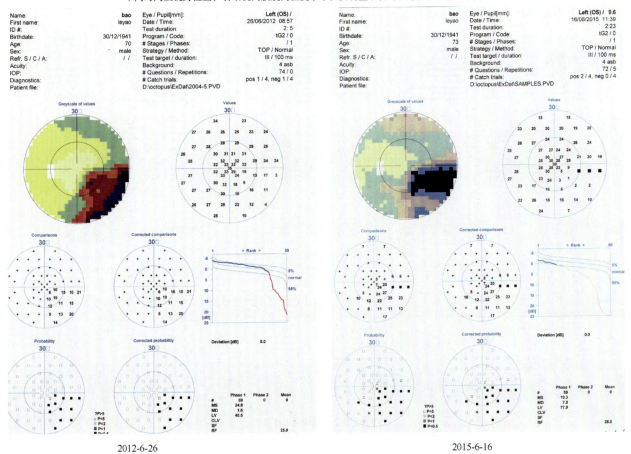

图 2-8-23 病例 14-23a

停用抗青光眼药物 3 年后，视野没有改变。

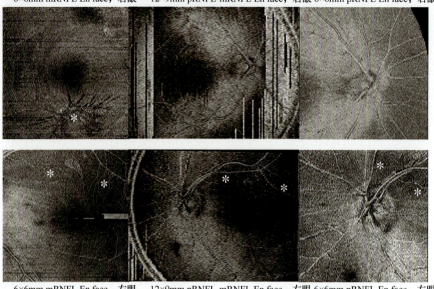

图 2-8-24 病例 14-24a

2015-6-16：黄斑区 - 视盘周围神经纤维的 En face 图像：右眼 pRNFL En face 正常图像，仅右眼黄斑下方红色＊号处是视网膜前膜形成。左眼 En face 图像：黄斑区上方及视盘颞上方神经纤维明显少（＊号区），下方神经纤维正常，从神经纤维层 En face 得知右眼不存在缺损，仅只有左眼颞上方缺损为主。

病例 14 的临床特点

1）左眼的病患者不知道，因中心视力矫正后 1.0，视野缺损是象限损伤。视野缺损犹如青光眼，眼压不高，诊断正常眼压青光眼。在国外一直使用适利达一类抗青光眼药物。目前已停用抗青光眼药物 3 年半，眼底不发生改变、视野维持不变。

2）对侧眼（右眼）也一直维持正常（视野和 mGCC 维持不变）。

3）正确诊断：缺血性视神经病变。

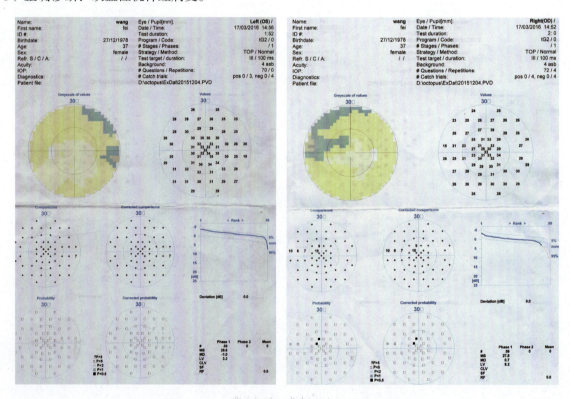

图 2-8-25 病例 101-1

2016-3-17：患者，女性，37 岁。正常眼压青光眼。主诉右眼上方左侧看东西模糊，似有物挡，已有 4～5 年，渐进性，没有其他不适，外院曾诊断 AION。中心视野右眼鼻上象限有明显的敏感度下降；左眼鼻上象限外围同样存在敏感度下降。

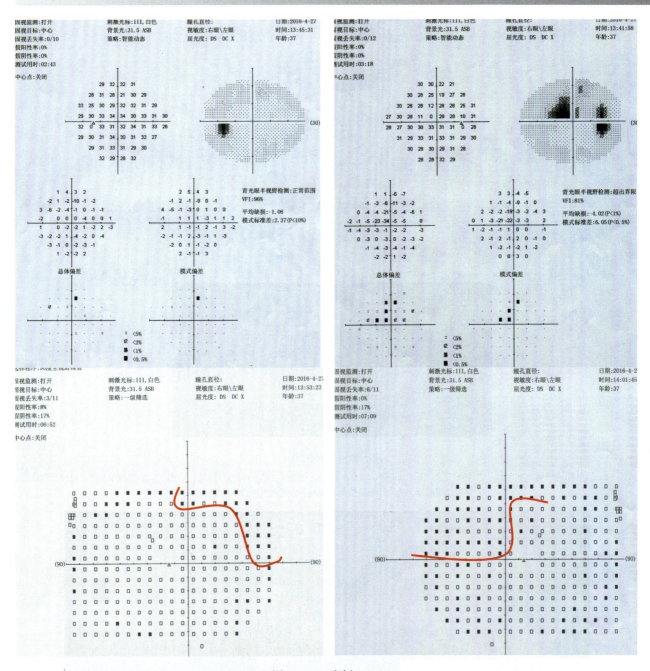

图 2-8-26 病例 101-2

2016-4-27：1个月多后复查中心视野，视野同前基本相似；周边视野显然出现异常，右眼鼻上象限缺损，有鼻侧阶梯。左眼鼻上周边凹陷，属于典型早期青光眼表现。周边视野明显与中心视野不同：右眼中心视野分析较难，左眼中心视野正常。显然右眼完全符合 mGCC 和 En face 所见。左眼也完全符合 mGCC 及 En face 的早期表现。

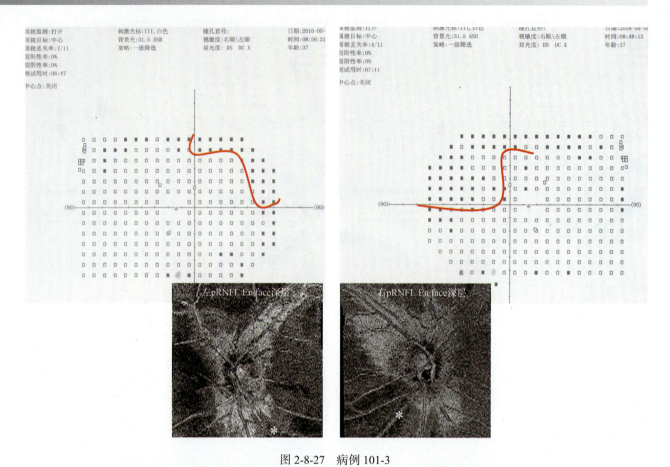

图 2-8-27　病例 101-3

2016-5-5：重复周边视野，与 2016-4-27 视野完全一样。pRNFL En face 深层，双眼视盘颞下神经纤维缺损（*号），右眼重于左眼，符合视野改变。左眼视盘深层颞下神经纤维缺损是早期颞下方视网膜周边部损伤的表现。

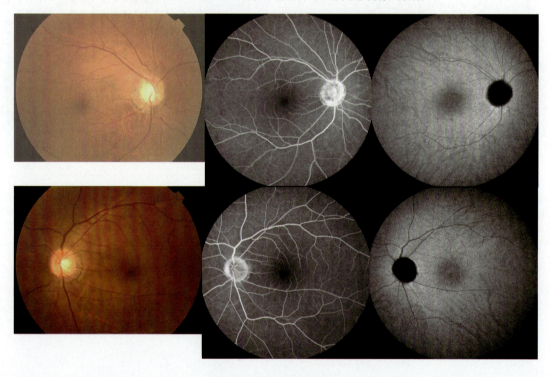

图 2-8-28　病例 101-4

2016-3-25：FFA 造影晚期双眼视盘染色，这是视神经病变的表现。

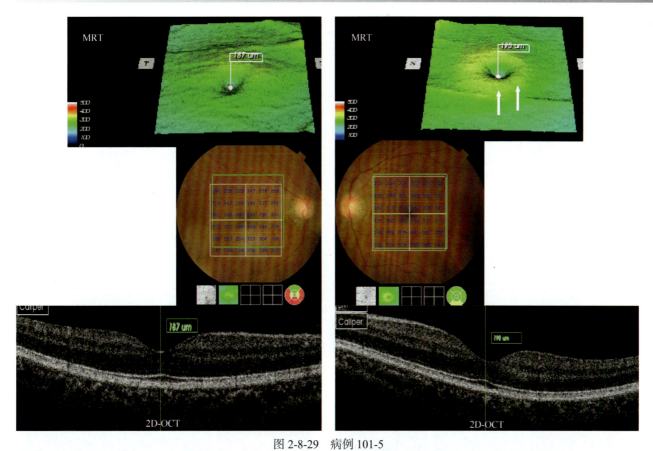

图 2-8-29　病例 101-5

2016-3-25：MRT：右眼黄斑中心外围环形上方基本正常，下方消失，水平缝划界；左眼环形完整，色泽较深黄，但下缘有锐边（箭头示）。
2D-OCT：双眼神经节细胞层基本正常，右眼颞侧似乎薄些。

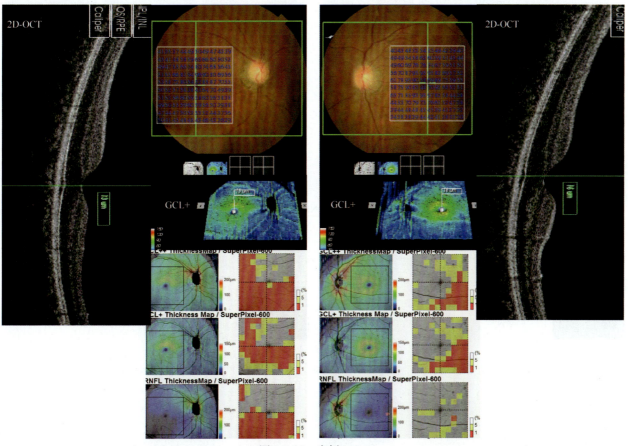

图 2-8-30　病例 101-6

2016-3-25：GCL+：右眼上方环形基本正常，下方消失，水平缝划界；左眼环形基本正常。病损概率图右眼 mRNFL、GCL+、GCL++ 中心水平下方均有损伤。左眼只是在黄斑区外围颞下象限有 GCL+ 和 GCL++ 有损伤，而 mRNFL 基本正常。2D-OCT：右眼中心下方和左眼黄斑区外围下方有神经纤维层变薄，余其他部位神经纤维层正常厚度。

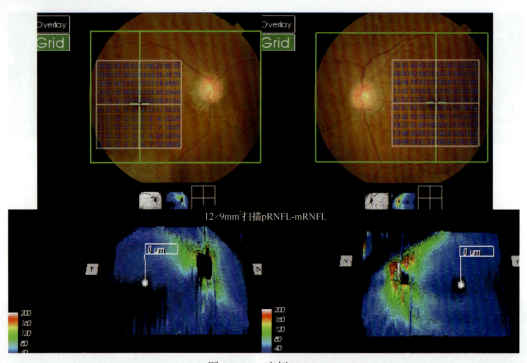

图 2-8-31　病例 101-7

2016-3-25 神经纤维层厚度只有右眼下方萎缩变薄了，左眼神经纤维层是正常。

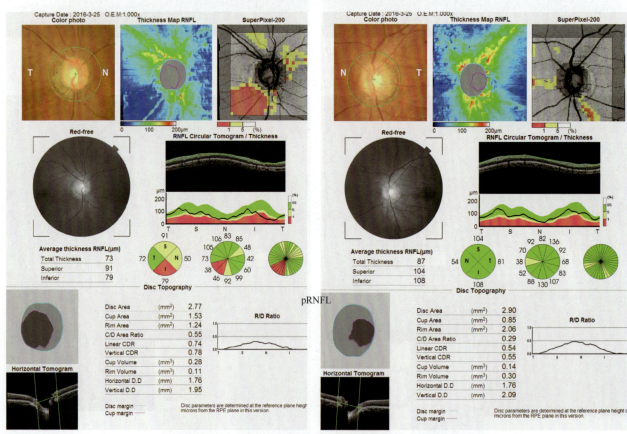

图 2-8-32　病例 101-8

2016-3-25：pRNFL：右眼主要是视盘颞下神经纤维损伤，颞上方很轻度损伤。左眼颞下方也有轻度损伤。

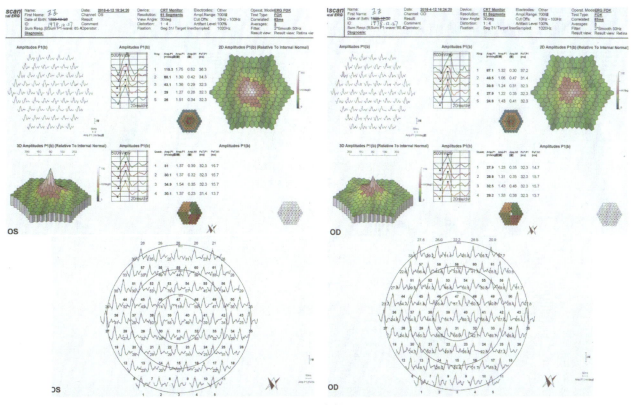

图 2-8-33 病例 101-9

mfERG：双眼黄斑中心图形大致正常。

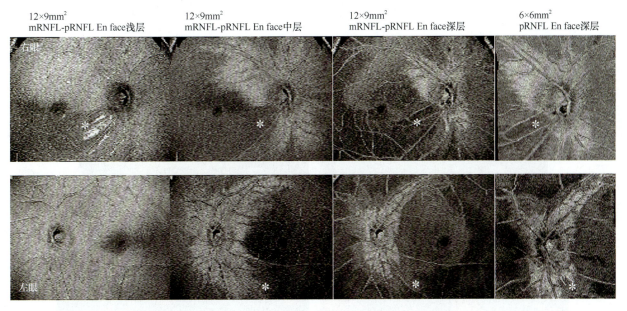

图 2-8-34 病例 101-10

2016-4-27：双眼不同深度神经纤维层 En face。右眼：由浅层 - 深层，颞侧象限均可见到神经纤维反射信号丢失（＊号），越接近视盘周深层越严重。

左眼：乳头黄斑浅层神经纤维层信号基本正常，但由盘周中层开始到深层，明显的纤维信号丢失（＊号）。

病例 101 的临床表现所说明的问题

1）本病例是慢性渐进性发病，是右眼病情较重的时候才发现，而且曾诊断缺血性视神经病变。本病例多次日 5 次眼压检查最高 21.5mmHg，最低 16.1mmHg。

2）视野检查：视野检查确实存在早期敏感度差，很早期病例不能发现。但同时也存在不能单独只查中心视野的漏诊或误诊问题。因为青光眼常是在颞侧中周部上下视网膜神经纤维损伤开始，故对于青光眼来说，周边视野检查比中心视野检查更要重视，要改变目前不正确的视野检查思路。

3）视盘周围神经纤维层 En face 检查：重视深层神经纤维的 En face 检查，可能也是一种早期发现青光眼的检查方法。

本病例的左眼应是较早期的青光眼，应积极治疗。

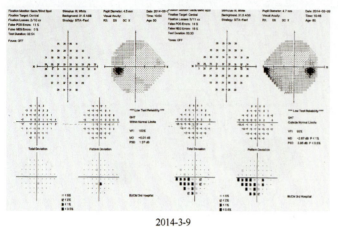
2014-3-9

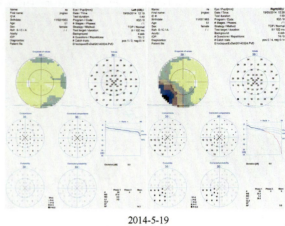
2014-5-19

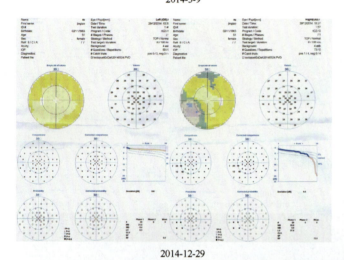
2014-12-29

图 2-8-35　病例 102-1
患者不同时间段的视野检查。

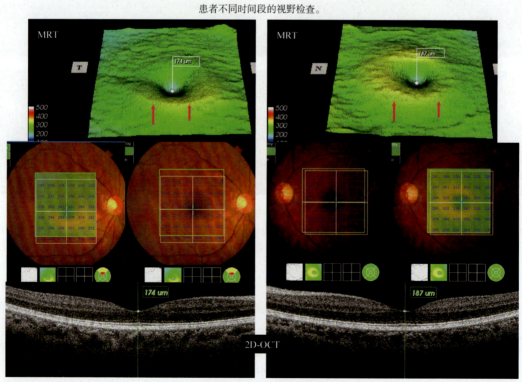

图 2-8-36　病例 102-2
2014-5-19：MRT：右侧上方环形消失，水平线划界；余环形黄红色；左侧环形黄红色，颞上稍浅些。MRT 环形还有一个特点：右侧下方环形及左上、下方环形是一个锐边缘（箭头示），说明远周神经纤维可能存在损伤。

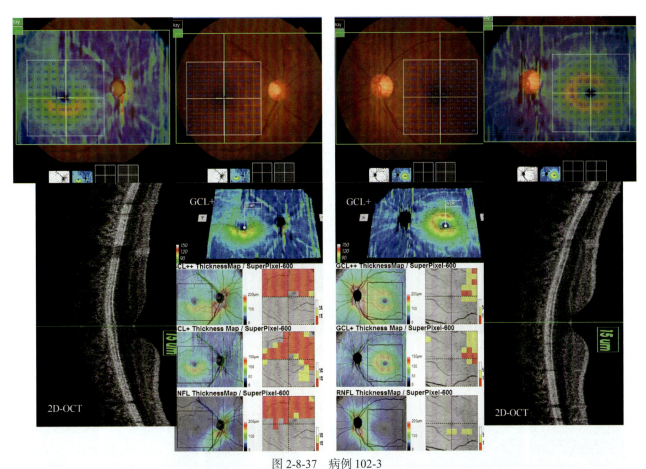

图 2-8-37 病例 102-3

2014-5-19：右侧 GCL+ 水平上方消失，下方环形色红些；左侧除颞上环形缺损外，余环形完整色泽黄红。病损概率图显示：右侧上方 mRNFL、GCL+、GCL++ 水平损伤；左侧颞上象限靠外远周纤维有损伤。

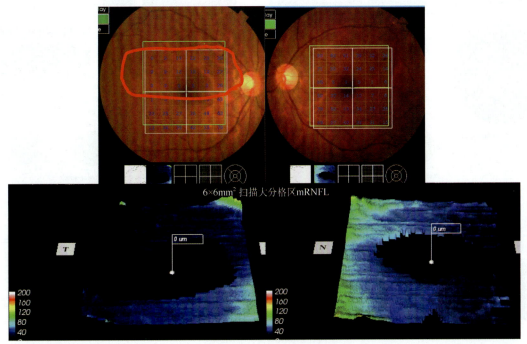

图 2-8-38 病例 102-4

2014-5-19：双眼不对称，右眼水平上方萎缩变薄。

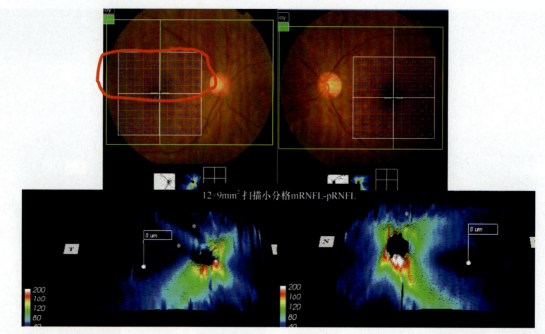

图 2-8-39　病例 102-5

2014-5-19：双眼不对称，右眼水平上方萎缩变薄（*号处神经束缺损已经与视盘缘相连）但应注意左眼视盘上方及颞上方*号的神经纤维与下方不对称，这里与左眼 mGCC 改变一致。

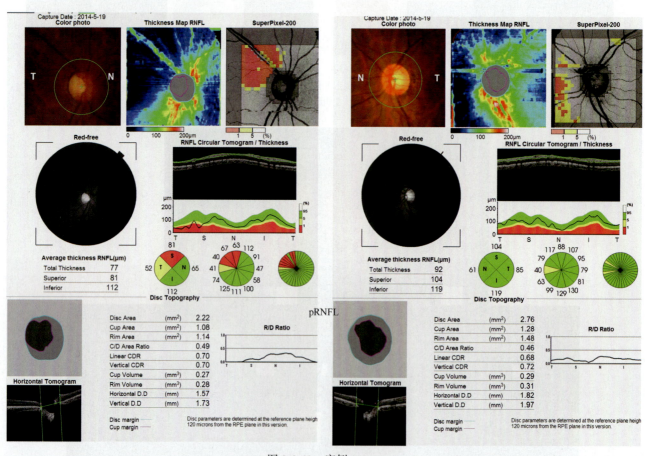

图 2-8-40　病例 102-6

2014-5-19：pRNFL 右眼颞上象限神经纤维损伤，相应视盘陷凹扩大。左眼颞上神经束变薄。

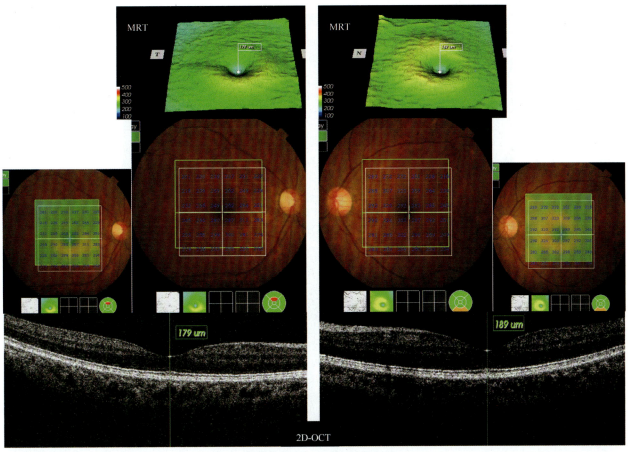

图 2-8-41　病例 102-7

2014-12-24：基本同 2014-5-19 改变。

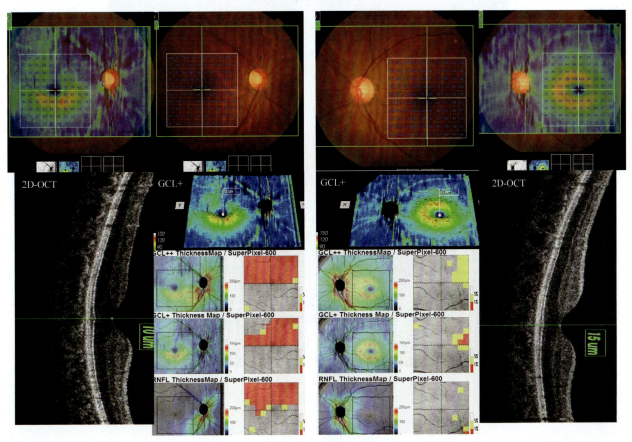

图 2-8-42　病例 102-8

2014-12-24：基本同 2014-5-19 改变。

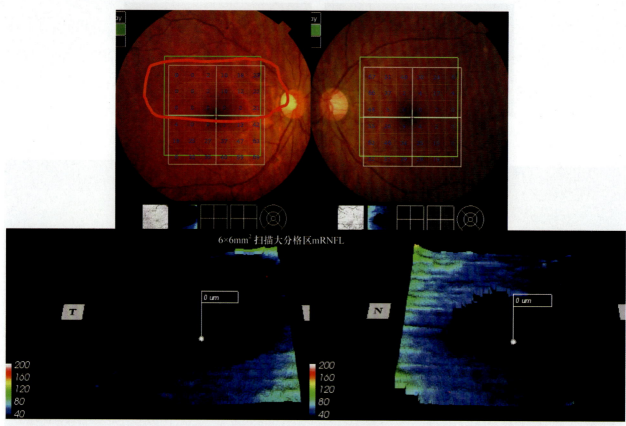

图 2-8-43　病例 102-9
2014-12-24：基本同 2014-5-19 改变。

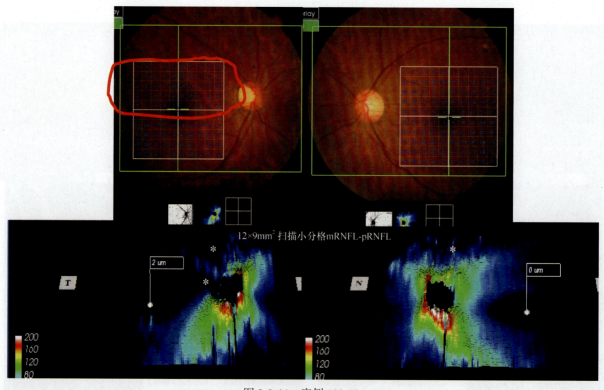

图 2-8-44　病例 102-10
2014-12-24：基本同 2014-5-19 改变。

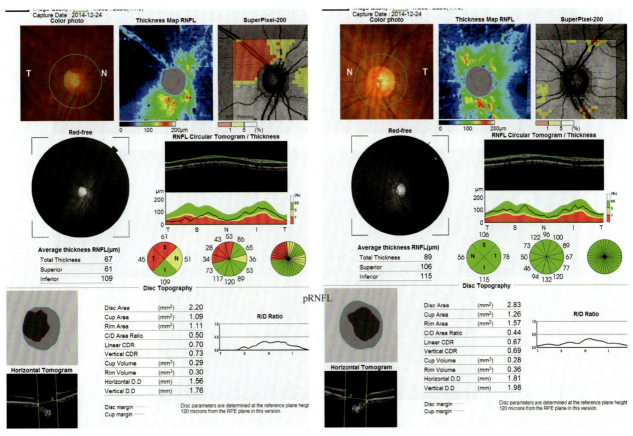

图 2-8-45 病例 102-11

2014-12-24：基本同 2014-5-19 改变。

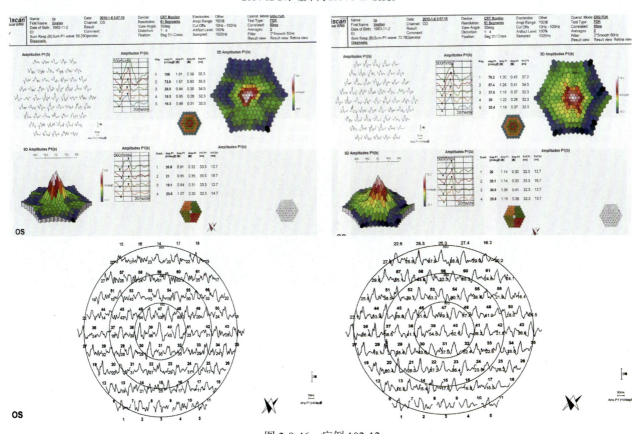

图 2-8-46 病例 102-12

2015-1-8：mfERG：双眼中心正常，周边不正常。

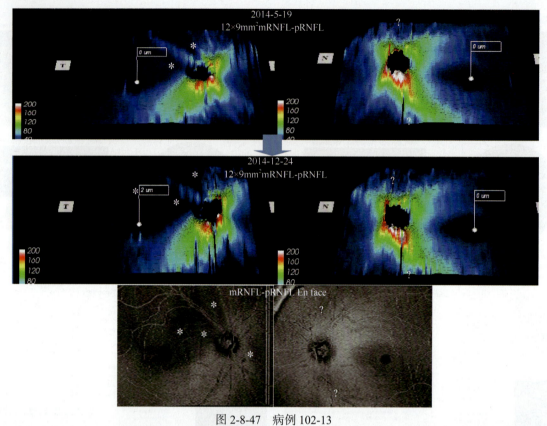

图 2-8-47 病例 102-13

mRNFL-pRNFL 半年多内变化不明显。注意右眼 En face 神经纤维缺损区一致性改变，左眼"？"号处 En face 反射偏低些。

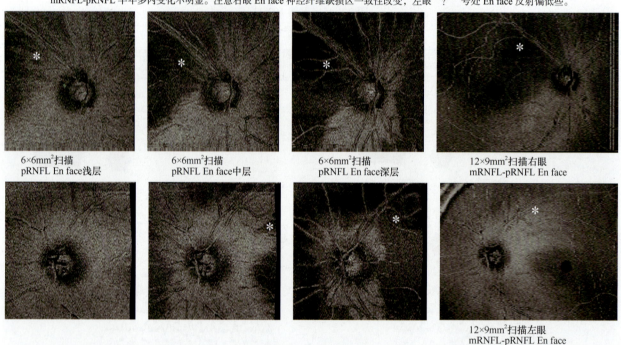

图 2-8-48 病例 102-14

双眼不同部位、不同层深度层次 En face 图像比较：右眼由浅层到深层 pRNFL En face 图像均存在神经纤维层的丢失，颞上象限信号明显减弱（*号）。左眼浅层 pRNFL En face 正常，中层出现缺损（*号），深层颞上纤维明显丢失。在宽屏扫描图像（中层）颞上可疑。
本病例证实：视盘周围神经纤维层由深处到浅表是视网膜远周纤维到视网膜中央部纤维的排列。本病例左眼存在早期周边部上方神经纤维的损伤，与 mGCC 检查一致符合，与中心视野不符合，可能是由于未查周边视野的缘故。

病例 102 的临床特点

1) 右眼中心视野改变稳定，但左眼中心视野正常（周边视野未查）。

2) mGCC 改变与中心视野改变一致；但左眼中心视野正常，周边视野未查，不能否定左眼中周部存在病变。（左 MRT 环形颞下缘有锐边、mGCC 颞上方有损伤、相应 mRNFL 可疑损伤，三者在半年内 2 次检查一致存在，pRNFL En face 中、深层图像明确存在纤维缺损，神经节细胞肯定存在损伤，这是符合青光眼性损伤。）

3）诊断：正常眼压青光眼可能性更大些。

$$\left.\begin{array}{r}眼压波动的观察\\视野观察\\mGCC观察\end{array}\right\}应较长期观察$$

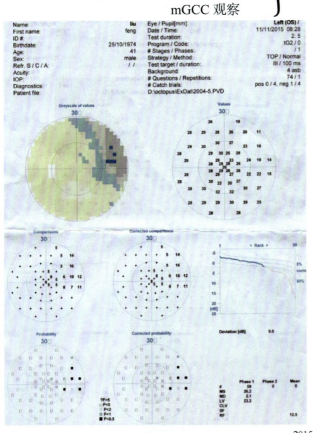
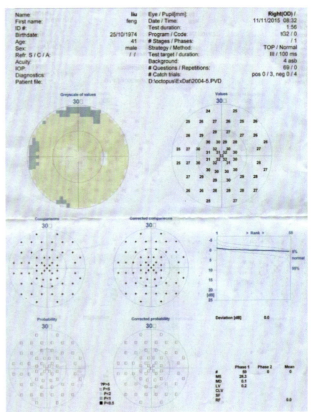

2015-11-1

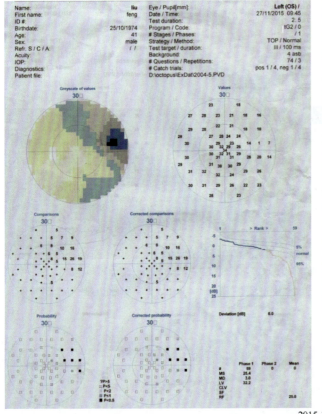
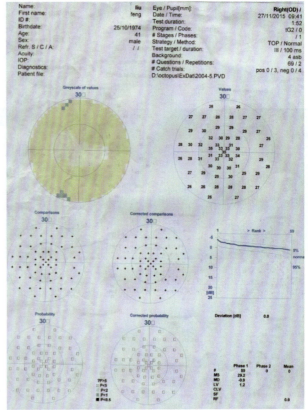

2015-11-2

图 2-8-49 病例 103-1

患者间隔一周的 2 次视野一致改变，目前在观察随诊中。

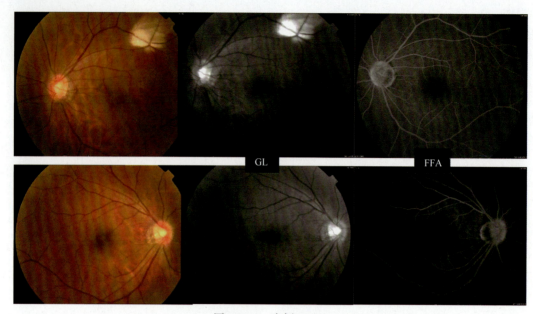

图 2-8-50 病例 103-2

2015-11-17：FFA：双视盘染色。

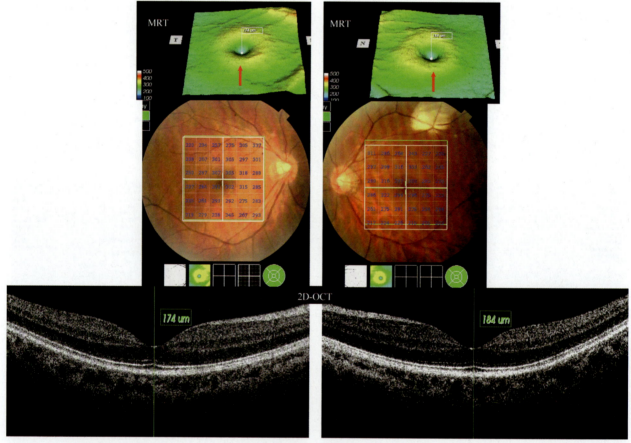

图 2-8-51 病例 103-3

2015-11-25：MRT：双眼黄斑环形色泽较黄红，完整，但双眼环形下缘有锐边缘（箭头），可能预示双眼下方中远周部位有神经纤维损伤。目前 2D-OCT 右眼正常，左眼似乎颞侧偏薄些。

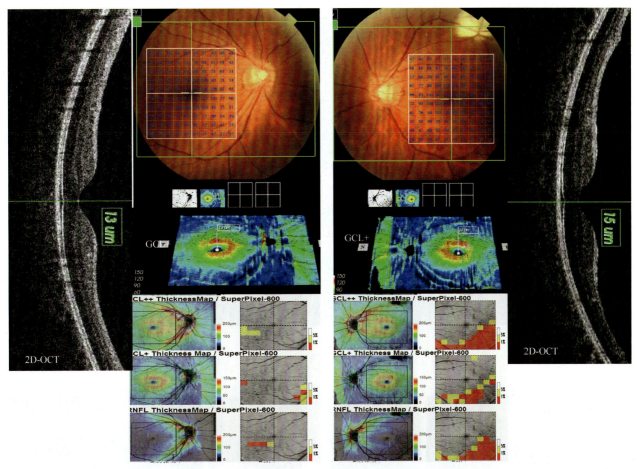

图 2-8-52　病例 103-4

2015-11-25：mGCC：GCL+ 双侧肿胀色泽较红些（亚正常眼），但双颞下有些缺损不连续；病损概率图左眼颞下及下方 mRNFL、GCL+、GCL++ 均有损伤，右眼目前不能说明有问题。2D-OCT：目前黄斑区视网膜解剖层次基本正常。

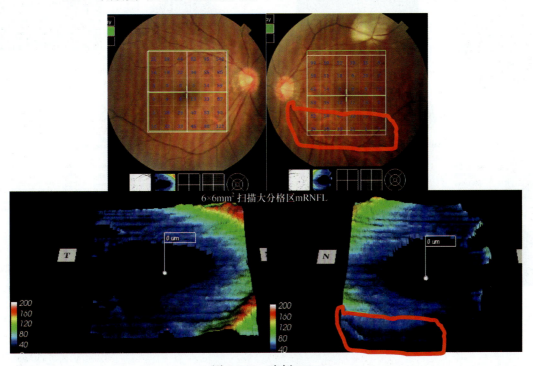

图 2-8-53　病例 103-5

2015-11-25：mRNFL 双侧下方不对称，左图红圈处明确存在神经束缺损。

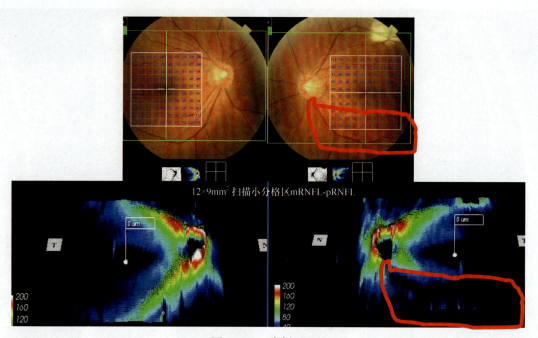

图 2-8-54　病例 103-6

2015-11-25：双眼不对称，左眼很明确。但是右眼颞下＊号处应观察。

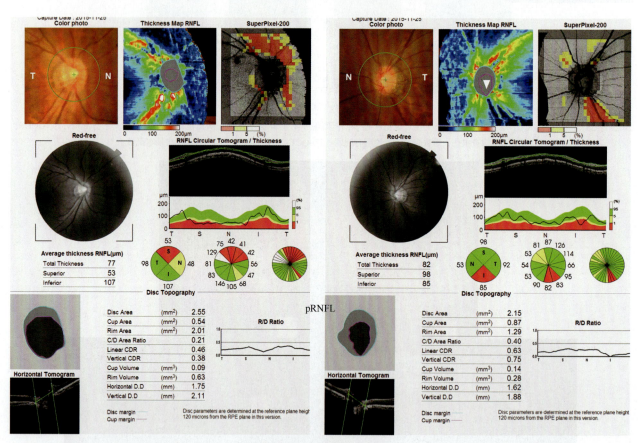

图 2-8-55　病例 103-7

2015-11-25：pRNFL：左眼视盘颞下有神经束缺损带，相应视盘陷凹扩大（箭头示），右眼视盘像似乎欠佳，可能与屈光不正有关。

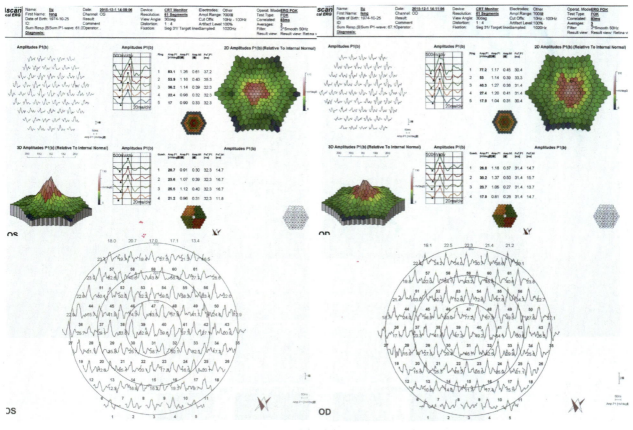

图 2-8-56　病例 103-8

2015-12-1：mfERG 右眼正常；左眼峰值偏低（主要在中心偏下），因有部分 mGCC 受损，ERG 波形基本正常。

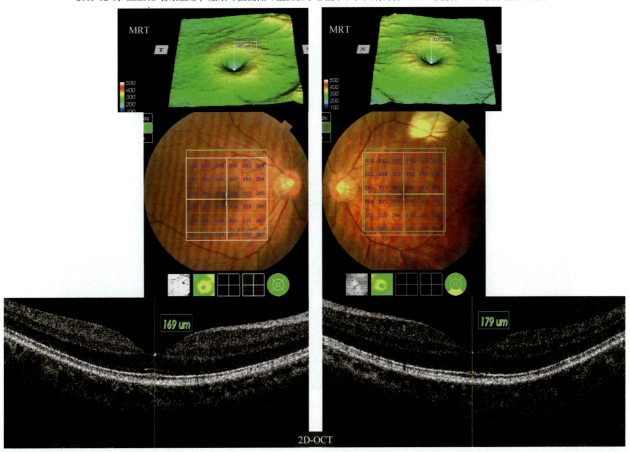

图 2-8-57　病例 103-9

2015-12-11：同 2015-11-25。

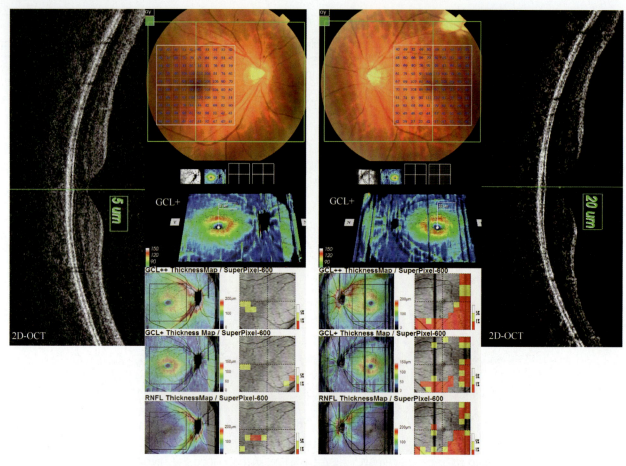

图 2-8-58　病例 103-10

2015-12-11：基本同 2015-11-25。

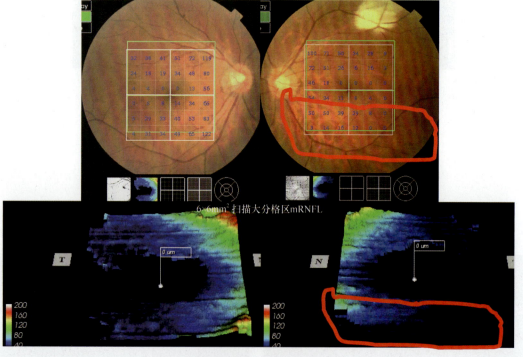

图 2-8-59　病例 103-11

2015-12-11：mRNFL 双眼下方不对称，左眼有损伤。

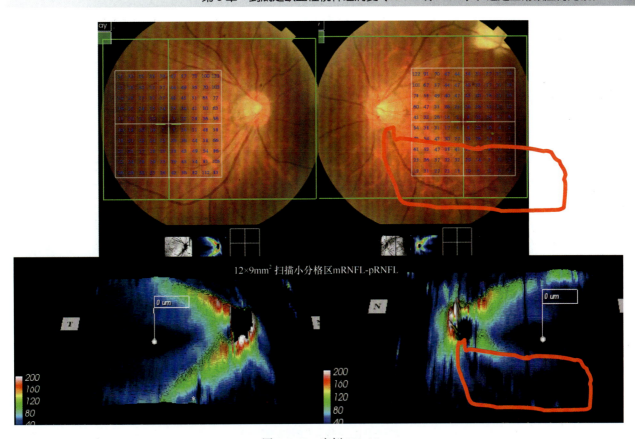

图 2-8-60　病例 103-12

2015-12-11：双眼不对称，左眼很明确。但是右眼颞下"*"号处应观察。

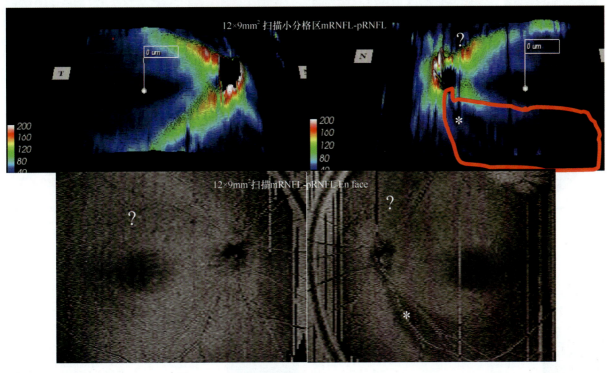

图 2-8-61　病例 103-13

双眼 mRNFL-pRNFL En face：右眼图像颞上有可疑低信号区（"?"号处），左眼异常图像（"*"号处），"?"号处两者也一致改变。

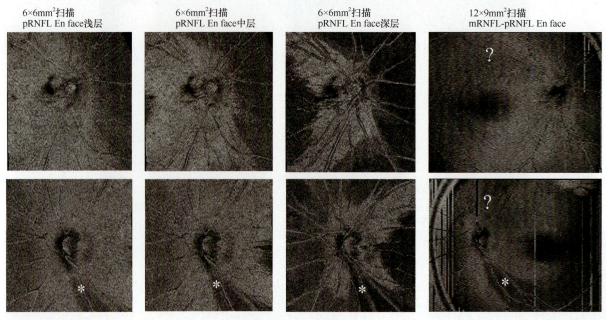

图 2-8-62 病例 103-14

双眼不同部位、不同层深度层次 En face 图像比较：右眼由浅层到深层 pRNFL En face 图像基本正常（视盘鼻侧无信号区可能是近视导致摄像不佳有关）。但宽屏图像似存在颞上楔形信号低下（"?"号处）左眼浅层 pRNFL En face 就异常（"*"号处），中层明显缺损，深层颞下纤维明显丢失。在宽屏扫描图像（中层）颞下缺损明显，上方"?"号处似信号低些。本病例证实：视盘周围神经纤维层由深处到浅表是视网膜远周纤维到视网膜中心部纤维的排列。本病例右眼可能存在早期周边部上方神经纤维的损伤和丢失。本例左眼 En face 所见与 mGCC 检查、视野检查一致符合，右眼与中心视野不符合，可能与未查周边视野有关。

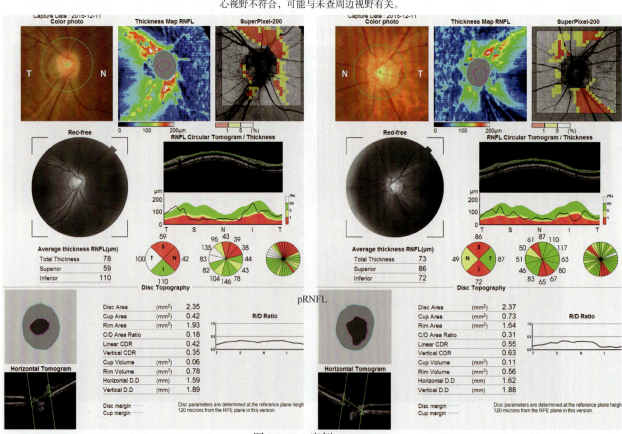

图 2-8-63 病例 103-15

2015-12-11：pRNFL：左眼视盘颞下有神经束缺损带，相应视盘陷凹扩大（箭头示），右眼视盘像似乎欠佳，可能与屈光不正有关。

病例 103 的临床特点

1）双眼中度近视屈光不正、较小视盘。

2）左眼视野改变明确，右眼目前视野正常，可能与病情较轻有关。

3）诊断：PION 或青光眼不能除外，因双眼黄斑环形下缘呈锐边缘，双眼存在 mGCC 环形以外的中远周部位神经纤维束缺损的可疑表现。

眼压波动的观察
视野观察　　　　　青光眼可能性较大，应密切随诊。
mGCC 观察

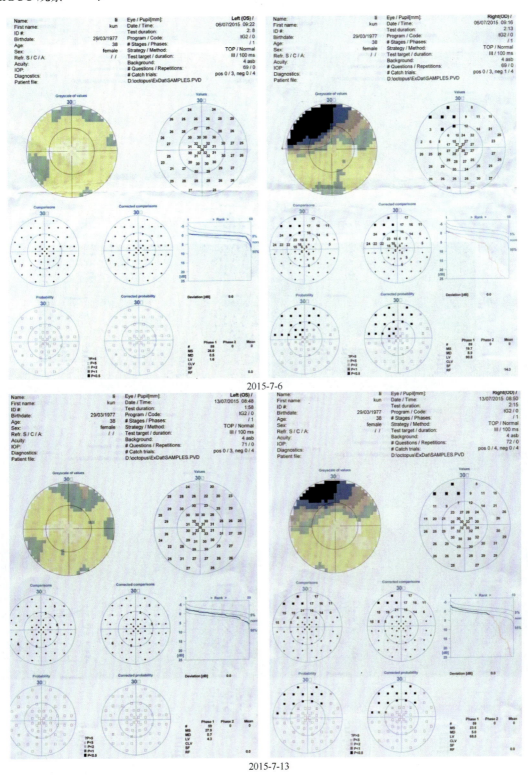

图 2-8-64　病例 104-1

患者随诊中病例，间隔 1 周的双眼视野，2 次一致、可靠。

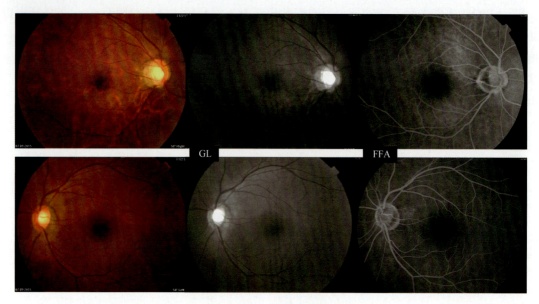

图 2-8-65　病例 104-2

2015-7-9：FFA 晚期视盘染色，双视盘陷凹较大，色泽淡。

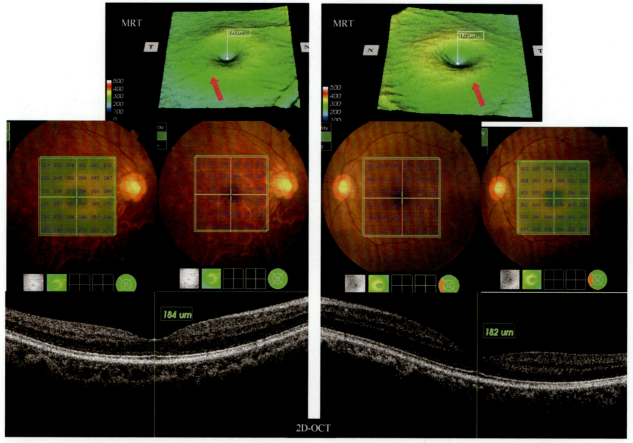

图 2-8-66　病例 104-3

2015-7-8：MRT：双侧环形不完整、色泽不一致、双侧下缘有锐边（箭头），右侧色泽更偏淡，尤其颞侧。2D-OCT：双侧颞侧节细胞层似较薄些。

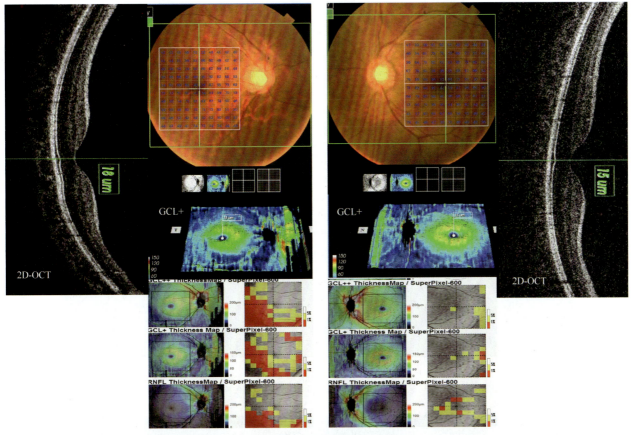

图 2-8-67　病例 104-4

2015-7-8：GCL+：右眼不完整，仅鼻上象限色泽正常；左眼色泽正常但颞侧环形稍有小缺损。符合各自的病损概率图所见，但左眼仅是极轻微或可疑改变。

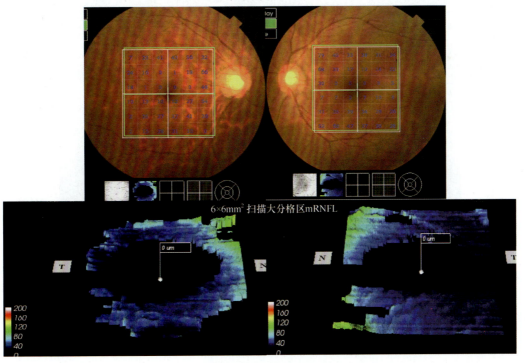

图 2-8-68　病例 104-5

2015-7-8：大分格区 mRNFL 双侧基本对称，不好比较。

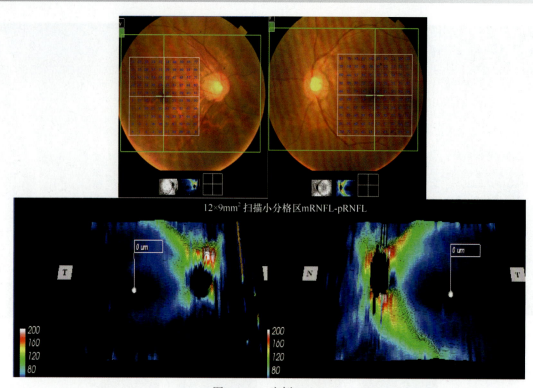

图 2-8-69 病例 104-6

2015-7-8：大范围小分格区扫描可见双侧不对称，右眼视盘可见下方大范围的神经纤维萎缩，视盘上方基本对称。

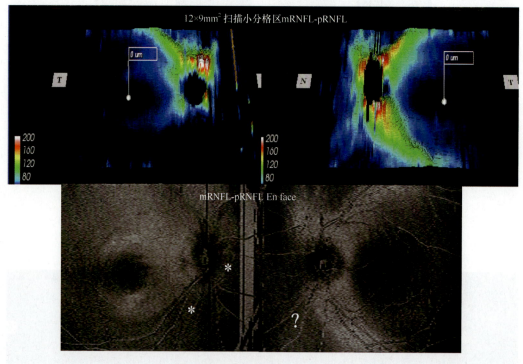

图 2-8-70 病例 104-7

双眼 mRNFL-pRNFL En face：双眼均是鼻下方神经束缺损，右眼重于左眼，与视野改变和神经束厚度改变及 mGCC 改变一致。

第8章 到底是缺血性视神经病变（AION或PION）？还是正常眼压青光眼？

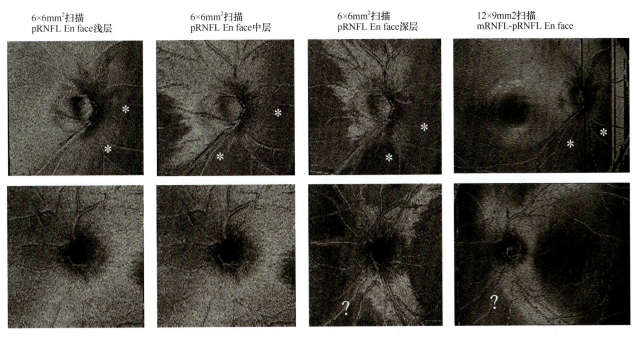

图 2-8-71　病例 104-8

双眼不同部位、不同层深度层次 En face 图像比较：左眼由浅层到深层 pRNFL En face 图像基本正常，注意深层 pRNFL En face 视盘鼻下角可能存在丢失，故宽屏扫描（深层）En face 相同部位也存在缺损（"?"号处）。右眼浅层 pRNFL En face 就异常（"*"号处），中层明显缺损，深层颞下纤维明显丢失。在宽屏扫描图像（浅层）颞下缺损明显，"*"号处信号低下证明神经纤维丢失。

本病例证实：视盘周围神经纤维层由深处到浅表是视网膜远周纤维到视网膜中心部纤维的排列。本病例左眼可能存在早期周边部下方神经纤维的损伤和丢失，左眼 En face 所见与 mGCC 检查基本一致符合，中心视野正常，未查周边视野。右眼已影响黄斑中心，故中心视野异常。

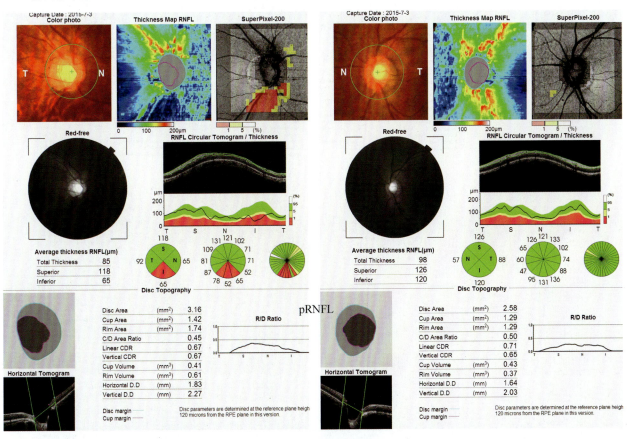

图 2-8-72　病例 104-9

2015-7-8：可见右眼视盘下方神经束缺损带，相应视盘陷凹扩大，符合 mGCC 所见，视盘其他方位神经纤维层正常。

病例 104 的临床特点

1）本病例右眼中心视野明确异常，与 MRT、mGCC 所见一致。但是左眼 MRT 黄斑环形下缘有锐边，这是一个视网膜中周部有神经纤维损伤的信号，这种信号是青光眼好发部位的表示。

2）本病例青光眼可能性最大，应特别重视随诊。

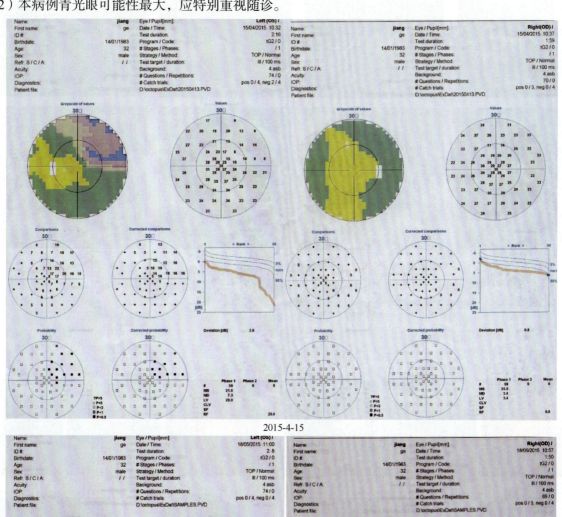

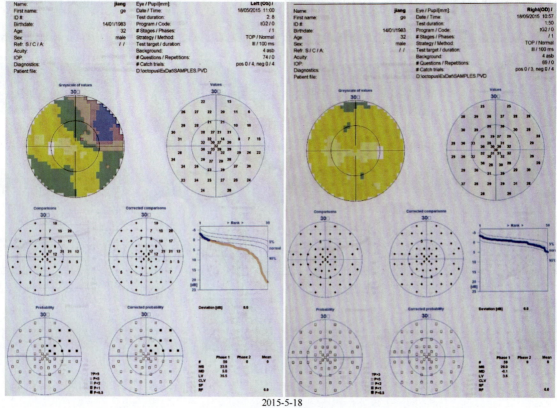

图 2-8-73　病例 105-1

患者两次视野：左眼一致，损伤稳定；右眼不稳定，似乎也存在光敏感度下降。

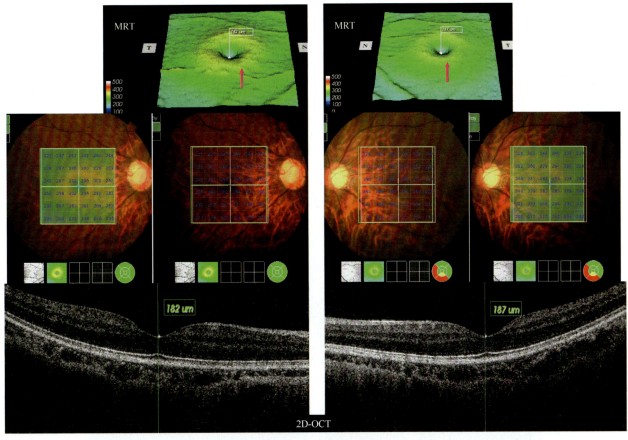

图 2-8-74　病例 105-2

2015-4-15：MRT：双眼黄斑环形下缘有锐边（箭头），左眼更明显，右环形色泽更深些。结合本病例双视盘陷凹较大，色泽发苍，说明环形下方的锐边有意义。2D-OCT：左眼颞侧神经节细胞层萎缩变薄。

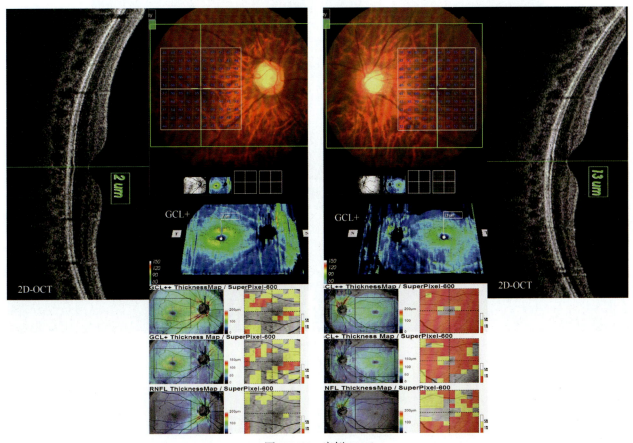

图 2-8-75　病例 105-3

2015-4-15：GCL+：右眼环形不完整且有较多缺损，残余部分色泽可以；左眼环形消失。符合各自对应病损概率图所示。右眼轻些，而且双眼均有神经纤维层的损伤。

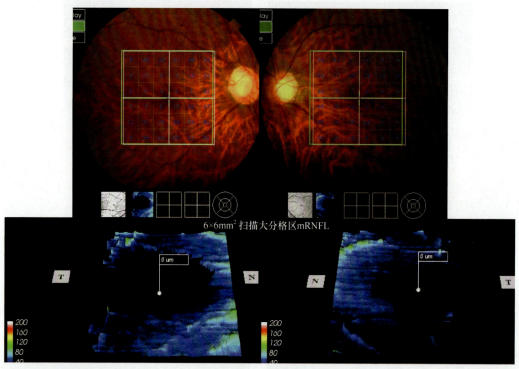

图 2-8-76　病例 105-5

2015-4-15：双眼均有神经纤维层的损伤。

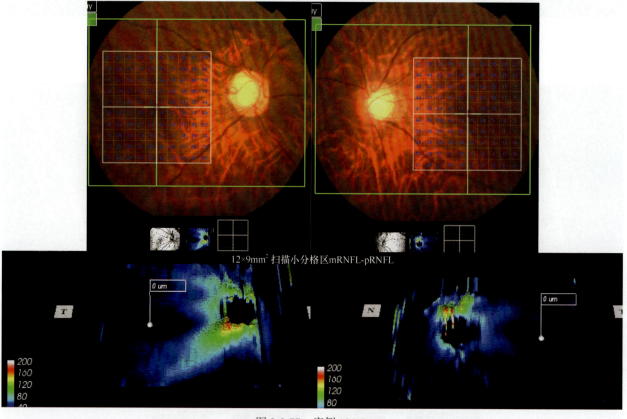

图 2-8-77　病例 105-5

2015-4-15：双眼不对称，双眼均有神经纤维层的损伤，左眼更重。

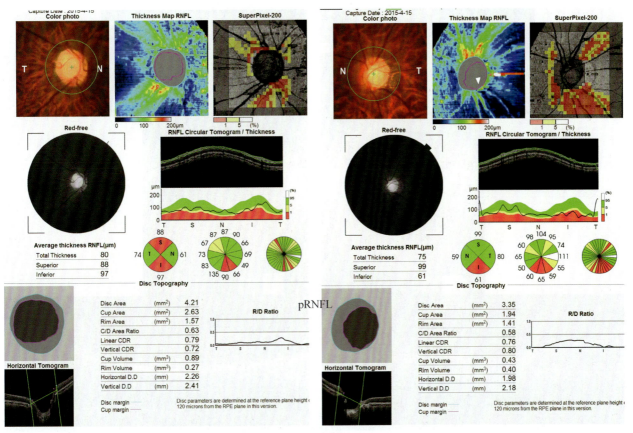

图 2-8-78　病例 105-6

2015-4-15：pRNFL 均存在视盘颞上下神经纤维丢失，符合 mGCC 改变所见。双眼视盘陷凹扩大，盘沿变窄及消失。

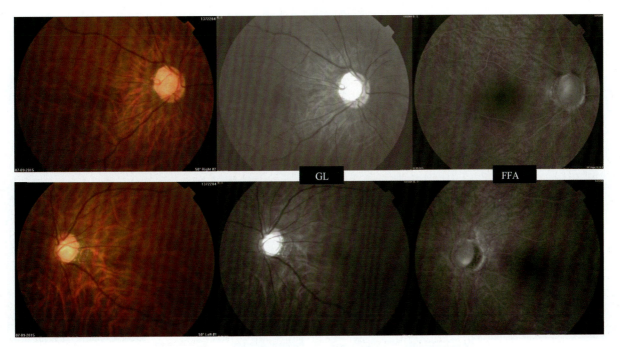

图 2-8-79　病例 105-7

2015-7-5：FFA：晚期视盘染色，双眼视盘陷凹扩大。

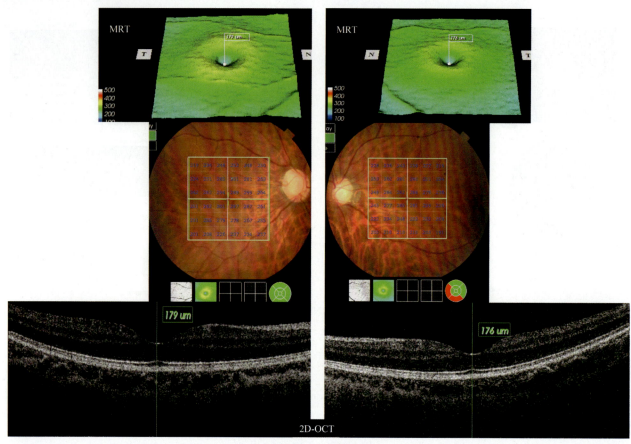

图 2-8-80　病例 105-8

2015-7-23：MRT：双眼黄斑环形完整，但双眼环形下缘是锐边，双眼环形色泽右眼深，左眼浅些。双眼视盘陷凹扩大。2D-OCT：左眼神经节细胞层尤其是颞侧半萎缩变薄。

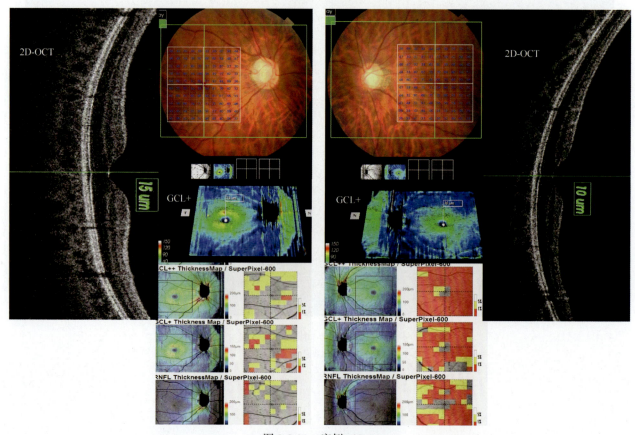

图 2-8-81　病例 105-9

2015-7-23：GCL+：右眼环形不完整有缺损区，左眼环形消失。双眼病损概率图显示：mRNFL、GCL+、GCL++ 均有损伤，右眼轻度，左眼明显重。2D-OCT：左眼神经纤维层萎缩变薄，右眼正常。

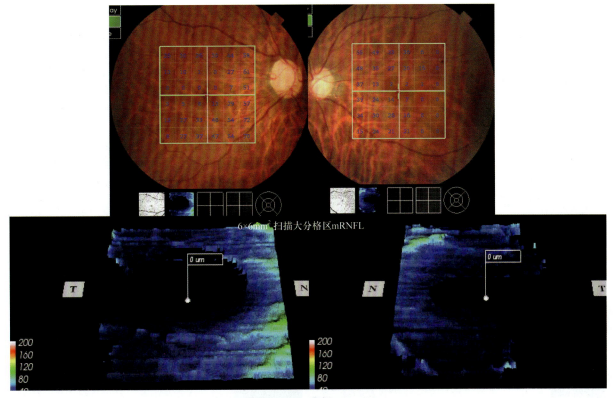

图 2-8-82　病例 105-10

2015-7-23：mRNFL 双侧不对称，左眼较右眼明显变薄。

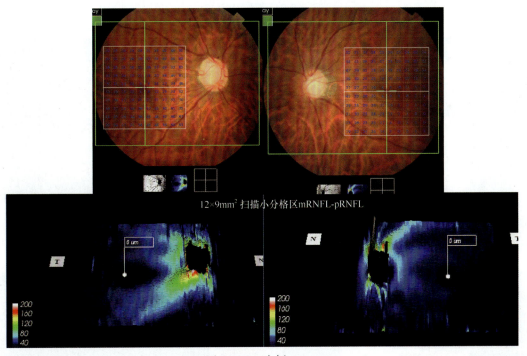

图 2-8-83　病例 105-11

2015-7-23：双侧 mRNFL-pRNFL 明显不对称，双眼不正常，左眼萎缩重于右眼，左眼上、下方均重；右眼的上方较下方损伤更多些。

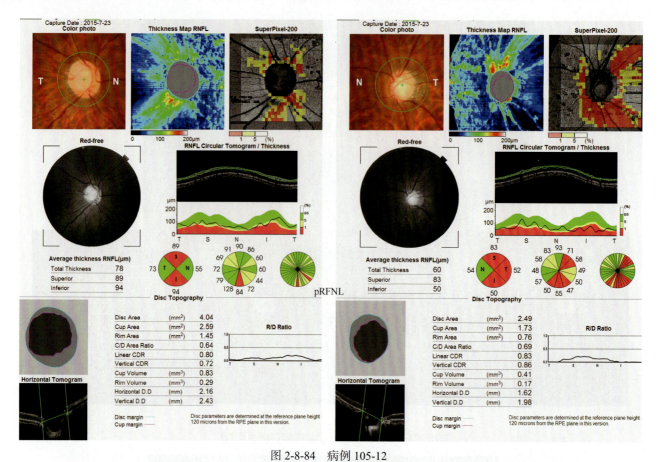

图 2-8-84 病例 105-12

2015-7-23：pRNFL 双眼均严重损伤，损伤情况与 mGCC 和 mRNFL-pRNFL 分析一致。双眼视盘陷凹扩大。

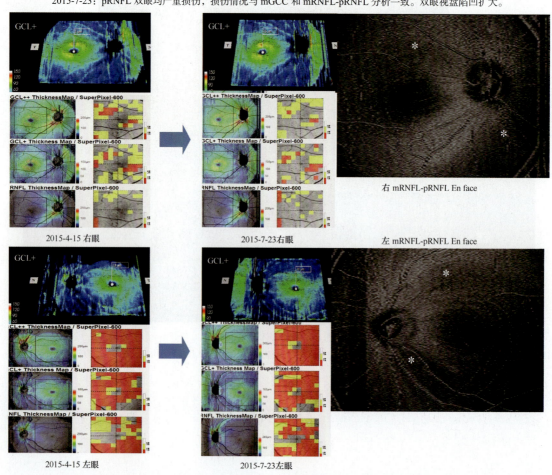

图 2-8-85 病例 105-13

双眼 mRNFL-pRNFL，En face 与 mGCC 改变比较：两者符合（注意"*"号神经纤维层萎缩处）。

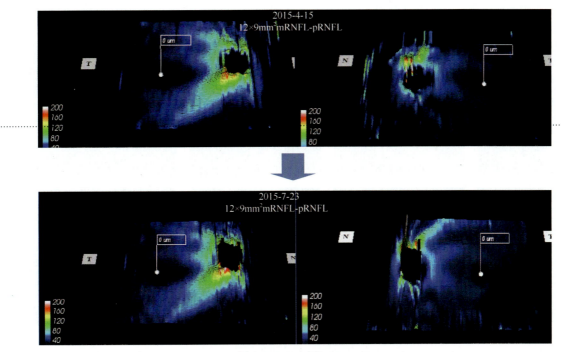

图 2-8-86 病例 105-14

mRNFL-pRNFL：短期 3 个月内未见明显变化。

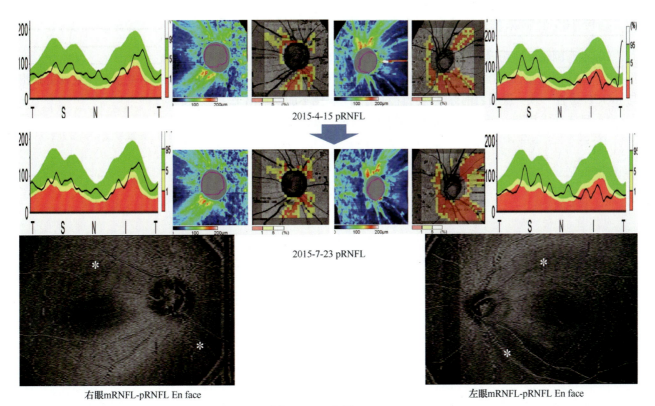

图 2-8-87 病例 105-15

双眼 mRNFL-pRNFLEN face 与 pRNGL 改变一致。

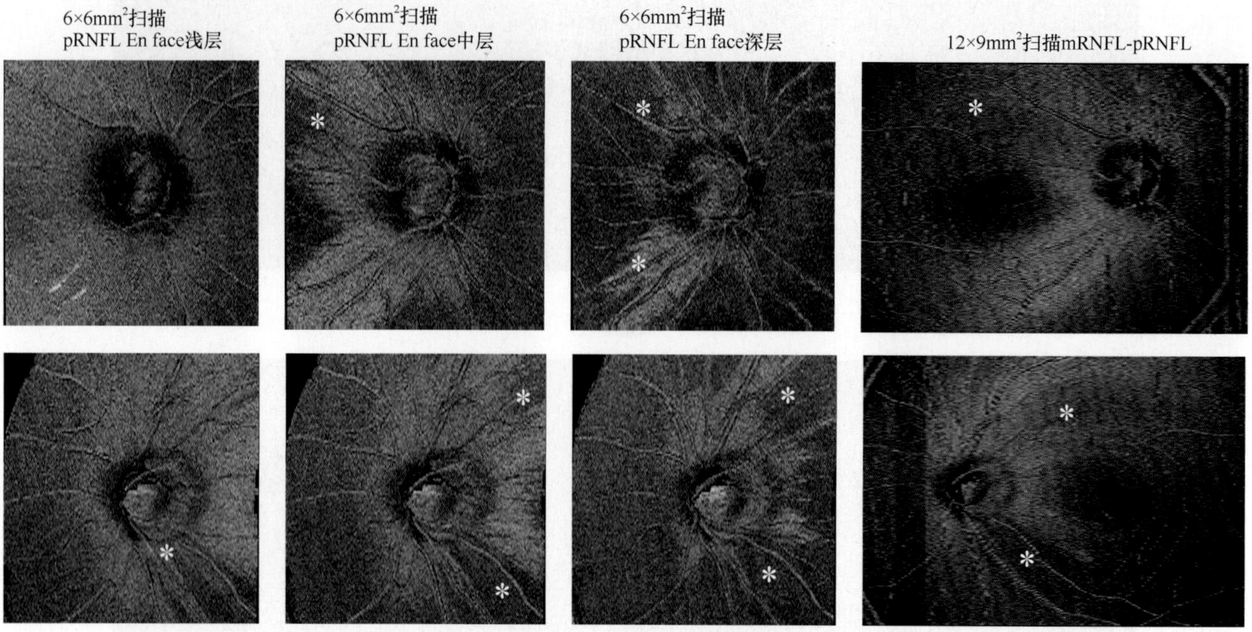

图 2-8-88　病例 105-16

双眼不同部位、不同层深度层次 Enface 图像比较：双眼浅层 pRNFL En face 异常（＊号），中层明显缺损，深层颞下纤维明显丢失。在宽屏扫描图像（浅层）右颞上、左颞上下缺损明显，＊号处信号低下证明神经纤维丢失。

本病例证实：视盘周围神经纤维层由深处到浅表是视网膜远周纤维到视网膜中心部纤维的排列。本病例右眼较左眼病情轻些。

病例 105 的临床特点

1）本病例是可以明确诊断：正常眼压青光眼。

2）本病例中心视野检查：右眼基本正常，说明 mGCC 轻度损伤病例视野检查不敏感；左眼视野缺损与 mGCC 检查一致。说明目前标准视野计对较早期病例不能反映出来。

3）目前尚未用药，可以考虑用药，希望不要进一步发展。

第三篇 黄斑区视网膜厚度分区地形图（ETDRS Grid）设计的不合理性和修改的必要性

第9章 ETDRS Grid 的缺陷、不合理性和解决关键

9.1 设计不合理性

目前分区不存在通过黄斑中心凹的水平和垂直分割线，不符合视网膜血液供应和视网膜神经纤维分布、走形的解剖生理。水平线的存在是视神经疾病经常出现的分界线，中垂线的存在是视交叉部病变及其后视路疾病一定存在的分界线。缺乏解剖生理基础的设计是个错误。

9.2 缺陷

目前分区4大象限（9个小分区）过于大，视网膜平均厚度误差大，失真现象严重，尤其当存在视网膜中央动脉或分支动脉阻塞或神经节细胞复合体萎缩变薄的情况下，不能真实反映视网膜变薄的相应区域。均存在严重失真。由于没有水平线和中垂线，目前的4个象限分区都可能存在一个象限的一半被另一半象限的厚度中和抵消的问题。即在水平线上下和中垂线左右各45度范围内的中和抵消效应。这样临床统计资料至少丧失50%的真实性，这样会造成分析问题的困难甚至错误。

9.3 解决关键

原有的RTDRS Grid图表中增加通过黄斑中心的水平线和垂直线（分成8个大象限区，17个小区），基本符合中心视野图。

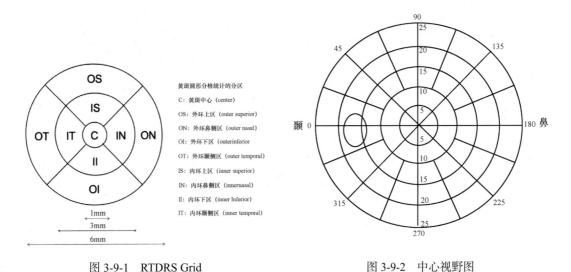

图 3-9-1 RTDRS Grid　　　　　　图 3-9-2 中心视野图

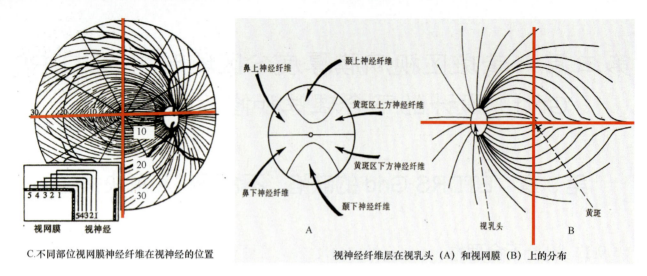

C.不同部位视网膜神经纤维在视神经的位置

视神经纤维层在视乳头（A）和视网膜（B）上的分布

图 3-9-3 视网膜血液供应、不同部位视网膜神经纤维在视神经内的分布

①视网膜血液供应上方和下方以水平线分割。②视网膜神经纤维分布走形以水平线划界。③视网膜神经纤维在视神经内分布：见图中 A、B、C，同时视网膜远周的神经纤维位于视神经的最周边部，黄斑区的神经纤维在视神经的中央部。神经纤维在视盘的排列与视盘生理陷凹的改变密切相关。一旦神经纤维萎缩，就会影响相应区视盘色泽、陷凹的改变。④原则上讲：鼻侧和颞侧视网膜神经纤维分别进入视盘的鼻侧和颞侧，但是黄斑部神经纤维也有鼻侧和颞侧，而这些纤维均是在视盘的颞侧进入视神经的中心，而且黄斑的鼻侧纤维是在视盘颞侧的最中央进入。强调这一点十分重要，因为黄斑鼻侧纤维是属于交叉纤维，其一旦发生病变即使是轻度病变，经常在视盘周围神经纤维厚度地形图的分析中出现异常。

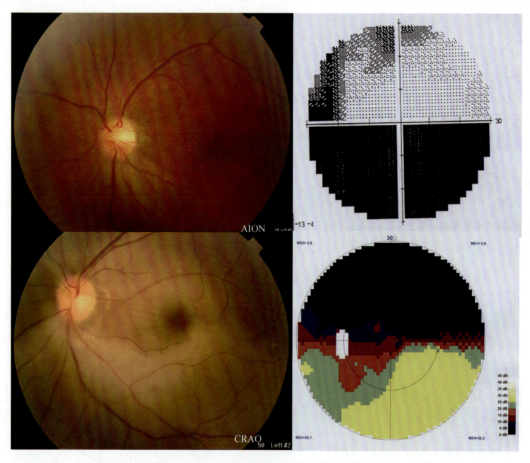

图 3-9-4

AION 和 CRAO 视野都可以发生水平性缺损，因为视网膜的血液供应是以水平缝划界的。但是视网膜损伤程度不同：前者只有 mGCC 损伤，后者是视网膜内层损伤，即神经节细胞层和双极细胞层均有损伤。

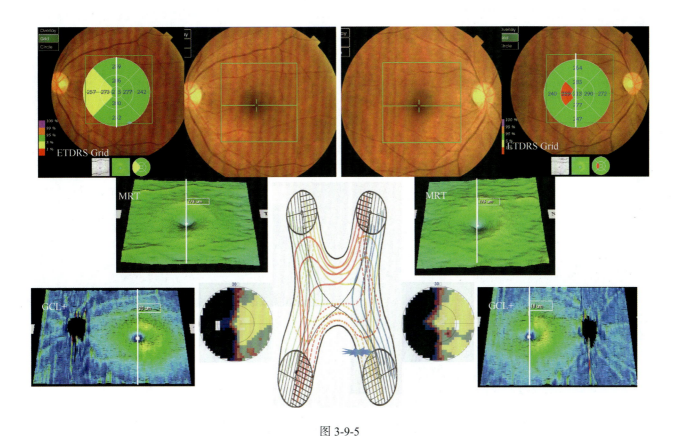

图 3-9-5

右侧视束血管瘤：手术后，视野左侧目测偏盲和左侧 mGCC 萎缩（右眼黄斑颞侧，左眼黄斑鼻侧），但黄斑厚度地形图变薄区（见上述 2 个 ETDRS Grid）只是部分符合，也不能以中垂线为界。ETDRS Grid 由于不存在中垂线，故中垂线左侧上和下 45 度的缺损部位被右侧上和下正常或肿胀厚度中和抵消，变成仍然正常范围。没有中垂线就失去了 mGCC 的中垂线定位意义。ETDRS Grid 图形与 MRT 图形及 GCL+ 图形不一致，ETDRS Grid 图形失去了 50% 的真实性。

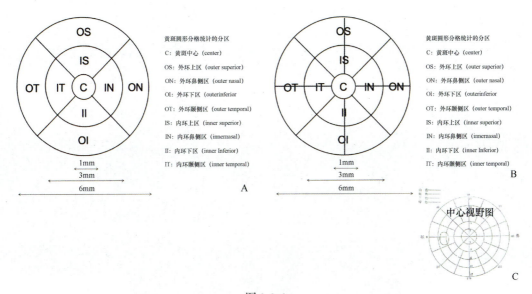

图 3-9-6

A. 目前临床应用的黄斑区视网膜厚度分区地形图（ETDRS Grid）含 4 大象限 9 个小区；B. 8 个大象限区 17 个小区；C. 中心视野检查图

原图形设计缺乏通过中心的水平和中垂直分割线（缺乏上述图表中的红线）。一不与中心视野分区一致。不符合视网膜神经纤维和视神经、视交叉及视束神经纤维解剖走形和分布；不符合临床视网膜血管分布。不与中心视野图一致。四个大范围的视网膜厚度平均值误差较大（中和、抵消）不能真实反映相应病变视网膜厚度。目前的 ETDRS Grid 只能适用于视网膜 10 层完整的情况下。当节细胞有萎缩或视细胞有萎缩时，显示的视网膜厚度正常或变薄就不可靠。

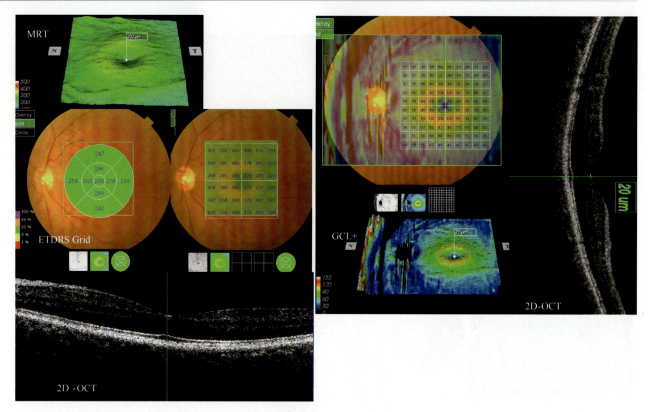

图 3-9-7

正常眼黄斑区：完整环形本身就意味着含有水平和垂直划分区。MRT：环形规则完整性、色泽和均匀度基本一致，鼻侧较颞侧稍厚一些，双眼基本对称，环形的边缘也很匀称。GCL+：环形规则完整性、色泽和均匀度基本一致，鼻侧较颞侧稍厚些，双眼基本对称，环形边缘匀称。2D-OCT：视网膜各层次对称厚度。

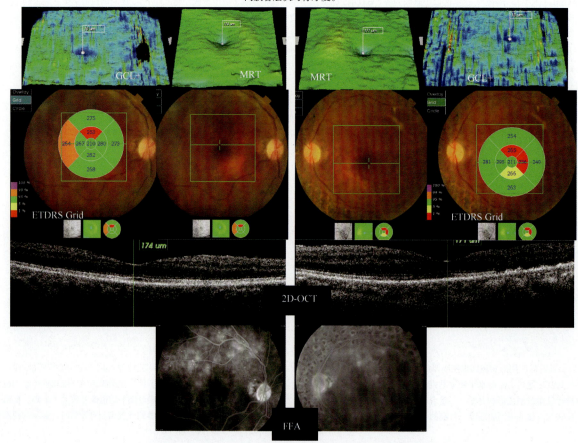

图 3-9-8　PDR 伴发 mGCC 损伤病例与 DME 的分析

患者 PPDR，左眼 PRP 术后。FFA：右眼黄斑视网膜轻度水肿但 MRT 不存在增厚，环形不完整，大部分消失。GCL+ 萎缩变薄，环形消失。ETDRS Grid 显示毫无规则性可寻。2D-OCT：双侧神经节细胞层变薄。不能单凭视网膜厚度地形图正常来说明视网膜不存在水肿，应与 FFA 结合观察。ETDRS Grid 分区过大，CRT 的误差大，失真现象严重。

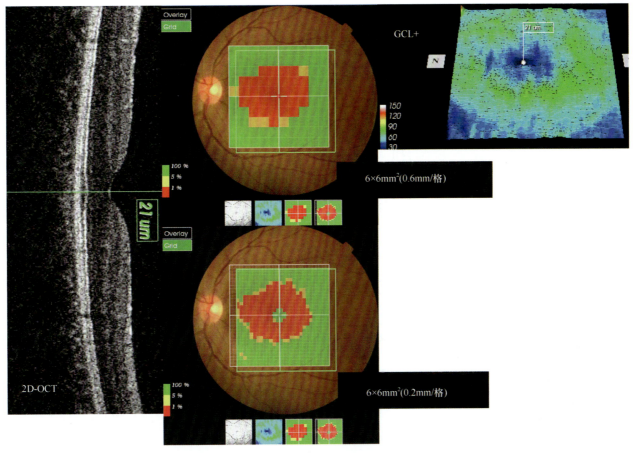

图 3-9-9

黄斑中心区 CRT 因分区过大而失真：同一病例 GCL+ 萎缩区因分区的大小不同而造成的结果有差异。

1）临床所见的 3D-OCT 黄斑区神经节细胞复合体萎缩性改变

青光眼、视盘和视神经段疾病：mGCC 萎缩以水平缝划界或整个黄斑区类园或环形萎缩或不规则形萎缩；视交叉和视束 - 视放射 - 视皮层病变：mGCC 萎缩以中垂线划界。

2）解剖学黄斑区视网膜神经纤维走形及视盘视神经纤维不同部位的分布、视交叉和视束 - 视放射 - 视皮层神经纤维的分布应具有水平和垂直分割线，视网膜血管分布以水平缝上下分布。

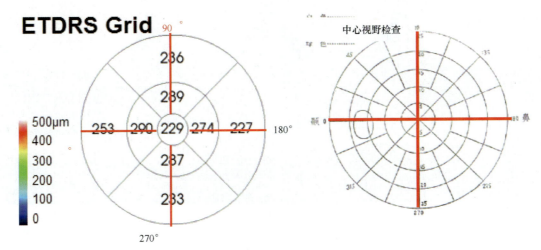

图 3-9-10　ETDRS Grid 应与中心视野检查图划分一致

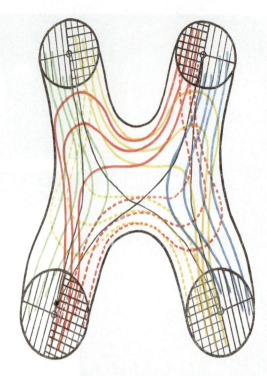

图 3-9-11　视交叉神经纤维排列

视交叉的三层：上层、中层、下层。交叉纤维的分布：上层少（后膝）、中层等量、下层多（前膝），黄斑交叉纤维中央靠后。

9.3.1　青光眼

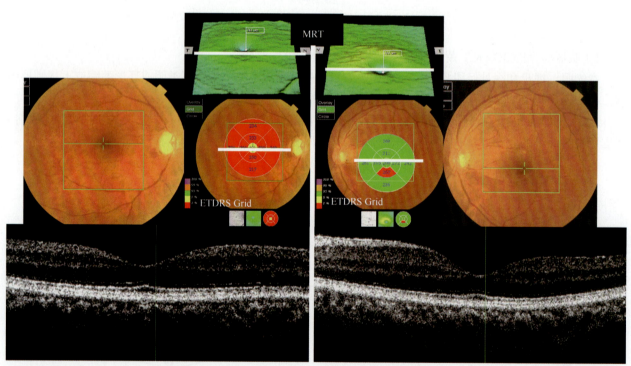

图 3-9-12　病例 5-1a

2012-8-31：患者原发开角型青光眼，右眼晚期，左眼早-中期。注意左眼下方颞下 45 度象限区变成了正常视网膜厚度，与 MRT 完全不一致。

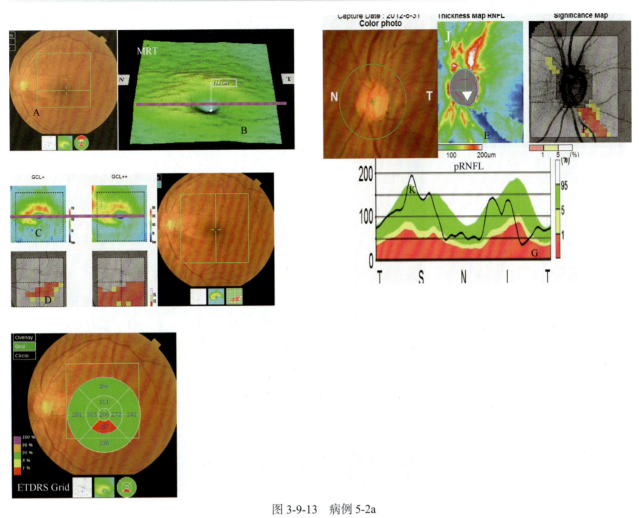

图 3-9-13　病例 5-2a

左早 - 中期：视盘颞下神经束萎缩带（ABCDEFG）与水平缝划界的 GCC 萎缩（BCD）和盘周神经纤维萎缩（EFG）相关、与视盘陷凹扩大有关（箭头 -E）。JK：盘周神经纤维肿胀增厚与萎缩、GCC 萎缩与肿胀同时存在。ETDRS Grid 显示与上述 MRT、mGCC 不一致。

9.3.2　视盘、视神经病变

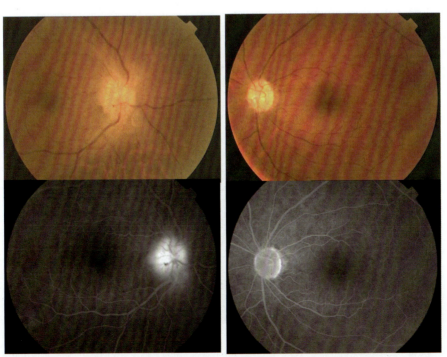

图 3-9-14　病例 12-1a

2009-10-9：患者，男性，56 岁。AION，右眼发病才发现左眼的病变。视力：右眼 0.2；左眼 1.0。

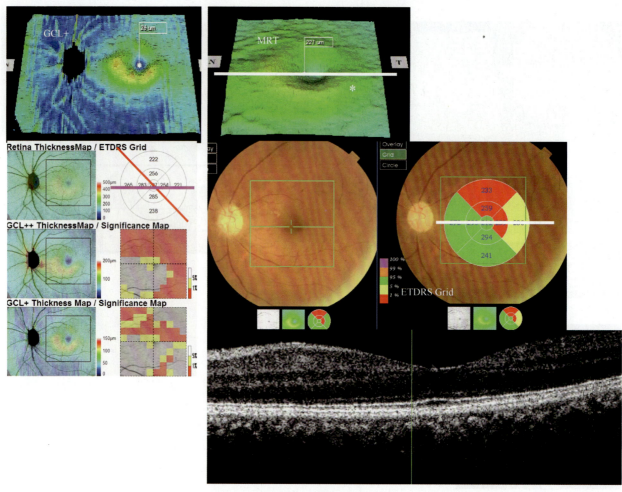

图 3-9-15　病例 12-2a

2012-9-12：右眼发病 3 年后。视力：右眼 0.6；左眼 1.2。左眼 ETDRS Grid 与 MRT 及 GCL+ 比较：黄斑水平线鼻上和颞下方 45 度象限区（＊号）应该基本正常和异常，但 ETDRS Grid 却是相应正常和异常了，与 GCL+ 的划界不一致。

9.3.3　视交叉 - 视束 - 视放射 - 枕叶视皮层病变

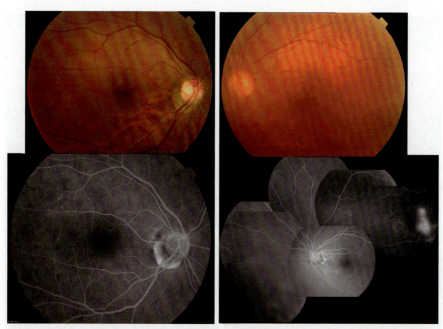

图 3-9-16　病例 49-1a

2013-1-9：患者，女性，63 岁。左眼视物不清、外院诊断玻璃体浑浊 5 个月就诊。左侧颞侧远周视网膜孔，继发玻璃体出血、轻度玻璃体混浊。FFA：左侧眼颞侧周边部视网膜破口处玻璃体视网膜有牵引，荧光素渗漏。晚期视盘染色。

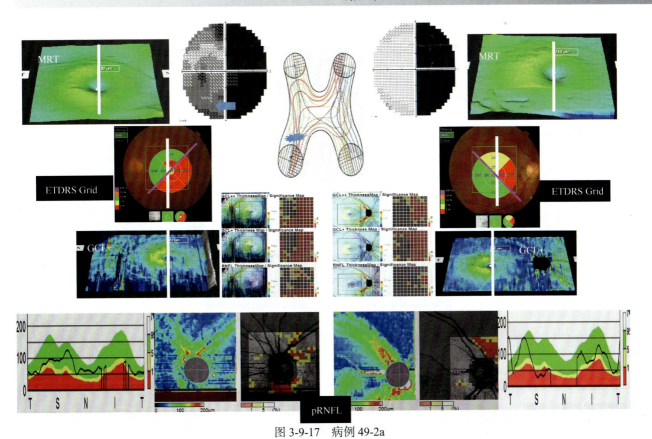

图 3-9-17　病例 49-2a

左侧交叉部后交界处上方脑膜瘤（手术后 5 年）。MRT：黄斑环形中垂线右侧消失。左眼已跨越中线，说明病变就在左眼视交叉后交界处。ETDRS Grid 的界线与 MRT 及 GCL+ 的界线不一致，ETDRS Grid 病损图形显然失去了真实性。（均在中垂线左右 45 度范围内发生）。

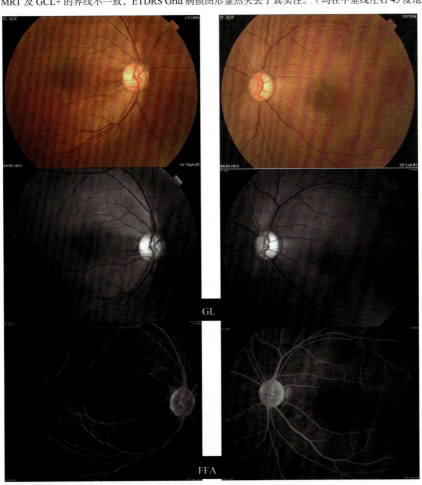

图 3-9-18　病例 58-1a

2015-4-8：外伤后 2 年多，双眼视盘颞侧色淡。FFA：双视盘染色。

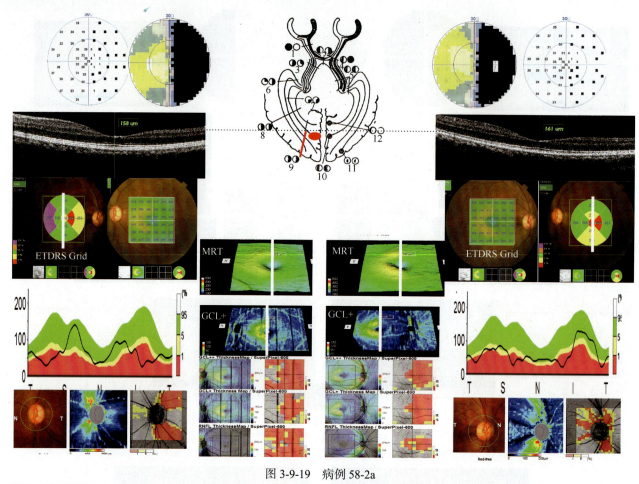

图 3-9-19 病例 58-2a

视野：右侧同侧性偏盲，黄斑回避，视力 1.0。定位病变：左眼视放射后段或距状裂中部缺血性病变（外伤后大脑后动脉阻塞导致）。ETDRS Grid 显示概率图与 MRT 和 GCL+ 显示不一致，失去了真实性，难以分析。

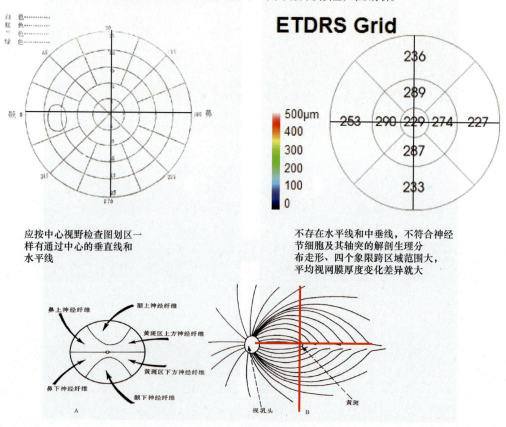

应按中心视野检查图划区一样有通过中心的垂直线和水平线

不存在水平线和中垂线，不符合神经节细胞及其轴突的解剖生理分布走形、四个象限跨区域范围大，平均视网膜厚度变化差异就大

图 3-9-20
ETDRS Grid 设计的不合理性就是不存在通过黄斑中心的水平线和中垂线。

改进方案：按中心视野检查图样划区或原分区图表增加中垂线和水平线：① 0°～180°的水平线和 90°～270°的中垂线符合视网膜神经纤维分布走形，符合视神经、视交叉和视束生理解剖分布；② 3D-OCT 检查黄斑区神经节细胞复合体萎缩性改变：可以在上述图表中有真实显示。

青光眼、视盘、视神经病变——以水平缝划界。视交叉、视束病变、视放射及枕叶视皮层——以中垂线划界。

9.4 结论

1) ETDRS Grid（黄斑区视网膜厚度分区地形图）不能真实全面反映黄斑区神经节细胞复合体萎缩性改变的实际视网膜厚度，有 50% 真实性丧失，仅是有限的临床诊断价值（神经节细胞复合体完整的前提下才有意义）。

2) 根据视网膜的血液供应、神经节细胞的解剖生理分布、视网膜神经纤维和视路神经纤维的走形（交叉和不交叉纤维），黄斑区视网膜厚度分区必须具备水平线和中垂线，这样在任何情况下（即视网膜各层次改变）均能真实反映视网膜厚度和符合解剖生理分布。

3) 如何改进？

原有的 ETDRS Grid 图表增加通过中心的水平线和中垂线，这样原有的 4 个大分区 9 个小分区变成 8 个大分区 17 个小分区。这样既符合视网膜血液供应和神经纤维分布和走形，也可缩小分区视网膜平均厚度的误差，结果更精确可靠些。视网膜厚度更接近真实性，病变界限划分完全符合真实反应。

4) 通过黄斑中心的水平线和中垂线不可缺少的临床疾病定位意义（表 3-1）。

表 3-1 临床疾病定位的意义

临床疾病定位	mGCC 厚度地形图损伤特点	越线现象
视神经疾病、青光眼	水平线划界或黄斑类圆、环形或不规则弥漫 mGCC 萎缩	可以跨越水平线
视交叉部疾病	中垂线划界双鼻侧 mGCC 部分或完全萎缩	可以跨越中垂线
视束、视放射及枕叶病变	中垂线划界右侧或左侧同侧性 mGCC 部分或完全萎缩	不存在跨越中垂线现象

第四篇 mGCC 检查中"亚正常眼"的概念和临床意义

第 10 章 临床应用 3D-OCT 检测 mGCC 常见的情况

10.1 双侧 mGCC 和 pRNFL 肿胀，双侧眼底伴发视网膜脉络膜病变

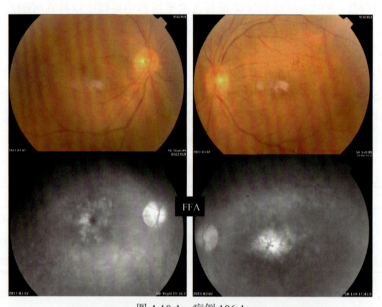

图 4-10-1 病例 106-1

2011-3-7：患者，女性，48 岁。视盘染色葡萄膜炎囊样黄斑水肿。

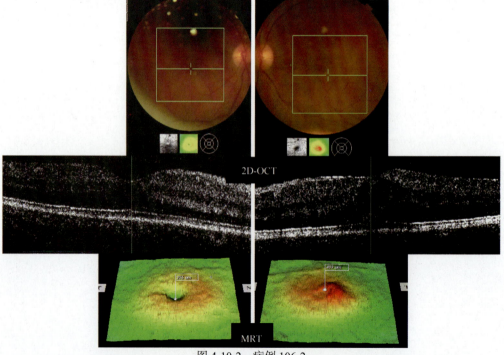

图 4-10-2 病例 106-2

MRT：双眼黄斑水肿，右眼环形变宽，左眼环形消失，整个黄斑中心区色泽深红。2D-OCT：黄斑囊样水肿。

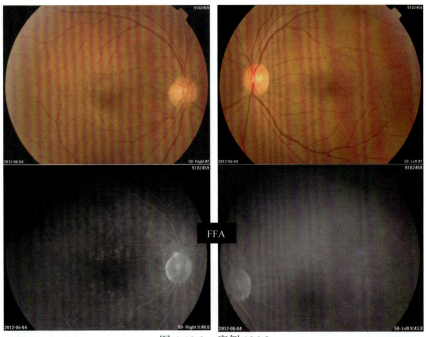

图 4-10-3　病例 106-3

2012-6-4：激素治疗后：FFA 表现 CME 已消失，右眼黄斑外围少量窗样荧光是激光斑。FFA 晚期双视盘染色。

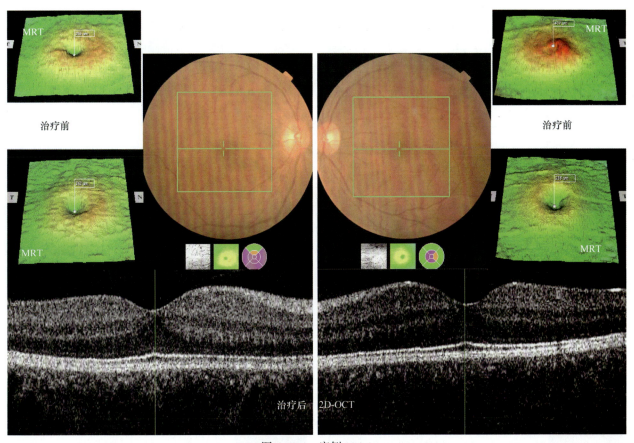

图 4-10-4　病例 106-4

MRT：治疗前、后明显不同，治疗后黄斑水肿消失，环形出现，色泽很深红（肿胀）。

2D-OCT：双侧正常视网膜结构。

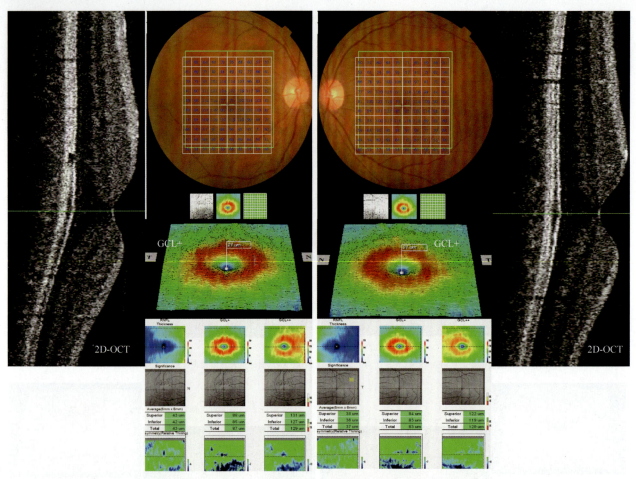

图 4-10-5 病例 106-5
双侧 GCL+ 肿胀增厚（GCL+ 环形呈极深的樱桃红色）。

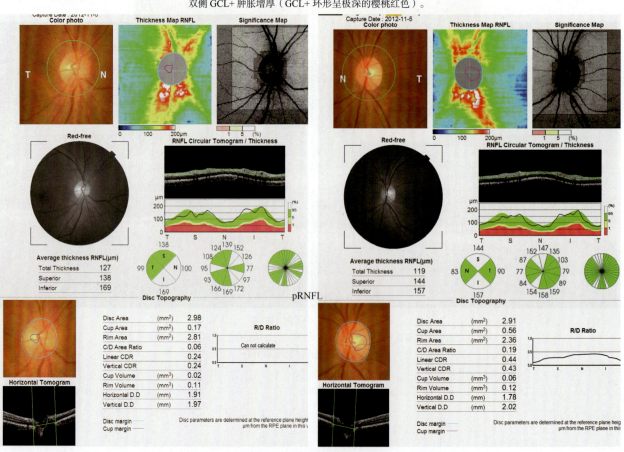

图 4-10-6 病例 106-6
pRNFL：双侧视盘周围神经纤维层肿胀增厚（正常盘周厚度高限范围曲线）。

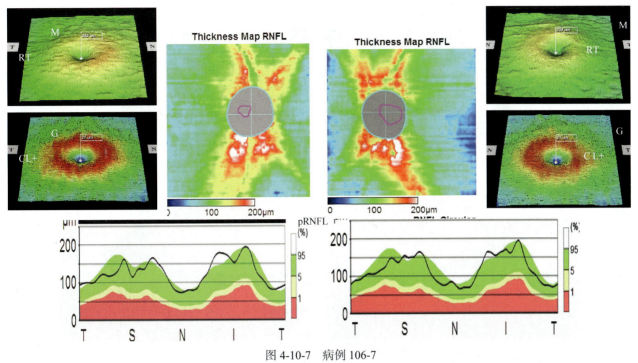

图 4-10-7 病例 106-7

葡萄膜炎基本治愈后，临床前期或潜伏期亚正常眼（mGCC 和 pRNFL 肿胀）。

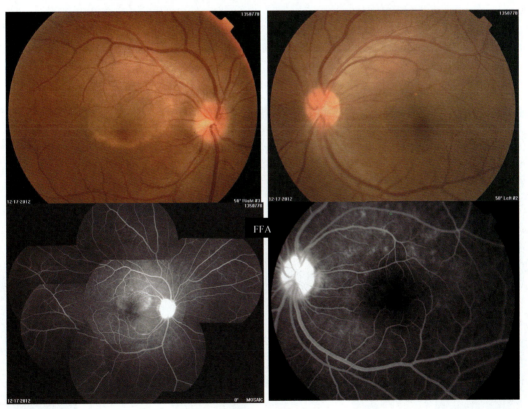

图 4-10-8 病例 107-1（治疗前）

2012-12-12：患者，梅毒所致 AZOR（急性区域性外层视网膜病变）、AMN（急性黄斑区视神经视网膜炎）、视盘染色、隐匿视细胞损伤。

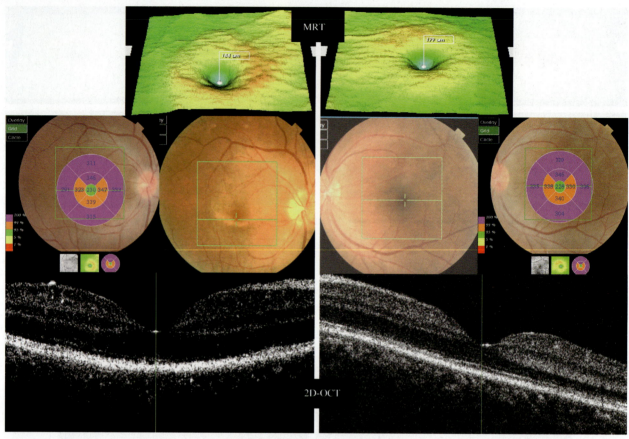

图 4-10-9　病例 107-2（治疗前）

梅毒所致 AZOR、IS/OS 缺损、黄斑区环形肿胀。

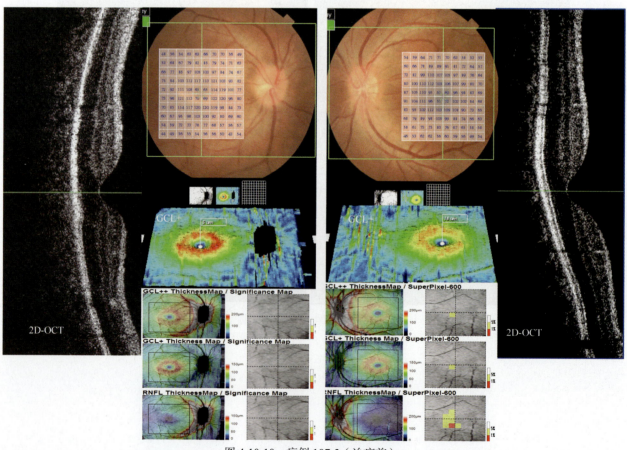

图 4-10-10　病例 107-3（治疗前）

双侧 GCL+ 肿胀增厚，右眼重。

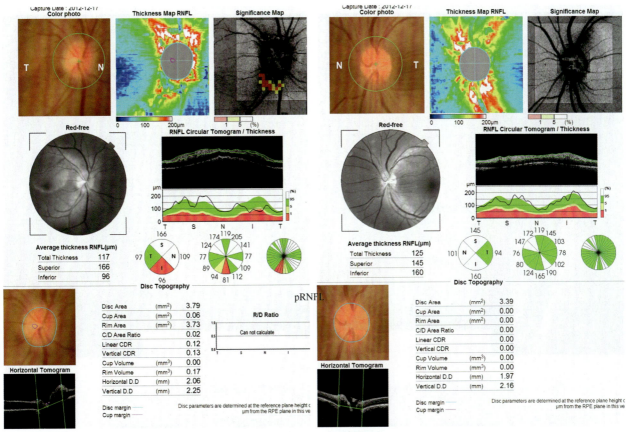

图 4-10-11　病例 107-4（治疗前）
pRNFL：双侧肿胀增厚。

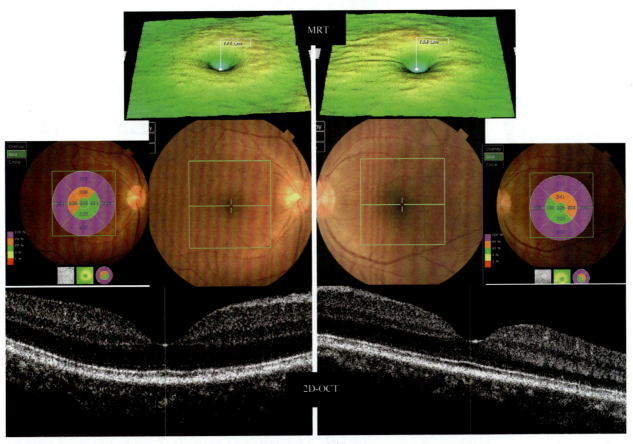

图 4-10-12　病例 107-5
2013-1-30：驱梅治疗后，黄斑外围环形完整，色泽深红，较发病初期似乎色泽浅些。

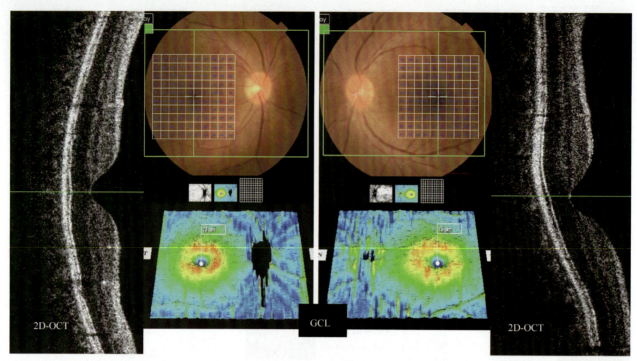

图 4-10-13　病例 107-6

2013-1-30：驱梅治疗后，GCL+ 环形完整，色泽深红。

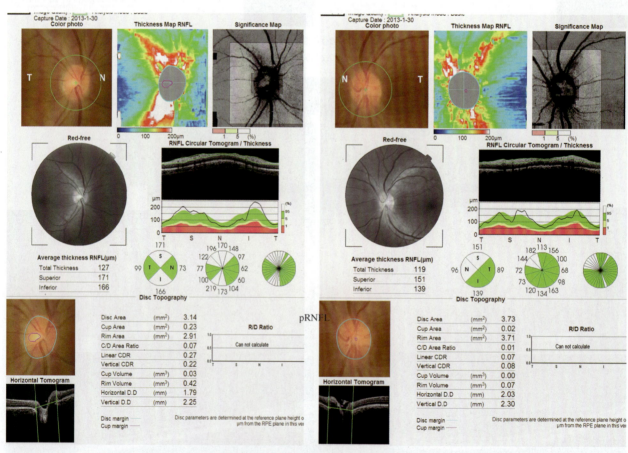

图 4-10-14　病例 107-7（治疗后）

pRNFL：双侧视盘周围神经纤维层肿胀增厚。

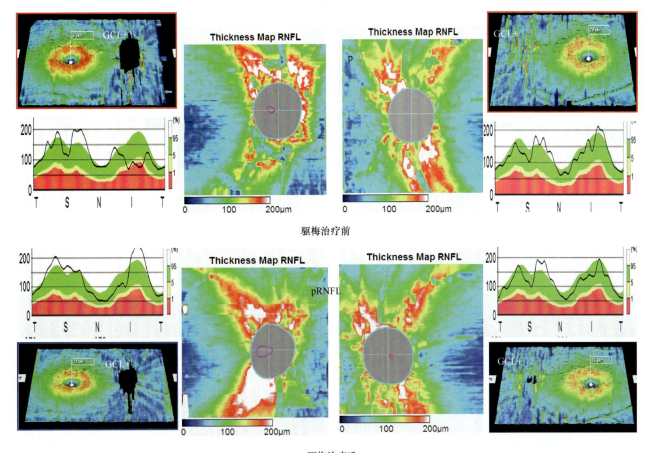

驱梅治疗前

驱梅治疗后

图 4-10-15　病例 107-8

梅毒治疗前、后 mGCC、pRNFL 比较。

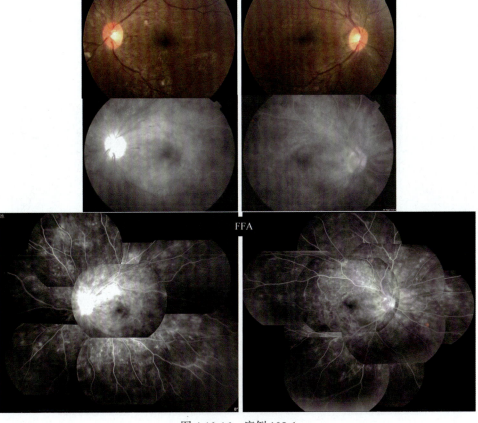

图 4-10-16　病例 108-1

患者，男性，15 岁。胰岛素依赖糖尿病。FFA：PPDR、视网膜水肿、视盘染色。

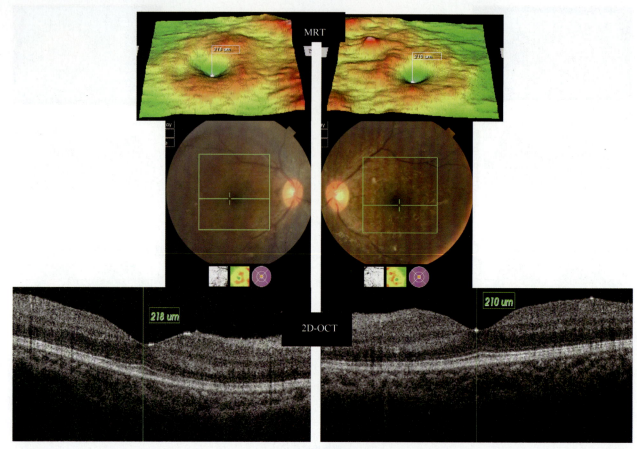

图 4-10-17 病例 108-2
黄斑区水肿（DME）、MRT 黄斑环形肿胀。

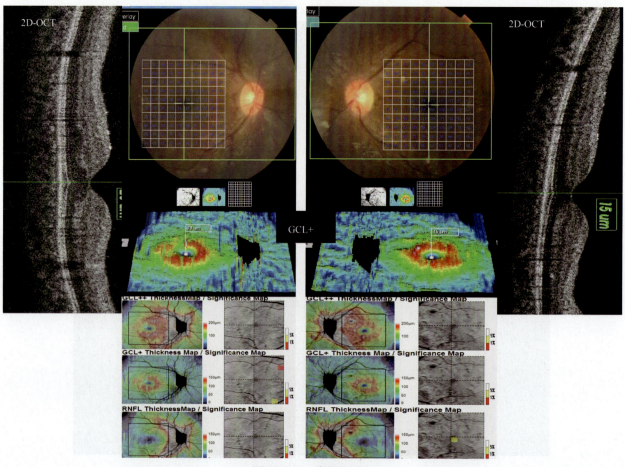

图 4-10-18 病例 108-3
GCL+ 环形双侧肿胀增厚。

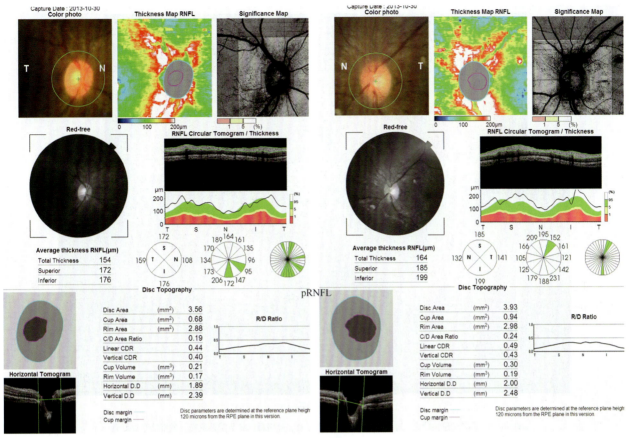

图 4-10-19 病例 108-4

pRNFL 双眼肿胀增厚。

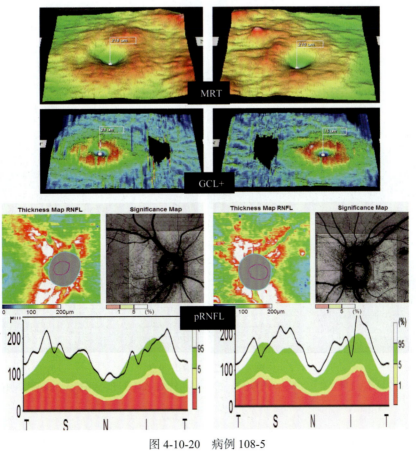

图 4-10-20 病例 108-5

PPDR 临床前期或潜伏期亚正常眼（MRT 黄斑环行、mGCC 环形、pRNFL 肿胀）。

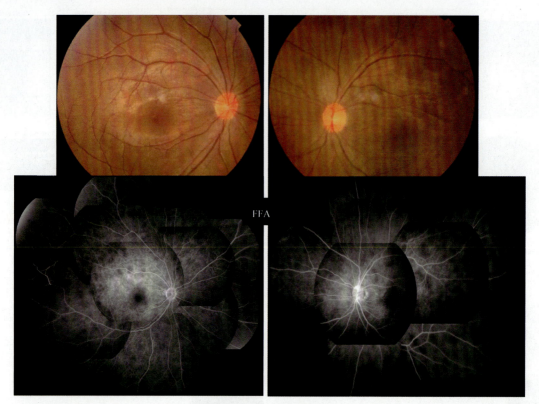

图 4-10-21　病例 109-1

2008-4-29：患者交感性眼炎。球内异物取出术后 1 个月，脉络膜内结节阻挡荧光，激素治疗后好转。

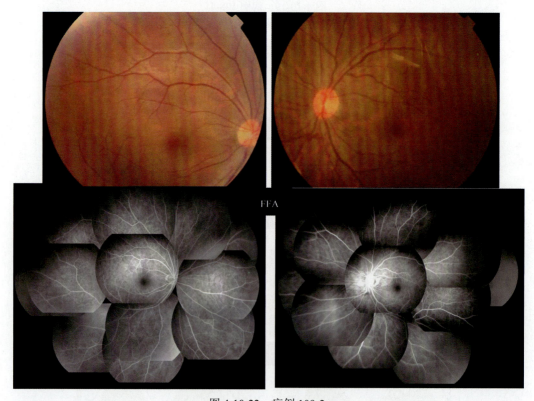

图 4-10-22　病例 109-2

2013-6-13：左眼视力下降，复发。视力：右眼 1.0；左眼 0.3。FFA：左眼视网膜血管扩张，后期视盘明显染色。

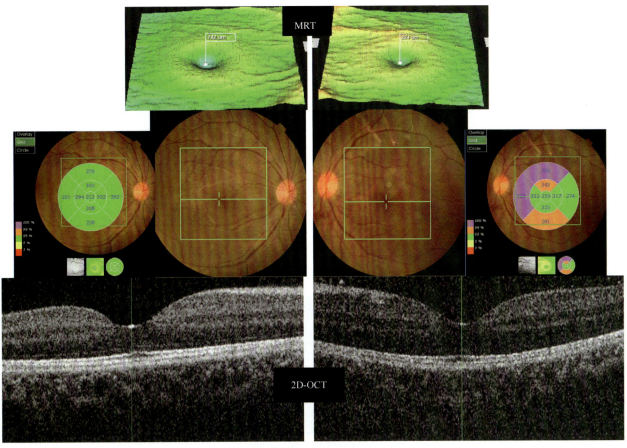

图 4-10-23 病例 109-3

MRT：发病眼（左眼）明显黄斑区环形隆起，较右眼重。2D-OCT：神经节细胞层正常。

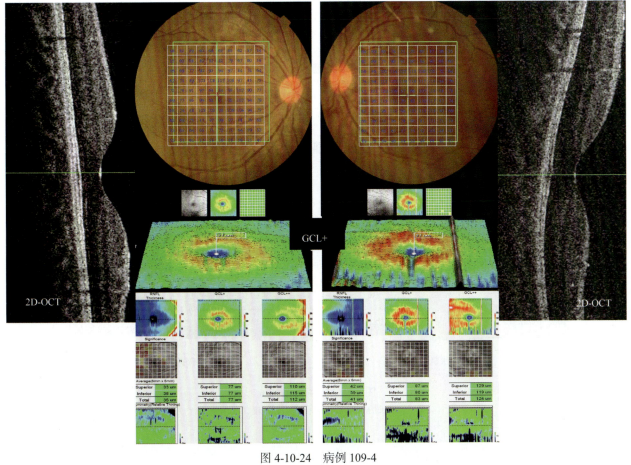

图 4-10-24 病例 109-4

双眼亚正常眼，双眼 GCL+ 环形肿胀，左眼重（疾病发作眼）。

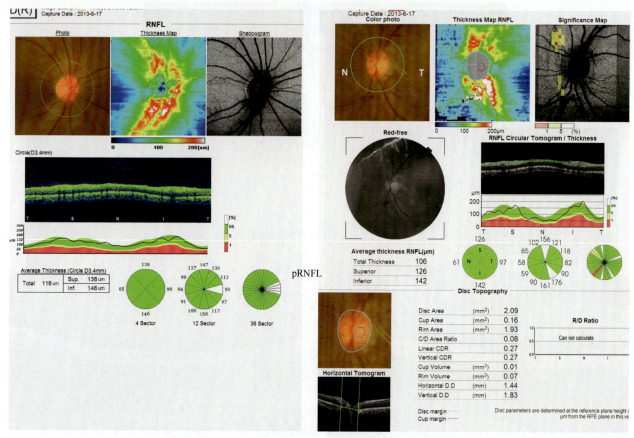

图 4-10-25　病例 109-5

双侧 pRNFL 肿胀增厚。

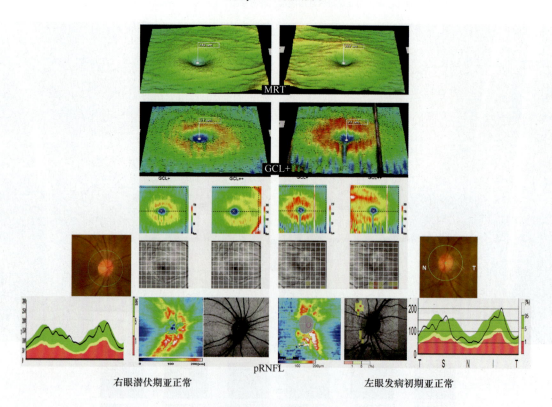

右眼潜伏期亚正常　　　　　　左眼发病初期亚正常

图 4-10-26　病例 109-6

双眼 MRT、mGCC、pRNFL 比较。

小结

1）4例（葡萄膜炎、梅毒性脉络膜网膜炎、交感性眼炎、DR）双侧神经节细胞胞体和轴突肿胀伴双侧视网膜脉络膜病变：均伴有FFA晚期视乳头严重染色或水肿，似乎神经节细胞胞体的肿胀是继发于轴突肿胀的结果。即使临床病变已治愈，但视盘染色和黄斑区节细胞复合体仍然肿胀，说明并不是真正意义的正常眼而是潜伏状态亚正常眼。

2）神经节细胞胞体和轴突的肿胀与伴随原发病有关，但是原发病治疗后已基本正常，神经节细胞胞体和轴突的肿胀依然存在，或恢复十分缓慢。似乎与视盘染色的存在有关。或与视神经病变的存在有关。

3）视神经病变的原因很多：青光眼、炎症、感染、血管病变、中毒、变性等，其中可能血管病变、青光眼、炎症是主要的因素。

10.2 双侧mGCC和pRNFL肿胀，只有一眼伴发视网膜病变，另一眼属亚正常眼

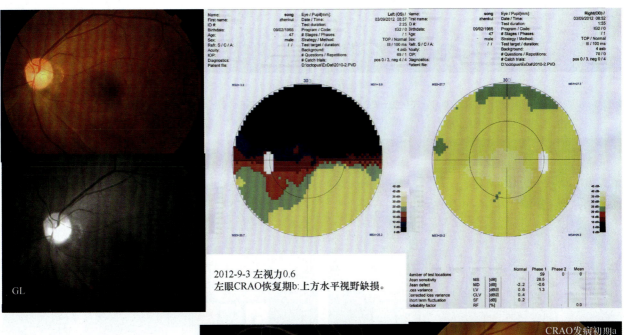

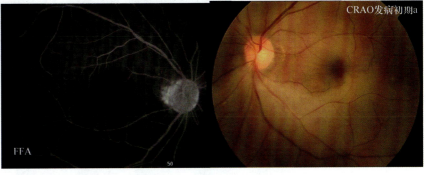

图 4-10-27　病例 60-1a

2011-12-28：患者左眼亚正常眼伴发CRAO（急性期），右眼潜伏期亚正常眼-视盘染色。

右眼视野正常，左眼视野上方水平盲。

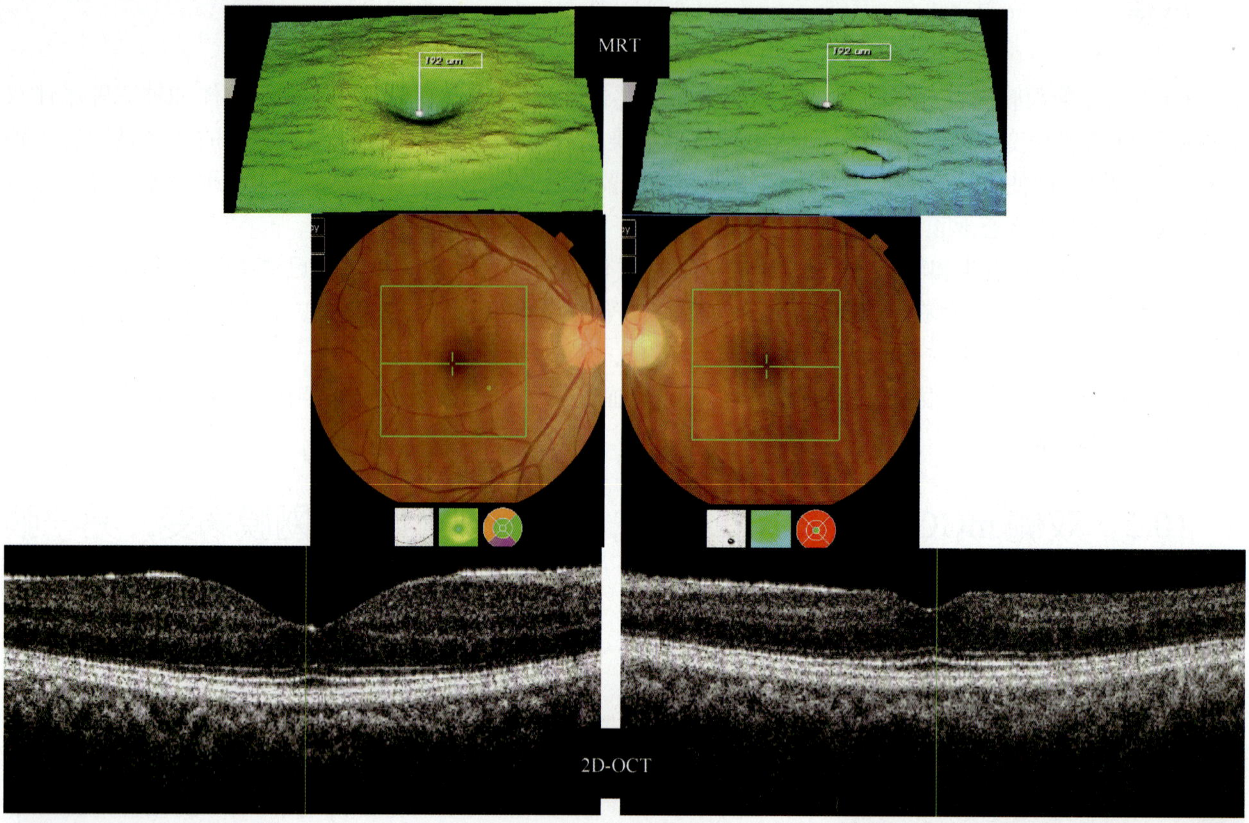

图 4-10-28 病例 60-2a

2012-8-29：左眼视力 0.6。MRT：右眼黄斑环行完整色泽较红，左眼环形消失，下方网膜萎缩变薄。2D-OCT：右眼视网膜层次结构正常；左眼神经节细胞层萎缩变薄。

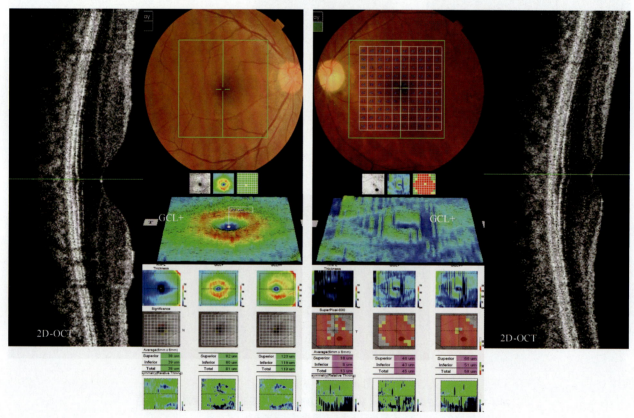

图 4-10-29 病例 60-3a

2012-8-29：mGCC：GCL+：右眼肿胀较红色完整环形；左眼环形消失，mRNFL、GCL+ 和 GCL++ 均损伤，下方重些，正中心损伤轻些，保存视力较好。
2D-OCT：左眼神经节细胞层变薄，下方更重，正中心周围节细胞层较好。右眼正常视网膜结构层次。

第10章 临床应用3D-OCT检测mGCC常见的情况 ·533·

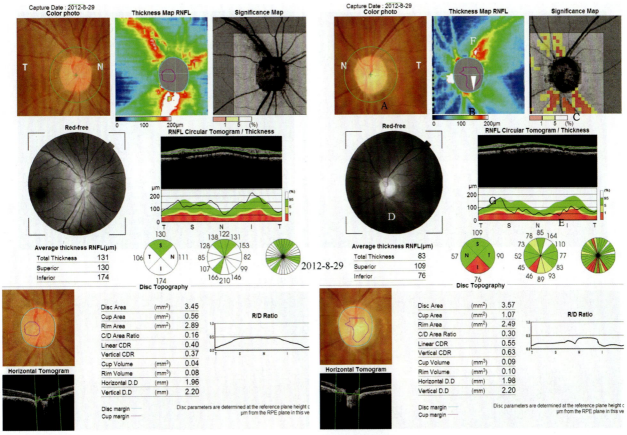

右眼pRNFL肿胀

左节细胞胞体和轴突肿胀（F、G）↘萎缩（A、B、C、D、E）混合存在。注意陷凹扩大与神经束萎缩关系（箭头）

图 4-10-30 病例 60-4a

pRNFL：右眼肿胀；肿胀和萎缩混杂。

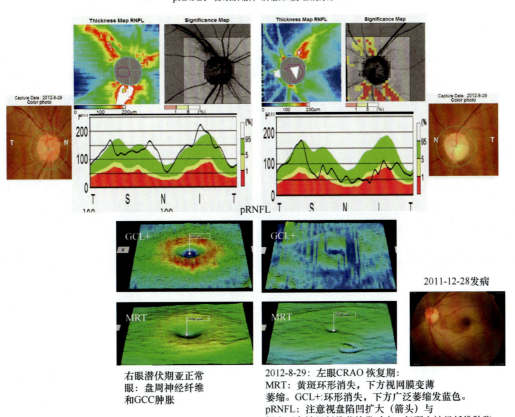

右眼潜伏期亚正常眼：盘周神经纤维和GCC肿胀

2012-8-29：左眼CRAO恢复期：
MRT：黄斑环形消失，下方视网膜变薄萎缩。GCL+：环形消失，下方广泛萎缩发蓝色。
pRNFL：注意视盘陷凹扩大（箭头）与视盘下方神经纤维萎缩带对应。仅颞上神经纤维肿胀

2011-12-28发病

图 4-10-31 病例 60-5a

双眼 MRT、mGCC、pRNFL 比较。

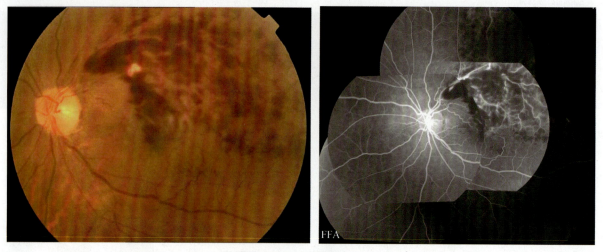

图 4-10-32 病例 110-1
2013-4-21：患者左眼 BRVO。

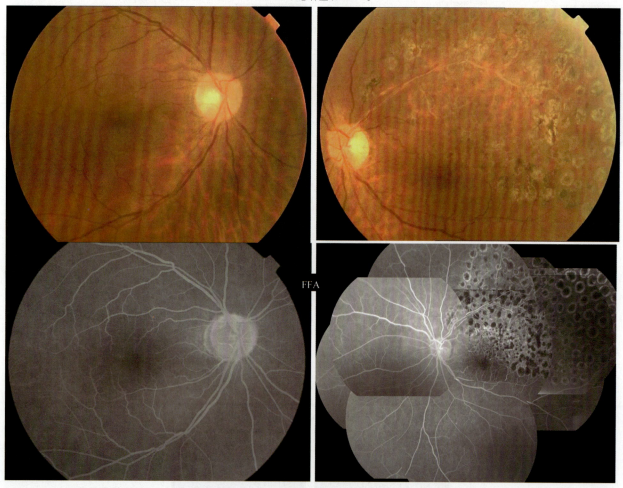

图 4-10-33 病例 110-2
双眼视盘染色，左眼激光治疗后，病变稳定。

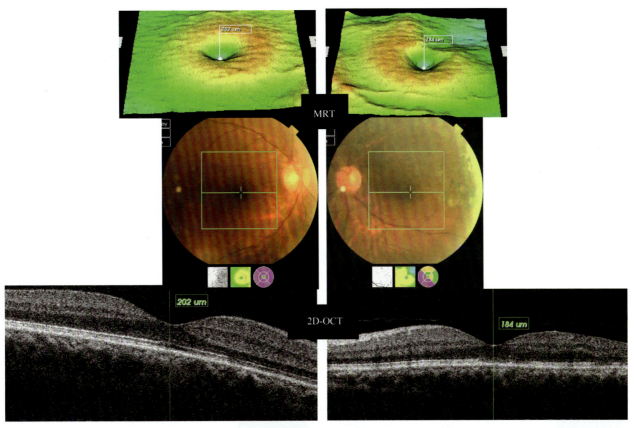

图 4-10-34 病例 110-3

MRT：双侧黄斑环形深红色肿胀，左侧颞上象限环形缺损。2D-OCT：左眼颞侧视网膜全层变薄（激光损伤和病变区原有缺血导致）。

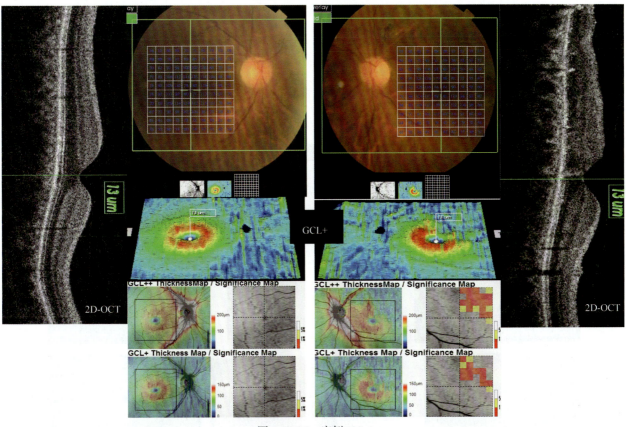

图 4-10-35 病例 110-4

mGCC：双侧环形色泽深红肿胀，左侧颞上象限缺损，系激光损伤及原有的病变缺血导致，相应 2D-OCT 视网膜全层萎缩变薄。

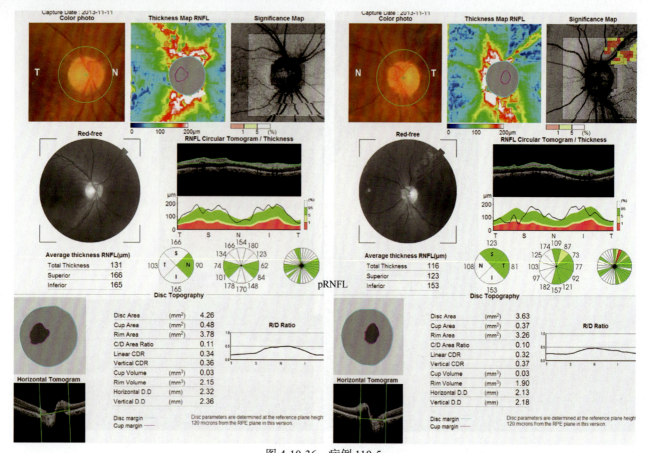

图 4-10-36 病例 110-5

2013-11-11：pRNFL：双侧肿胀。

注意：左眼视盘颞上神经束缺损 - 激光和相应血管阻塞有关。

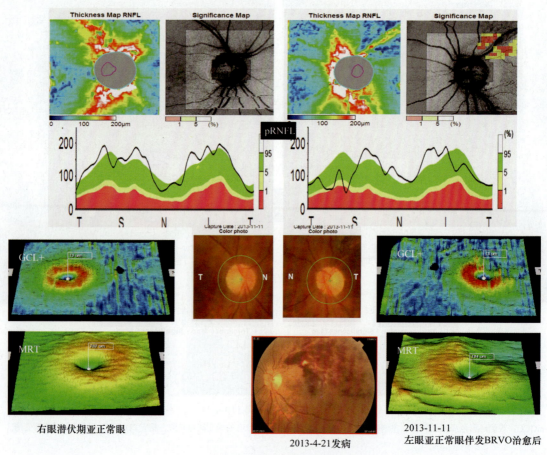

右眼潜伏期亚正常眼　　2013-4-21发病　　2013-11-11 左眼亚正常眼伴发BRVO治愈后

图 4-10-37 病例 110-6

双眼 MRT、mGCC、pRNFL 比较。

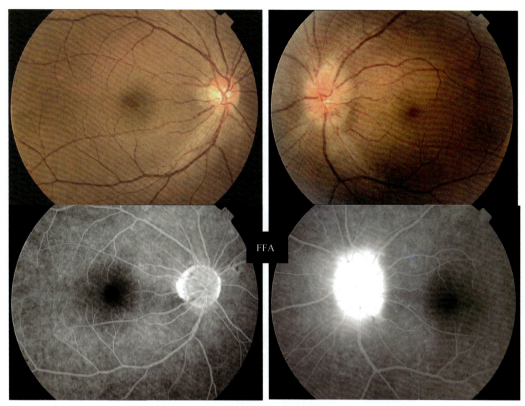

图 4-10-38　病例 16-1a

患者，男性，48 岁。左眼 AION。FFA：右眼晚期视盘染色，左眼视盘水肿渗漏。

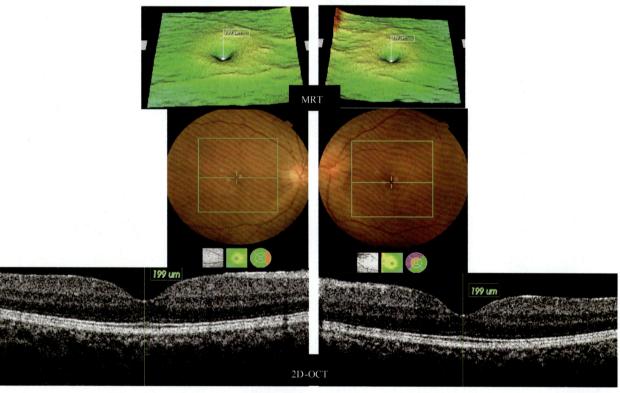

图 4-10-39　病例 16-2a

MRT：双侧黄斑环形深红色稍肿胀，左眼发病眼稍重些。

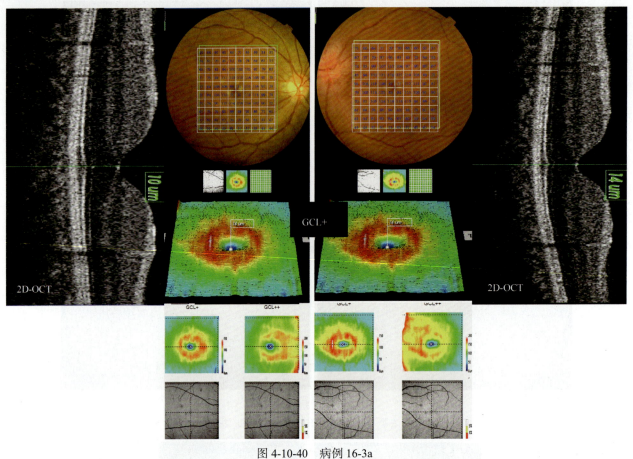

图 4-10-40　病例 16-3a

mGCC：双侧 GCL+ 环形极深红色肿胀，环形完整，色泽基本一致。

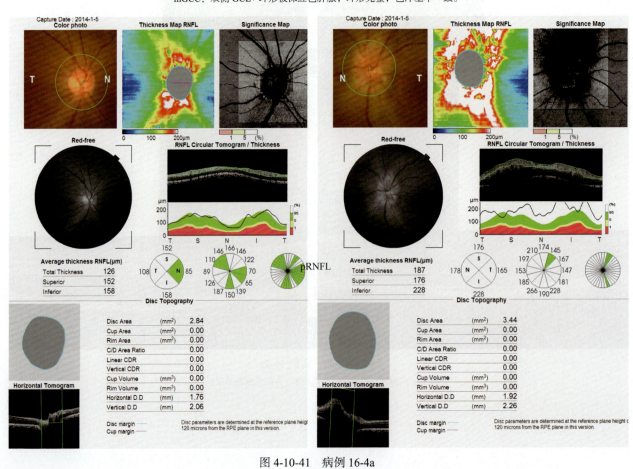

图 4-10-41　病例 16-4a

pRNFL：双眼盘周纤维肿胀，左眼乳头水肿，神经纤维超出正常限。

第 10 章 临床应用 3D-OCT 检测 mGCC 常见的情况 ·539·

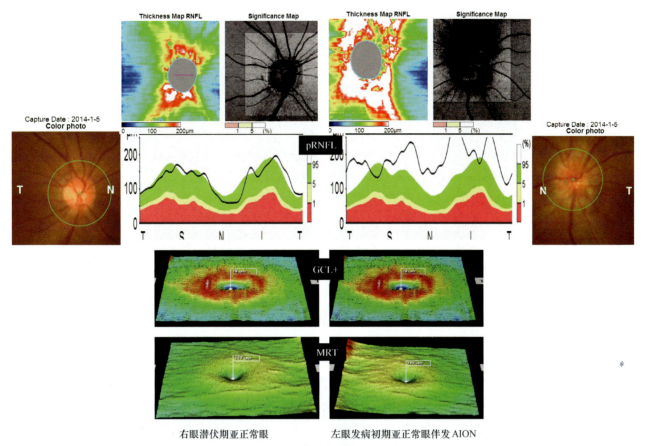

图 4-10-42 病例 16-5a
双眼 MRT、mGCC、pRNFL 比较。

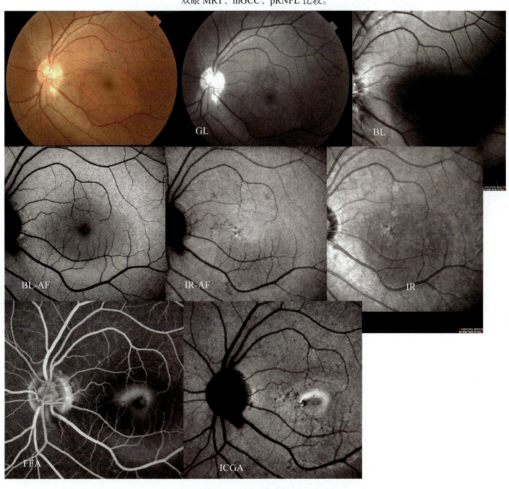

图 4-10-43 病例 111-1
2012-3-15：患者左眼 CSC（急性期）各单色光相、FFA、ICGA。

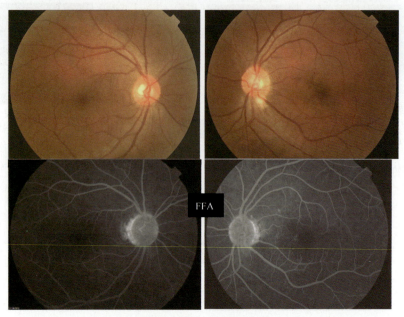

图 4-10-44　病例 111-2

2013-11-14：左眼激光后，已治愈。双侧 FFA 视盘染色。

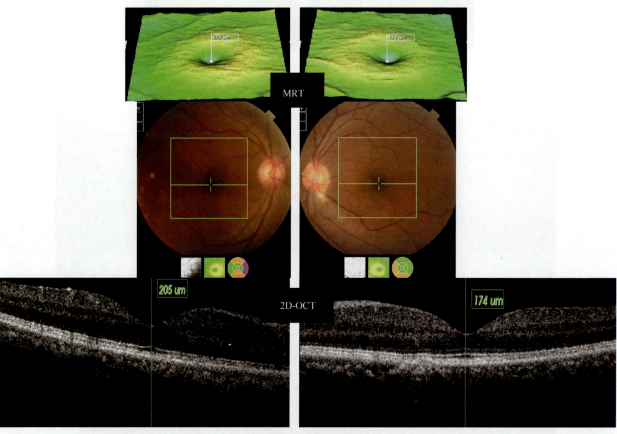

图 4-10-45　病例 111-3

2013-11-14：MRT：双侧黄斑环形完整色泽深红，双侧一致。

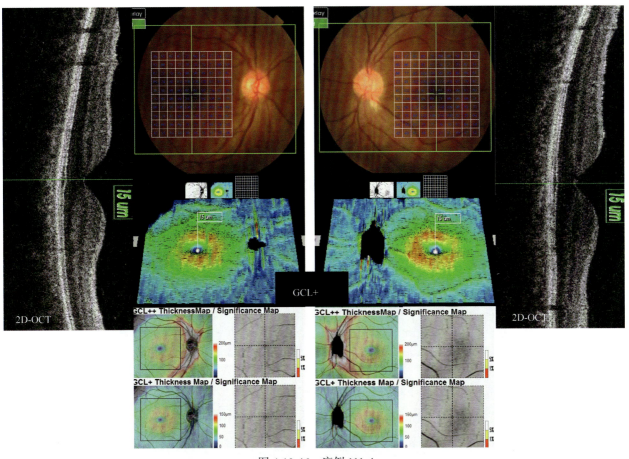

图 4-10-46 病例 111-4

mGCC：双侧 GCL+ 环形色泽较红，基本一致，完整环形。

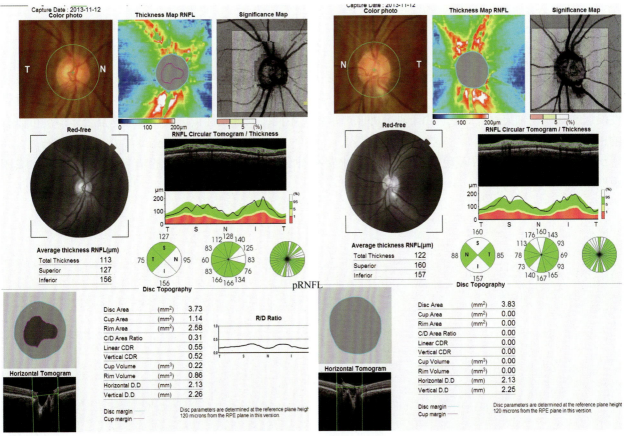

图 4-10-47 病例 111-5

pRNFL：双侧盘周纤维肿胀。

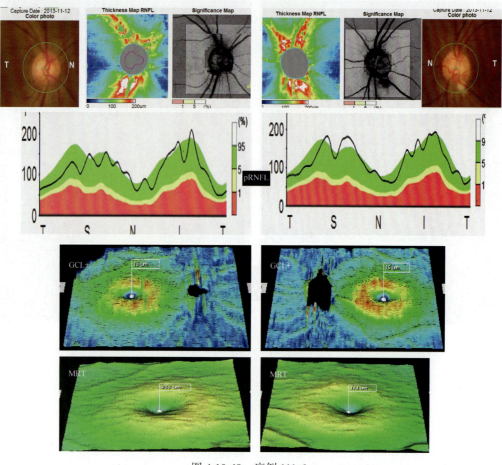

图 4-10-48 病例 111-6
双眼亚正常眼，左眼 CSC（激光治愈后）。

小结

1）这 4 例（CRAO、BRVO、AION、CSC）临床已治愈，但神经节细胞复合体依然肿胀；另一眼是眼底镜下正常眼属亚正常眼，但 FFA 晚期显示有视盘染色，说明视神经存在某些未明白的问题——血管性疾病或其他？轴突存在肿胀。由于轴突肿胀严重程度不同，故继发性黄斑神经节细胞复合体厚度可以有的正常，有的肿胀增厚。

2）所谓正常眼的 FFA 晚期视盘染色意味着视神经病变的可能性？是否有警示意义？有待临床观察。

10.3 双侧 mGCC 和 pRNFL 肿胀，双眼眼底镜下正常所见（双侧属亚正常眼）

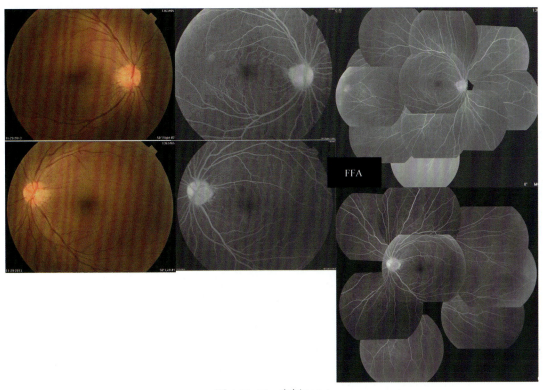

图 4-10-49　病例 112-1

患者 FEVR（家族性渗出性玻璃体视网膜病变）。FFA：双侧视盘染色，黄斑部眼底镜下正常眼底。

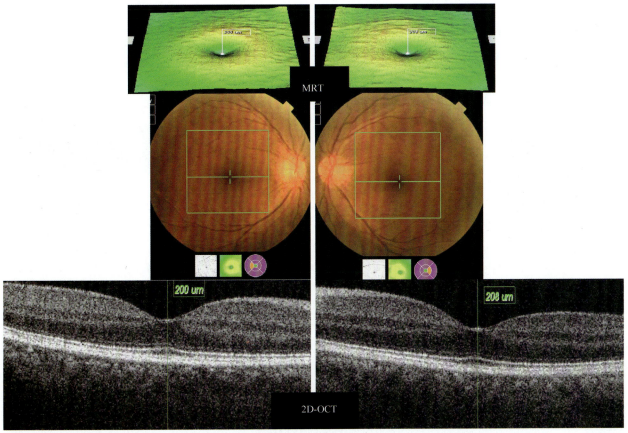

图 4-10-50　病例 112-2

MRT：双侧黄斑环形完整、色泽深红。视网膜解剖层次正常。

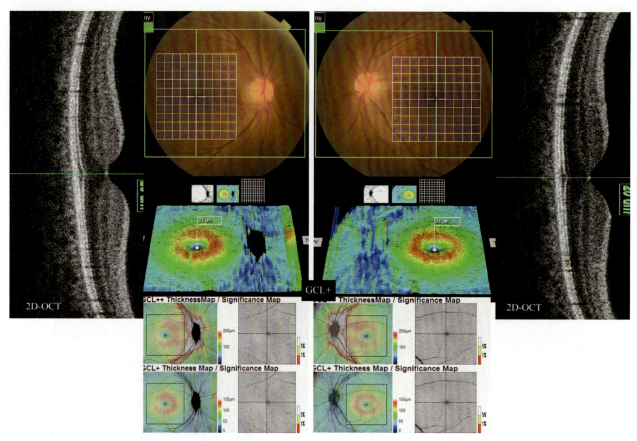

图 4-10-51　病例 112-3

GCL+：双侧环形完整，色泽深红肿胀。

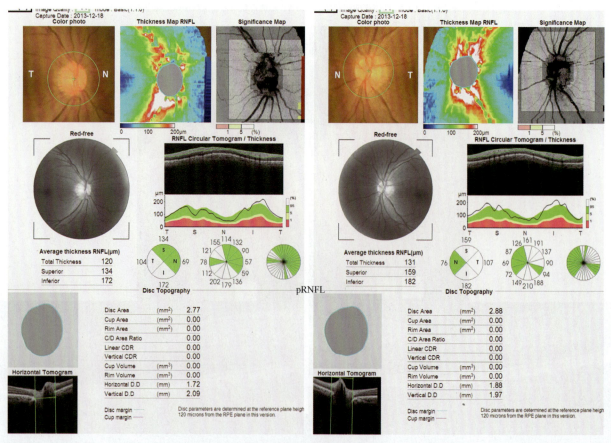

图 4-10-52　病例 112-4

pRNFL：双侧盘周纤维肿胀。

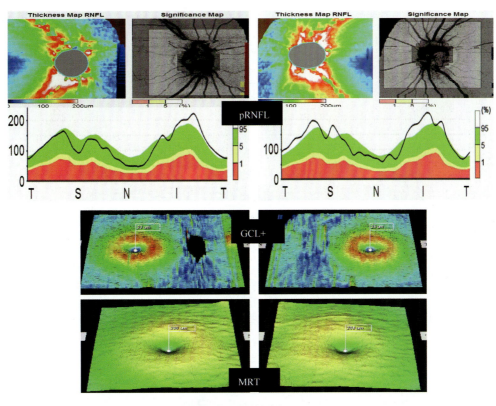

图 4-10-53 病例 112-5
临床双眼无症状的潜伏期亚正常眼。

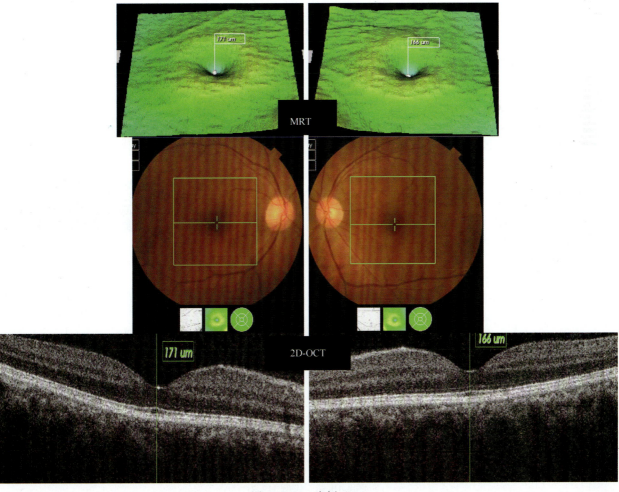

图 4-10-54 病例 113-1
患者，男性，53 岁。有高血压和 DM，双侧黄斑区环形完整，色泽浅黄。

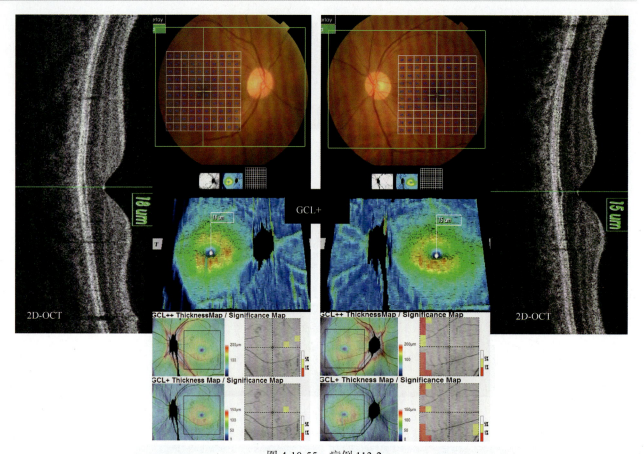

图 4-10-55　病例 113-2

mGCC：双眼正常所见，GCL+ 环形色泽稍红些。

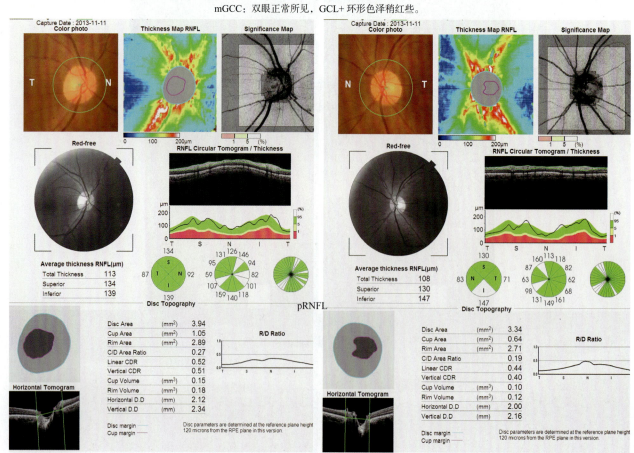

图 4-10-56　病例 113-3

pRNFL：双眼盘周纤维肿胀期。

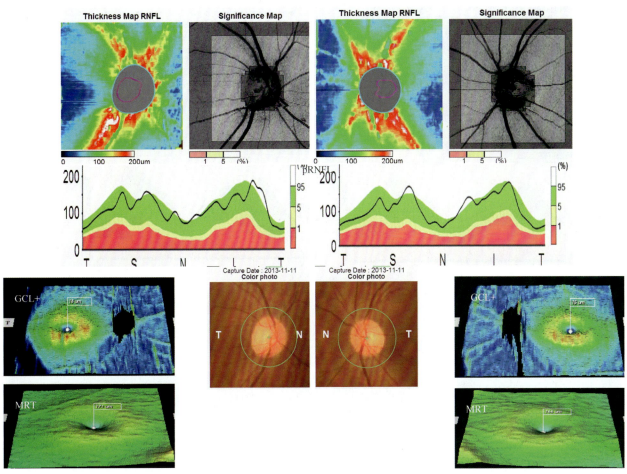

图 4-10-57 病例 113-4

眼底正常（周身病：高血压和糖尿病）。没有症状的潜伏期亚正常眼（双眼）。

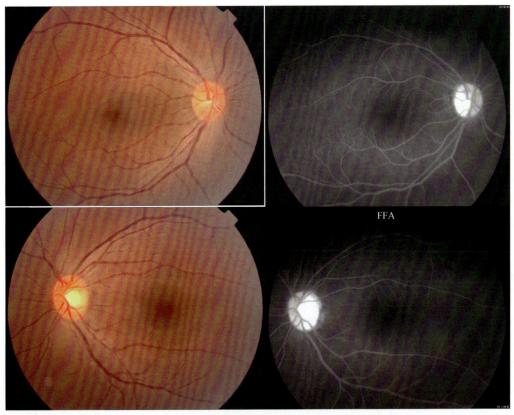

图 4-10-58 病例 114-1

患者正常眼底，FFA 视盘染色，周身健康。

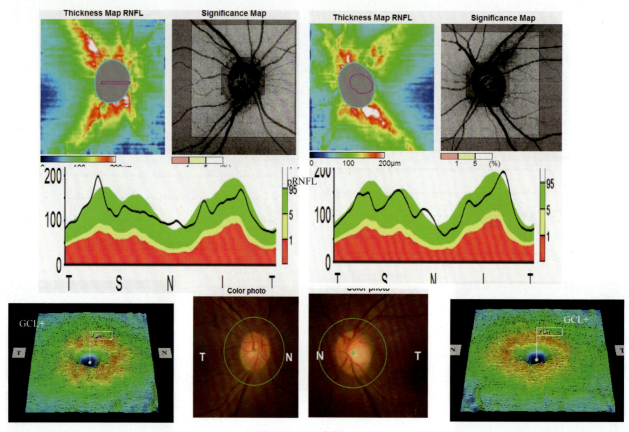

图 4-10-59　病例 114-2
双侧无症状的潜伏期亚正常眼。

小结

1）亚正常眼和正常眼的区别：没有 OCT 的检查，是无法区分的，主要是以 mGCC 和 pRNFL 的肿胀来划分的。而且这种肿胀存在程度的差异，这也没有标准。

2）正常人中亚正常眼十分多见，临床发病者也是极少数。

3）亚正常眼可否认为是伴发视神经受累的眼病的临床前期或潜伏期？是否值得临床观察。

10.4　亚正常眼的演变设想

1）亚正常眼概念：应全部符合下列五项：①双眼眼底镜下正常或眼底疾病已治愈稳定；② 3D-OCT 检查：mGCC 肿胀；③ 3D-OCT 检查：pRNFL 肿胀；④ FFA 晚期：双侧视盘染色；⑤视野、视力正常或稳定（眼病已治疗临床无症状）。

2）亚正常眼的演变

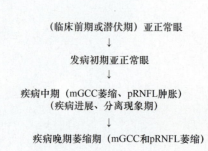

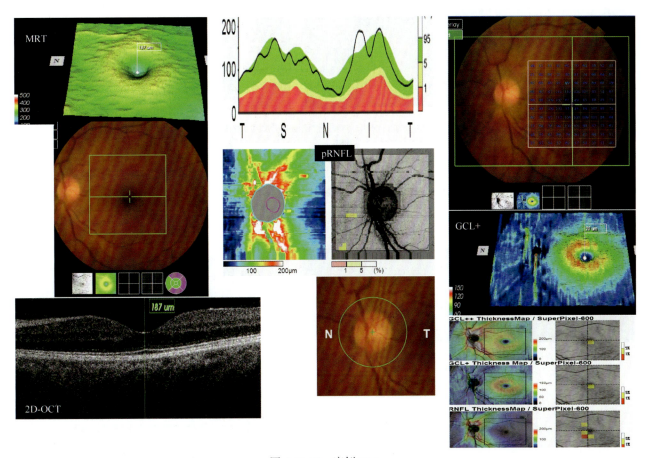

图 4-10-60 病例 17-1a

2013-12-31：患者，女性，58 岁。潜伏期亚正常眼（双眼，右眼省略）。周身病：干燥综合征，服用多种免疫抑制剂和激素。

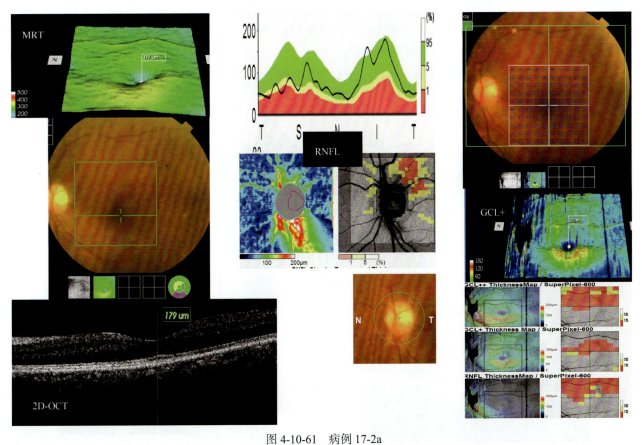

图 4-10-61 病例 17-2a

2014-9-3：左眼 AION，疾病晚期萎缩期；右眼潜伏期亚正常眼。左眼 MRT 黄斑环行、mGCC 及 pRNFL 均为上方损伤，水平线划界，上方萎缩下方肿胀。

2014-7-10：患者自觉突然左眼视力下降，水平下方看不见。外院记录左眼视乳头水肿。

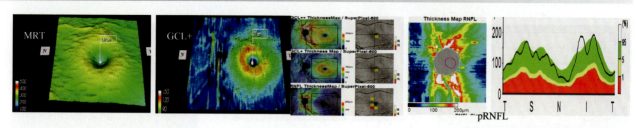

2013-12-31：患者，女性，58岁，潜伏期亚正常眼（双眼）

2014-7-10：发病早期：突然左视力下降，视野下方水平缺损，外院病历记录及彩色眼底相显示左视盘水肿。左眼AION，发病初期亚正常眼期；右眼伏期亚正常眼

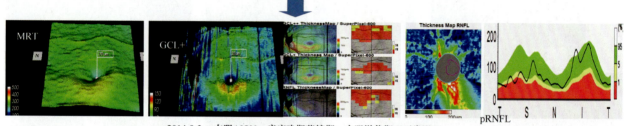

2014-9-3：左眼AION，疾病晚期萎缩期；右眼潜伏期亚正常眼

图 4-10-62　病例 17-3a

此病例可说明亚正常眼的实质可能是累及视神经的某些眼内疾病的潜伏期表现。临床亚正常眼很多见，但实际发病病例可能十分少见。

10.4.1　视神经疾病（含青光眼）神经节细胞轴突损伤演变过程设想

1）视神经病变（含青光眼）：一定有节细胞轴突损伤而肿胀、轴浆流动障碍（视盘周围神经纤维肿胀增厚、继而伴发黄斑节细胞复合体肿胀）。

2）神经节细胞复合体损伤：①早期肿胀——可恢复性；②中、晚期特征性萎缩性改变——不可恢复；③视盘周围神经纤维常是肿胀增厚或与萎缩混杂。

3）相应肿胀无功能神经节细胞轴突萎缩（视盘周围神经纤维萎缩变薄）。

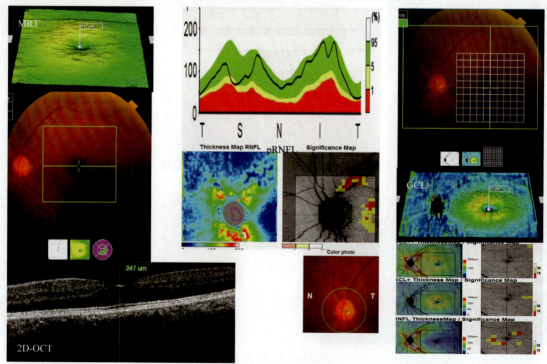

图 4-10-63　病例 27-1a

2014-3-21：急性球后视神经炎，发病初期亚正常眼。视力：左眼 0.2（2014-3-26：左眼 0.1；2014-4-2：左眼无光感）。MRT：黄斑环行完整，色泽较红。GCL+：环行完整色泽较红，病损概率图未显示病变。pRNFL：（图片质量不理想）似乎视盘颞侧的鼻侧 mRNFL 有损伤，概率图也有显示。

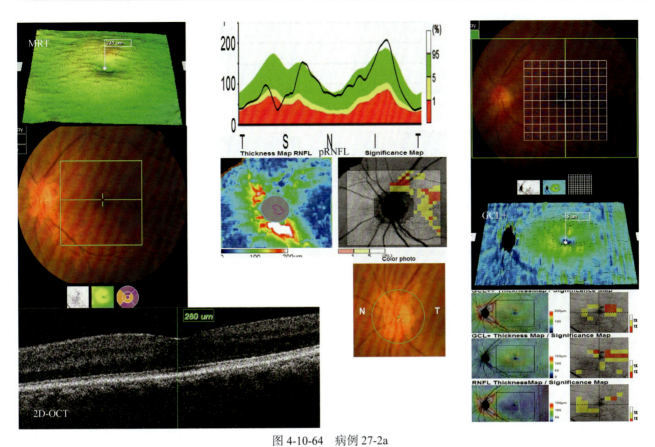

图 4-10-64　病例 27-2a

2014-4-16：光感 - 手动，疾病进展期（分离现象期）。MRT：与 2014-3-21 比较基本相似。GCL+：环行色泽变淡，黄斑中心和颞侧出现损伤。pRNFL：与 2014-3-21 比较，相同部位似乎损伤加重些，表明视盘颞侧的鼻侧 mRNFL 损伤加重了。

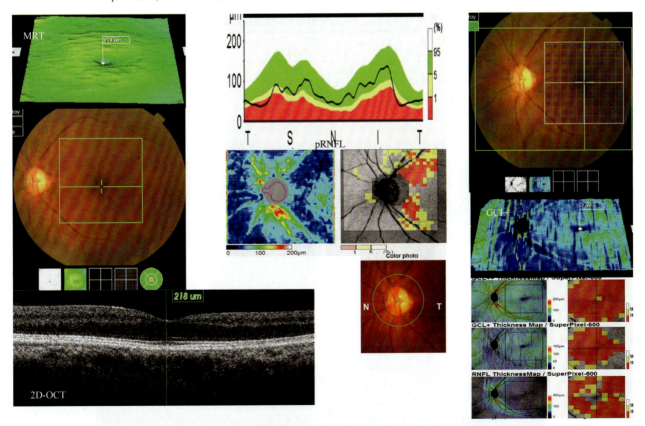

图 4-10-65　病例 27-3a

2014-6-3：视力 0.07，晚期萎缩期。MRT：黄斑环行明显基本消失。2D-OCT：神经节细胞层萎缩变薄了。GCL+：环形消失，病损概率图显示 mRNFL、GCL+、GCL++ 均严重损伤。pRNFL：左眼视盘颞上下严重神经束缺损，概率图显示损伤。

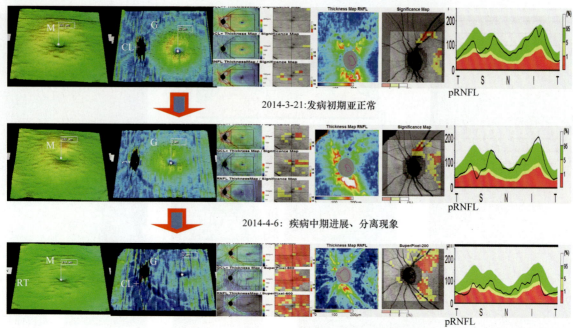

图 4-10-66　病例 27-4a

不同病程阶段神经节细胞损伤过程演变：MRT、mGCC 和 pRNFL 损伤过程演变是一致的，只要是急性发作病例（如球后视神经炎、AION 等），可以计算日期，但是慢性渐进性病例如青光眼、烟中毒、肿瘤压迫性病变等没有明确发作日期，难以计算发病日期。

10.4.2　亚正常眼发病各阶段

mGCC 和盘周神经纤维损伤过程演变（表 4-1）。

表 4-1　mGCC 和盘周神经纤维损伤过程演变

	潜伏期		早期		中期		晚期	
	mGCC	盘周纤维	mGCC	盘周纤维	mGCC	盘周纤维	mGCC	盘周纤维
视神经疾病性或青光眼性黄斑病变	肿胀（潜伏期亚正常）	肿胀	肿胀（发病初期亚正常）	肿胀	萎缩（分离现象期）	肿胀	萎缩（晚期萎缩期）	萎缩
视神经疾病或青光眼盘周神经纤维厚度改变		肿胀		肿胀		肿胀		萎缩

说明：①早中晚分期只是为了说明病程，没有明确的分辨指标。潜伏期更没有明确时间分辨指标。②肿胀和萎缩常有混杂。③视神经疾病（含青光眼）：mGCC 萎缩以水平缝划界或弥漫性萎缩；视交叉、视束疾病和视放射枕叶视皮层病变：mGCC 萎缩以中垂线划界。

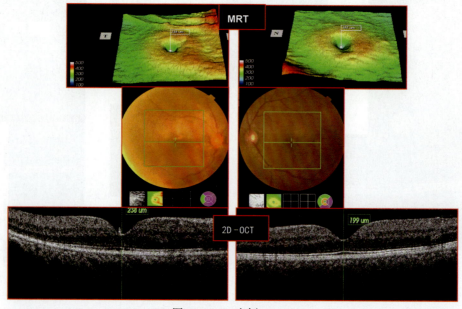

图 4-10-67　病例 115-1

2013-4-1：患者右眼外伤、玻离体出血、玻切术后半年，病情稳定。双眼潜伏期亚正常眼。MRT：双眼黄斑环行完整，色泽红，右眼乳斑束区网膜水肿。
2D-OCT：视网膜神经节细胞层正常厚度。

第10章　临床应用3D-OCT检测mGCC常见的情况　·553·

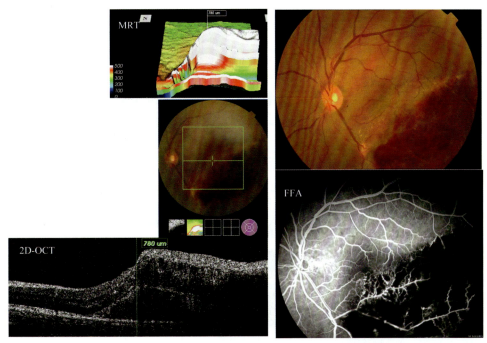

图 4-10-68　病例 115-2

2014-6-3：左眼 BRVO，左眼发病初期亚正常眼。MRT 和 2D-OCT：黄斑严重肿胀，伴发浆液性黄斑脱离。左眼黄斑区：下方大量出血，FFA 阻挡荧光，中心凹部分受损。

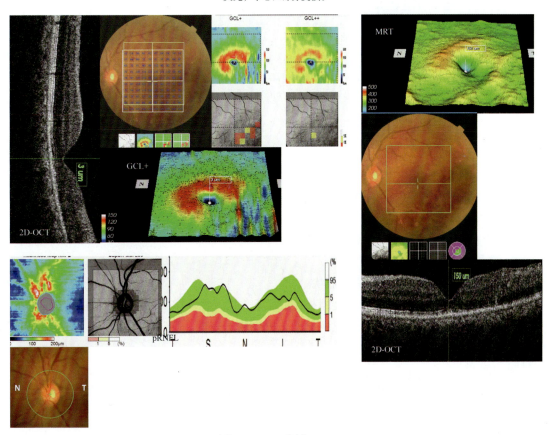

图 4-10-69　病例 115-3

2014-9-22：球内 lucentis 两次注射后，出血吸收，又行激光治疗后，临床基本治愈。黄斑颞下方 MRT 环行和 mGCC 环行萎缩变薄。余 MRT 环行、mGCC 环行及完整 pRNFL 均是肿胀。

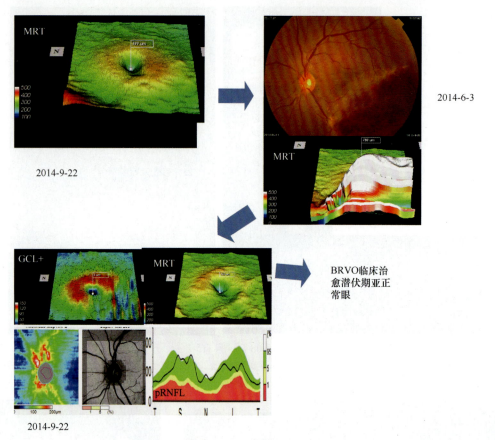

图 4-10-70　病例 115-4

完整的亚正常眼演变过程：2013-4-1：潜伏期亚正常眼。2013-6-4：左眼 BRVO，发病初期亚正常眼。2014-9-22：球内 lucentis 两次注射后，出血吸收激光治疗后左眼分离现象期——盘周神经纤维萎缩期。

小结

1）亚正常眼的临床表现：包括以下五方面同时存在

（1）眼底检查正常或者原有的眼底疾病（单眼或双眼）临床已治愈。

（2）OCT 检查：双侧 mGCC 肿胀增厚。

（3）OCT 检查：双侧 pRNFL 肿胀增厚。

（4）FFA 晚期：双侧视盘染色。

（5）视力视野正常或稳定，没有临床症状。

2）亚正常眼的实质：与 mGCC 肿胀、萎缩相关的眼病（临床曾发作或未发作的视神经病变、视路疾病、青光眼和眼底病）的潜伏期（大多数）或发病早期（极少数）表现。临床病例相当多见。应注意潜伏期亚正常眼的随诊和发病。

亚正常眼的演变：

亚正常眼→潜伏期亚正常眼：能否恢复正常？或长期存在？视力、视野正常或稳定

↘发病期：早期发病初期亚正常眼：mGCC和pRNFL肿胀，视力下降、视野异常

↓

中期疾病进展、分离现象期：mGCC萎缩，但pRNFL肿胀

↓

疾病后期萎缩期：mGCC和IpRNFL萎缩

结 束 语

1. 慧眼识病全书均是临床病例的观察结果，有设想，有推理。但这是第一次尝试，没有经验，参考极少。难免出现欠缺或错误，切盼同道们指正、补充，促进 mGCC 的检测更完善、实用。

2. 请同道们关注"慧眼识病"系列丛书。

3. mGCC 的临床应用是 OCT 临床应用的深入和拓展，对青光眼、视路疾病和眼底病的诊断、鉴别诊断一定有较大的贡献。

4. 愿 mGCC 真正能成为同道们临床实际中您自己的"慧眼"！

常用缩写

mGCC：黄斑神经节细胞复合体厚度
mRNFL：黄斑区视网膜神经纤维层厚度
pRNFL：视盘周围网膜神经纤维层厚度
mRNFL-pRNFL：黄斑区和视盘周围神经纤维厚度
GCL+：视网膜内丛层＋神经节细胞层厚度
GCL++：mRNFL 加 GCL+，即是：黄斑区视网膜神经纤维层＋神经节细胞层＋内丛层厚度，实际就是 mGCC（黄斑区神经节细胞复合体厚度）
MRT：黄斑区视网膜厚度
CRT：中心视网膜厚度
ION：缺血性视神经病变
AION：前部缺血性视神经病变
PION：后部缺血性视神经病变
LOHN：Leber 遗传性视神经病变
mtDNA：线粒体 DNA
FFA：眼底荧光素血管造影
ICGA：吲哚箐绿脉络膜血管造影
RPE：视网膜色素上皮
BM：玻璃膜
IS/OS(IS/OS-CC 或椭圆体带）：视细胞内外节交界面反射带，或富含高线粒体的椭圆体带反射带
CC（connecting cilium）：连接绒毛 (视细胞内节与外节的连接绒毛)
RL：红光相
GL：绿光相（无赤光相）
BL：蓝光相（无赤光相）
AF：自发荧光相或自体荧光相

BL-AF：蓝光激发的自发荧光相
IR-AF：红外光激发的自发荧光相
IR：红外光相
CNV：脉络膜新生血管膜
NVD：视盘新生血管形成
NVI：虹膜新生血管形成
NVG：新生血管性青光眼
PCV：息肉样脉络膜新生血管膜
AMD：老年黄斑变性
PRP：激光全视网膜光凝固术
ABGL：氩兰绿激光或称氩双色激光
PED：色素上皮脱离
Fv-PED：纤维血管膜性 PED
PDR：增殖期糖尿病性视网膜病变
PPDR：增殖前期糖尿病性视网膜病变
BRVO：分支视网膜静脉阻塞
CRVO：中央视网膜静脉阻塞
RVO：视网膜静脉阻塞
BRAO：分支视网膜动脉阻塞
CRAO：中央视网膜动脉阻塞
RAO：视网膜动脉阻塞
FEVR：家族性渗出性玻璃体视网膜病变
RP：原发性视网膜色素变性
CSC：中心性浆液性视网膜脉络膜病变
TA：曲胺内德
抗 VEGF 制剂：Lucentis、Conbercept